中国轻工业"十四五"规划教材　　高等学校食品营养与健康专业系列教材

NUTRITIONAL PHYSIOLOGY

营养生理学

陆乃彦　唐　雪◎主编

中国轻工业出版社

图书在版编目（CIP）数据

营养生理学 / 陆乃彦，唐雪主编 . --北京：中国轻工业出版社，2025.6.--ISBN 978-7-5184-5294-1

Ⅰ.R151

中国国家版本馆 CIP 数据核字第 2025DV3316 号

责任编辑：马　妍　　责任终审：许春英
文字编辑：黄小艳　　责任校对：晋　洁　　封面设计：锋尚设计
策划编辑：马　妍　　版式设计：砚祥志远　　责任监印：张　可

出版发行：中国轻工业出版社（北京鲁谷东街 5 号，邮编：100040）
印　　刷：三河市万龙印装有限公司
经　　销：各地新华书店
版　　次：2025 年 6 月第 1 版第 1 次印刷
开　　本：787×1092　1/16　印张：24.25
字　　数：560 千字
书　　号：ISBN 978-7-5184-5294-1　定价：58.00 元
邮购电话：010-85119873
发行电话：010-85119832　010-85119912
网　　址：http://www.chlip.com.cn
Email：club@chlip.com.cn
版权所有　侵权必究
如发现图书残缺请与我社邮购联系调换
231030J1X101ZBW

本书编审人员

主　　编　陆乃彦　江南大学
　　　　　　　唐　雪　江南大学

副 主 编　向　文　江南大学
　　　　　　　王　洵　江南大学
　　　　　　　成向荣　江南大学

参编人员（按姓氏笔画排列）
　　　　　　　朱一超　南京医科大学
　　　　　　　朱晓巍　南京医科大学
　　　　　　　孙旦芹　江南大学
　　　　　　　赵昊天　江南大学
　　　　　　　姜海滨　江南大学
　　　　　　　夏淑芳　江南大学

主　　审　乐国伟　江南大学

前 言

营养生理学是生命科学的一个分支,主要研究食品营养成分与人体相互作用及其作用机制和作用规律,并为通过膳食营养提高生命质量、防治常见疾病提供理论依据。《中华人民共和国国民经济和社会发展第十四个五年规划和2035年远景目标纲要》《"健康中国2030"规划纲要》等纲领性文件对研究和开发新的营养健康食品、提升国民健康水平提出了新要求。这些研究与相关人才的培养离不开营养生理学这一基础课程作为支撑。

本教材特点如下:第一,围绕营养成分在体内的代谢过程、生理变化及代谢调节,系统介绍构成人体的各器官、系统的结构及其生理功能,以及完成生理功能的机制,全面、系统地介绍营养生理学的基础理论和知识。第二,针对食品专业学生生物学和解剖学基础相对薄弱的特点,以正常人体系统为线索,研究人体及其细胞、组织、器官等组成部分所表现的各种生命现象的活动规律和生理功能,阐明其产生机制,以及机体内外环境变化对这些活动的影响。第三,重点强调人体所需各种营养素的代谢过程、调控机制、生理作用及作用机制;内容涵盖不同生命周期、不同生理和病理状态下,人体的生理变化、营养需求和营养干预;介绍营养生理学的研究方法、最新研究进展和未来研究方向。

本书共包括14章内容,书中基本概念论述力求准确,深度适中,紧扣营养生理学的基本内容,又力求反映营养生理学研究的新成果、新进展、新的研究手段和方法,以达到拓宽基础、开拓视野、加强对学生的科学素养和能力培养之目的。教材可供高等学校食品类专业(食品营养与健康、食品科学与工程以及食品质量与安全等专业)的本科生以及研究生使用,也可作为相关研究院所和生产企业的科技人员及工程技术人员的参考书。

本教材的编写团队由江南大学和南京医科大学长期从事食品营养、生理教学科研工作的学术骨干组成。团队成员既有扎实的理论基础,又有丰富的实践经验,为本书注入了大量新颖且实用的内容。本教材由江南大学陆乃彦和唐雪担任主编。教材编写分工如下:第一章由陆乃彦、唐雪和成向荣编写;第二章由陆乃彦编写;第三章由唐雪编写;第四章由姜海滨编写;第五章由王洵编写;第六章由向文编写;第七章由成向荣编写;第八章由孙旦芹编写;第九章由王洵编写;第十章由夏淑芳编写;第十一章由朱晓巍和朱一超编写;第十二章由赵昊天编写;第十三章由唐雪编写;第十四章由陆乃彦和成向荣编写。本教材特别邀请江南大学乐国伟教授担任主审,他在百忙之中对本书提出了许多宝贵的建议和修改意见,在此表示衷心的感谢和敬意!

由于编写任务繁重,加之编者时间和水平所限,书中难免存在遗漏和不妥之处,恳请读者批评指正。

编 者

2025年1月

目 录

第一章	绪论	1
第一节	营养生理学研究对象、研究任务与研究方法	2
第二节	机体与内外环境	3
第三节	机体生理功能调节	8
第二章	细胞的基本功能	11
第一节	细胞膜基本结构与转运功能	12
第二节	营养素与细胞信号转导	25
第三节	细胞生物电现象与兴奋性	29
第四节	骨骼肌细胞收缩功能	33
第三章	血液	39
第一节	血液组成、理化性质与生理功能	40
第二节	血细胞生理	43
第三节	血型和凝血	54
第四节	营养性贫血与非营养性贫血	59
第四章	血液循环	65
第一节	心脏生理	66
第二节	血管生理	71
第三节	血压	76
第四节	心血管系统调节	86
第五节	心血管疾病	87
第五章	呼吸	97
第一节	呼吸系统组成与结构	98

第二节	肺通气	102
第三节	肺换气与组织换气	108
第四节	气体在血液中的运输	110
第五节	呼吸运动调节	114

第六章 消化与吸收 … 119

第一节	消化生理概述	120
第二节	口腔消化	121
第三节	胃消化	122
第四节	小肠消化	126
第五节	大肠功能	132
第六节	吸收	134
第七节	饮食与胃肠道调节相互作用	139
第八节	肠道菌群与消化	141

第七章 能量代谢与体温 … 155

| 第一节 | 能量代谢 | 156 |
| 第二节 | 体温及其调节 | 162 |

第八章 泌尿 … 173

第一节	肾脏结构与功能	174
第二节	肾脏血流灌注	180
第三节	肾小球滤过功能及影响因素	182
第四节	肾小管和集合管泌尿功能	185
第五节	营养与肾脏疾病	198
第六节	营养素摄入在肾脏疾病中的管理	203

第九章 感觉器官 … 209

第一节	感受器	210
第二节	眼的结构与视觉功能	211
第三节	耳的结构与听觉功能	215
第四节	鼻的结构与嗅觉功能	217
第五节	舌的结构与味觉功能	221

第十章　神经系统 ... 229
- 第一节　神经系统功能活动基本原理 ... 230
- 第二节　神经元之间信息传递 ... 233
- 第三节　反射活动基本规律 ... 238
- 第四节　神经系统感觉功能 ... 240
- 第五节　神经系统对躯体运动的调节 ... 244
- 第六节　神经系统对内脏活动的调节 ... 247
- 第七节　脑的高级功能 ... 248
- 第八节　觉醒与睡眠 ... 251

第十一章　内分泌 ... 257
- 第一节　概述 ... 258
- 第二节　下丘脑-垂体及松果体 ... 260
- 第三节　甲状腺 ... 266
- 第四节　甲状旁腺和甲状腺C细胞 ... 268
- 第五节　肾上腺 ... 270
- 第六节　胰岛 ... 273
- 第七节　营养与内分泌疾病 ... 274

第十二章　运动系统 ... 279
- 第一节　骨骼 ... 280
- 第二节　骨连结 ... 290
- 第三节　骨骼肌 ... 293

第十三章　体稳态 ... 317
- 第一节　体稳态概述 ... 318
- 第二节　体稳态调节 ... 320
- 第三节　体稳态影响因素 ... 326
- 第四节　体重调节内稳态 ... 328

第十四章　特殊人群营养与膳食 ... 339
- 第一节　婴幼儿生理特点与营养 ... 340
- 第二节　儿童、青少年生理特点与营养 ... 343
- 第三节　孕妇、乳母生理特点与营养 ... 346

第四节　老年人生理特点与营养……………………………………………………………… 357

第五节　泌乳…………………………………………………………………………………… 359

第六节　衰老…………………………………………………………………………………… 368

参考文献……………………………………………………………………………………… 374

本书数字资源索引

数字资源名称	二维码	章节	页码
人体三大恒定		第三章	39
呼吸系统的结构		第五章	97
糖类的消化与吸收		第六章	119
蛋白质的消化与吸收		第六章	119
脂肪的消化与运送		第六章	119
肾脏的结构		第八章	173
眼球的结构		第九章	209

第一章
绪论

第一节　营养生理学研究对象、研究任务与研究方法

生理学是研究生物体及其组成部分的正常功能，包括其所有化学和物理过程的学科。生物学研究中令人兴奋的新领域被称为功能基因组学、系统生物学和综合生物学，但从根本上讲，这些都是生理学领域。跨多个组织层次的功能整合是生理学的一个特殊关注点（整合是指将各种元素结合在一起，形成一个统一的整体）。图1-1显示了从分子水平一直到生态系统和生物圈中共同生活的不同物种种群的组织水平、组织级别以及每个组织级别研究相关的化学和生物学的各个子学科。在各个层面上，生理学都与解剖学紧密相连。细胞、组织或器官的结构必须为其功能提供有效的物理基础。

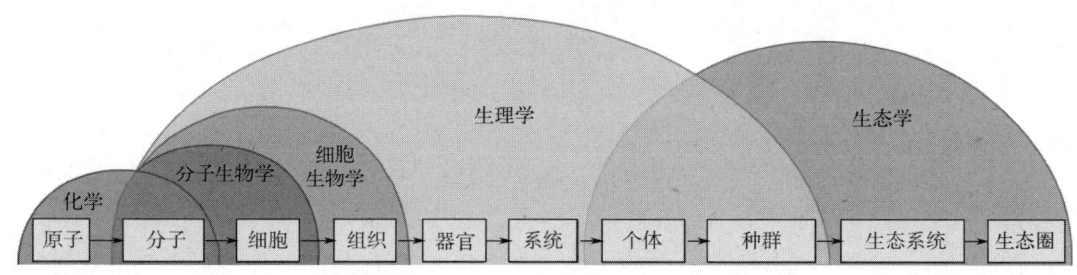

图1-1　组织水平和相关研究领域

营养生理学是研究营养素和其他食物成分对人体生理功能影响的学科。重点关注营养物质在人体生命过程中的功能及其调控机制，研究人体机能正常及机能障碍时的营养需要和变化。

营养生理学的研究任务之一是探讨营养素的生理功能及其代谢途径。碳水化合物是人体主要的能量来源，通过糖酵解、三羧酸循环和电子传递链等代谢途径，最终产生能量。蛋白质通过消化分解为氨基酸，这些氨基酸可以重新合成体内的各种蛋白质，如酶、激素、抗体等，也可以作为能量来源或转化为其他生物活性分子。脂肪是能量储存的主要形式，通过β-氧化途径分解为脂肪酸和甘油，然后进入三羧酸循环产生能量。维生素和矿物质作为酶的辅因子，参与多种生化反应，维持体内的生理平衡。

研究这些营养素的作用机制和代谢途径，可以为优化膳食结构、提高营养素的利用效率、预防和治疗多种疾病提供科学依据。例如，通过了解碳水化合物的代谢途径，可以指导糖尿病患者合理控制碳水化合物的摄入，避免血糖过高；通过研究蛋白质的代谢，可以帮助运动员和健身爱好者合理补充蛋白质，提高运动表现和恢复能力；通过研究脂肪的代谢，可以指导肥胖患者合理控制脂肪的摄入，减少体脂肪的积累；通过研究维生素和矿物质的作用机制，可以指导人们合理补充这些微量营养素，预防营养缺乏症和相关疾病。

为了揭示这些复杂的生理过程，营养生理学采用多种研究方法。实验室研究通过体外细胞培养和动物模型，深入探讨营养素的作用机制。例如，通过培养肝细胞，可以研究营养素对肝脏代谢的影响；通过喂养小鼠特定饮食，可以观察其对体重和代谢的影响。人群实验则通过膳食干预和观察性研究，直接研究营养素对人体健康的影响。例如，控制饮食结构来观察其对血

糖、血脂等指标的影响。流行病学研究通过大规模人群调查，分析营养与健康之间的关系，为公共健康政策提供科学依据。

人体对营养素的感知及其维持生理稳态的机制是营养生理学研究的关键内容之一。人体通过感官系统感知食物的味道、气味和质地，进而影响摄食行为。消化系统通过机械运动和消化液分泌，将食物分解为可吸收的营养素，这一过程受到神经和激素的精确调节。例如，胃肠激素如胃泌素和胰泌素通过调节胃肠运动和酶的分泌，确保消化过程的高效进行。研究摄食、消化吸收稳态的过程，有助于理解如何优化膳食结构，提高营养素的利用效率，维护体内的营养平衡。

营养生理学还涉及多种生理系统的相互作用。消化系统通过机械和化学过程将食物分解为可吸收的营养素，这些营养素进入血液循环，被运送到全身各个组织和器官。内分泌系统通过分泌激素，调节机体的代谢和生理功能。例如，胰岛素和胰高血糖素通过调节血糖水平，维持体内葡萄糖的稳态。神经系统通过神经信号传递，调节消化系统和内分泌系统的功能，协调机体的整体生理状态。研究这些生理系统的相互作用，可以揭示营养素在体内的代谢和利用机制，为优化膳食结构和营养干预提供科学依据。营养生理学还关注个体差异对营养素代谢的影响。不同个体由于基因、年龄、性别、健康状况等因素的差异，对营养素的需求和代谢能力存在显著差异。例如，婴儿早期营养会影响日后成长，而开始的喂养方式以及由此所形成的饮食习惯对一生的健康都有影响；女性在不同的生理阶段（如妊娠、哺乳、更年期）对营养素的需求也不同；老年人由于代谢率降低，可能需要减少能量摄入，但需要增加某些维生素和矿物质的摄入；某些遗传病（如苯丙酮尿症）患者由于代谢缺陷，需要特殊的膳食管理。研究这些个体差异，可以为个性化营养提供科学指导，满足不同人群的营养需求，提高营养干预的效果。

第二节 机体与内外环境

相对稳定的内环境的概念于19世纪中期由法国医生克劳德·伯纳德（Claude Bernard）提出。在研究实验医学期间，克劳德·伯纳德注意到各种生理功能的稳定性，如体温、心率和血压。1929年，美国生理学家沃尔特·坎农提出了一个受稳态控制的变量列表。该列表将变量分为影响细胞的环境因素（渗透压、温度和pH）和细胞需要的材料（营养物质，水，钠，钙和其他无机离子，氧气，以及具有一般和连续影响的"内部分泌物"）。坎农的"内部分泌物"是细胞用来相互交流的激素和其他化学物质。坎农创造了"体内平衡"一词来描述身体内环境的调节。他解释说，选择前缀homeo-（意思是相似或近似）而不是前缀homo-（意思是相同），因为内环境保持在一个范围内，而不是在一个精确的固定值上。他还指出，在这种情况下，后缀-stasis表示一种状态，而不是静态和不变的状态。因此，坎农的体内平衡是一种维持"类似状态"的状态，类似于克劳德·伯纳德相对恒定的内环境。

人体会监测内环境稳态，并采取行动纠正威胁其正常运转的破坏因素。如果身体不能维持沃尔特·坎农列出的关键变量的稳态，那么正常功能就会被破坏，导致疾病或病理状态。疾病根据其起源分为两大类：一类是某些正常生理过程的内部失调引起的疾病，另一类是某些外部因素导致的疾病。引起疾病的内源性因素包括细胞异常生长导致的癌症或良性肿瘤，人体产生针对自身组织的抗体（自身免疫性疾病）以及细胞过早死亡或细胞成熟过程失败，遗传性疾病也被认为有内部原因。引起疾病的外源性因素包括有毒化学物质、身体创伤以及病毒和细菌等外来入侵。

无论是内源性还是外源性的疾病因素，当体稳态受到干扰时，身体会试图进行补偿（图 1-2）。如果补偿成功，体稳态就会恢复。如果补偿失败，则导致疾病。人体大多数细胞对周围环境的变化并不十分耐受。在这个方面，它们类似于生活在热带海洋中的早期生物，在相对稳定的环境中，盐度、含氧量和酸碱度变化很小，光照和温度以可预测的方式循环。这些远古生物的内部组成几乎与海水相同。如果环境条件发生了变化，原始生物体内的条件也会发生变化。即便现在，海洋无脊椎动物也无法忍受盐度和 pH 的显著变化，许多海洋生物依靠外部环境的稳定性来保持内环境的平衡。相反，当生物体从古代海洋进化并迁徙到河口，然后进入淡水环境，再到陆地时，它们遇到了高度多变的外部环境。雨水稀释了河口的咸水，生活在那里的生物必须应对大量涌入体液的水。包括人类在内的陆生生物面临着脱水的挑战，即体内水分不断流失到周围干燥的空气中。要保持体内环境的稳定，就必须在适当摄入水分的同时平衡水分的流失。但身体的内环境究竟是什么？对于多细胞动物来讲，环绕细胞的含水内环境，是"体内海洋"，称为细胞外液（ECF）（图 1-3）。细胞外液是外部环境与细胞内液（ICF）之间的缓冲区。因此，为了使细胞外液的成分保持相对稳定，人类进化出了复杂的生理过程。

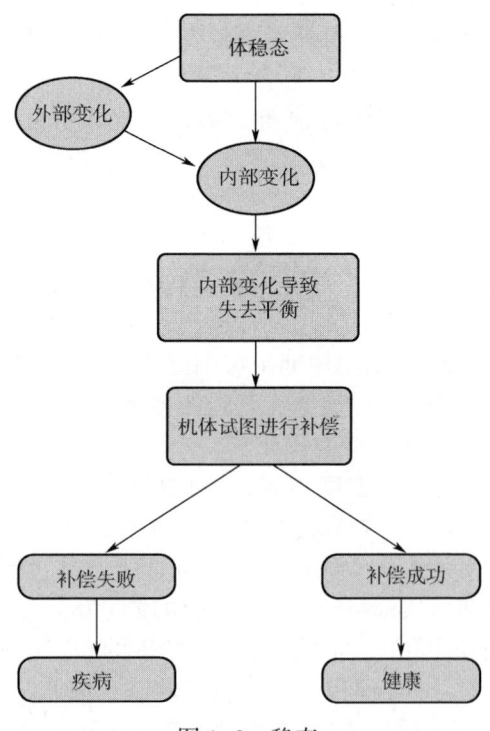

图 1-2 稳态

当细胞外液组成变化超出其正常值范围时，代偿机制会激活并试图将液体恢复到正常状态。例如，当喝大量水时，细胞外液的稀释会触发一种机制，使肾脏排出多余的水分并保护细胞免于肿胀。多细胞动物的大多数细胞不能容忍太大的变化，它们依赖于细胞外液的恒定性来维持正常功能。

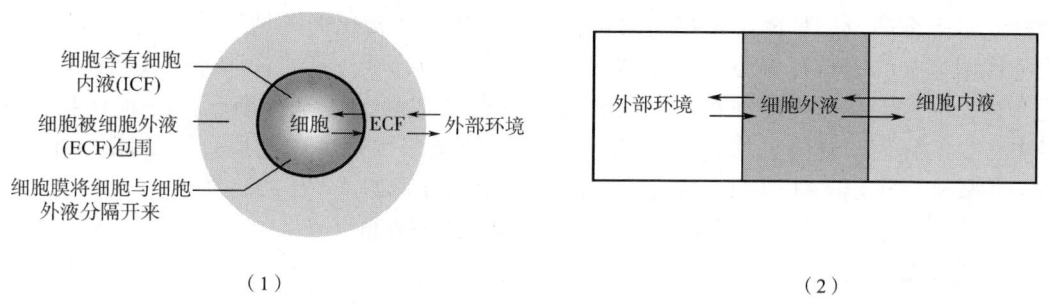

图 1-3　身体的内部和外部环境

（1）细胞外液是细胞与外界之间的缓冲液　（2）方框图将 ECF、ICF 和外部环境表示为三个独立的隔间

1. 体内平衡取决于质量平衡

人体是一个开放的系统，与外界环境交换热量和物质。为了维持体内平衡，身体必须保持质量平衡。质量平衡定律指出，如果要保持体内某种物质的数量恒定，则任何增量都必须由等量的减量来抵消［图 1-4（1）］。体内某种物质的含量也称为身体负荷，如"钠负荷"。例如，通过汗液和尿液流失到外部环境（输出）的水分必须与外部环境摄入的和新陈代谢产生的水分（输入）相平衡。氧气、二氧化碳、盐和氢离子等其他物质的浓度，也通过质量平衡来维持，质量平衡定律如式（1-1）所示。

$$\text{体内某一物质的总量} = \text{摄入量} + \text{生成量} - \text{排泄量} - \text{代谢量} \quad (1\text{-}1)$$

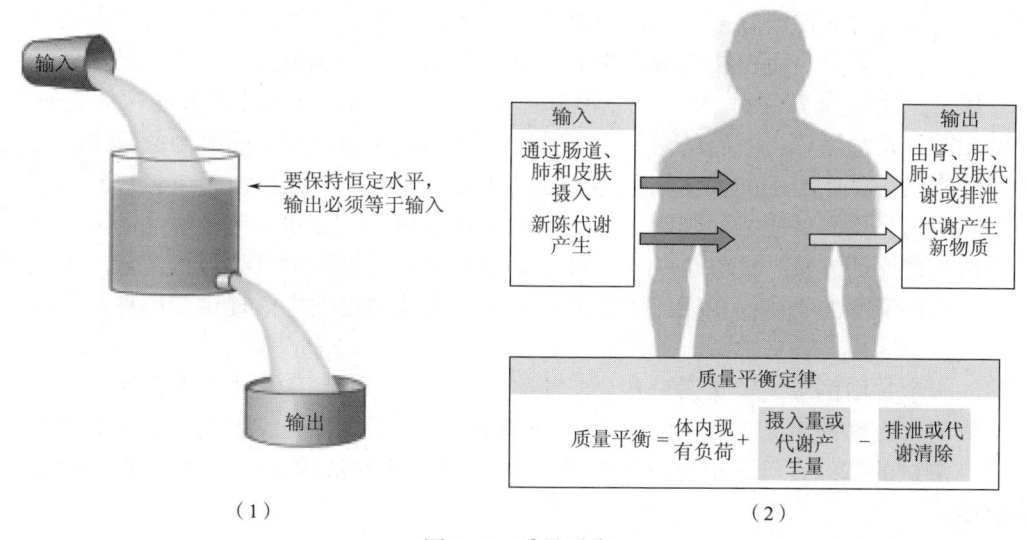

图 1-4　质量平衡

（1）开放系统中的质量平衡要求输入等于输出　（2）机体质量平衡

大多数物质从外部环境进入人体，但有些物质（如二氧化碳）是通过新陈代谢在内部产生的［图 1-4（2）］。一般来讲，水和营养物质以食物和饮料的形式进入身体并通过肠道吸收。氧气和其他气体以及挥发性分子通过肺部进入。一些脂溶性化学物质通过穿透皮肤屏障进入内环境。

为了保持质量平衡，身体有两种输出选择，首先最简单的方式是排泄。排泄是指通过尿液、粪便、肺或皮肤将物质排出体外。例如，新陈代谢产生的二氧化碳由肺部排出。许多进入体内的外来物质，如药物或人工合成的食品添加剂，都是经肝脏解毒后由肾脏排出体外的。

维持质量平衡的第二种输出选择是通过新陈代谢将物质转化为其他物质。进入体内的营养物质成为代谢途径的起点，将原始营养物质转化为不同的分子。营养物质经过代谢途径转化为其他化合物，但这会在体内增加更多的代谢物，从而造成新的质量平衡紊乱（代谢物是在代谢途径中产生的任何产物的总称）。科学家使用质量流量来跟踪体内物质。质量流量描述了物质在体液中移动或进出人体时的运输速率。质量流量的方程如式（1-2）所示。

$$质量流量 = 质量浓度 \times 体积流量 \tag{1-2}$$

其中体积流量指血液、空气、尿液等的流量。

例如，假设一个人静脉输注葡萄糖溶液，其浓度为每升溶液 50g 葡萄糖。如果以 2mL/min 的速度输注，则进入体内的葡萄糖质量流量如下。

$$\frac{50g \text{ 葡萄糖}}{1000mL \text{ 溶液}} \times 2mL \text{ 溶液}/min = 0.1g \text{ 葡萄糖}/min$$

葡萄糖输入体内的速度为 0.1g 葡萄糖/min。

质量流量不仅适用于物质的进入、产生和输出，还适用于物质从身体的一个区室到另一个区室的移动。当物质进入人体时，它们首先成为细胞外液的一部分。物质之后的去向取决于它是否可以穿过细胞膜屏障进入细胞。

2. 排泄清除体内物质

监测有多少物质从外界进入人体相对容易，但追踪体内分子以监测其排泄或代谢更为困难。人们可以跟踪物质从血液中消失的速度，而不是直接检测物质，这个概念称为清除。清除率通常表示为单位时间内清除某种物质的血液量。因此，清除只是身体如何处理物质的间接衡量标准。例如，尿素是由蛋白质代谢产生的正常代谢物。尿素清除率的典型值是每分钟 70mL 血浆清除尿素，表示为 70mL 血浆/min。但知道尿素消失的速度并不能得知尿素的去向。

肾脏和肝脏是清除体内溶质的两个主要器官。肝细胞代谢许多不同类型的分子，特别是药物等外源性物质。由此产生的代谢物可能分泌到肠道中，通过粪便排泄，或释放到血液中，由肾脏清除。制药公司测试化学品作为治疗药物的潜在用途时，必须知道化学品的清除率，然后才能制定适当的给药方案。清除也发生在肝脏和肾脏以外的组织中。唾液、汗液、母乳和头发都含有已从体内清除的物质。皮质醇激素的唾液分泌为监测慢性应激提供了一种简单的无创激素来源。

清除的一个常用例子是"大蒜呼吸"，当血液中的挥发性脂溶性大蒜化合物进入气道并被呼出时，就会发生这种情况。肺部还清除血液中的乙醇，呼出的乙醇是执法机构使用的"呼气测醉器"测试的基础。母乳中分泌的药物和乙醇具有潜在危险，因为母乳喂养的婴儿会摄入这些物质。

3. 稳态的含义

稳态指的是体内环境的稳定性——指细胞外液（ECF）的稳定性。关注细胞外液的一个原因是通过采集血液样本来监测细胞外液稳态相对容易。离心血液时，血液会分离成血浆和血细胞。血浆是细胞外液的一部分，其成分很容易分析。要了解细胞内液（ICF）的情况则要困难得多，尽管细胞确实在维持细胞平衡。

在稳态状态下，体内环境的成分相对稳定。这种状态是动态的稳态——修饰词"动态"表示物质在细胞外液和细胞内液之间来回移动。在稳态状态下，两者之间没有物质移动。然而，稳定状态与平衡状态不同，平衡意味着身体各部分的成分是相同的。如果检查细胞外液和细胞内液的组成，会发现它们中许多物质的浓度是不同的（图 1-5）。例如，钠离子（Na^+

和氯离子（Cl^-）在细胞外液的浓度远高于 ICF，而钾离子（K^+）在细胞内液中的浓度较高。由于这些浓度差异，细胞外液和细胞内液处于不平衡状态。相反，细胞外液和细胞内液处于相对稳定的不平衡状态。对于活的生物体来讲，体内平衡的目标是维持身体各部分的动态稳定状态，而不是使各部分保持不变。

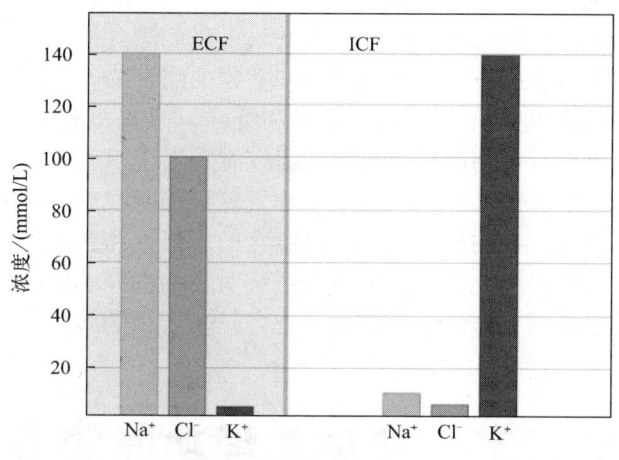

图 1-5 稳态不平衡

注：身体各部分处于动态稳定状态，但并不处于平衡状态。
ECF 和 ICF 中的离子浓度存在较大差异。

4. 机体的生理功能受到内外环境的多重影响

机体的生理功能受到内外环境的多重影响，内外环境因素通过复杂的生理和生化途径调节机体的稳态。外界环境因素，包括食物的可获得性、社会文化因素、气候条件等，直接影响人们的饮食行为和营养摄取。而内在环境因素，如体内的营养状态、激素水平和代谢产物，则通过调节机体的生理功能，间接影响营养素的代谢和利用。通过研究这些因素的相互作用，可以揭示营养素在体内的代谢和利用机制，为优化膳食结构和营养干预提供科学依据。

外部环境对营养生理学的影响是多方面的。气候和地理位置影响农作物的种类和产量，从而影响当地居民的膳食结构和营养状况。例如，热带地区的人们由于气候适宜，能够种植多种水果和蔬菜，因此他们的饮食中富含维生素和矿物质。相比之下，寒冷地区的人们则更多依赖于动物性食物，以获取足够的能量和营养。此外，社会经济状况和文化习惯也在很大程度上决定了食物的选择和摄取模式。例如，经济发达地区的人们更容易获得多样化的食物选择，而经济欠发达地区的人们则可能面临食物短缺和营养不良的问题。社会不平等也影响着营养状况，低收入群体和边缘化人群更容易受到食物不安全和营养不良的影响。研究社会经济因素对营养状况的影响，有助于制定有针对性的公共健康政策，减少营养不良和相关疾病的发生。

气候变化对食物生产和供应有着深远的影响。气候变暖、降水模式的变化和极端天气事件的增加，都会影响农作物的生长和产量，从而影响食物的供应和价格。气候变化还可能影响食物的营养质量。例如，高温和干旱可能导致农作物中的维生素和矿物质含量降低。研究气候变化对食物生产和营养状况的影响，有助于制定应对气候变化的农业和营养政策，保障食物安全和营养健康。

机体的内环境包括血液和体液的成分、细胞内的营养素水平等。内分泌系统和神经系统通过调节激素和神经递质的分泌，协调机体对营养素的摄取和利用，维持体内的稳态。例如，胰岛素和胰高血糖素通过调节血糖水平，确保体内葡萄糖的平衡。甲状腺激素通过调节基础代谢率，影响能量消耗和体温调节。内环境的稳态对于机体的正常功能至关重要，其失调可能导致多种代谢性疾病。

感官系统在机体与环境的交互中扮演重要角色。视觉、嗅觉和味觉等感官通过感知食物的外观、气味和味道，影响食物的选择和摄取。研究表明，食物的色泽和香气可以显著影响人们的食欲和摄食量。例如，食物的鲜艳色泽和诱人香气可以刺激食欲，增加食物摄取量，而不良的气味则可能导致食欲下降。此外，味觉通过感知食物的甜、酸、苦、咸和鲜等基本味道，影响食物的摄取偏好和营养素的摄入。例如，甜味和鲜味可以提高食物的美味度，增加其摄取量，而苦味则可能降低人们对食物的摄取意愿。研究感官系统对营养状况的影响，可以揭示如何通过优化食物的感官特性，提高食物的摄取量和营养素的吸收率。例如，通过改善食物的色泽、香气和味道，可以增加食物的摄取量，提高膳食的多样性和营养质量。这对于老年人和病人等食欲较差的人群尤为重要。此外，了解感官系统对食物选择的影响，还可以帮助开发新的食品和膳食补充剂，满足不同人群的营养需求，提高营养干预的效果。

第三节　机体生理功能调节

能量平衡是指摄入的能量与消耗的能量之间的平衡状态，是机体生理功能调节的重要体现。能量平衡的维持涉及多个生理系统的相互作用，包括消化系统、代谢系统和内分泌系统。消化系统负责能量的摄取，代谢系统负责能量的消耗，内分泌系统通过调节激素的分泌，协调能量的存储和利用。体重的增加或减少反映了能量摄取和消耗的不平衡，是能量平衡的直观表现。

消化系统是营养生理学研究的重要内容之一。它通过一系列复杂的生理过程，将食物中的大分子物质（如蛋白质、脂肪和碳水化合物）分解为小分子营养素（如氨基酸、脂肪酸和单糖），以便于吸收和利用。胃肠道的机械运动和消化液的分泌在这一过程中起关键作用。神经和激素系统通过调节胃肠道的运动和消化液的分泌，确保消化过程的高效运行。研究消化系统的功能及其调节机制，有助于提高营养素的吸收效率，预防和治疗消化系统疾病。

内分泌系统通过分泌激素，调节机体的代谢过程和生理功能。例如，胰岛素和胰高血糖素通过调节血糖水平，维持体内的葡萄糖稳态。甲状腺激素通过调节代谢率，影响能量消耗和体温调节。内分泌系统的失调可能导致多种代谢性疾病，如糖尿病和甲状腺功能异常。研究内分泌系统的调节机制，有助于理解代谢性疾病的发病机制，并为其防治提供理论依据。

能量代谢是机体生理功能调节的核心环节。能量代谢包括基础代谢率、食物热效应和体力活动能量消耗3个方面。基础代谢率是指在静息状态下维持生命所需的最低能量消耗，占总能量消耗的60%~75%。食物热效应是指食物摄取后，消化、吸收和代谢过程中的能量消耗，占总能量消耗的10%~15%。体力活动能量消耗是指进行各种体力活动（如运动、劳动）所需的能量消耗，占总能量消耗的15%~30%。研究能量代谢的调节机制，可以揭示体重调控和代谢性疾病的发病机制，为能量平衡和体重管理提供科学依据。机体的能量代谢受到多种因素的调节。饮食结构和能量摄入是影响能量代谢的重要因素。高热量饮食、富含脂肪和糖的食物会增加能量摄入，导致体重增加和肥胖。而低热量饮食、富含膳食纤维和蛋白质的食物则可以增加饱腹感，减少能量摄入，帮助控制体重。研究不同饮食模式对能量代谢的影响，可以为制定合理的饮食结构和体重管理策略提供科学依据。

体力活动是影响能量代谢的重要因素。规律的体力活动可以增加能量消耗，促进能量平衡，预防和治疗肥胖和代谢性疾病。不同类型的体力活动（如有氧运动、力量训练、高强度间歇训练）对能量代谢的影响不同。有氧运动可以增加心肺功能和基础代谢率，力量训练可以增加肌肉质量和能量消耗，高强度间歇训练可以提高能量代谢率和脂肪燃烧效率。研究不同类型体力活动对能量代谢的影响，可以制定个性化的运动方案和体重管理策略。

激素调节在能量代谢中起重要作用。胰岛素通过促进葡萄糖的摄取和利用，调节血糖水平和能量代谢。胰高血糖素通过促进糖原分解和糖异生，提高血糖水平，维持体内的能量平衡。甲状腺激素通过调节基础代谢率，影响能量消耗和体温调节。瘦素和胃饥饿素通过调节食欲和能量摄取，影响体重和能量代谢。神经调节在能量代谢中也起重要作用。交感神经和副交感神经通过调节心率、呼吸率、血压和消化功能，影响能量消耗和代谢过程。中枢神经系统通过调节食欲、饱腹感和食物摄取行为，影响能量摄取和体重控制。研究激素和神经调节机制，可以揭示能量代谢失调和代谢性疾病的发病机制，为其防治提供科学依据。

通过多种研究方法，营养生理学不断深化对能量代谢作用机制的理解，推动个性化营养和公共健康政策的发展，促进人类健康和生活质量的提高。

第二章
细胞的基本功能

学习引导

1. 细胞膜是生命的守护者，它在保护细胞内部环境稳定的同时，也控制着物质的进出。为什么喝水后感觉很快就解渴了，而吃饭却需要更长的时间才能感到饱呢？这背后离不开细胞膜的功能。当我们喝水时，水分子通过细胞膜迅速进入细胞，而当我们吃饭时，食物中的营养物质需要经过复杂的消化过程和一系列的转运机制才能进入细胞。这些转运功能包括简单扩散、易化扩散、主动运输等。那么，细胞膜是如何决定哪些物质可以通过，哪些不可以呢？不同的转运机制是如何协同工作的？这些机制在健康和疾病中的作用是什么？

2. 在我们吃完晚餐后，身体不仅获得了能量，还启动了复杂的信号转导系统，以调节和协调各项生理功能。你可能没有注意到，当你摄入糖分时，胰岛素会立即释放，帮助细胞吸收和利用葡萄糖。这个过程不仅仅是单一的化学反应，而是一个涉及多个信号分子的传递和放大的精细系统。细胞信号转导就像是一场交响乐，各个信号分子之间相互作用，精确调控细胞的生理活动。那么，信号转导的具体过程是怎样的？有哪些关键分子和途径参与其中？营养对这些信号途径的影响又是如何体现的？

3. 当你触碰到一个热物体时，手会立即缩回来，这一快速反应离不开神经细胞的电信号传导。细胞的生物电现象是神经信号传递的基础，也是心脏跳动和肌肉收缩的重要机制。细胞膜两侧存在电位差，当受到刺激时，细胞膜电位发生变化，产生动作电位，这些电信号迅速传递至下一个细胞，形成连锁反应。那么，兴奋性细胞如何产生和传递电信号？动作电位的形成和传播机制是什么？生物电现象在不同类型细胞中的表现有哪些差异？

第一节　细胞膜基本结构与转运功能

一、细胞膜的化学组成与结构

细胞膜（cell membrane）又称质膜（plasma membrane，plasmalemma），是一层薄膜，分隔了细胞的内部环境和外部环境。它存在于所有细胞表面，是细胞重要组成部分，具有独特的结构和功能。在真核细胞中，除了细胞膜外，还有形成各种细胞器的细胞内膜。细胞膜与细胞内膜合称为生物膜（biomembrane）。在原核细胞中，细菌的细胞壁内侧也有细胞膜，而一些细菌的细胞膜向细胞内延伸形成间体或质膜体（mesosome），具有部分类似于真核细胞器的功能。比细菌更小的微生物如支原体和病毒也具有类似细胞膜的结构。

所有的生物膜，包括细胞膜和真核细胞内的膜系统，都有相似的构造。它们由脂质和蛋白质分子组成，通过非共价键连接形成。细胞膜是一个动态的流体结构，其中的脂质和蛋白质分子可以在膜平面上移动。如图2-1所示，脂质分子排列成连续的双分子层，厚大约5nm，构成了膜的基本结构。大多数水溶性分子无法穿过这一层屏障。蛋白质分子通常嵌入在脂双层中，执行各种功能，包括特定物质的转运、催化生物化学反应、连接细胞膜与细胞骨架及细胞外基质，以及作为受体接收和转导细胞环境的信号。细胞膜的结构不对称，内外两侧的脂质和蛋白质组成不同，反映了不同功能的存在。

不同的细胞质膜与内膜，各有其不同的功能，但它们的化学组成和分子结构却有着共同的特征。因此，对质膜的研究也有助于对细胞内膜的了解。

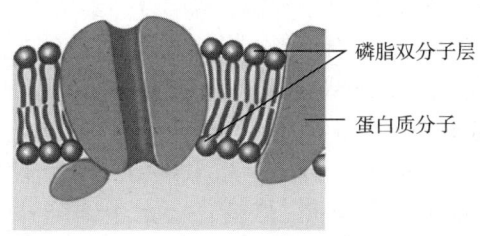

图 2-1　细胞膜的三维结构模式图

1. 细胞膜的化学组成

对各种质膜和细胞中其他膜的微量化学分析结果表明，膜的化学成分包括脂质、蛋白质、糖类、水、无机盐和金属离子等，其中以脂质和蛋白质为主。脂质占膜总质量的30%～80%，蛋白质占20%～70%，糖类占2%～10%。膜上的水约有20%呈结合状态，其余则为自由水。膜上金属离子与某些膜蛋白功能有关，其中钙离子对调节膜的生物功能具有相当重要的作用。

各种生物膜组成成分的比例不一致，脂质与蛋白质所占的比例为（1∶4）～（4∶1）。一般来讲，功能复杂的膜，蛋白质比例较大，如线粒体内膜的蛋白质成分可高达75%，脂质约占25%。功能简单的细胞膜中，所含蛋白质的种类和数量则较少，如神经髓鞘的功能比较简单，主要起绝缘作用，其膜含脂量可达80%，而蛋白质含量显著低于脂类。

（1）膜脂　构成膜的脂质主要包括磷脂、胆固醇和糖脂，其中磷脂是最丰富的。磷脂分子由磷脂酰胆碱和脂肪酸组成，通过甘油基团（或鞘氨醇）连接。其中，磷脂酰胆碱部分被称为"头部"，含有磷酸和碱基，具有强烈的亲水性；脂肪酸部分被称为"尾部"，是两条较长的非极性碳氢链，具有疏水性。因此，磷脂分子被称为两亲性分子（amphipathic molecules）或兼性分子。

细胞膜中的胆固醇（cholesterol）是另一种重要的脂质。它是一种中性脂质，在各种动物细胞膜中均含量较高，有些细胞膜上每个磷脂分子都伴随着一个胆固醇分子。胆固醇与磷脂的碳氢链相互作用，阻止磷脂凝聚成晶体结构，从而调节了膜脂的物理状态。在动物细胞中，由于缺乏细胞壁的保护，胆固醇有助于加强细胞膜的稳定性。

糖脂（glycolipid）是一类含有糖基的脂质，在所有细胞膜表面都广泛存在，约占细胞膜外层脂质分子的5%。在动物细胞膜中，糖脂主要是鞘氨醇的衍生物，其结构类似于鞘磷脂，但糖基取代了磷脂酰胆碱。常见的糖脂包括脑苷脂和神经节苷脂等。脑苷脂是最简单的糖脂，含有单一的糖残基，而神经节苷脂则较为复杂，含有多个单糖残基的分支链。它们在神经髓鞘和神经元细胞膜上含量较高。

（2）膜蛋白　膜上的蛋白质，根据其与膜脂相互作用方式及在膜中的位置不同，大体上可分为外在蛋白（又称外周蛋白，extrinsic, peripheral protein）和内在蛋白（又称整合蛋白，intrinsic, integral protein）。外在蛋白分布在膜的内外表面，不直接与脂双层疏水部分相互连接，它们常常通过内在蛋白间接与膜连接，或直接与脂质分子极性头部结合，如血影蛋白、锚定蛋白和细胞骨架蛋白结合于红细胞的细胞膜的内表面，而糖被的一些蛋白结合于外表面。大多数外在蛋白溶解于水，通过离子键或弱键与特定的膜内在蛋白相结合，用高浓度盐溶液或某些化学物质可以将许多外在蛋白从膜上除去。外在蛋白占膜蛋白总质量的20%～30%，而在红细胞膜中占50%左右，而内在蛋白一般占膜蛋白总质量的70%～80%。

（3）膜糖类　所有真核细胞的表面均含有糖类，以低聚糖或多聚糖链形式共价结合于膜蛋白（糖蛋白），或以低聚糖链共价结合于类脂（糖脂）。细胞膜中糖类占膜脂总质量的 2%～10%。大部分暴露于细胞表面的膜蛋白分子都带有糖残基，而细胞膜的脂类外层分子层中带有糖残基的脂质分子不足 1/10。大部分糖类都结合于蛋白质，形成糖蛋白。每个糖蛋白分子（如血型糖蛋白）可有许多低聚糖侧链，而每个糖脂分子只带 1 个低聚糖侧链。许多细胞膜具有膜内在蛋白-蛋白聚糖（proteoglycan）分子。蛋白聚糖分子带有几个长的多聚糖链连接于蛋白质核心，蛋白质核心穿越脂质双层。蛋白聚糖主要见于细胞外表面，成为细胞外基质的一部分。

① 生物膜的糖类：生物膜的分子结构是不对称的，脂双层的内外两层脂质分子是不一致的，暴露于两层表面的多肽也常常是不相同的，糖类的分布也是不对称的。糖脂、糖蛋白和蛋白聚糖只分布于非细胞质侧的表面，在细胞膜中，糖残基暴露于细胞外侧表面；而在细胞的内膜系统中，糖残基面向膜腔的内侧面。大多数真核细胞表面富含糖类的周缘区常称为细胞外被（cell coat）或糖萼（glycocalyx）。虽然糖类主要是指与细胞膜相连接的糖蛋白和糖脂的低聚糖侧链，但同时也包括被分泌出来又被吸附于细胞表面的糖蛋白和蛋白聚糖的糖侧链。这些吸附的大分子是细胞外基质的成分，所以细胞膜的边缘与细胞外基质的界限是难以区分的。在自然界中发现的糖类有 100 多种，而在膜蛋白和膜糖脂中只发现有 9 种，其中主要有半乳糖、甘露糖、岩藻糖、半乳糖胺、葡萄糖、葡萄糖胺和唾液酸。唾液酸残基常见于糖链的末端，真核细胞表面的净电荷主要由它形成。低聚糖和膜糖蛋白连接的方式主要有两种：一种是 N-连接，连接于多肽链中的天冬氨酸残基；另一种是 O-连接，连接于丝氨酸或苏氨酸残基，N-连接的低聚糖链常含有 12 个单糖。

② 细胞表面的糖类：膜糖脂和膜蛋白上的低聚糖侧链的功能尚不清楚。一些跨膜蛋白上的低聚糖侧链可能有助于蛋白质在细胞膜上的定位和固定，以防止其在脂质双层中滑动或翻转，从而起到稳定糖蛋白结构的作用。此外，细胞膜糖蛋白和糖脂上的某些低聚糖结构的复杂性及其在细胞表面的位置提示，它们可能在细胞识别过程中扮演重要角色。一些植物种子中的外源凝集素（lectin）结合了低聚糖，能够识别特定的糖残基序列。近期在其他细胞，包括哺乳动物细胞中，也发现了类似的外源凝集素，它们位于细胞表面，可能与细胞识别作用有关。外源凝集素结合于细胞表面的糖蛋白、蛋白聚糖和糖脂，被广泛应用于细胞生物学研究，用以定位和分离细胞膜的含糖分子。

2. 细胞膜的结构模型

流动镶嵌模型（fluid mosaic model）是描述细胞膜结构的主流模型。这个模型由辛格（Singer）和尼科尔森（Nicolson）在 1972 年提出，主要强调了细胞膜的流动性和蛋白质在脂质双层中的不对称分布。脂质双层构成了膜的基础结构，其中球形蛋白分子有的仅附着在表面，有的部分或完全嵌入其中，有的则横跨整个脂质层。Singer 和 Nicolson 将膜上的蛋白质分为外在蛋白和内在蛋白两大类，外在蛋白位于膜的内外表面，而内在蛋白则嵌入或穿过膜。他们认为，膜的稳定性主要由蛋白质-蛋白质、蛋白质-脂质和脂质-脂质之间的疏水和亲水非共价键相互作用维持，这些相互作用在最小自由能的条件下达到最大，从而保持稳定的膜结构。在细胞的水环境中，磷脂的非极性脂肪酸链和蛋白质的非极性氨基酸残基尽量避免与水接触，而膜蛋白、脂质和糖类的极性带离子基团则与水接触。蛋白质作为两亲性分子，其亲水部分由亲水氨基酸组成，暴露在水介质中，而嵌入脂质中的部分主要由疏水氨基酸构成。内在蛋白由于其疏水基和亲水基相互作用，不易从膜中提取，而外在蛋白则因位于膜表面而易于提取。他们还提出，细胞中不同膜的活性和特异性可能反映了膜内蛋白质种类的不同。大多数膜结构不对称,其内部及内外表面具备不同功能的蛋白质。在红细胞膜或其他细胞膜中,只有外表面有糖脂和糖蛋白,这进一步增强了其不对称性。脂质双层的内外两层脂质分子也表现出不对称。

多年来,由于实验技术不断创新和改进,对膜组分的动态结构,膜组分之间的关系,如脂质与蛋白质、蛋白质与蛋白质、脂质与脂质的相互关系与作用力,以及膜脂与膜蛋白在脂质双层中分布的不对称性,各部分的流动性、不均匀性等都做了大量的深入的研究。这些研究不仅加深了对膜的复杂的分子结构与功能的认识,而且也进一步支持和完善了"流体镶嵌膜模型"。目前,对于膜的分子结构的认知已经较为统一(图2-2)。

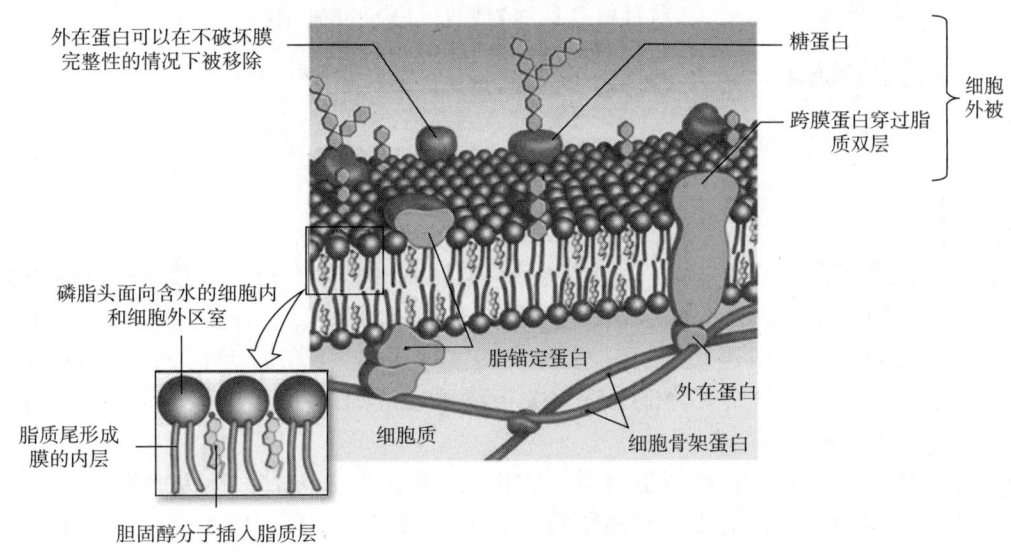

图2-2 生物膜分子结构的一般模型

二、细胞膜的转运功能

细胞和其周围环境之间发生着活跃的物质交换。细胞需要从周围环境中获取所需物质,同时将代谢产物排出细胞。这种物质交换需要通过细胞膜进行,细胞膜具有渗透性(permeability),即它能够有选择地允许或阻止特定物质通过。这种选择透过性对细胞内外物质的调节至关重要,它维持了细胞内外的离子浓度差和膜电位,确保了渗透压的平衡。这是细胞膜最主要的生理功能之一,对维持细胞和整个有机体的正常生命活动至关重要。

1. 被动运输

被动运输(passive transport)是指物质从浓度较高的一侧通过膜运输到浓度较低的一侧,即顺浓度梯度(concentration gradient)的穿膜扩散,不消耗细胞代谢能的运输方式。被动运输又包括简单扩散、离子通道扩散和易化扩散3种形式。

(1)简单扩散 简单扩散(simple diffusion)是一种无需细胞代谢能或专门膜蛋白的基本运输方式。只要在膜两侧存在浓度差,物质就能通过膜自发地移动。脂溶性物质如苯、醇、甾类激素等,能够利用浓度梯度直接穿过脂质双层,从高浓度向低浓度扩散。在这种扩散过程中,所需能量来自高浓度本身所含的势能(potential energy)。尽管物质从高浓度向低浓度扩散符合物理规律,但不同分子的扩散速率有所不同,受到油/水分配系数和分子大小的影响,具有更大油/水分配系数和较小分子的物质穿透速率更快(图2-3)。

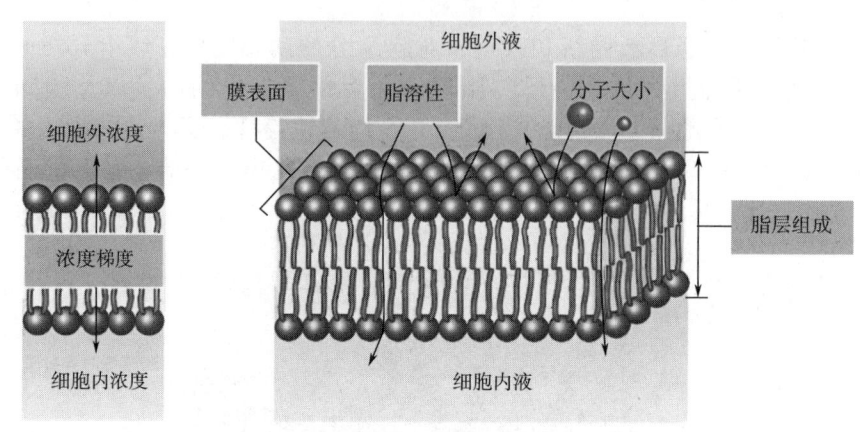

图2-3 简单扩散

(2)离子通道扩散 Na^+、K^+、Ca^{2+}等离子具有很强的极性,难以直接穿过细胞膜的脂质双层。然而,它们的穿膜转运速率非常高,能够在几毫秒内完成。相比之下,通过膜上其他转运系统进行转运则不够迅速。因此,有人推测膜上可能存在着专门的离子通道(ionic channel)。近20年来的大量研究验证了许多关于离子通道的模型和假设,增进了人们对离子通道结构与功能的理解。

离子通道是镶嵌在膜上的跨膜蛋白质,它由α-螺旋蛋白构成,称为通道蛋白(channel protein)。其中心具有亲水性通道,对离子具有高度的亲和力,允许适当大小的离子顺浓度梯度瞬间大量的通过。离子通道可迅速地开放或关闭,这是受通道闸门所控制的,而闸门是由通道蛋白的带电分子或基团(如羧基或磷酸基)所构成。有的持续开放,有的间断开放。间断开放的通道,一类是电位依赖性电压闸门通道,闸门的开闭受膜电压控制(如Na^+通道、Ca^{2+}通道、K^+通道等);另一类是化学门控制的配体闸门通道,闸门开闭受化学物质(又统称为配体)调节,如乙酰胆碱通道等。当膜两侧特异离子浓度发生变化,膜电位改变或当某一配体(如神经递质等化学物质)与通道蛋白的相应部位(受体)结合,则引起通道蛋白的构象发生变化导致闸门反应性开放。闸门开放时间极短暂,只有几毫秒,随即自然关闭。这种特性有利于一些顺序性活动,例如,一个通道离子的流入,可引起另一个通道的开放,后者在顺序变化中又可影响其他专一的通道开放。因此,第一个通道闸门的迅即关闭对第二个通道的活动有调节作用。离子通道扩散如图2-4所示。

迄今已知的各种通道不下10种,而且每一种离子通道通常还有不同性质的亚型。实验表明,离子通道扩散,不仅是可兴奋细胞功能活动的基础,而且对于非兴奋细胞同样具有重要意义。

(3)易化扩散 一些非脂溶性(或亲水性)的物质,如糖、氨基酸、核苷酸、金属离子等,无法通过简单扩散方式进出细胞,而是需要借助特定的载体(carrier)来穿过细胞膜,这个过程不需要ATP提供能量。这种依靠载体顺浓度梯度运输物质的方式称为易化扩散或协助扩散(facilitated diffusion)。

实验证明,载体分子就是膜上的某种与物质运输有关的跨膜蛋白,称为载体蛋白(carrier

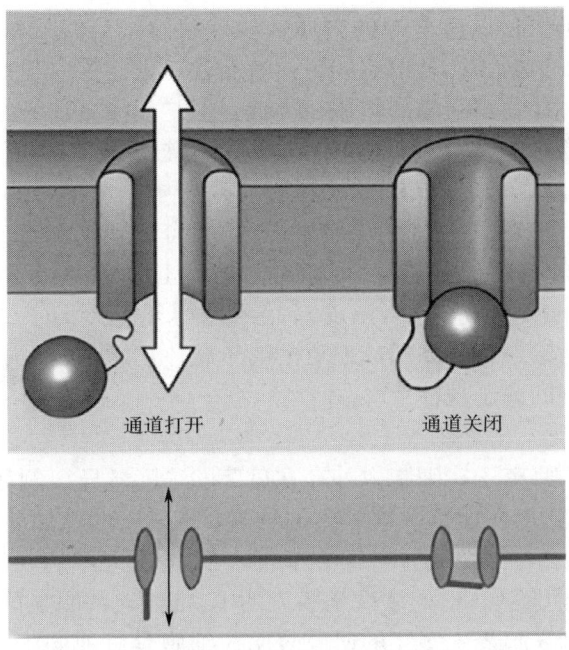

图 2-4 离子通道扩散

protein），能与特定的分子如糖、氨基酸或金属离子等结合，协助其通过膜。载体结合溶质通过膜的运输机制，可能是依赖于载体蛋白构象发生的可逆变化，而不太可能是载体在运输时翻转通过膜。用物理学方法研究的结果发现，载体蛋白很少从脂质双层的一侧翻到另一侧（图2-5）。

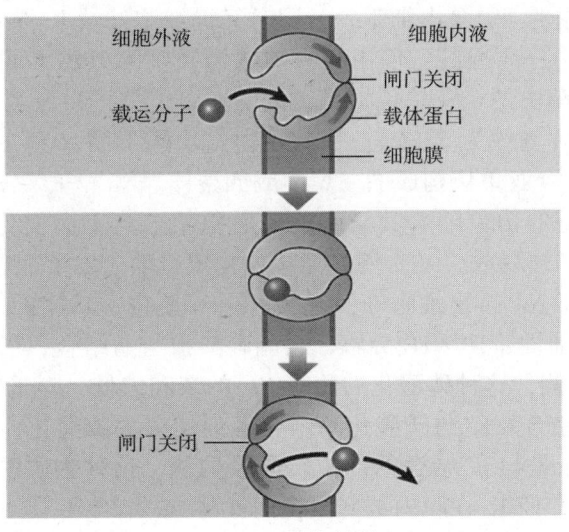

图 2-5 易化扩散

载体具有高度的特异性，载体上的结合点只能与某一种物质进行暂时性、可逆性的结合和分离，而且一个特定的载体只运输一个类型的化学物质，甚至仅一种分子或离子。例如，大肠杆菌编码载体 β-半乳糖苷透性酶（encoded carrier β-galactoside permease）可协助半乳糖和其他的 β-半乳糖苷通过质膜，而合成透性酶缺陷的突变体不能利用培养基中的 β-半乳糖，因为它们缺乏特异的运输蛋白去结合这些糖并将其带入细胞内。载体对溶质的特异结合点，能被竞争性抑制物（与其竞争同一结合点）所阻断，也能被非竞争性抑制物（对载体各处可结合并改变其构象）所阻断。通道蛋白所介导的溶质扩散速率总是与溶质浓度成比例，而载体蛋白所介导的溶质扩散速率则根据其结合溶质的量而有变化。载体蛋白与抑制物的相互作用以及载体蛋白介导的溶质扩散过程，都与酶的作用相类似，但是载体蛋白又区别于酶。

除了载体蛋白外，离子载体（ionophore）也是一种被动转运离子的方式。与运输蛋白不同，离子载体是小型的疏水分子，能够溶解在脂质双层中。大部分离子载体是由微生物合成的，其中一些已被用作抗生素。它们被广泛应用于研究合成脂质双层、细胞器和完整细胞，以增加膜的离子透性。离子载体分为两类：可移动离子载体（mobile ion carriers）和形成通道的离子载体（channel forming carriers）。当温度降低至其凝固点以下时，可移动离子载体无法通过脂质双层扩散，导致运输停止，而形成通道的离子载体仍能正常运输离子。因此，这一特性可以用来区分这两种类型的离子载体。

2. 主动运输

人们早已观察到，一些离子在细胞内外存在显著的浓度差异。例如，人类红细胞内的 Na^+ 和 K^+ 浓度比大约为 1:7，而在血浆中这一比例约为 25:1。尽管如此，K^+ 仍然能从血浆进入细胞内，而 Na^+ 则从细胞内渗透到血浆中。类似地，人类肌肉细胞在正常代谢下，细胞内 K^+ 的浓度是膜外的 35 倍，而膜外 Na^+ 的浓度是膜内的 12 倍。这些明显的浓度差异的形成和维持不能仅用被动运输的机制来解释。多年的研究表明，细胞具有逆向浓度梯度运输物质的能力，也就是说，细胞膜不仅仅起到被动的屏障作用，还能主动参与其中。在这种运输中，细胞膜不仅需要载体分子的参与，还需要消耗代谢能。这种利用代谢能来驱动物质逆向浓度梯度方向运输的细胞膜特性被称为主动运输（active transport）。

（1）钠钾泵（Na^+-K^+ pump）　已经证实钠钾泵实质上就是 Na^+、K^+-ATP 酶，是膜中的内在蛋白。它可把细胞内的 Na^+ 泵出细胞外，同时又把细胞外的 K^+ 泵入细胞内。对 Na^+、K^+-ATP 酶，已从多种组织中分离提纯，但由于材料来源及技术方法上的差异，实验结果并不一致，一般认为这种 ATP 酶由两个亚单位构成。大的亚单位分子质量约为 120kDa，为酶的催化部分；小的亚单位分子质量约为 55kDa，是糖蛋白，功能不明（图 2-6）。也有人提出 Na^+、K^+-ATP 酶是由 3 个或 4 个亚单位构成的三聚体或四聚体。Na^+、K^+-ATP 酶可能主要通过构象的变化进行主动运输，酶的构象随着其与高能磷酸根结合与否而变化。随着 ATP 不断分解，磷酸根快速地与酶结合和被释放，ATP 酶各亚单位构象也随之发生变化，它们与 Na^+、K^+ 的亲和力也发生变化。由此将 Na^+ 排出细胞外，将 K^+ 泵入细胞内。具体讲，在膜内侧 Na^+、Mg^{2+} 与酶结合，激活了 ATP 酶活性，使 ATP 分解，高能磷酸根与酶结合，引起酶构象变化。于是与 Na^+ 结合的部位转向膜外侧，这种磷酸化的酶对 Na^+ 的亲和力低，对 K^+ 的亲和力高。因而在膜外侧释放 Na^+，而与 K^+ 结合。K^+ 与磷酸化酶结合后促使酶去磷酸化，磷酸根很快解离，结果酶的构象又恢复原状。于是与 K^+ 结合的部位转向膜内侧，这种去磷酸化的构象与 Na^+ 的亲和力高，与 K^+ 的亲和力低，使 K^+ 在膜内被释放，而又与 Na^+ 结合。

现在已能将膜的 Na^+、K^+-ATP 酶纯化并重建具有钠钾泵功能的人工膜。应用毒毛旋花苷 G（哇巴因）（ouabain）以及抑制生物氧化的药物都能抑制钠钾泵，哇巴因能与 Na^+、K^+-ATP 酶结合，影响 K^+ 与 ATP 酶的特异结合点结合，使钠钾泵失去作用。生物氧化抑制剂如氰化物使 ATP 供应中断，钠钾泵失去能源以致停止工作。

（2）钙泵　钙泵也是对细胞基本功能有重要作用的泵，它是 Ca^{2+}-ATP 酶，存在于细胞膜或某些细胞器的膜上。钙泵能将 Ca^{2+} 泵出细胞质或泵入某些细胞器，使 Ca^{2+} 浓度在细胞质中维持低水平（$\leq 10^{-7}$ mol/L），而在细胞外或某些细胞器中 Ca^{2+} 浓度维持较高水平（约

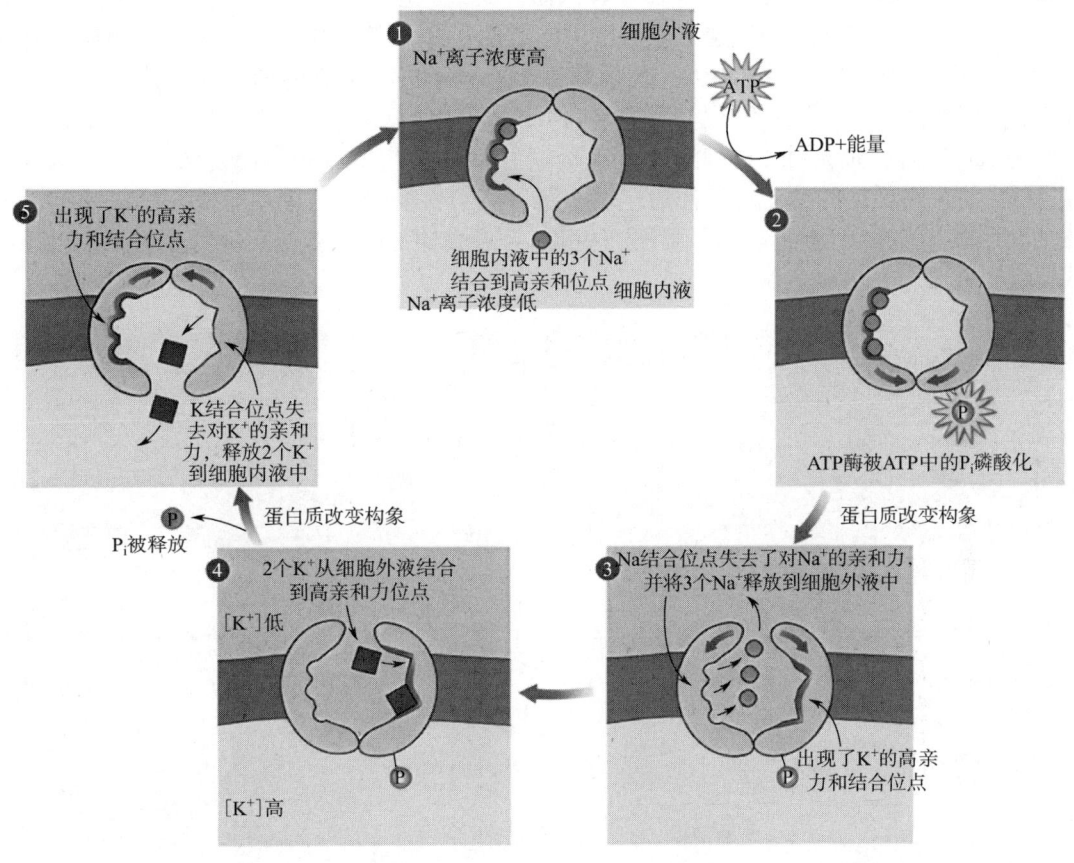

图 2-6 Na⁺、K⁺-ATP 酶示意图

10^{-3} mol/L)。红细胞钙泵位于细胞膜上，功能是将 Ca^{2+} 运输出细胞；肌肉细胞钙泵存在于肌质网膜上，肌质网是肌细胞内储存 Ca^{2+} 的场所，当肌细胞膜去极化时，Ca^{2+} 由肌质网释放到胞质中，刺激肌肉收缩，然后，钙泵负责将胞质中的 Ca^{2+} 泵入肌质网中储存。像钠泵一样，在钙泵工作周期中，也有磷酸化和去磷酸化过程，每水解一个 ATP 分子，可转运两个 Ca^{2+} 进入肌质网。现已分离纯化得到 Ca^{2+}-ATP 酶，发现它由一条约有 1000 个氨基酸的跨膜多肽构成，其氨基酸序列与 Na⁺、K⁺-ATP 酶的大亚单位很相似，说明这两种离子泵在进化上有一定关系。

（3）离子梯度驱动的主动运输 细胞为了维持生存，必须从周围环境中摄取营养物质（如葡萄糖、氨基酸等），这些物质的浓度在细胞外常比细胞内低得多，因而需要逆浓度梯度进行主动运输。但它们逆浓度梯度进入细胞的动力不是直接来自水解 ATP，而是借助另一物质的浓度梯度为动力。有人研究小肠上皮细胞对葡萄糖和各种氨基酸的吸收过程，发现在此过程进行时，周围介质中必须有很高浓度的 Na⁺ 存在，否则葡萄糖或氨基酸的逆浓度梯度的运输就不能进行。后来，又发现 Na⁺ 总是伴随着葡萄糖或氨基酸进入细胞。因此，人们把溶质分子与 Na⁺ 一起相伴进入细胞内的主动运输现象，称为伴随运输（co-transport）。这种过程是由膜上的 Na⁺、K⁺-ATP 酶和共运输的特异载体蛋白共同协作完成的（图 2-7），由于 Na⁺、K⁺-ATP 酶的作用，依靠分解 ATP 提供能量，把 Na⁺ 泵出细胞外，形成细胞内外的 Na⁺ 浓度梯度差，即膜外浓度远高于膜内。在共运输的载体蛋白上有两个结合位点，可分别与 Na⁺ 和葡萄糖（或氨基酸）结合。当 Na^+ 顺浓度梯度进入细胞时，葡萄糖或氨基酸就顺应 Na^+ 势能的驱动，随载体蛋白发生构象变化，与 Na^+ 相伴逆浓度梯度进入细胞，并与载体分离。载体蛋白构象恢复到原状，可反复工作。Na^+ 浓度梯度越大，葡萄糖等溶质分子进入细胞的速率就越快，若细胞外液中 Na^+ 浓度明显降低，转运则停止。当细胞内 Na^+ 浓度因回流而增加时，Na^+、K^+-ATP 酶就再次工作将 Na^+ 泵出。葡萄糖或氨基酸的主动运输并不直接利用 ATP，而是依靠 Na^+、K^+-ATP 酶维持 Na^+ 的跨膜梯度的驱动进行伴随运输，所以离子梯度驱动的主动运输，可以说是一种间接的主动运输。小肠上皮细胞就是利用这种机制来吸收葡萄糖、氨基酸等营养物质，再经易化扩散转运至血浆。

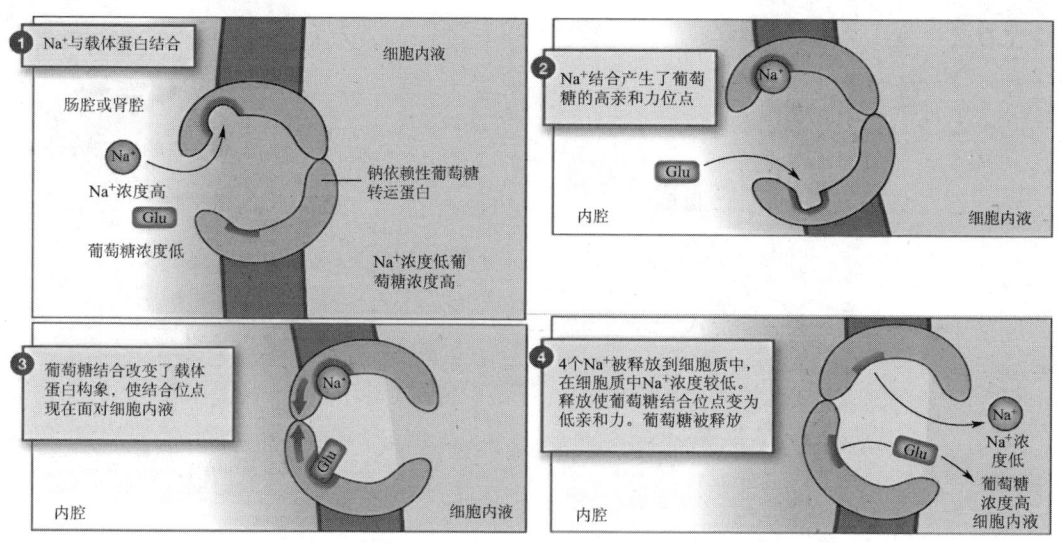

图 2-7　钠泵维持的 Na^+ 梯度驱动葡萄糖的主动运输示意图

3. 胞吞胞吐

载体蛋白能够促进许多极性小分子的跨膜转运，但无法处理大分子，如蛋白质、核酸和多糖等。尽管如此，大多数细胞都有能力摄取或排出大分子，甚至有些可以吞噬较大的颗粒物质。实现这种功能的机制与转运小分子和离子的机制完全不同。大分子和颗粒物质并不直接穿越细胞膜，而是通过形成和融合一系列膜囊泡来完成转运过程，这就是膜泡转运。例如，胰岛素的分泌过程涉及胰岛细胞内部。胰岛素在粗面内质网合成后，经过高尔基复合体的加工和包装，形成分泌囊泡。这些分泌囊泡在接收到来自细胞外的信号后向外移动，与细胞膜融合，并将胰岛素释放到细胞外，这种融合过程被称为胞吐（exocytosis）。与此类似，细胞摄入大分子和颗粒物质的机制与胞吐过程相似，只是方向相反。被摄入的物质逐渐被细胞膜包裹，形成囊泡，然后内陷，并与细胞膜分离，形成包含被摄入物质的囊泡，最后进入细胞质，这一过程被称为胞吞（endocytosis）。

在所有真核细胞中，由于胞吐过程，转运囊泡不断由高尔基复合体将部分胞内膜带到细胞膜，构成细胞膜的成分。细胞分泌的各种物质，有的黏附在细胞表面，变成细胞外液的部分，有的则渗入到细胞外基质中，还有些扩散到细胞间液或血液中作为其他细胞的营养物质或信号。

动物细胞中，分泌蛋白质首先在粗面内质网上的核糖体内合成，然后进入内质网腔。接下来，这些蛋白质被内质网转运囊泡捕获，运送至高尔基复合体。在高尔基复合体内，分泌蛋白质经过修饰、浓缩和分类,并被包装成分泌囊泡。这些分泌囊泡与高尔基复合体分离,并向细胞膜移动。最终,分泌囊泡与细胞膜融合,释放分泌蛋白到细胞外。分泌囊泡膜与细胞膜的结合参与了细胞膜的结构维护。小分子物质(如组胺)的分泌过程略有不同,通常,这些物质由细胞质主动运输至预先形成的分泌囊泡中。这一过程通常由离子梯度驱动。小分子物质在分泌囊泡中常与特定的大分子结合,例如,组胺会与蛋白聚糖结合,从而可以高浓度地储存,而不会导致渗透压梯度过高。

一些分泌蛋白被不断地分泌,它们合成之后立即包装入高尔基复合体的分泌囊泡中,然后被迅速带到细胞膜处排出,这种分泌过程称为结构性分泌途径(constitutive pathway of secretion)。另一些细胞分泌的蛋白质或小分子,贮存于特定的分泌囊泡中,只有接受细胞外信号(如激素)时,分泌囊泡才移至细胞膜处,与其融合将分泌物排出,这种分泌过程称为调节性分泌途径(regulated pathway of secretion)。结构性分泌途径几乎存在于所有细胞中,但调节性分泌途径主要存在于特化的分泌细胞(分泌激素、神经递质、消化酶等)。这些分泌细胞接受化学信号,如激素结合到细胞表面的受体上,受体被激活产生一种或多种细胞内信号,常常引起细胞液中游离 Ca^{2+} 浓度瞬时增高,从而启动胞吐过程,使分泌囊泡与细胞膜融合,向细胞外间隙内释放分泌物。胞吐过程中囊泡膜可渗入到细胞膜中,之后又可以通过胞吞作用再回到细胞质内,还可以再被整合到新的分泌囊泡中。通过胞吐作用与胞吞作用,胞内膜与细胞膜不断交换,形成细胞内膜的循环交流(图 2-8)。随时渗入到细胞膜中的囊泡膜数量相当大,如分泌消化酶的胰腺细胞,当它受到刺激进行分泌时,大约有 $900\mu m^2$ 的囊泡膜渗入到细胞顶部细胞膜中,而胰腺细胞顶部大约只有 $30\mu m^2$。

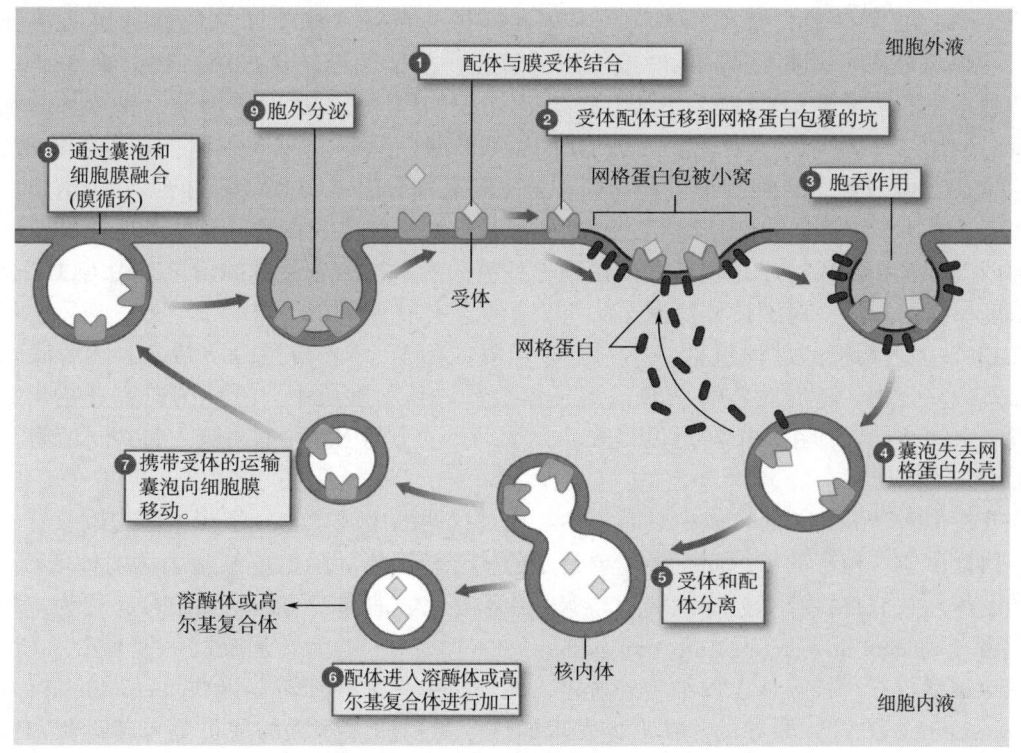

图 2-8 胞吞胞吐

三、营养素的转运方式

细胞膜上的营养物质转运是细胞代谢和营养稳态的重要环节，因为细胞膜是细胞内外环境之间的关键屏障，将代谢过程有效地分隔。细胞膜由磷脂双层构成，对于亲水性的小分子和大分子都表现出较低的渗透性。即便是亲脂性的营养物质，如胆固醇或脂肪酸（通常认为可以通过被动扩散穿过细胞膜），也需要特定的膜蛋白进行运输。这些膜蛋白能够调控渗透和代谢流，维持与细胞外环境截然不同的细胞内环境，对生命至关重要。因此，在进化过程中出现了许多高度特化的膜蛋白，这些蛋白质具有多种功能，包括控制离子、水、宏量和微量营养素、代谢中间体以及外源物的膜通透性。

1. 葡萄糖的转运

葡萄糖无法自由通过细胞膜脂质双层进入细胞，细胞对葡萄糖的摄入需要借助膜上的葡萄糖转运蛋白。葡萄糖转运体存在于身体各个组织细胞中，分为两类：一类为易化扩散的葡萄糖转运体（GLUT），以易化扩散的方式顺浓度梯度转运葡萄糖；另一类是钠依赖的葡萄糖转运体（SGLT），以主动运输方式逆浓度梯度转运葡萄糖。

人类从 HepG2 细胞中首次鉴定出 GLUT 家族成员。目前已经明确的 GLUT 家族包括 GLUT1—GLUT5 蛋白，主要负责调节单糖在哺乳动物细胞间的转运。通常，GLUT 由大约 500 个氨基酸组成，通过 12 个跨膜片段形成一个通道状的核心结构，该结构贯穿整个蛋白质，可能形成了一个底物易位孔，并与细胞膜紧密整合。GLUT2 和 GLUT4 在维持葡萄糖稳态方面至关重要。GLUT2 负责葡萄糖在肝细胞的内流和外排，在餐后状态（从门静脉血液中去除葡萄糖）和饥饿状态（通过糖异生和/或糖原分解提供的葡萄糖外排来维持葡萄糖水平）对血浆葡萄糖水平都有贡献。GLUT2 在肠上皮细胞基底侧膜上的表达使单糖通过钠依赖的葡萄糖转运蛋白 SGLT1（葡萄糖、半乳糖）或 GLUT5（果糖）从肠腔进入细胞，并进入血液循环。此外，GLUT2 可为胰岛 β 细胞提供葡萄糖，触发胰岛素分泌。GLUT 家族的另一个重要成员是 GLUT4，它依赖于胰岛素的信号调控，通过从细胞内囊泡释放并移动到脂肪和肌肉细胞膜，调节葡萄糖摄取，在现代治疗非胰岛素依赖型 2 型糖尿病中扮演着关键的角色。由 GLUT 介导单糖沿浓度梯度的转运，对维持体稳态至关重要，受机体代谢调节。

SGLT 转运葡萄糖的过程包括一系列有序步骤：首先，Na^+ 与蛋白质结合，然后底物结合并形成负载复合物，随后底物和共转运离子依次释放到细胞质中。近期的研究还指出 SGLT1 可能具有水渗透性，即在每个转运过程中，大量水分子会与 Na^+ 和葡萄糖一起共同运输。

2. 核苷的转运

核苷在 DNA 和 RNA 的合成中是必需的，也是代谢的中间产物。组织不能合成核苷，核苷依赖于饮食供应。核苷的组织间交换需要特定的核苷转运体。肠上皮细胞表达两种依赖 Na^+ 的核苷转运体，它们将核苷的逆梯度转运与 Na^+ 沿着电化学钠梯度的运动相结合，称为浓缩核苷转运蛋白（concentrative nucleoside transporters，CNT），CNT1 为转运嘧啶碱基核苷，CNT2 为转运嘌呤碱基核苷。核苷从上皮细胞外排进入循环是由平衡核苷转运蛋白（equilibrative nucleoside transporter，ENT）介导的。在人体发现的这一蛋白质大家族的成员是单转运蛋白，它们沿着核苷的跨膜梯度双向运作。ENT 家族成员对嘧啶或嘌呤碱基也具有一定的特异性。浓缩 Na^+ 依赖核苷转运蛋白有大约 650 个氨基酸残基，大约包含 13 个跨膜结构域。ENT 和 CNT 蛋白不仅对核苷的代谢很重要,而且对结构类似核苷的抗病毒和细胞抑制药物的摄取和递送也很重要。

3. 脂肪酸的转运

长链脂肪酸(LCFAs)因其高度疏水性而被认为可以自由渗透细胞膜,不需要专门的转运蛋白。然而,体内需要通过调节膜运输来平衡LCFAs摄取,以协调代谢。越来越多的证据表明,除了已知的细胞膜相关蛋白和细胞质脂肪酸结合蛋白外,专门的膜转运蛋白也参与了细胞脂肪酸摄取。LCFAs不仅作为能量储存底物和代谢燃料,还调节着细胞生长和其他功能。现已鉴定了多种脂肪酸结合/转运蛋白,包括FABPpm、FAT和FATP类蛋白。

已知哺乳动物组织细胞中有6种FATP/SLC27A家族蛋白参与LCFAs跨膜运输。这些蛋白质能够协助饱和脂肪酸实现跨膜运输,但对多不饱和脂肪酸的运输能力较差。脂肪酸的辅酶A(CoA)衍生物不通过FATP运输,但FATP的过表达可增加细胞中CoA合成酶的活性。FATP的表达模式因组织类型而异,肝脏主要表达FATP-5,肌肉组织主要表达FATP-1,FATP-2主要见于肾脏,FATP-3主要见于肺,而心脏表达FATP-6。FATP-4在肠上皮细胞刷状缘膜中表达,参与LCFAs的肠道吸收。FAT/CD36与FAB的表达密切相关,CD36缺失可导致脂肪酸摄取和使用受损、胆固醇水平升高以及代谢异常。在人体内,CD36缺乏可能与心脏脂肪酸摄取缺陷和其他代谢异常相关,胰岛素增敏药物可以调节CD36表达。

4. 氨基酸和短肽的转运

20种氨基酸及其衍生物具有不同的极性、净电荷和分子质量,在蛋白质合成、器官代谢过程中发挥作用,并作为能量底物和生物活性化合物的前体。氨基酸转运蛋白在细胞膜上介导和调节营养物质的进出,在维持器官之间代谢平衡方面至关重要。由于氨基酸具有不同的化学特性,存在多种特异性的膜转运蛋白用于介导它们的运输。

克里斯蒂安森团队在20世纪60年代通过对红细胞、肝细胞和成纤维细胞转运的分析,明确了不同氨基酸转运途径的底物特异性。这些早期研究揭示了一般性原则,例如,L-异构体在几乎所有输运系统中都有更快的选择性运输;某些载体具有广泛的底物特异性,一些转运蛋白对特定类型的氨基酸,如酸性氨基酸、碱性氨基酸或具有芳香侧链的氨基酸,表现出相对的特异性;1991年,第一个编码哺乳动物氨基酸转运体的cDNA被鉴定为一种亲嗜性鼠逆转录病毒受体,它使得细胞能够转运阳离子氨基酸。在此之前,已经克隆出了第一个γ-氨基丁酸(GABA)转运体。近年来,借助表达克隆和同源性筛选等方法,越来越多的转运蛋白被分离出来,目前大约已鉴定出30种编码具有不同氨基酸转运活性的蛋白质的cDNA。表2-1总结了哺乳动物细胞中氨基酸的主要转运途径,包括Na^+依赖性和Na^+非依赖性途径,以及在靶细胞中表达转运活性的已克隆cDNA。

表2-1 各种氨基酸运输系统的分类运输活动和编码介导cDNA

氨基酸转运途径	编码介导该活动的蛋白质的cDNA
Na^+依赖性	
A	ATA1-3
N	SN1-3
GLY	GlyT1-2
ASC	ASC1-2

续表

氨基酸转运途径	编码介导该活动的蛋白质的 cDNA
BETA	GAT1-3, BGT-1
B^o	ATB^o
B$^{o,+}$	ATB$^{o,+}$
X$^-_{AG}$	EAAT1-5
Na$^+$非依赖性	
L	4F2hc/LAT(X)
y$^+$	CAT1-3
b$^{o,+}$	rBAT/b$^{o,+}$AT
PAT	LYAAT-1

生物体以肽结合的方式摄取氨基酸，细菌、真菌以及植物、无脊椎动物和脊椎动物的特化细胞广泛表达摄取二肽和三肽的膜蛋白。有些生物（除了哺乳动物）甚至具备接受较大寡肽（≥4个氨基酸残基）的转运体。根据分子结构和功能特点，可将这些膜肽转运蛋白归类为质子依赖性寡肽转运蛋白 PTR 家族。在哺乳动物体内，*PEPT1* 基因和 *PEPT2* 基因表达二肽和三肽转运活性，分别对应于 SLC15A1 蛋白和 SLC15A2 蛋白。

PEPT1 在肠道上皮细胞的顶膜中表达最高，主要负责摄取大量的二肽和三肽，这些是蛋白质消化的肠道终产物。而在肾脏中，主要的肽转运蛋白是 SLC15A2。相较于肠道 *PEPT1*，肾脏 *PEPT2* 在氨基酸序列上只有约 50% 的同源性，其中 TM 区域的同源性最高，约为 70%。*PEPT2* 主要在肾小管近端细胞中表达较高，尤其在 S1 段和 S2 段，而在 S3 段的表达较低。多种肾外组织也发现了 *PEPT2* 表达，尤其在脑、脉络膜丛、肺上皮和乳腺上皮细胞中，但这些组织的 *PEPT2* 生物学作用尚不清楚。位于肾小管细胞顶膜的 SLC15A2 主要功能是重吸收和保存氨基酸氮。循环中肽结合氨基酸的数量会随着蛋白质摄入而增加，大多数是二肽和三肽，但循环短链肽的总浓度仍未知。研究表明，约 50% 的循环血浆氨基酸是以肽结合形式存在的，其中大部分是二肽和三肽。除了通过肾小管系统过滤进入的短链肽外，肾刷状边界膜结合肽水解酶的存在也能够提供大量二肽和三肽，这些是通过水解肾小球中过滤的较大寡肽产生的。由于 SLC15A2 具有高亲和力的转运系统，它能够有效地从管状流体中去除二肽和三肽。

5. 水的转运

体内某些细胞需要高度渗透性的膜来吸收水分，如在抗利尿激素作用下，肾脏上皮细胞顶膜通过调节水的渗透性以维持平衡。若该调节系统发生故障，会引发一系列疾病。例如，尿崩症是一种遗传性疾病，表现为患者肾脏对水的再吸收能力下降，导致大量原尿的流失，严重的每天可能会损失高达 50L 的水分。这可能是因为控制水通道蛋白结合和正常功能的信号通路存在缺陷。当水通道蛋白表达并插入到小管细胞的刷状边缘膜时，膜的水传导就会实现，这会使大量水从管腔流向血侧，从而浓缩尿液并保存水分。

水通道蛋白（aquaporins，AQP）是一类完整的膜蛋白，在人体的多种组织和特化细胞中表达，也存在于细菌和动植物。AQP 被细分为 AQP 固有家族（人类基因组至少包含 10 个相关家族成员）和水甘油孔蛋白（其结构非常相似，但显示出甘油的渗透性），这些蛋白质具有通道状的核心结构，其结构由六个跨膜螺旋和两个半跨膜螺旋组成，螺旋部分插入膜双分子层。以水通道蛋白 AQP1 为例，一个蛋白质分子每秒可以移动约 10 亿个水分子。

6. 维生素的转运

根据不同水溶性维生素的化学特性，需要不同类别的转运蛋白来将中性化合物、阴离子化合物或阳离子化合物转运到具有负膜电位的细胞室中。对于阴离子维生素，如抗坏血酸、叶酸、泛酸和生物素，细胞摄取需要共同运输 Na^+、质子来引起电中性运输，或不同的耦合比（过量的 Na^+ 或质子）以诱导生电过程。

抗坏血酸转运蛋白 SVCT1 和 SVCT2 于 1999 年被鉴定。人们发现细胞对抗坏血酸的摄取是饱和的，并且依赖于钠，而脱氢抗坏血酸的转运由不依赖于钠的 GLUT 介导，随后细胞内抗坏血酸迅速减少。SVCT1 由 598 个氨基酸组成，对抗坏血酸的亲和力约为 250mmol/L，而 SVCT2 有 650 个氨基酸，代表高亲和力型转运蛋白，其亲和力约为 20mmol/L。这两种转运蛋白都是钠依赖性协同转运蛋白，介导胞内抗坏血酸的积累，但表现出截然不同的表达模式。

介导泛酸、生物素摄取的独特转运体被克隆并命名为钠依赖性多种维生素转运体（sodium-dependent multivitamin transporter，SMVT）。这种蛋白质有 12 个预测的跨膜结构域，是一种电子载体，通过将两个 Na^+ 和一个底物分子耦合来进行运输。SMVT 在极化上皮细胞的顶膜中表达，负责介导肠道对膳食维生素的吸收，同时也有助于肾小管上皮的重吸收。与钠依赖性葡萄糖转运蛋白家族的成员相比，SMVT 显示出显著的序列同源性。

最早发现的哺乳动物膜叶酸载体是 RFC-1，它介导着一种钠独立但强烈依赖于 pH 的叶酸摄取过程。随着细胞外 pH 的降低，细胞对还原叶酸、甲基四氢叶酸和氨甲蝶呤的吸收增加，这表明存在叶酸-质子同向转运或阴离子交换过程，其中叶酸阴离子与细胞内羟基离子交换。

硫胺素具有特殊的阳离子性质，根据 pH 不同，它可能带一个或两个正电荷。然而，大多数 OCT 家族的阳离子转运蛋白似乎不转运硫胺素。相反，从人胎盘中克隆的 ThTr1 在转染细胞中诱导特定的硫胺素内流，显示出硫胺素-质子交换过程的特征。硫胺素进入细胞与质子的外排耦合，在细胞外酸性 pH 条件下，硫胺素的运输表现出明显的 pH 依赖性。近期发现，高亲和力硫胺素转运体 ThTr1 的碱基缺失被确定为引起硫胺素反应性巨幼细胞贫血综合征（thiamine-responsive megaloblastic anemia，TRMA）的原因之一，揭示了 TRMA 患者细胞对硫胺素摄取的严重缺陷。

第二节　营养素与细胞信号转导

生物体的生长和发育是遗传信息和环境因素共同影响的结果，这是生物进化的主要动力之一。在多细胞生物中，细胞之间通过信号交流来协调行为，形成一个功能协调的整体。这种信号交流对细胞功能和分工至关重要，也是单细胞生物适应环境变化的必要方式，甚至是生存的关键。活跃的细胞不断接收外部信号，并做出相应反应来维持生命活力。这些外部信号包括各种物理、化学因素以及细胞释放的化学物质，如递质、多肽、激素等都可以激活信号传导通路。细胞的代谢、增殖、分化和表型受到这些信号的调控。在个体发育过程中，胚胎细胞通过交换信号来决定细胞的特定任务、位置和生存状态。胚胎发育的后期，各种信号协调动物的生长和生理行为。在体外培养中，组织细胞的繁殖需要一定数量的细胞群体，否则需要外源性信号物质如生长因子来刺激增殖。这表明细胞在生存环境中相互依赖，依赖于细胞间产生的具有生物学活性的分泌产物或直接接触的信号。

细胞外部的信号物质通过与细胞膜或胞内特定受体结合，引发一系列信号转导级联反应，在细胞内部产生。这些反应将信号传递给相应的反应系统，使细胞能够迅速对外界刺激做出反应。同时，一些信息被特定的信号分子传递至细胞核，调节基因的表达，从而实现该信号引发的生物学效应，这就构成了整个信号转导的过程。

一、细胞信号转导的主要途径

人体内的激素分疏水性小分子类和水溶性多肽类两大类。类固醇激素包括可的松、雌二醇和睾酮，所有这些分子都是疏水性小分子激素，分子质量在300Da左右，可以靠简单扩散方式直接跨越靶细胞膜与位于胞质或胞核内的受体蛋白相结合。和类固醇、甲状腺激素相反，多数信号分子是亲水性蛋白质、肽及其他水溶性分子，这些分子不能跨越靶细胞质膜。因而，它们必须通过与细胞表面的受体结合，以便将外界的信号传送到细胞内部。

根据膜表面受体信号转换的机制和受体分子的结构特点，可将其分为离子通道型受体、G蛋白（鸟嘌呤核苷结合蛋白）偶联受体和酶活性（酪氨酸激酶）受体三大类。大部分细胞表面受体属于受体的三大家族之一，当细胞外信号分子和这些受体结合时，所产生的细胞内信号存在着本质上不同。对于离子通道偶联受体，产生的细胞内信号是一个离子流，同时还有一个电效应。而G蛋白偶联受体所产生的细胞内信号是激活膜-结合蛋白（G蛋白亚单位），这些激活型的G蛋白在膜的水平面以扩散的方式释放，开启了其他的级联效应。对于酶偶联的受体，胞内信号使位于受体胞浆内侧端的酶的活性被激活，并产生进一步的信号，包括释放到胞质的分子。

1. 离子通道型受体

这类受体通常由多个亚基组成，在细胞膜上组装成一个环状，中间形成一个可供离子通过的孔道。它本身具有可以与细胞外信号分子结合的部位，同时又是离子通道，所以也被称为受体/离子通道复合体或离子通道偶联受体（transmitter-gated ion channels）。由于其结构特点（受体与离子通道偶联），受体结合配体后，可以迅速产生离子通道的开放效应，反应速度快，一般只需要几毫秒。离子通道型受体是神经系统和其他电激发细胞如肌细胞所特有的一类受体，它们又分为配体依赖性复合体和电压依赖性复合体两大类。

配体依赖性复合体又称非电压依赖性复合体，常见于神经细胞和神经肌肉接头处，常见的此类受体有烟碱型乙酰胆碱受体（nAChR）、γ-氨基丁酸受体（GABAR）、甘氨酸受体等。依赖于神经递质的离子通道受体属于这类受体，它们在接受神经递质激活后构象发生改变，马上开启或关闭特异类型离子通道，离子受电化学梯度的驱使，急速地涌入或涌出细胞，在1ms内创造了一个膜电位的变化。如Na^+、K^+、Ca^{2+}或Cl^-离子通道的跨膜流动，导致突触后膜的去极化或超极化，产生生物学效应。电压依赖性复合体以二氢吡啶受体为代表，二氢吡啶受体有对电压敏感的"电位感受器"，调节L型Ca^{2+}慢通道。

2. G蛋白偶联受体

G蛋白偶联受体是细胞表面受体的最大家族，在哺乳动物体内有数百个家族成员，几乎机体内的所有细胞上都分布有G蛋白偶联受体，它们与多种细胞外信号分子，包括激素、局部媒介分子、神经递质起反应。对于每一个信号分子，都存在着一个不同的受体或一整套不同的受体。

尽管G蛋白偶联受体成员繁多，但是所有G蛋白偶联受体都具有相似的结构，即由一条单肽链形成的7个α-螺旋，跨越细胞膜达7次，并有6个环状结构。其中，7次跨膜的序列在这类受体中非常保守，而受体的氨基末端、羧基末端及环状结构的长短和序列却有较大差异。

这种 7 次跨膜受体蛋白（seven-pass transmembrane receptor proteins）超家族包括以下受体：视紫红质（rhodopsin）、脊椎动物眼睛光激活受体和脊椎动物嗅觉受体、α2 和 β 肾上腺素受体等。由于受体有 7 个跨膜片段，它的大部分被包裹在细胞膜内。在胞内部分有一段被 G 蛋白识别的区域，当受体被激活时，这个区域将与 G 蛋白结合并激活 G 蛋白，然后 G 蛋白将信息传递给功能蛋白。

G 蛋白由 3 个蛋白质亚单位即 α 亚基、β 亚基和 γ 亚基组成，也被称为异三聚体 G 蛋白。已有的研究证实，至少存在 20 多种不同的 α 亚基，4 种 β 亚基和 7 种 γ 亚基，其中大部分亚基采用分子克隆方法获得。过去根据功能对 G 蛋白进行分类，如激活腺苷酸环化酶的 Gs 型和抑制腺苷酸环化酶的 Gi 型。现在根据氨基酸序列分类，在 Gs 型中又分出了与 Gs 结构相似的 Gs-1，但其功能与 Gs 有明显差别，它可以激活 Ca^{2+} 通道，抑制 Na^+ 通道。在视觉细胞中发现了 Gt（transducin，转导素），光作用在视觉细胞上激活 Gt，使环磷酸胞苷（cCMP）浓度降低，从而实现了光信号传导。

细胞信号传导过程中的一个重要原则：关闭一个信号和开启一个信号同样重要。霍乱弧菌在肠道产生的蛋白质称为霍乱毒素（cholera toxin）。霍乱毒素进入肠道黏膜细胞，改变了 G 蛋白 α 亚单位，以致 G 蛋白再也不能水解和它结合的 GTP。G 蛋白 α 亚单位的这一改变，使 α 亚单位与 βγ 复合物保持在一个激活状态，不断地传送信号给它的靶蛋白。结果导致肠细胞 Na^+ 与水不断地外流到肠道，引起急性腹泻和脱水，如不采取紧急步骤补充失去的水和电解质，就会导致死亡。

G 蛋白亚单位的下游靶蛋白通常是离子通道或与膜结合的酶，如腺苷酸环化酶（adenylate cyclase）、磷脂酶 C（phospholipase C）等将信号往下传导。不同的靶蛋白受不同类型的 G 蛋白的影响。迄今大约有 20 多种不同类型的 G 蛋白在哺乳动物细胞中被发现，这些不同的 G 蛋白本身是被不同类别的细胞表面受体激活的。因此，细胞外信号分子和 G 蛋白偶联受体的结合导致了特定的 G 蛋白及其下游信号被激活。由此构成了信号传导的特异性和准确性，在信号由细胞外到细胞内的传导过程中不会产生信号的混乱和模糊。乙酰胆碱在心肌细胞上的受体是 G 蛋白偶联受体，乙酰胆碱和受体结合后，G 蛋白被激活，解离为一个 α 亚单位和一个 βγ 复合物。在这里 βγ 复合物是一个激活的信号成分，它和心肌细胞质膜 K^+ 通道的细胞内表面结合，迫使离子通道呈开启的构象，这就改变了心肌细胞的电性质，引起心肌收缩频率减少。当与 α 亚单位结合的 GTP 被水解并再次结合成灭活的 G 蛋白时，βγ 复合物的作用便终止，K^+ 通道重新关闭。

G 蛋白和离子通道的相互作用可立即引起细胞状态与行为的改变。G 蛋白和靶酶蛋白间的相互作用具有更复杂的变化，通常导致细胞内信号分子的进一步产生和传导。G 蛋白最通常的靶酶是腺苷酸环化酶和磷脂酶 C。腺苷酸环化酶负责小信号分子环化 ATP（cyclic AMP）的生成，而磷脂酶 C 负责小信号分子三磷酸肌醇（inositol trisphosphate）和甘油二酯（diacylglycerol）的生成。腺苷酸环化酶和磷脂酶 C 由不同类型的 G 蛋白激活，对于不同的细胞外信号，这两个酶伴随产生细胞内小信号分子（胞内信使/第二信使）等。这种伴随效应（coupling）可能是激活性的（由一个激活性的 G 蛋白介导）或是抑制性的（由一个抑制性的 G 蛋白介导）。

3. 酶活性受体

酶活性受体也是一类主要的细胞表面受体，绝大多数的生长因子和细胞因子是通过与酶偶联受体结合进行跨膜信号传递的。酶活性受体的分子结构有一个跨膜区，胞内部分自带蛋白激酶活性或偶联有蛋白激酶（主要指酪氨酸蛋白激酶）。酶活性受体蛋白通常是由单个的 α-螺旋形成的跨膜部分，单个的α-螺旋不能传递构象的改变，所以酶偶联受体具有不同的转导细胞外信号的机制。信号分子和受体的结合引起两个膜受体分子集合在一起，形成一个二聚体。细胞膜上两个相邻受体的胞内部分接触，相互激活对方的激酶功能，其结果是两个受体相互磷酸化，并将信号转导至下游信号分子。

酶活性受体大致分为以下5类。

（1）生长因子类受体超家族（酪氨酸蛋白激酶型受体或受体酪氨酸蛋白激酶，RPTK）其结构特征是胞内区段具有酪氨酸蛋白激酶（PIK）活性区，受体与生长因子结合后，其内在的PTK酶活性被激活，受体本身介导信号转导，如表皮生长因子受体（epidermal growth factor receptor，EGFR）、胰岛素受体（insulin receptor，IR）、胰岛素样生长因子受体（insulin like growth factor-1 receptor，IGF-1）、血小板衍生生长因子受体（PDGFR）。

（2）细胞因子类受体超家族　其结构特征是胞外有4个半胱氨酸残基，胞内没有PIK活性区域，受体后信号转导需通过JAK-STAT或Ras途径参与。

（3）免疫球蛋白类超家族　其结构特征是胞外富含半胱氨酸残基，并含数个Ig样的结构域，需要偶联胞质内的酪氨酸蛋白激酶。

（4）TNF或NGF类受体家族　其结构特征是胞外由富含半胱氨酸残基的4个结构类似区域重复组成，需要偶联胞质内的酪氨酸蛋白激酶。

（5）TGF-β受体家族　其结构特征是胞内部分具有丝氨酸/苏氨酸激酶活性。

二、营养素与细胞信号转导

营养物质发挥许多调节作用，这些调节作用是由营养传感系统介导的，有时在很大程度上甚至完全独立于其代谢。在真核细胞中，G蛋白偶联受体被证实具有直接监测细胞外环境中营养水平的传感器功能。细胞膜不仅是控制代谢和增殖的信号分子被检测到的细胞边界，也是维持能量产生和构建单元的营养物质被运输的边界。营养传感器以各种方式将这些功能结合起来。营养物质的影响加深了我们对代谢和增殖调控网络的理解，为这些调控网络增添了新的维度。营养传感器的概念凸显了营养不仅是能量来源，也是信号分子，而营养载体扮演着信号通路的受体角色，强调了它们在调控生物体内部代谢和增殖过程中的重要性。对酵母的研究引起了人们对细胞膜中存在的几种受体蛋白的关注，这些受体蛋白可以检测营养物质的存在并直接触发特定的信号通路，可以被认为是真正的"营养传感器"。现在其他真核细胞中也发现了类似的蛋白质。

1. 哺乳动物的G蛋白偶联受体营养感应系统

在味觉系统中发现了由G蛋白偶联受体感知营养的成熟系统。味觉有5种基本形式：甜、苦、酸、咸和鲜（L-谷氨酸）。咸味和酸味由通道型受体蛋白检测，而G蛋白偶联受体负责检测甜味、苦味和鲜味。一个由40~80个G蛋白偶联受体组成的大亚群参与检测苦味，不同的成员可能检测不同类型的苦味分子。在哺乳动物中发现的甜味G蛋白偶联受体包括一种由T1R2（AY032623）和T1R3（AY032621）组成的异源二聚体，它监测蔗糖和果糖，但不监测葡萄糖、半乳糖或任何其他已测试的单糖。鲜味味觉受体包括T1R1-T1R3异源二聚体（BK000153，BK000152）和脑mGluR4（M85037）的一个片段，这是一种代谢性谷氨酸G蛋白偶联受体。

研究发现了几种哺乳动物G蛋白偶联受体，它们受脂肪酸的激活影响。其中，G蛋白偶联受体GPR40受中链脂肪酸和长链脂肪酸的激活，特别在胰腺β细胞中表达较高。这些细胞是主要的血糖感知系统,当血糖水平升高时,它们分泌胰岛素。传统认知认为,胰腺 β 细胞通过葡萄糖激酶的活性调节对血糖的感知,而葡萄糖激酶在这些细胞中限制了糖酵解。增加葡萄糖分解代谢提高了 ATP 水平,进而抑制了对 ATP 敏感的 K^+ 通道,导致细胞去极化。这一过程打开了电压依赖性的 Ca^{2+} 通道,增加了细胞质中的 Ca^{2+} 浓度,从而引发含有胰岛素的囊泡的胞吐。胰岛素的分泌也受到其他营养物质的影响,包括刺激性的游离脂肪酸。这种影响通过 GPR40 介导,并增强了葡萄糖诱导的胰岛素分泌,可能是通过刺激 Ca^{2+} 内流实现的。另一个相关的 G 蛋白偶联受体 GPR43 则受到短链脂肪酸的激活,主要表达在血液白细胞中。

2. 作为 G 蛋白偶联受体配体的营养物质

最近,营养感应型 G 蛋白偶联受体的发现对于当前正在进行的受体"去孤化"的研究具有重要意义,这些研究主要集中在那些配体尚未确定的 G 蛋白偶联受体上。目前的研究主要关注具有特定信号功能的传统高亲和力配体,如激素和生长因子等经典的初级信使。在这些研究中,通常会忽视营养物质作为配体的作用,其作用往往只是偶然被发现,如哺乳动物的 GPR41 受体和 GPR43 受体,它们被发现可以被乙酸酯和其他短链羧酸作为激动剂。

此外发现,G 蛋白偶联受体 GPR91 和 GPR99 可感知琥珀酸和 α-酮戊二酸,因为血液中这些化合物的微摩尔水平表明其作为调节分子而不是营养物质发挥作用。当发现营养物型配体时,下一个明显的问题是该营养物是不是真正的生理配体,或其结合是否仅是偶然的副作用。这个问题通常不容易解决,需要深入了解相关受体信号传导的生理后果。此外,组织特异性表达模式,例如,GPR41 在脂肪组织中的优先表达,可以支持受体在营养检测中的生理作用。

3. 上皮细胞中的 G 蛋白偶联受体营养感应系统

肠上皮细胞是识别营养感应系统的一种重要细胞类型。肠上皮细胞可能遇到营养水平和成分波动很大的环境,这种环境非常类似于微生物所经历的自然环境。

值得注意的是,已有大量证据表明肠上皮细胞中存在糖敏感 G 蛋白偶联受体系统,该系统与酵母 G 蛋白偶联受体系统类似,通过 cAMP 途径发挥作用。该系统刺激肠上皮细胞中钠依赖的葡萄糖转运蛋白 SGLT1(X82410)的激活。

另一种在上皮细胞中活跃的营养感应 G 蛋白偶联受体系统与细胞外 Ca^{2+} 感应受体 CaR(U20760)有关。Ca^{2+} 高于阈值水平时,该受体会受到芳香族氨基酸和其他 L-氨基酸的刺激。CaR 受体是代谢型 L-谷氨酸受体的同源物。它也在其他组织中广泛表达,在与 Ca^{2+} 水平相关的氨基酸传感中可能发挥关键作用。

第三节 细胞生物电现象与兴奋性

一、细胞膜的电生理特性

细胞的生物电现象是所有活细胞共有的特征,伴随着细胞生命活动产生。这种现象源于质膜两侧电离子的不均匀分布和跨膜移动。在细胞水平上,生物电主要表现为静息时的静息电位和受刺激时的动作电位。细胞生物电变化是细胞功能改变的前提,因此,细胞的跨膜电变化在细胞和整体功能活动中都扮演着关键的角色。

二、离子与电位的产生

1. 静息电位及其产生机制

静息电位（resting potential）是指在细胞未受到刺激时，细胞膜两侧存在的电位差。其通常表现为在外侧为正电位，内侧为负电位，意味着静息状态下细胞内部的电位低于外部（如果规定膜外电位为0，则膜内电位为负值）。在高等哺乳动物的神经细胞和肌肉细胞中，静息膜电位一般维持在 $-90 \sim -70$ mV。只要细胞未受到刺激并且代谢水平正常，静息电位就会稳定地保持在某一恒定水平。细胞在静息状态下细胞膜两侧呈现内负外正的稳定状态称为极化（polarization），当细胞内负电位减小时，称为去极化（depolarization）。去极化后，如果细胞内负电位进一步增大，则称为超极化（hyperpolarization）。当膜内电位重新趋向极化状态时，称为复极化（repolarization）（图2-9）。

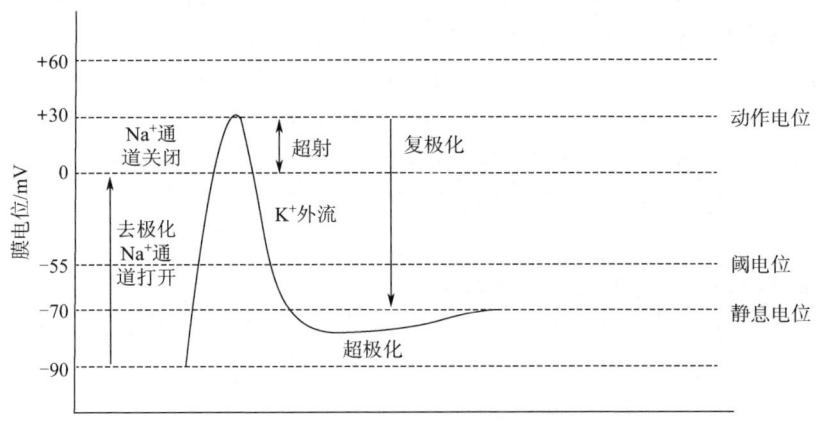

图 2-9 膜电位示意图

静息电位形成的基本动力是带电离子的跨膜转运，而离子跨膜转运的速率取决于该离子在膜两侧的浓度差和其通透性。细胞在静息状态下维持极化状态的基础是细胞内外 K^+ 的不均衡分布以及 K^+ 在膜上的通透性。通常情况下，细胞内的 K^+ 浓度远高于外部（这是由于化学势的作用），并且细胞膜对 K^+ 具有较高的通透性，该浓度差主要由离子泵形成和维持。因此，K^+ 往往以易化扩散的方式从细胞内向外部移动，导致细胞内外的电位差逐渐增大。随着 K^+ 的外流，细胞内部的负电位更低，而外部正电位更高。当电位差驱动力增加到与浓度差驱动力相等时，即这种电场力足以抵消 K^+ 继续外流时，细胞内外的 K^+ 净移动停止，此时细胞的电位差达到静息电位。因此，静息电位主要是 K^+ 的外流所致。

2. 动作电位及其产生机制

动作电位（active potential）是细胞在静息电位基础上受到刺激时膜电位的波动过程（图2-10）。当细胞受到适度强度的刺激时，膜内原有的负电位会迅速消失，转变为正电位，从原先的 $-90 \sim -70$ mV 变化到 $+20 \sim +40$ mV，整个膜电位的变化幅度达到 $90 \sim 130$ mV，形成了动作电位的上升支（去极相）。动作电位在0电位以上的部分称为超射（overshoot potential）。随后，膜内电位急速下降，形成了动作电位的下降支（复极相）。两者共同形成的尖峰状电位变化，且动作电位主体部分的脉冲样变化称为峰电位（spike potential）。在峰电位下降支最后恢复到静息电位之前，膜两侧电位还会出现缓慢的波动，称为后电位，一般先出现负后电位，再出现正后电位。后电位结束后膜电位恢复至稳定的静息电位水平。

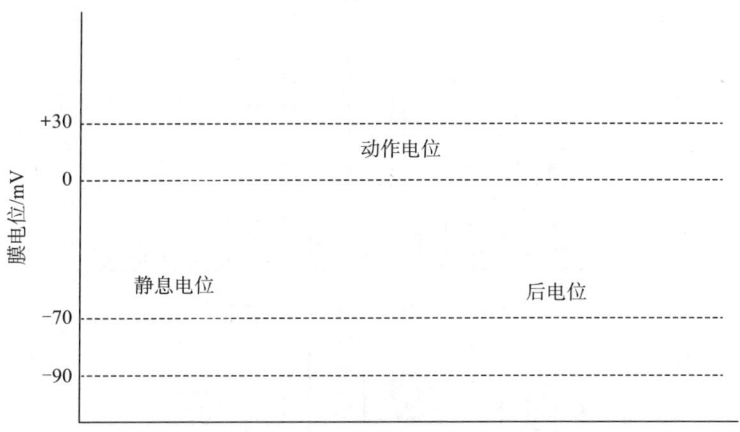

图 2-10　动作电位期间膜电位变化示意图

静息状态下，细胞内 Na^+ 受到很强的内向驱动力，细胞在受到刺激后，膜的通透性会发生变化，导致对 Na^+ 的通透性突然增加，产生内向电流。此时，膜外高浓度的 Na^+ 会被膜内的负电位吸引，以易化扩散的方式迅速内流，导致膜内负电位迅速降低。当膜电位降至 0 时，尽管膜外 Na^+ 具有较高的浓度势能，仍然可以继续内流，转化为正电位，直至膜内正电位足以阻止 Na^+ 的进一步内流，此时形成动作电位。在动作电位的后期，钠通道迅速失活，导致峰电位的迅速下降，同时，钾通道开放，使得膜内 K^+ 外流，使膜内电位变负，直至恢复到静息电位水平。在这个过程中，通过钠泵的作用，将 Na^+ 主动转运到胞外，而 K^+ 则被泵回胞内，以维持正常的离子分布。

三、动作电位的产生与传导

动作电位的产生是细胞受到有效刺激的结果，刺激是指细胞所处环境的变化，包括物理、化学和生物等性质的环境变化。决定峰电位的钠通道是电位依赖性的，只有当细胞的静息电位的绝对值减小到某一特定值时，才能激发钠通道迅速而大量地开放，使得 Na^+ 迅速内流，从而出现峰电位的上升支。这个上升支实际上是膜的进一步去极化，但它已不再依赖于原初的刺激，而是以特定的速度达到 Na^+ 的平衡电位，这个特定值称为阈电位（图 2-11）。阈电位是所有可兴奋细胞兴奋性的重要功能指标，是细胞产生动作电位的临界值。只有刺激引起的去极化达到这个程度，才能产生峰电位。阈电位比静息电位的绝对值小 10~20mV。阈刺激是其强度刚好能使细胞的静息电位发生去极化达到阈电位水平的刺激，而比阈刺激弱的刺激则称为阈下刺激，比阈刺激强的刺激则称为阈上刺激。

细胞受到阈下刺激时并非完全不反应，只是这种反应非常微弱，仅局限于受刺激的局部，不能传播到远处，引起 Na^+ 内流而产生轻微的去极化但很快会被增强的钾泄漏通道所抵消，这种反应称为局部兴奋。当两个或两个以上的刺激引起的局部兴奋叠加起来，也可能使膜去极化达到阈电位水平而产生一次可传播的动作电位，称为时间总和作用。此外，当细胞膜相邻两处或两处以上同时受到阈下刺激时，所引起的局部兴奋也可能通过空间总和作用而产生一次动作电位，局部兴奋可以提高细胞的兴奋性（图 2-11）。

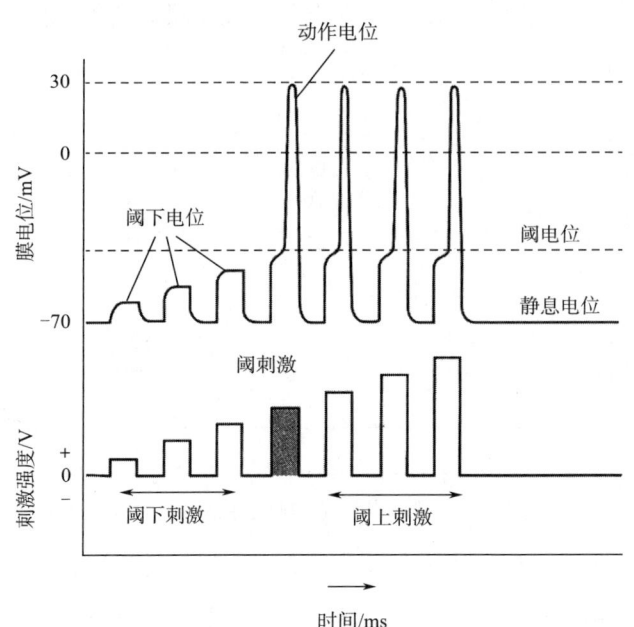

图 2-11　刺激与反应的关系

无论何种性质的刺激，只要达到一定的强度，在同一细胞引起的动作电位的波形和变化过程都是一样的。在刺激强度超过阈刺激后，即使再增加刺激强度，也不能使动作电位的幅度进一步加大，这个现象称为动作电位的"全或无"现象。这是因为，产生动作电位的关键是去极化能否达到阈电位的水平，而与原刺激的强度无关。动作电位产生后，在膜的已兴奋部位和未兴奋部位之间形成了局部电流。已兴奋的膜部分通过局部电流刺激了未兴奋的膜部分，使之出现动作电位。这样的过程在膜表面连续进行下去，使整个细胞兴奋。在无髓神经纤维或肌纤维，兴奋传导过程中局部电流在细胞膜上是顺序发生的，即整个细胞膜都依次发生 Na^+ 内流和 K^+ 外流。对于有髓神经纤维，局部电流只能发生在相邻的郎飞（Ranvier）结之间，动作电位的传导表现为跨过每一段髓鞘而在相邻的 Ranvier 结处相继出现，称为跳跃式传导。有髓神经纤维跳跃式传导的速度比无髓神经纤维快，而且更节能。

四、细胞的兴奋性

兴奋性是指细胞接受刺激发生反应，产生动作电位的能力，是生命活动的基本特征。在体内条件下，产生动作电位的过程称为兴奋。神经细胞、肌肉细胞和某些腺细胞具有较高的兴奋性，通常被称为可兴奋细胞。不同细胞受到刺激而发生反应（产生动作电位）时，表现出不同的外部表现，如肌细胞表现为收缩，腺细胞表现为分泌活动等。然而，大量事实表明，这些可兴奋细胞在兴奋状态时，都有一个共同的首次反应，即动作电位的产生。动作电位的发生标志着细胞的兴奋状态，它不是细胞其他功能变化的附属产物，而是细胞表现其功能的先决条件。细胞兴奋性高低可以用刺激的阈值大小来衡量。阈值越小，兴奋性越高；阈值越大，兴奋性越低。

在细胞除极至复极化的早期阶段,细胞不再接受新的刺激而产生新的峰电位,这一时间段称为绝对不应期。随后,一些失活的钠通道逐渐恢复,尽管仍有一些活跃的通道,但需较强的刺激才能再次引起新的兴奋,称为相对不应期(图2-12)。

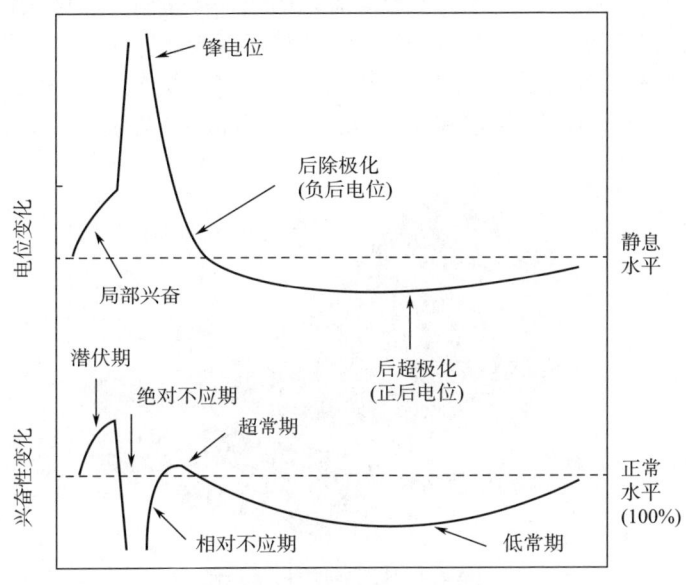

图2-12 生物电产生机制

营养与细胞兴奋性密切相关,细胞的兴奋性是维持生命活动所必需的重要特征之一。营养物质通过影响细胞膜的结构和功能,调节离子通道的活性,影响神经递质的合成和释放,从而直接或间接地影响细胞的兴奋性。首先,营养物质提供了细胞生存和活动所需的能量和原料。葡萄糖是细胞主要的能量来源之一,它通过糖酵解和线粒体氧化呼吸产生ATP,为细胞提供动力。同时,脂肪酸和氨基酸也可以被利用来产生ATP,为细胞代谢提供能量。其次,营养物质影响细胞膜的结构和功能。细胞膜上的离子通道和受体是调节细胞兴奋性的关键结构,在营养不良或特定营养素缺乏的情况下,细胞膜的完整性和功能可能受到影响,进而影响细胞的兴奋性。此外,营养物质也影响神经递质的合成和释放。神经递质是神经元之间信息传递的化学信使,它们的合成和释放受到营养物质的调节。例如,氨基酸是神经递质的前体物质,蛋白质是神经递质合成的基础。营养不良或特定营养素缺乏可能影响神经递质的合成和释放,进而影响细胞的兴奋性。综上所述,营养与细胞兴奋性之间存在着密切的关系。充足的营养对细胞的正常功能和兴奋性至关重要,而营养不良或特定营养素缺乏可能导致细胞兴奋性异常,甚至引发相关疾病的发生。因此,通过合理的膳食结构和营养补充,可以维持细胞的正常兴奋性,保障身体健康。

第四节 骨骼肌细胞收缩功能

骨骼肌是一种附着在骨骼上的横纹肌,是人体内最丰富的组织之一,大约占据体重的40%。它通过收缩和舒张完成各种运动功能。骨骼肌的基本单位是肌纤维,它包含大量排列有序的肌原纤维和丰富的肌管系统。每个肌纤维都被一层薄的结缔组织膜包裹,称为肌内膜。多个肌纤维聚集成束，形成肌束，而肌束被肌束膜所包裹。多个肌束的组合形成了块状肌肉，它们外部被结缔组织膜所覆盖，称为肌外膜。块状肌肉的中间部分会略微膨大，称为肌腹，而两端则连接着没有收缩功能的肌腱（图2-13）。当胞质中的Ca^{2+}浓度上升时，Ca^{2+}与肌肉细胞内的肌钙蛋白结合，引发肌原纤维的收缩。肌原纤维内的肌头样蛋白与肌球蛋白相互作用，使肌原纤维缩短，最终导致肌肉的收缩。这个过程是高度依赖于营养物质的供应和细胞能量代谢的。此外，细胞内的离子平衡和营养物质的摄取也对肌肉收缩起着重要作用。因此，营养生理与骨骼肌细胞的收缩密切相关，合适的营养摄取和良好的能量代谢能够支持肌肉的正常功能和运动表现。

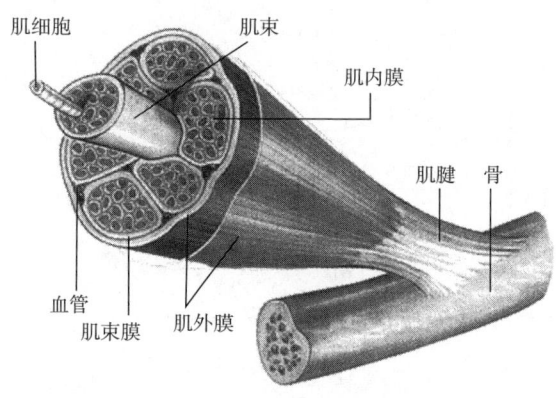

图 2-13　骨骼肌结构示意图

一、神经-骨骼肌接头兴奋传递

神经-骨骼肌接头（neuromuscular junction）是连接运动神经末梢与其所支配的骨骼肌细胞的特化结构，由接头前膜（prejunctional membrane）、接头后膜（postjunctional membrane）和接头间隙（junctional cleft）组成。接头前膜是运动神经轴突末梢膜的一部分，接头后膜是与接头前膜相对的骨骼肌细胞膜，也被称为终板膜（end-plate membrane），呈向内凹陷的浅槽状。当运动神经纤维到达末梢时，失去髓鞘，裸露的轴突末梢嵌入终板膜的浅槽中。终板膜的槽底进一步向内凹陷，形成许多皱褶，以增加其表面积。接头间隙是接头前膜与接头后膜之间20~30nm的间隔，充满细胞外液。接头前膜内侧的轴浆中含有约3×10^4个突触囊泡（synaptic vesicle），每个囊泡内含有约10^4个乙酰胆碱（acetylcholine，ACh）分子。接头后膜上含有N_2型ACh受体阳离子通道（N_2-ACh receptor cation channel），这些通道集中分布在皱褶的开口处。在接头后膜的外表面还分布有乙酰胆碱酯酶（acetylcholinesterase），该酶能够将ACh分解为胆碱和乙酸。

神经-骨骼肌接头的兴奋传递过程具有电—化学—电传递的特点。这个过程从运动神经纤维传递到轴突末梢的动作电位（电信号）开始，触发接头前膜上的Ca^{2+}依赖性突触囊泡释放ACh到接头间隙（化学信号）。随后，ACh激活终板膜中的N_2型ACh受体阳离子通道，导致膜电位变化（电信号）。N_2型ACh受体阳离子通道的直径约为0.65nm，允许Na^+、K^+和Ca^{2+}跨膜移动，但主要是Na^+内流和K^+外流。在静息状态下，Na^+的内向驱动力大于K^+的外向驱动力（见本章第三节），因此以Na^+内流为主，其速度最高可达3×10^7个Na^+/ms。Na^+的净内流使终板膜发生去极化反应，称为终板电位（end-plate potential，EPP），其幅度可达50~75mV。

EPP 属于局部电位，可以通过电紧张方式向周围扩布，刺激邻近的普通肌膜（非终板膜）中的电压门控钠通道开放，引起 Na^+ 内流和普通肌膜的去极化；当去极化达到阈电位水平时即可爆发动作电位，并传导至整个肌细胞膜。在 ACh 释放后几毫秒内，ACh 即被终板膜外侧的乙酰胆碱酯酶迅速分解，终止其作用，使终板膜恢复到接受新兴奋传递的状态。

二、骨骼肌细胞兴奋-收缩偶联

将骨骼肌细胞产生动作电位与肌丝滑行的机械收缩联系起来的中介机制为兴奋-收缩偶联。骨骼肌包含横管（T管）和纵管（L管）。横管的走向与肌原纤维垂直，是肌膜向细胞内凹陷形成的结构，因此横管内的液体实际上是细胞内液体。纵管实际上是肌浆网（sarcoplasmic reticulum，SR），其走向与肌原纤维平行，环绕在肌节周围，其中在肌原纤维周围包绕、交织成网的称为纵行肌质网。纵管的两端与一个横管相靠近处膨大，被称为终池。终池内富集着 Ca^{2+}，被称为细胞内 Ca^{2+} 库，终池内的 Ca^{2+} 浓度比胞质中高近万倍。然而，终池并不与横管相融合，内部液体也不相互通讯。终池膜表达着雷诺定受体（ryanodine receptor），这种受体是钙通道的一种。每个横管和其两侧的终池构成了三联管结构，对于肌肉的兴奋-收缩偶联至关重要。兴奋-收缩偶联的基本过程是：①肌膜的动作电位通过横管系统传导到肌膜深处，激活横管膜和肌膜上的 L-型钙通道发生构象改变，导致其插入雷诺定受体中的"活塞"样结构被拔出。②雷诺定受体激活，导致肌膜去极化和骨骼肌的钙释放机制。随后，Ca^{2+} 从肌浆网释放到细胞质中，胞质内 Ca^{2+} 浓度由静息时的 $0.1\mu mol/L$ 迅速升高百倍以上。③Ca^{2+} 触发肌丝滑行。胞质内 Ca^{2+} 浓度的升高促进 Ca^{2+} 与肌钙蛋白结合触发肌肉收缩，完成从电信号向机械信号的转换。④终池回摄。胞质内增加的 Ca^{2+} 几乎全部经纵行肌质网膜的钙泵回收，10%~20% 由肌膜的 Na^+-Ca^{2+} 交换体和钙泵排至胞外。胞质中 Ca^{2+} 浓度降低导致肌肉舒张，可见肌肉舒张的过程也会耗能。

三、骨骼肌肌节与肌丝滑行

骨骼肌细胞的结构特征是肌纤维细胞内含有大量的肌原纤维和发达的肌管系统。每个肌纤维都含有上千条纤维状结构，其与肌纤维的长轴平行排列，直径为 $1~2\mu m$，贯穿整个肌细胞的长度。在普通光学显微镜下观察，肌原纤维呈现出规律的横纹排列。每条肌原纤维在长轴上交替排列着明亮的 I 带和暗淡的 A 带。当肌肉处于舒张状态时，A 带的中央有一段相对较亮的区域，称为 H 带。在 H 带的中央有一条被称为 M 线的暗线，而在 I 带的中央有一条被称为 Z 线的明线。每两条相邻 Z 线之间的区域，包括中央的暗带和两侧各占 1/2 的明带，被称为肌节。在肌肉处于安静状态时，肌节的长度为 $2.0~2.2\mu m$，这是骨骼肌收缩和舒张的基本功能单位（图 2-14）。

在电子显微镜下，可以观察到肌节中的暗带和明带，它们包含着两种不同粗细的纵向排列的丝状结构，称为粗肌丝和细肌丝。粗肌丝仅存在于暗带，长约 $1.6\mu m$，主要由数百个肌球蛋白分子聚合而成，单个肌球蛋白分子呈豆芽状，有一个杆部和两个球形的头部，由 6 条肽链构成，因此暗带的长度即为粗肌丝的长度。两条重链相互缠绕形成肌球蛋白的主体，包括尾部、铰链部和头部。尾部呈杆状，由 α-螺旋相互缠绕，构成肌球蛋白的核心结构；铰链部伸

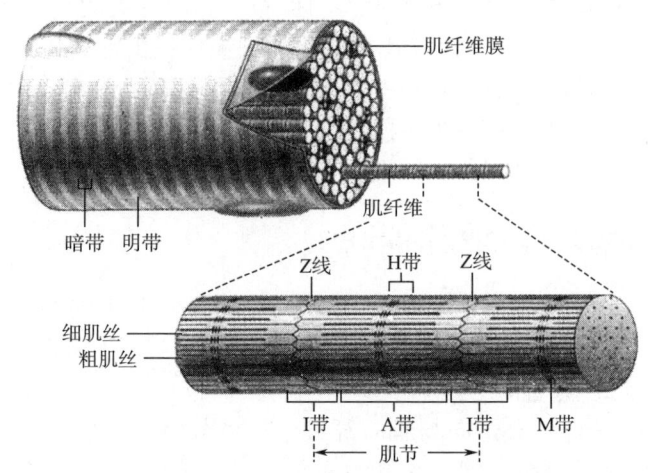

图 2-14 肌纤维基本结构示意

出杆部与头部连接。头部由两条重链分开后各自与一条碱性轻链和一条调节轻链形成的复合物构成，呈球状，被称为横桥，能够伸向细肌丝。碱性轻链稳定头部，而调节轻链调节横桥 ATP 酶的活性。横桥能结合 ATP 并具有 ATP 酶活性，通过分解 ATP 释放能量来拉动细肌丝向粗肌丝滑动。

细肌丝从 Z 线向两侧延伸，直至 H 带边缘。因此，暗带的一部分粗肌丝和细肌丝会重叠，而 H 带则不含有细肌丝。细肌丝长约 $1.0\mu m$，主要由肌动蛋白、原肌球蛋白和肌钙蛋白构成，三者比例为 7∶1∶1。肌球蛋白和肌动蛋白直接参与肌肉收缩称为收缩蛋白，原肌球蛋白和肌钙蛋白不直接参与肌肉收缩，但可调控收缩蛋白质间的相互作用，称为调节蛋白。原肌球蛋白呈杆状，由两条肽链缠绕在肌动蛋白双螺旋上，处于肌肉舒张状态时位于肌动蛋白与横桥之间，起到"妨碍"作用。此外，原肌球蛋白还与调节蛋白肌钙蛋白结合。肌钙蛋白由 3 个亚单位组成，包括肌钙蛋白 T、肌钙蛋白 I 和肌钙蛋白 C。肌钙蛋白 T 与原肌球蛋白结合，将其与肌钙蛋白连接在一起，而肌钙蛋白 I 是一个抑制性蛋白，通过与肌动蛋白结合来保持原肌球蛋白在肌动蛋白双螺旋上。肌钙蛋白 C 是结合 Ca^{2+} 的亚单位。当细胞内 Ca^{2+} 浓度升高时，Ca^{2+} 与肌钙蛋白结合，使肌钙蛋白发生构象变化，降低肌钙蛋白 I 与肌动蛋白的结合，从而暴露出肌动蛋白与横桥结合的位点，促使细肌丝向粗肌丝方向滑动。

在肌纤维收缩时，可以观察到以下现象：①相邻的 Z 线靠近，导致肌节缩短。②暗带的长度保持不变，粗肌丝的长度也不变。③明带变窄。④H 带变窄。在 20 世纪 50 年代，根据上述观察结果，赫胥黎（Huxley）提出了"肌丝滑行理论"，解释了肌肉收缩的过程，即细肌丝滑动到粗肌丝上，导致肌节缩短。横桥周期是肌肉收缩过程中粗肌丝和细肌丝之间相互滑动的关键机制，这一过程涉及肌球蛋白横桥与肌动蛋白的结合、扭转和复位。

在舒张状态，横桥的 ATP 酶活性分解绑定的 ATP，产生能量使上一次扭动的横桥复位，同时横桥与 ADP 和无机磷酸盐结合处于高能和高亲和力状态。当胞质中 Ca^{2+} 浓度升高时，横桥与肌动蛋白结合。接着，横桥的构象改变，使其头部向桥臂方向扭转 45°，产生"棘齿作用"，从而拖动细肌丝朝 M 线方向滑动。这个过程中，横桥储存的能量转化为克服负载的张力或肌节长度的缩短，同时 ADP 和无机磷酸盐与横桥结合的状态被解除。随后，横桥再次与 ATP 结合，降低了与肌动蛋白的亲和力，导致它们分离。这个过程不断重复。

横桥周期的持续时间为 20~200ms，其中横桥与肌动蛋白结合的时间占大约 1/2。如果细胞质中的 Ca^{2+} 浓度降低，将导致横桥与肌动蛋白结合的频率降低，从而影响肌肉收缩的进行。

四、平滑肌细胞的收缩机制

平滑肌是构成气道、消化道、血管和泌尿生殖器等的主要组织成分。平滑肌细胞呈细长纺锤形，长 20~50μm，直径 1~5μm。平滑肌细胞的静息电位低于横纹肌，在 -60~-50mV，主要是由于平滑肌细胞膜对 Na^+ 的通透性较高。

平滑肌收缩的触发机制与横纹肌相似，主要是由胞质中的 Ca^{2+} 浓度调控。平滑肌细胞收缩的触发因子也是 Ca^{2+}，但其调控途径包括电机械偶联和药物机械偶联两种途径。电机械偶联指的是平滑肌细胞在化学信号或牵张刺激下先产生动作电位，随后通过兴奋-收缩偶联过程提高胞质中 Ca^{2+} 浓度。这种偶联过程中，Ca^{2+} 主要来源于细胞外，通过细胞膜的电压门控通道或机械门控通道进入胞内，只有少量的 Ca^{2+} 来自肌浆网释放。药物机械偶联则是指在不产生动作电位的情况下，通过接收化学信号直接诱发胞质中 Ca^{2+} 浓度的升高。外部化学信号通过激活 G 蛋白偶联受体-PLC-IP3 通路生成 IP3，进而激活肌浆网膜上的 IP3 受体，介导肌浆网内 Ca^{2+} 释放到胞质，使胞质中 Ca^{2+} 浓度升高。在平滑肌舒张过程中，胞质中 Ca^{2+} 的下降主要依靠肌浆网膜上钙泵的活动将 Ca^{2+} 重新摄入肌浆网，以及细胞膜上的 Na^+/Ca^{2+} 交换体和钙泵将 Ca^{2+} 转运出细胞。这一过程相比于骨骼肌要缓慢得多，可能是平滑肌舒张相对缓慢的原因之一。

平滑肌细胞内不含肌钙蛋白，而含有钙调蛋白（CaM），因此胞质中的 Ca^{2+} 主要通过 Ca^{2+}-CaM 通路作用于粗肌丝，从而触发肌肉收缩。平滑肌粗肌丝上的横桥受磷酸化调节，在静息状态下，横桥头部的 ATP 酶活性较低，但肌球蛋白轻链（MLC）的磷酸化可以提高横桥 ATP 酶活性，进而促使肌丝滑行和肌肉收缩。在大多数平滑肌细胞中，胞质中 Ca^{2+} 浓度升高后，Ca^{2+} 与 CaM 结合形成 Ca^{2+}-CaM 复合物。这个复合物激活了胞质中的肌球蛋白轻链激酶（MLCK），MLCK 的活化进一步导致横桥中的一对 20kDa 的 MLC 磷酸化，从而引发平滑肌细胞的收缩。相反，当胞质中 Ca^{2+} 浓度降低时，MLCK 失活，磷酸化的 MLC 通过胞质中的肌球蛋白轻链磷酸酶（MLCP）的作用逐渐去磷酸化，导致平滑肌细胞的舒张。

思考题

1. 细胞膜的选择通透性对细胞功能有何影响？
2. 细胞如何识别和响应外部的营养信号？
3. 营养信号对细胞代谢的调控机制是什么？
4. 细胞兴奋性在生物体中的重要性是什么？
5. Ca^{2+} 在肌肉收缩中的作用是什么？

延伸阅读

脂质体在食品领域中的应用简介

脂质体具有类似细胞膜的磷脂双分子层结构，脂质体是一种封闭微球体，类似一个无细胞器的人工细胞（仅具有细胞膜），人工制造的脂质体结构也和自然界存在的外泌体、囊泡等非常相似。正是由于这种类似生物膜的特性，它可以作为一种高效、安全、高生物利用度等活性成分载体，将药物等活性成分，通过胞吞作用等机制，递送到特定组织部位的细胞内。脂质体在医学药物递送开启应用之后，在食品、化妆品等领域也获得了越来越多的关注。

在传统食品加工中，脂质体微胶囊化技术的应用主要有：风味组分包埋、乳品工业中酶的包载、维生素或矿物质等敏感性成分的保护等。随着人们对脂质体的深入研究和脂质体技术的进步，目前食品领域出现了多种脂质体制品。

1. 营养新剂型

脂质体已经成为保健品和营养补充剂中的新型成分。营养学家认为，脂质体作为母乳的微结构成分，在营养吸收、维持母乳体系稳定、提高生物利用率、提高免疫活性等方面起着重要的作用。脂质体类营养制剂，在进入人体后不但能改进营养素的溶解性，保护营养素免受消化酶和酸碱的破坏作用，还可以增强部分疏水性营养素的吸收。

2. 保护性载体

脂质体可以有效地保护食物中的维生素、氨基酸、矿物质等营养成分，有效减少加工储存过程中营养物质的损失。由于很多维生素、氨基酸都具有易氧化、见光易分解的特性，在食品加工过程中受到极大的损失，从而无法达到营养的目的，如维生素 C、维生素 E、叶酸、铁等。试验研究结果表明，脂质体能有效地保护 IgY 活性，即使是在胃蛋白酶作用的环境下。

3. 新型酶反应器

在食品加工中，酶的作用不可或缺，但是酶作用的条件较为苛刻，酶的活性不但受食品体系条件的影响，而且受到加工过程和环境的影响，给食品的大规模工业化发展带来很多不便。用脂质体将酶包裹后，可以从食品环境中将酶隔离，使其能在多种环境中保持活力，更好地催化反应。目前，脂质体作为微型酶反应器主要应用在两个领域，乳制品加工和肉制品加工。在乳制品加工方面，脂质体可用于乳酪的风味改良和其他特性改良方面；在肉制品工业中，其也可能成为一种常规加工手段。

4. 新型脂质体构建

食品工业处理条件和工艺流程较为复杂多样，针对食品工业的不同应用领域，应当开发具特定物理、化学、生物特性的新型脂质体。研究人员制备了基于卵磷脂、胆甾烯基琥珀酸单酯、吐温 80 的抗血清 pH 敏感性脂质体，由于脂质体的膜材选用了植物甾醇，而非胆固醇，具有降低胆固醇的效应，因此有助于促进脂质体在食品、医药、化妆品等领域的应用和发展。研究人员也尝试使用硬脂酸、亚油酸等，作为脂材代替胆固醇的作用，实验结果表明，用硬脂酸取代胆固醇制备稳定脂质体是可行的。

第三章
血液

学习引导

1. 在静脉输液过程中，通常需要用到生理盐水和葡萄糖溶液。生理盐水可补充体内的水分和电解质，维持正常的体液平衡、酸碱平衡和细胞内无机离子平衡，葡萄糖溶液则可作为能量来源，供给身体活动所需能量。那么，你是否观察过输液用生理盐水和葡萄糖溶液的浓度是多少呢？为什么要选择这样的浓度？

2. 血常规检测是医疗急诊中的一项重要指标，医生通常需要快速评估病人的血细胞情况，以决定治疗方案。例如，在急性感染的情况下，白细胞计数的变化可以提供重要的诊断线索；红细胞数量减少会导致贫血，而过多则可能引起血栓。那么，为什么血细胞的形态和数量对于人体如此重要？各种血细胞分别具有何种生理功能？血细胞在机体中又是如何产生和凋亡的？通过这些问题的探讨，我们可以深入理解血细胞在生理和病理状态下的作用，并学会如何通过血液检查来判断健康状况。

3. 血型检测是输血前必不可少的环节，当给人体输入血型不相容的血液时，会引发严重的溶血反应，甚至危及生命。此外，血型检测也能够作为法医学的一项辅助手段，协助推断亲子关系。那么，父母的血型如何遗传给子女？一个人的血型又是如何鉴定的？常见的血型系统有哪些？是什么原因导致了不同血型血液之间的溶血反应？

4. 素食是一种不食用动物类产品的饮食方式。与动物性食品相比，素食尤其是豆类食品中也不乏铁元素的存在，黄豆中的含铁量可达 8.2mg/100g。然而，在临床中，通常观察到素食主义者患缺铁性贫血的风险极高，这又是什么原因造成的呢？

第一节 血液组成、理化性质与生理功能

一、血液的组成

血液由液态的血浆（plasma）和悬浮于其中的血细胞（blood cells）组成。取一定量的血液与抗凝剂混匀后，置于比容管中，以 3000r/min 的速度离心 30min，血液被分成 3 层，上层淡黄色的液体为血浆，下层是深红色不透明的红细胞层，中间是一薄层白色不透明的白细胞和血小板。血细胞在血液中所占的容积百分比，称为血细胞比容（hematocrit，HCT）。由于白细胞和血小板在全血中所占的比例仅为 1%，故血细胞比容又称为红细胞比容（图 3-1）。正常成年男性血细胞比容为 40%~50%，女性为 37%~48%，新生儿约为 55%。血细胞比容增加常见于各种原因所致的血液浓缩，血细胞比容减少见于各种贫血。

1. 血浆

血浆是一种混合溶液，占全血容量的 50%~60%，其中 91%~93% 是水分，6.5%~8.5% 是蛋白质，其余的 2% 为一些低分子物质，如电解质、营养物质、代谢产物、某些激素和一些气体。由于这些溶质和水都很容易透过毛细血管壁与组织液进行交换，血浆中电解质含量与组织液基本相同，但血浆蛋白（plasma proteins）的浓度和组织液相比有较大的差别（表 3-1）。

（1）水和无机盐　血浆中的营养物质、代谢产物均溶解于水中被运输。血浆中的水对于实现血液外的物质运输、调节体温等功能具有重要作用。无机盐约占血浆总量的 0.9%，主要以离子状态存在，故称为电解质。阳离子以 Na^+ 为主，还有少量的 K^+、Ca^{2+}、Mg^{2+} 等，阴离子

主要是 Cl⁻，还有少量的 HCO_3^-、HPO_4^{2-} 等。无机盐对形成和维持血浆晶体渗透压，维持酸碱平衡和神经肌肉的兴奋性等有重要的作用。

（2）血浆蛋白　血浆蛋白是血浆中多种蛋白质的总称，用盐析法可分为白蛋白（albumin）、球蛋白（elobulin）和纤维蛋白原（fibrinogen）3 大类。正常成人血浆蛋白含量为 65~85g/L，其中白蛋白为 40~48g/L，球蛋白为 15~30g/L，纤维蛋白原为 2~4g/L。除 γ 球蛋白来自浆细胞外，白蛋白和大多数球蛋白主要由肝脏产生。白蛋白和球蛋白的正常比值为（1.5~2.5）：1，肝病常引起血浆白蛋白/球蛋白的比值下降。用电泳法又可进一步将球蛋白区分为 $α_1$、$α_2$、β 和 γ 球蛋白。

（3）非蛋白氮　非蛋白含氮化合物是指血浆中除蛋白质以外的含氮化合物，是蛋白质和核酸代谢过程中的中间产物，主要有氨基酸、尿素、尿酸、肌酸和肌酐等。非蛋白含氮化合物中所含的氮称为非蛋白氮（NPN），其中 1/3~1/2 为尿素氮（BUN），它们不断从肾脏排出。因此，测定 NPN 或 BUN 含量有助于了解体内蛋白质代谢和肾的功能状况。

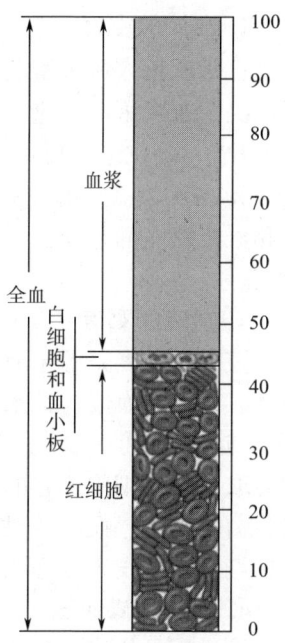

图 3-1　血细胞比容示意图

表 3-1　体液中电解质的组成和含量　　　　　　　单位：mmol/L

正离子	血浆	组织液	细胞内液	负离子	血浆	组织液	细胞内液
Na⁺	142	145	12	Cl⁻	104	117	4
K⁺	4.3	4.4	139	HCO_3^-	24	27	12
Ca²⁺	2.5	2.4	<0.001(游离)	$HPO_4^{2-}/H_2PO_4^-$	2	2.3	29
Mg²⁺	1.1	1.1	1.6(游离)	蛋白质	14	0.4	54
—	—	—	—	其他	5.9	6.2	53.6
总计	149.9	152.9	152.6	总计	149.9	152.9	152.6

2. 血细胞

血细胞是血液的有形成分，占全血容积的 40%~50%，包括红细胞（erythrocytes 或 red blood cells，RBC）白细胞（leukocytes 或 white blood cells，WBC）和血小板（platelets，thrombocytes）。因为红细胞数量远高于白细胞和血小板，故血液呈现红色。

二、血液的理化性质

1. 血液的颜色

血液的颜色取决于红细胞所含血红蛋白的量及携氧量。动脉血含氧较多，氧合血红蛋白较多，呈鲜红色；静脉血含氧较少，血液呈暗红色。血浆因含有少量胆红素，故呈淡黄色。发生溶血时，血浆变为红色。空腹血浆清澈透明，进餐后，尤其在摄入较多的脂类食物后，血浆中会悬浮较多脂蛋白微滴而变得混浊。因此，临床进行某些血液化学成分检测时，要求空腹采血，以避免食物对检测结果的影响。

2. 血液的密度

正常成年人血浆密度为 $1.025\times10^3\sim1.030\times10^3\,\text{kg/m}^3$（相对密度 $1.025\sim1.030$），其高低主要取决于血浆蛋白含量，两者呈正相关；红细胞密度为 $1.070\times10^3\sim1.090\times10^3\,\text{kg/m}^3$（相对密度 $1.070\sim1.092$），其高低主要取决于血红蛋白含量，两者呈正相关；全血密度为 $1.050\times10^3\sim1.060\times10^3\,\text{kg/m}^3$（相对密度 $1.050\sim1.060$），其高低与血液中红细胞数量呈正相关。利用红细胞和血浆密度的差异，可进行血细胞比容和红细胞沉降率的测定，也可用于红细胞与血浆的分离。

3. 血液的黏度

液体的黏度来源于液体内部分子或颗粒之间的摩擦力，即内摩擦。血液的黏度（viscosity）通常以血液或血浆与纯水流过等长的两根毛细管所需要的时间之比来表示。当温度为37℃时，如以纯水的黏度为1，这时血液的相对黏度为 $4\sim5$，血浆的相对黏度为 $1.6\sim2.4$。全血的黏度主要取决于血细胞比容的高低，血细胞比容越大，血液黏度就越高；血浆的黏度主要取决于血浆蛋白的含量。血液的黏度是形成血流阻力的重要因素之一。当微循环障碍时，血流速度减慢，红细胞可发生叠连和聚集，血液黏度升高，血流阻力增大，从而影响微循环的正常灌注。

4. 血浆的渗透压

渗透压是指溶质分子吸引水分子透过半透膜的能力，是溶液的特性，是渗透现象发生的动力。渗透压的高低取决于溶液中溶质颗粒（分子或离子）数目的多少，与溶质的种类和颗粒的大小无关。

血浆正常渗透压约为 $300\,\text{mOsm/(kg·H}_2\text{O)}$，相当于770kPa或5790mmHg（1mmHg=0.133kPa），由血浆晶体渗透压和血浆胶体渗透压两部分组成。由晶体物质形成的渗透压称为晶体渗透压，80%来自 Na^+ 和 Cl^-。由于晶体物质分子质量小，溶质颗粒数较多，晶体渗透压约占血浆渗透压的99.6%。血浆中含有大量蛋白质，由蛋白质形成的渗透压称为胶体渗透压。因蛋白质分子质量大、分子数量少，故其形成的胶体渗透压很小，一般为 $1.3\,\text{mOsm/(kg·H}_2\text{O)}$，约3.3kPa。在血浆蛋白中，白蛋白（又称清蛋白）的分子质量相对较小，其分子数量远多于球蛋白，故血浆胶体渗透压的75%~80%来自白蛋白。

5. 血浆的酸碱度

正常人血浆呈弱碱性，pH为 $7.35\sim7.45$。血液的酸碱平衡主要取决于缓冲对，如血浆中的 $NaHCO_3/H_2CO_3$、蛋白质钠盐/蛋白质和 Na_2HPO_4/NaH_2PO_4 等缓冲对，以及红细胞内的血红蛋白钾盐/血红蛋白、氧合血红蛋白钾盐/氧合血红蛋白、K_2HPO_4/KH_2PO_4、$KHCO_3/H_2CO_3$ 等缓冲对。其中最重要的是 $NaHCO_3/H_2CO_3$（通常这一比值为20）。当酸性物质或碱性物质进入血液时，血浆中的缓冲物质可有效地减轻酸性物质或碱性物质对血浆pH的影响。此外，肺和肾也能不断排出体内过多的酸或碱，因此血浆pH的波动范围极小。血浆pH保持相对恒定对机体的生命活动十分重要。在病理情况下，如体内酸性或碱性物质产生过多，超过了血液缓冲对的缓冲能力，机体不能将过多的酸性或碱性物质及时排出，将会发生酸中毒或碱中毒，严重者可危及生命。

三、血液的生理功能

血液通过心血管系统不断流经全身各处，维持着体内各器官之间的相互联系，并经呼吸、消化、排泄等器官保持机体与外环境之间的相互联系。血液在维持机体内环境稳态中起着非常重要的作用，血液的成分或理化性质的改变可导致机体各器官系统的功能紊乱。血液主要具有以下功能。

1. 物质运输

血液是体内重要的运输工具，可将自肺部吸入的 O_2 和自消化道吸收的各种营养成分（如葡萄糖、氨基酸、矿物质等）运输到全身各个脏器和组织，同时将各种代谢产物（如 CO_2、尿素等）输送到肺、肾等排泄器官排出体外。通过血液的循环流动实现机体各部分体液之间的物质交换，从而保证组织细胞新陈代谢的正常进行。血液中的红细胞通过其运输功能，将 O_2 从肺运至各组织器官，将组织器官代谢产生的 CO_2 运至肺；血浆蛋白可与脂溶性物质结合，以便运输；血浆蛋白还能与激素等物质进行可逆性结合，防止这些物质从肾丢失，并保持具有生物学活性的游离型激素在血液中浓度的相对稳定。临床治疗中的某些药物也是通过血液运输到相应器官而发挥治疗作用的。

2. 免疫与防御

血液具有重要的防御和保护功能，血液中的白细胞、抗体和补体等通过特异和非特异免疫反应处理侵入体内的病原体或异物，中性粒细胞和单核-巨噬细胞能吞噬并消灭致病微生物。血浆中的大部分的凝血因子、抗凝物质和纤溶物质是血浆蛋白，它们和血小板一起参与血液凝固、抗凝和纤维蛋白溶解等过程，对防止机体失血具有保护作用。

3. 维持内环境稳定

内环境稳态的维持除有赖于体内各器官系统的活动外，血液的流动也有很重要的作用。由于血液循环，并借助于肺、消化道、肾以及皮肤等器官与外环境相沟通，从而保持内环境各种理化性质如水、O_2、营养物质、渗透压、酸碱度、体温和血细胞的相对稳定。

第二节　血细胞生理

一、血细胞的生理特性与功能

1. 红细胞

（1）红细胞的数量与形态　红细胞是血液中数量最多的血细胞。我国成年男性的红细胞数量为 $(4.0 \sim 5.5) \times 10^{12}/L$，女性为 $(3.5 \sim 5.0) \times 10^{12}/L$。新生儿的红细胞数量为 $6.0 \times 10^{12}/L$ 以上，随着体重增长速度超过红细胞的生成速度，血浆量相对增多，血细胞比容降低，在儿童期红细胞数量处于较低水平，直至青春期才逐渐接近成人水平，性别差异也逐渐明显。红细胞内的蛋白质主要是血红蛋白（hemoglobin，Hb）。我国成年男性血红蛋白浓度为 $120 \sim 160 g/L$，成年女性为 $110 \sim 150 g/L$；新生儿（5天内）可达 $200 g/L$ 以上，6月龄时降至最低值，1周岁后又逐渐升高，到青春期达成年人水平。红细胞数和血红蛋白浓度除了存在年龄、性别差异外，还受其他因素的影响，如高原居民红细胞数与血红蛋白量均高于居住在海平面的居民。若血液中红细胞数量与血红蛋白浓度低于正常水平，称为贫血（anemia）。

正常成熟红细胞无细胞核和细胞器，正面观呈双凹圆碟形，侧面观呈哑铃状，平均直径 $7.5\mu m$，周边最厚处的厚度约为 $2.5\mu m$，中央最薄处约为 $1\mu m$（图3-2）。红细胞的这种形态

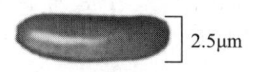
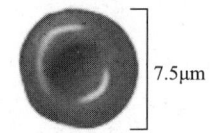

图 3-2 红细胞外观示意图

结构，使表面积增大，有利于气体交换；同时，使红细胞能完好地通过直径比它小的毛细血管和血窦空隙。

(2) 红细胞的生理特性

① 红细胞膜的通透性：红细胞膜对物质有选择性的通透性。O_2 和 CO_2 可以自由通过红细胞膜，负离子（如 Cl^-、HCO_3^-）较易通过，而正离子却很难通过。红细胞内 Na^+ 浓度远低于细胞外，而 K^+ 浓度远高于细胞外，这种细胞内外 Na^+、K^+ 的不均衡分布主要依靠细胞膜上钠泵的活动来实现。低温贮存较久的血液，血浆内 K^+ 浓度升高，这是由于低温条件下细胞代谢几乎停止，钠泵不能活动。

② 红细胞的可塑变形性：正常成人的双凹圆碟形红细胞体积约为 $90\mu m^3$，表面积约为 $140\mu m^2$，其表面积较等体积球形增加了 $40\mu m^2$，因此能够发生很大的变形。红细胞在全身血管中循环运行，常常要挤过口径比它小的毛细血管或血窦孔隙，这时红细胞将发生变形，在通过后又可恢复原状，这种正常红细胞在外力作用下具有变形能力的特性，称为可塑变形性 (plastic deformation)。红细胞的变形能力主要受下列因素的影响：a. 表面积与体积的比值越大，红细胞的变形能力越大，故双凹圆碟形红细胞的变形能力远大于异常情况下出现的球形红细胞。b. 红细胞内的黏度越大，变形能力越小，如当血红蛋白变性或浓度过高时，可使红细胞内黏度增加。c. 红细胞膜的弹性降低或黏度升高也可降低红细胞的变形能力，如衰老的红细胞变形能力降低。

③ 红细胞的悬浮稳定性：虽然红细胞的相对密度大于血浆，但正常时红细胞在静置的抗凝血中下沉十分缓慢，这是因为双凹圆碟形的红细胞表面积与体积的比值较大，与血浆的接触面大，下沉过程中所产生的摩擦也较大。这种血液中的红细胞能够相对稳定地悬浮于血浆中的特性称为红细胞的悬浮稳定性 (suspension stability)。通常以红细胞在第 1 小时末下沉的距离表示红细胞的沉降速度，称为红细胞沉降率 (erythrocyte sedimentation rate, ESR)，简称血沉。正常成人男性的血沉为 $0\sim15mm/h$，女性的血沉为 $0\sim20mm/h$。红细胞沉降率越大，提示红细胞的悬浮稳定性越小。

④ 红细胞的渗透脆性：红细胞在低渗溶液中发生膨胀、破裂的特性，称为红细胞的渗透脆性 (osmotic fragility)，用来表示红细胞膜对低渗溶液的渗透抵抗力 (osmotic resistance)。红细胞的渗透脆性越大，表示红细胞膜对低渗溶液的抵抗力越小。将正常人的红细胞悬浮于不同浓度的 NaCl 溶液中，红细胞在等渗溶液中可以保持正常大小和形态。在渗透压递减的一系列低渗溶液中，红细胞逐步膨胀并双侧凸起，当红细胞体积增加 30% 时成为球形，体积增加 45%~60% 时则破裂，称为溶血 (hemolysis)。正常成人的红细胞一般在 0.42%~0.46% NaCl 溶液中开始出现溶血，在 0.28%~0.31% NaCl 溶液中完全溶血。患某些溶血性疾病的患者，其红细胞开始溶血和完全溶血的 NaCl 溶液浓度均比正常人高，即红细胞对低渗溶液的抵抗力减小，渗透脆性增加。衰老的红细胞脆性大，遗传性球形红细胞增多症患者的红细胞脆性变大，巨幼细胞贫血患者的红细胞脆性变小。

(3) 红细胞的生理功能　红细胞的主要功能是运输 O_2 和 CO_2。血液中 98.5% 的 O_2 是以氧合血红蛋白形式存在。血液中的 CO_2 主要以碳酸氢盐和氨基甲酰血红蛋白的形式存在，分别占 CO_2 运输总量的 88% 和 7%。红细胞的双凹圆碟形使细胞内外气体的交换面积较大，由细胞中心到大部分表面的距离较短，有利于 O_2 和 CO_2 的交换。红细胞运输 O_2 的功能主要靠细胞内的血红蛋白来实现。一旦红细胞破裂，血红蛋白逸出，即丧失运输气体的功能。红细胞运

输 O_2，但不消耗 O_2。红细胞所需的能量均来自葡萄糖的无氧糖酵解和磷酸戊糖旁路，能量主要用于供应细胞膜上钠泵的活动，也用于保持红细胞膜的完整性及其双凹圆碟形的形态。此外，红细胞内含有多种缓冲对，对血液中的酸、碱物质有一定的缓冲作用，调节血液酸碱平衡。红细胞表面还具有Ⅰ型补体的受体，促进巨噬细胞吞噬，防止组织内引起免疫性疾病，因而具有免疫功能。

2. 白细胞

（1）白细胞的数量与分类　白细胞是一类无色、有核的血细胞，在血液中一般呈球形，在组织中则有不同程度的变形。根据白细胞的形态、功能和来源，可将其分为粒细胞（granulocyte）、单核细胞和淋巴细胞三大类。根据胞质颗粒的嗜色性质不同，又将粒细胞分为中性粒细胞、嗜碱性粒细胞和嗜酸性粒细胞三种。正常成年人白细胞数为 $(4.0\sim10.0)\times10^9/L$，其中中性粒细胞占 50%~70%，嗜酸性粒细胞占 0.5%~5.0%，嗜碱性粒细胞占 0~1%，单核细胞占 3%~8%，淋巴细胞占 20%~40%（表3-2）。当白细胞数超过 $10.0\times10^9/L$ 时，称为白细胞增多（leukocytosis）；白细胞数少于 $4.0\times10^9/L$ 时，称为白细胞减少（leukopenia）。

表3-2　血液中各种白细胞的正常值和主要功能

细胞分类	绝对值/($\times10^9$/L)	百分比/%	主要功能
中性粒细胞	2.0~7.5	50~70	吞噬功能
嗜碱性粒细胞	0.0~1.0	0~1	参与过敏反应
嗜酸性粒细胞	0.02~0.5	0.5~5	抗寄生虫和抗过敏反应
单核细胞	0.12~0.8	3~8	组织吞噬细胞
淋巴细胞	0.8~4.0	20~40	特异性免疫反应
白细胞总数	4.0~10.0	—	—

正常人血液中白细胞的数目可因年龄和机体不同机能状态而有变化：①新生儿白细胞数较高，一般在 $15\times10^9/L$ 左右，婴儿期维持在 $10\times10^9/L$ 左右。新生儿血液中的白细胞主要为中性粒细胞，之后淋巴细胞逐渐增多，可占 70%，3~4 岁后淋巴细胞逐渐减少，至青春期时与成年人基本相同。②昼夜波动，下午白细胞数稍高于早晨。③进食、疼痛、情绪激动和剧烈运动等可使白细胞数显著增多。④女性在妊娠末期白细胞数波动于 $(12\sim17)\times10^9/L$，分娩时可高达 $34\times10^9/L$。

（2）白细胞的生理特性　体内的白细胞有一半以上存在于血管外的细胞间隙内，30%以上贮存在骨髓内，其余的才是在血管中流动的。除淋巴细胞外，所有的白细胞都能伸出伪足做变形运动（amoeboid movement），使其得以穿过毛细血管壁，这一过程称为白细胞渗出（diapedesis）。在某些化学物质的吸引下，渗出的白细胞可借助变形运动迁移到炎症区发挥作用。白细胞具有趋向某些化学物质游走的特性，称为化学趋化性（chemotaxis）。这些化学物质称为趋化因子，包括细胞的降解产物、抗原-抗体复合物、细菌毒素和补体的激活产物等，白细胞能按照这些物质的浓度梯度游走到炎症区，将细菌等异物包围并吞噬（phagocytosis）入细胞内，进而将其杀伤或降解。白细胞还可分泌白细胞介素（interleukin，IL）、干扰素（interferon，IFN）、肿瘤坏死因子（tumor necrosis factor，TNF）、集落刺激因子（colony stimulating factor，CSF）等多种细胞因子，通过自分泌、旁分泌作用参与炎症和免疫反应的调控。白细胞通过血液的运输，从生成的器官运送到发挥作用的部位。

(3) 白细胞的生理功能　白细胞在机体发生炎症、过敏反应或损伤时发挥重要作用，是机体免疫和防御体系中的重要组成部分。下面分别介绍各种白细胞的生理特性与具体功能。

① 中性粒细胞（neutrophil）：中性粒细胞的胞核呈分叶状，也称为多形核白细胞（polymorphonuclear leukocyte），其胞质中含有两种颗粒：一种是嗜天青颗粒，内含酸性水解酶、溶菌酶、髓过氧化酶等；另一种是特异性颗粒，含有碱性氨基肽酶和乳铁蛋白等。血管中的中性粒细胞约有一半随血流循环，称为循环池（circulating pool），临床上的外周血液白细胞计数，只能反映这部分中性粒细胞的数量；另一半则附着在小血管壁上，称为边缘池（marginal pool）。这两部分细胞可以相互转换，保持动态平衡。除此之外，在骨髓中还贮备了约 $2.5×10^{12}$ 个成熟的中性粒细胞，为外周血中性粒细胞总数的 15~20 倍，在机体需要时，这些贮备的中性粒细胞可以在数小时内大量进入循环血流。中性粒细胞在血管内停留的平均时间只有 6~8h，它们主要穿过毛细血管壁进入组织发挥作用，而且进入组织后不再返回血液。

② 嗜碱性粒细胞（basophil）：成熟的嗜碱性粒细胞存在于血液中，只有在发生炎症时受趋化因子的诱导才迁移到组织中。嗜碱性粒细胞的胞质中存在较大的碱性染色颗粒，颗粒内含有肝素、组胺、嗜酸性粒细胞趋化因子 A（eosinophil chemotactic factor A）和过敏性慢反应物质（slow reacting substance of anaphylaxis, SRS-A）等。当嗜碱性粒细胞被活化时，不仅能释放颗粒中的介质，还可合成、释放白三烯（过敏性慢反应物质）和 IL-4 等细胞因子。

嗜碱性粒细胞分泌的肝素具有抗凝血作用，可以保持血管通畅，使吞噬细胞能顺利到达抗原入侵部位并将其破坏。肝素还可作为酯酶的辅基，加速脂肪分解为游离脂肪酸。在速发型超敏反应（Ⅰ型超敏反应）中，T 淋巴细胞分泌的组胺释放因子可以刺激嗜碱性粒细胞释放组胺、SRS-A 和其他炎症介导物，使毛细血管壁通透性增加和平滑肌收缩，引起支气管哮喘、荨麻疹等症状。此外，当嗜碱性粒细胞被激活时，还可以释放嗜酸性粒细胞趋化因子 A，以吸引嗜酸性粒细胞聚集于局部，限制嗜碱性粒细胞在Ⅰ型超敏反应中的作用。嗜碱性粒细胞还在机体抗寄生虫免疫应答中起重要作用。

③ 嗜酸性粒细胞（eosinophil）：嗜酸性粒细胞的胞质内含有较大的、椭圆形嗜酸性颗粒，颗粒中含有过氧化物酶和主要碱性蛋白等带正电荷的蛋白质，但无溶菌酶。嗜酸性粒细胞有微弱的吞噬能力，可选择性地吞噬抗原-抗体复合物，但吞噬缓慢，基本上无杀菌作用，它在体内的主要作用是：a. 限制嗜碱性粒细胞和肥大细胞在Ⅰ型超敏反应中的作用。在嗜酸性粒细胞趋化因子 A 的吸引下，嗜酸性粒细胞聚集到激活了的嗜碱性粒细胞周围，一方面产生前列腺素 E，抑制嗜碱性粒细胞合成和释放生物活性介质；另一方面，嗜酸性粒细胞可吞噬嗜碱性粒细胞和肥大细胞所排出的颗粒。此外，嗜酸性粒细胞还能释放组胺酶等酶类，破坏嗜碱性粒细胞释放的组胺等生物活性物质。b. 参与机体对蠕虫的免疫反应。嗜酸性粒细胞可借助于其膜表面的 Fc 受体和 C_3 受体黏着于蠕虫上，通过释放颗粒内所含的过氧化物酶和主要碱性蛋白等物质，损伤幼虫体。但蠕虫成虫在体内和体外均能抵抗嗜酸性粒细胞的损伤作用。因此，当机体发生过敏反应和寄生虫感染时，常伴有嗜酸性粒细胞增多。此外，在某些情况下，嗜酸性粒细胞也可导致组织损伤。嗜酸性粒细胞可释放多种促炎介质，释放的主要碱性蛋白对支气管上皮具有毒性作用，并能诱发支气管痉挛，目前认为嗜酸性粒细胞是哮喘发生和发展中组织损伤的主要效应细胞。

④ 单核细胞（monocyte）：从骨髓进入血液中的单核细胞尚未成熟，其胞体较大，在血流中存在 2~3d 后离开血管进入周围组织，继续发育成体积更大的巨噬细胞（macrophage）。巨噬细胞具有比中性粒细胞更强的吞噬能力，它主要存在于淋巴结、肝和脾等器官。由于单核细

胞的趋化迁移速度较中性粒细胞慢,外周血和骨髓中储存的单核细胞数目较少,需要数天至数周时间巨噬细胞才能成为炎症局部的主要吞噬细胞。

外周血中的单核细胞和组织器官中的巨噬细胞统称为单核吞噬细胞系统（mononuclear phagocyte system, MPS）,其功能有：a. 吞噬并杀伤病原体或衰老损伤的组织细胞。b. 分泌细胞因子或其他炎性介质,包括 TNF-α、IL-1、IL-3、IL-6、前列腺素 E 等,参与其他细胞活动的调控。c. 加工处理呈递抗原,启动特异性免疫应答,巨噬细胞作为抗原呈递细胞,在摄取了病原微生物等抗原性异物后,加工处理抗原及胞内的抗原肽,并以抗原肽-MHC Ⅱ/Ⅰ类分子复合物的形式表达于细胞表面,启动特异性免疫应答。此外,单核细胞还可在组织中发育成抗原呈递能力更强的树突状细胞,是机体特异性免疫应答的始动者。d. 抗肿瘤作用。活化的巨噬细胞内的溶酶体数目和蛋白水解酶浓度均显著提高,分泌功能增强,能有效杀伤肿瘤细胞。

⑤ 淋巴细胞（lymphocyte）:淋巴细胞为圆形或卵圆形,细胞核较大,约占细胞的 90%,胞质中含有 5~15 个嗜天青颗粒。根据淋巴细胞分化成熟的场所、细胞表面标志和功能的不同,可将淋巴细胞分成 T 淋巴细胞（T lymphocyte）、B 淋巴细胞（B lymphocyte）和自然杀伤细胞（natural killer cell, NK 细胞）3 种。淋巴细胞在机体特异性免疫应答中起关键的作用。T 淋巴细胞在胸腺内分化成熟,主要参与细胞免疫,可长期对抗病毒、细菌、癌细胞的侵犯,而且与器官移植后发生的排斥反应有关。B 淋巴细胞在骨髓内分化成熟,主要参与体液免疫,当受到抗原刺激时,B 淋巴细胞转化为浆细胞,后者合成和分泌抗体。NK 细胞是一种不同于 T 淋巴细胞和 B 淋巴细胞的特殊淋巴细胞系,可以直接杀伤肿瘤细胞、病毒或细菌感染的细胞等,发挥抗感染、抗肿瘤和免疫调节等功能,NK 细胞是机体固有免疫的重要执行者。

3. 血小板

（1）血小板的形态与数量　血小板体积小,无细胞核,呈双凸圆盘状,直径为 2~3μm,体积约 8μm³。血小板膜上含有胶原受体、血栓烷 A_2（thromboxane A_2, TXA_2）受体、凝血酶原受体、纤维蛋白原受体、GP Ⅰ b/Ⅸ复合物、GP Ⅱ b/Ⅲ a 复合物、整合素、血小板内皮细胞黏附分子（platelet endothelial cell adhesion molecule, PECAM）等,在血小板的激活过程中发挥重要作用。血小板膜内侧的溶胶-凝胶区,由微管、微丝和膜下细丝等构成了血小板的骨架与收缩系统。血小板胞质中含有两种类型的颗粒,一种是致密颗粒,内含有 ADP、ATP、5-羟色胺（5-hydroxytryptamine, 5-HT）、磷脂和 Ca^{2+} 等；另一种是 α-颗粒,内含有凝血因子、血管性血友病因子（von Willebrand factor, vWF）、血小板源性生长因子（platelet derived growth factor, PDCF）、血小板因子（platelet factor, PF）和 β-血栓球蛋白（β-thromboglobulin, β-TG）等,这些生物活性物质都与血小板的功能有关。血小板胞质中的溶酶体内含有酸性蛋白水解酶和组织水解酶（图 3-3）。

正常成年人血液中的血小板数量是（100~300）×10^9/L,血小板计数可有 6%~10% 的变动,通常午后较清晨高,冬季较高,剧烈运动后和妊娠中晚期升高,静脉血的血小板数量较毛细血管血液高。血小板过少是指循环血中血小板数少于 50×10^9/L,此时,微小创伤或仅血压增高也能使患者皮肤和黏膜下出现瘀点或紫癜,这类疾病称为血小板减少性紫癜（thrombocytopenic purpura）。血小板过多是指血小板数高于 1000×10^9/L,此时,患者体内易形成血栓,从而导致心肌梗死、脑血管栓塞等疾病。

（2）血小板的生理特性

① 黏附：血小板黏着在非血小板表面,称为血小板黏附（platelet adhesion）。血小板膜上的 GP Ⅰ b/Ⅸ 和 GP Ⅱ b/Ⅲ a 等糖蛋白（glycoprotein, GP）、胶原纤维等血管内皮下成分和血

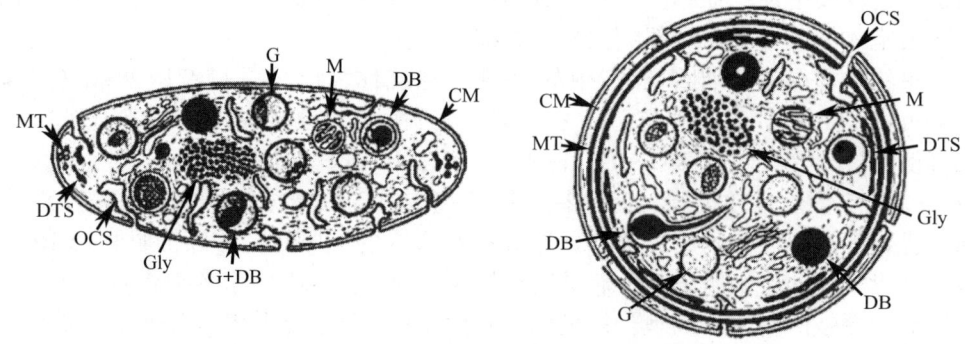

图 3-3　静息态血小板的结构示意图

CM—质膜　DB—致密体　DTS—致密管道系统　G—α 颗粒　Gly—糖原颗粒
M—线粒体　MT—微管　OCS—与表面连通的管道系统

浆中的 vWF 等成分均参与血小板黏附。一般情况下血小板不能黏附于正常内皮细胞的表面，当血管受损时，血管内皮的完整性被破坏，vWF 首先与暴露出的内皮下的胶原纤维结合，导致 vWF 构型改变，然后血小板膜上的糖蛋白 GP Ⅰ b/Ⅸ 通过其氨基端的结合位点与变构的 vWF 结合，使血小板黏附于内皮下组织而被活化，进而通过暴露出的 GP Ⅱ b/Ⅲ a 的 vWF 结合位点与 vWF 结合，黏附在胶原纤维上，促进生理止血。血流缓慢时，血小板也可以直接黏附于胶原纤维，不需 vWF 参与。在 GP Ⅰ b/Ⅸ 缺损、vWF 缺乏和胶原纤维变性等情况下，血小板的黏附功能就会受损，因而可能发生出血倾向。

② 聚集：血小板与血小板之间相互黏着称为血小板聚集（platelet aggregation）。引起血小板聚集的因素称为致聚剂，机体内的生理性致聚剂主要有 ADP、5-HT、凝血酶、组胺、胶原、肾上腺素、TXA_2 等；病理性致聚剂有细菌、病毒、免疫复合物和药物等。静息态的血小板膜上的 GP Ⅱ b/Ⅲ a 不能与纤维蛋白原结合，故不会发生聚集；当致聚剂激活血小板后，GP Ⅱ b/Ⅲ a 分子上的纤维蛋白原受体暴露，在 Ca^{2+} 的作用下，血小板通过各自表面的 GP Ⅱ b/Ⅲ a 分子与纤维蛋白原结合，相邻的血小板相互连接，逐渐聚集成团。

③ 释放：血小板受到刺激后，将贮存在致密体、α-颗粒或溶酶体内的物质释放出来的现象，称为血小板释放（platelet release）。引起血小板聚集的因素大多能刺激血小板的释放，而且血小板的黏附、聚集与释放几乎同时发生。血小板释放的许多物质可进一步促进血小板的活化、聚集，加速止血过程。

④ 吸附：血小板质膜表面能结合血浆中的多种成分，如凝血因子Ⅰ、凝血因子Ⅱ、凝血因子Ⅴ、凝血因子Ⅶ、凝血因子Ⅸ、凝血因子Ⅹ、凝血因子Ⅺ、凝血因子Ⅻ和 5-HT 等。开放小管系统的存在，扩大了血小板吸附物质的表面积。在损伤处局部发生血小板聚集后，通过血小板的吸附特性，使局部的凝血因子浓度增高，有利于血液凝固和生理止血过程的进行。

⑤ 收缩：活化血小板胞质内 Ca^{2+} 浓度升高后，可引起血小板产生收缩反应。血小板的收缩与收缩蛋白有关，血小板的收缩蛋白参与伪足形成、外形改变和血块回缩等过程。血小板内的微管、微丝和膜下细丝的主要成分是收缩蛋白，包括收缩蛋白 A 和收缩蛋白 M 两种，前者类似肌纤蛋白，后者类似肌凝蛋白，并具有 ATP 酶活性，可分解 ATP 获得能量而使血小板收缩。当血凝块中的血小板发生收缩时，可使血块回缩。若血小板数量减少或功能降低，可使血块回缩不良。临床上可根据体外血块回缩的情况大致估计血小板的数量或功能是否正常。

(3) 血小板的生理功能

① 参与生理性止血：血管破损后，可刺激血小板黏附到破口周围，并聚集成血小板血栓堵塞破口，同时血小板吸附血液中的凝血因子，促进血液凝固，形成的凝血块进一步堵塞破口，使出血逐渐停止。

② 维持毛细血管壁的完整性：血小板对保持内皮细胞的完整或修复血管壁的微小损伤有作用。用放射性核素标记血小板示踪和电子显微镜观察，发现血小板可以融入血管内皮细胞，表明血小板对血管内皮细胞修复具有重要作用；血小板也能随时沉着于血管壁以填补内皮细胞脱落留下的空隙。此外，血小板还可释放血管内皮生长因子（vascular endothelial growth factor, VEGF）和血小板源性生长因子，促进血管内皮细胞、平滑肌细胞和成纤维细胞的增殖，也有利于受损血管的修复。

③ 促进血液凝固：血小板可释放血小板因子，如纤维蛋白原激活因子（PF_2）、血小板磷脂表面因子（PF_3）、抗肝素因子（PF_4）和抗纤溶因子（PF_6）等，使凝血酶原的激活速度加快2万倍。此外，血小板还可以吸附多种凝血因子，提高凝血效率。

二、血细胞的生命周期

1. 血细胞的产生

红细胞、白细胞、血小板都是被称为多能造血干细胞的单一前体细胞类型的后代（图3-4）。这种细胞类型主要存在于骨髓中，骨髓是一种填充骨骼中空部分的软组织。多能造血干细胞具有发育成多种不同细胞类型的能力。首先，它们变成未分化的干细胞，接着分化成一种或两种细胞类型的祖细胞。祖细胞分化为红细胞、淋巴细胞、其他白细胞和巨核细胞，即血小板的亲本细胞。据统计，骨髓中每10万个细胞中只有1个是未分化的干细胞。造血，即血细胞的生成开始于胚胎发育早期，并贯穿人的一生。在胎儿发育的第3周左右，胚胎卵黄囊中的特化细胞形成簇状。这些细胞一部分分化成血管的内皮层，另一部分则成为血细胞。内皮层和血细胞的共同胚胎起源也解释了为什么许多控制造血的细胞因子是由血管内皮层释放的。随着胚胎的发育，血细胞从卵黄囊扩散到肝脏、脾脏和骨髓。出生时，肝脏和脾脏不再产生血细胞；直到5岁，所有骨骼的骨髓都在继续造血。随着年龄的增长，骨髓活跃区域减少，在成人中产生血细胞的部位只有骨盆、脊柱、肋骨、头盖骨和长骨的近端。活跃的骨髓是红色的，因为它含有血红蛋白，即红细胞的氧结合蛋白；不活跃的骨髓是黄色的，因为含有大量的脂肪细胞。尽管成年人的血液合成有限，但肝脏和骨髓的非活跃区域（黄色）可以在需要的时候恢复血细胞的产生。在制造血细胞的骨髓活跃区域，大约25%的发育中细胞是红细胞，而75%的细胞分化为白细胞。白细胞的寿命比红细胞短得多，因此体内白细胞的更换更加频繁。例如，中性粒细胞半衰期为6h，因此身体必须制造1亿个中性粒细胞来替换掉凋亡细胞；而红细胞在血液循环中可生存近4个月。

被称为细胞因子的化学因素控制着血细胞的产生和发育。细胞因子是从一个细胞中释放出来的影响细胞生长或细胞活动的肽或蛋白质。新发现的细胞因子通常被称为因子，并被赋予描述其作用的修饰词：生长因子、分化因子、营养因子。在造血中最著名的一些细胞因子是集落刺激因子，它由内皮细胞和白细胞产生。其他细胞因子包括白细胞介素类，如白细胞介素-3（IL-3）。另一种造血细胞因子是促红细胞生成素，它控制红细胞的生成。表3-3列出了参与造血的关键细胞因子。

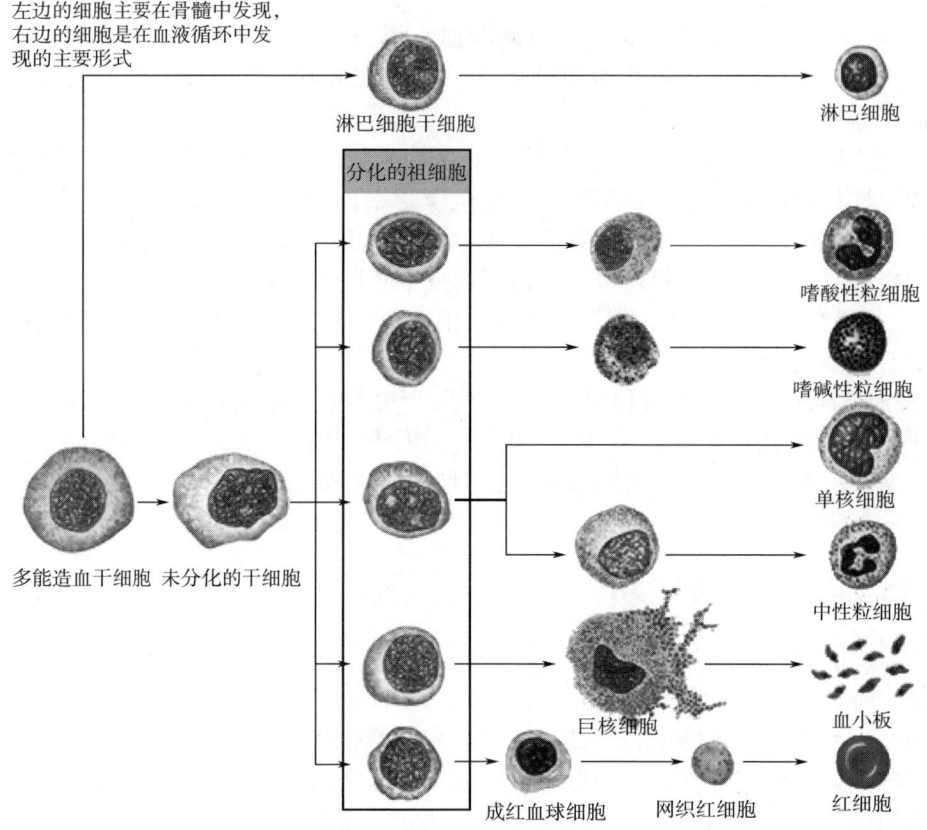

图 3-4　造血作用示意图

表 3-3　参与造血的关键细胞因子

细胞因子	产生部位	影响的细胞或分化成的细胞类型
促红细胞生成素(EPO)	主要位于肾脏	红细胞
血小板生成素(TPO)	主要位于肝脏	巨核细胞
集落刺激因子、白细胞介素、干细胞因子	骨髓的内皮细胞、成纤维细胞、白细胞	所有类型的血细胞;调动造血干细胞

2. 红细胞的产生、生存和凋亡

红细胞生成主要由糖蛋白促红细胞生成素（EPO）控制，辅以几种细胞因子。促红细胞生成素主要在成人肾脏中产生。组织中的低氧水平或缺氧能够刺激促红细胞生成素的合成与释放。缺氧刺激一种称为缺氧诱导因子 1（HIF-1）的转录因子的生产，这种转录因子进一步作用于 EPO 基因以促进其合成。通过刺激红细胞的合成，促红细胞生成素将更多的血红蛋白送入血液循环以携带氧气。这一途径与其他内分泌途径一样，有助于维持体内平衡。

在骨髓中，固定祖细胞经过几个阶段分化成体积较大的有红母细胞。当红母细胞成熟时，细胞核凝结，细胞直径从 20mm 缩小到 7mm 左右。在成熟前的最后阶段，细胞核被骨髓巨噬细胞挤压并吞噬。与此同时，其他细胞器（如线粒体）分解并消失，最后形成的未成熟细胞被称为网织红细胞，它们会离开骨髓进入血液循环，在循环过程的 24h 内成熟为红细胞。成熟的哺乳动物红细胞在等压溶液中呈双凹盘状，充满酶和血红蛋白［图 3-5（1）］。因为红细胞不含线粒体，故不能进行有氧代谢，糖酵解是它们 ATP 的主要来源。同时细胞核和内质网的缺失导致红细胞不能进行蛋白质合成，从而不能制造新的酶或更新膜成分，最终导致细胞膜柔韧性逐渐丧失，使得老化的红细胞更加脆弱，易破裂。红细胞的双凹盘状是其最显著的特征之一。细胞膜由连接跨膜附着蛋白的细丝组成的复杂细胞骨架固定 [图 3-5（2）]。尽管有细胞骨架，红细胞非常灵活，可以压缩成各种形状，使得红细胞在通过狭窄的毛细血管时可以改变形状。红细胞的盘状结构也使它们能够根据血液中渗透压的变化改变自身形状。在高渗介质中，红细胞细胞膜紧绷，收缩并形成尖刺状表面 [图 3-5（3）]；在低渗培养基中，红细胞膨胀并形成球体而不破坏膜的完整性 [图 3-5（4）]。红细胞的形态可以作为疾病判断的依据。有时红细胞失去扁平的圆盘状，变成球形，形状类似于低渗培养液中的细胞，大致可判断为球形细胞增多症；镰状细胞贫血时，红细胞呈镰状或新月形 [图 3-5（5）]；在某些疾病状态下，红细胞的大小——平均红细胞体积（MCV）可能异常大或异常小。

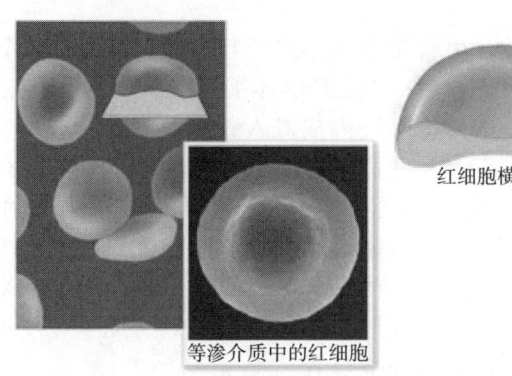

（1）扫描电镜(sem)显示红细胞呈双凹盘状　　　　　　（2）细胞骨架形成了独特的红细胞形状

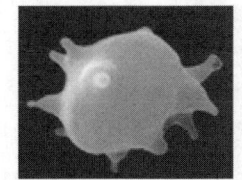 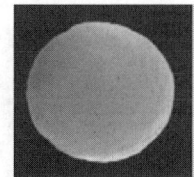

（3）置于高渗介质中的红细胞会收缩但坚硬的细胞骨架保持完整，形成一个尖锐的表面。这些细胞被称为圆齿状细胞　　（4）置于低渗介质中的红细胞会膨胀并失去其特有的双凹盘状　　（5）镰状细胞病中血红蛋白异常会导致红细胞改变形状。

图 3-5　红细胞的形态

　　血液循环中的红细胞可存活（120±20）d。越来越脆弱的衰老红细胞在尝试挤过狭窄的毛细血管时可能会破裂，当通过脾时被巨噬细胞吞噬。被破坏细胞的许多成分循环利用。血红蛋白珠蛋白链中的氨基酸被合并成新的蛋白质，血红素中的一部分铁被重新利用来形成新的血红素。脾脏和肝脏将残余的血红素转化为一种称为胆红素的黄色色素。胆红素由血浆白蛋白携带到肝脏，在那里被代谢并合并成胆汁的分泌物。胆汁分泌到消化道，胆红素代谢产物随粪便排出体外。少量的其他胆红素代谢物从肾脏的血液中过滤出来，形成黄色的尿液。

3. 白细胞的产生、生存和凋亡

　　集落刺激因子（colony-stimulating factors，CSFs）因其在培养基中刺激白细胞集落生长的能力而被确定并命名。这些细胞因子由内皮细胞、骨髓成纤维细胞和白细胞产生，调节白细胞的产生和发育。CSFs 诱导干细胞的细胞分裂和细胞成熟。一旦白细胞成熟就失去了进行有丝分裂的能力。新生成的白细胞在一定程度上受现有白细胞的调节。这种形式的控制使得白细胞的发育能够刚好适应机体需求。当人体的防御系统被病毒入侵时，白细胞的绝对数量和循环中不同类型白细胞的相对比例都会发生变化。

白细胞与红细胞一样，起源于骨髓中的造血干细胞。在发育过程中，白细胞经历定向祖细胞和前体细胞的阶段，最终成为具有各种功能的成熟白细胞。白细胞的生成与分化受到一组造血生长因子（hematopoietic growth factors，HGF）的调节。这些生长因子主要由淋巴细胞、单核细胞和成纤维细胞分泌，并以糖蛋白的形式存在。部分造血生长因子能够在体外刺激造血细胞生成集落，因而被称为集落刺激因子（CSF），如 GM-CSF、G-CSF、M-CSF 等，它们分别影响多种造血祖细胞的生成和发育。此外，还有一些抑制性因子，如粒细胞抑素、乳铁蛋白和转化生长因子 β，它们可以直接抑制白细胞的生成或限制集落刺激因子的作用，从而共同维持白细胞的正常生成过程。

4. 血小板的产生、生存和凋亡

血小板是骨髓中由巨核细胞产生的细胞碎片。巨核细胞在不经历核分裂或细胞质分裂的情况下，通过 DNA 修复多达 7 次，形成巨大的体积。其结果是多倍体细胞在其分叶细胞核中具有其 DNA 的多个拷贝（图3-6）。骨髓巨核细胞的外缘穿过内皮进入骨髓血窦腔，在那里细胞质延伸片段成盘状血小板。血小板比红细胞小，无色，没有细胞核。它们的细胞质含有线粒体、光滑的内质网和许多被称为颗粒的膜结合囊泡，这些囊泡充满了各种细胞因子和生长因子。至少有 3 种不同类型的颗粒，一种颗粒已被证明含有超过 280 种不同的蛋白质。血小板一直存在于血液中，它们的典型寿命约为 10d。血小板最明显的作用是帮助止血，但近年来，科学家们已经证实，血小板还可以作为免疫细胞和炎症反应的介质。它们显然有助于免疫系统对抗传染病，如疟疾，它们还可能有助于动脉粥样硬化的炎症过程。

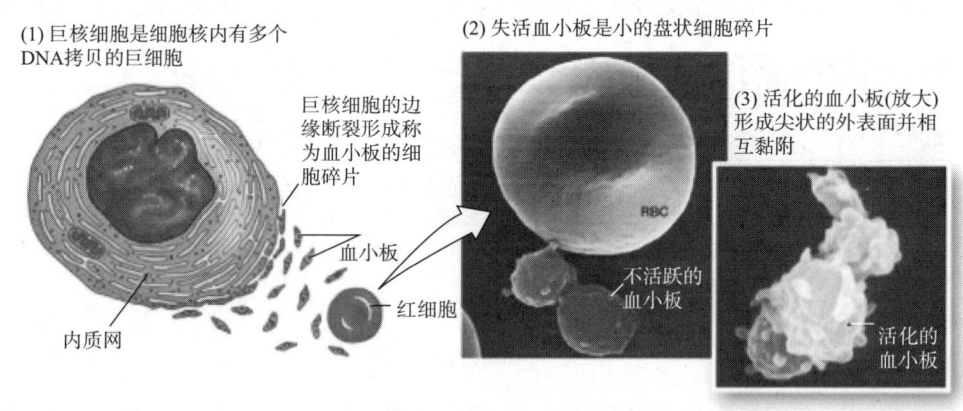

图 3-6 巨核细胞和血小板

血小板的最新作用是用于富血小板血浆（PRP）治疗。T 细胞和韧带的血液供应很少，愈合速度也很慢，而 PRP 背后的理论依据是血小板颗粒内的生长因子和细胞因子能促进愈合。研究人员对 PRP 疗效的研究产生了不同的结果，临床试验仍在继续。

三、血细胞在疾病防御中的作用

1. 红细胞在疾病防御中的作用

红细胞在疾病防御中扮演着重要角色。在溶血性贫血中，红细胞因遗传缺陷而变得脆弱，易于破裂，导致其破坏速度超过生成速度，常见的包括遗传性球形红细胞增多症和镰状细胞病。镰状细胞病是由于血红蛋白基因突变，导致红细胞在缺氧环境下变形，阻塞血管，造成组织损伤和疼痛。治疗该病的方法之一是使用羟基脲，促进胎儿型血红蛋白的生成，减少镰状细胞的形成。缺铁性贫血由于铁摄入不足导致红细胞生成受限，使红细胞计数低且血红蛋白含量减少。表3-4列出了红细胞相关的贫血的主要原因。此外，虽然贫血对人体有危害，但是红细胞增多也不好。真性红细胞增多症表现为红细胞过多，导致血液黏稠度增加，影响血液流通。患有贫血的人通常感到疲倦和虚弱，尤其是在运动时。通过了解红细胞在这些疾病中的表现和调节机制，可以更好地开发治疗方法，提高患者的生活质量。

表 3-4　红细胞相关的贫血的主要原因

类型	具体原因
红细胞加速流失	①失血：细胞大小和血红蛋白含量正常，但数量少 ②溶血性贫血：细胞破裂率异常高 ③遗传性：膜缺陷（如遗传性球形红细胞增多症） ④酶缺陷：血红蛋白异常（如镰状细胞性贫血） ⑤后天发生：寄生虫感染（如疟疾）、药物作用、自身免疫反应
红细胞生成减少	①骨髓中的红细胞或血红蛋白合成有缺陷 ②再生障碍性贫血：可由某些药物或辐射引起 ③饮食中必需营养素摄入不足：缺铁（铁是血红素生成所必需的）、叶酸缺乏（DNA合成需要叶酸）、维生素 B_{12} 缺乏（DNA合成需要维生素 B_{12}）：可能是由于缺乏吸收维生素 B_{12} 的内在因素 ④内在因素：促红细胞生成素产生不足

2. 白细胞在疾病防御中的作用

白细胞在疾病防御中起着至关重要的作用。正常情况下，白细胞通过调节免疫系统来抵御感染和疾病。当白细胞计数高于 10000/μL 时，即为白细胞增多症，反映出身体正在对感染或其他应激条件作出反应，通常伴随着粒细胞的增加。相反，白细胞减少症是指白细胞计数低于 4000/μL，可能增加感染风险。在感染或炎症的情况下，骨髓会加速产生和释放白细胞，尤其是中性粒细胞，以抵抗病原体。中性粒细胞在急性感染中最为活跃，它们能吞噬和破坏入侵的细菌。当中性粒细胞数量显著增加并出现幼稚细胞如早幼粒细胞时，往往提示有严重感染或血液系统疾病。白细胞还会形成包含杜勒小体（Döhle body）（粒细胞的细胞质包涵体，在严重感染中观察到）等（图3-7）的胞浆内含物，这些特征可以通过血液检查观察到。某些情况下，白细胞数量的增加可能是由于药物如类固醇或锂的使用，或是应对严重贫血的反应。

大量白细胞增多（类白血病反应）通常提示严重的并发症（胆囊脓肿、阑尾炎穿孔或细菌性败血症）。在癫痫发作、肾绞痛或心肌梗死后，白细胞减少 10000~15000/μL 的应激反应很常见。尼古丁和类固醇或锂的治疗通常会导致白细胞增多。严重的溶血性贫血和发育不全的再生通常会刺激造血，随后会出现白细胞增多。常见的肺癌和膀胱癌有副肿瘤白细胞增多症。这些病例的研究表明肿瘤细胞产生细胞因子，如粒细胞集落刺激因子（G-CSF）或粒细胞/巨噬细胞集落刺激因子（GM-CSF）。有些患者也有特发性或常见的白细胞增多。在无症状的患者中发现中性粒细胞增多症的主要鉴别诊断是慢性粒细胞性白血病或其他骨髓增生性综合征的早

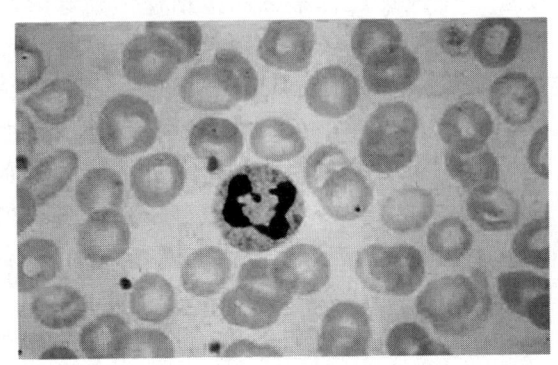

图 3-7　杜勒小体

期阶段。在慢性粒细胞性白血病中，通常可以发现费城染色体或 *BCR-ABL* 癌基因，反应性白细胞增多症则没有细胞遗传学畸变。患有唐氏综合征的儿童有时会在出生后的最初几个月出现类白血病反应，随后自发消退。外周血中出现髓系祖细胞和红系祖细胞定义为白细胞反应，这在骨髓硬化和骨髓浸润肿瘤细胞（骨髓癌）时可见。

第三节　血型和凝血

一、血型

1. 血型与红细胞凝集

血型（blood group）通常是指红细胞膜上特异性抗原的类型，这种抗原是由种系基因控制的多态性抗原，称为血型抗原。白细胞、血小板和组织细胞也存在特异性抗原，除了与红细胞相同的血型抗原 A、B、H、MN、P 等，还有一些特有的血型抗原。白细胞上最强的同种抗原是人类白细胞抗原（human leukocyte antigen，HLA），其基因定位于人类 6 号染色体，是免疫细胞识别自我和非自我的关键分子，也是引起器官移植后免疫排斥反应的最重要的抗原。血小板的特异性抗原有 Pl、Zw、Ko 等系统，与输血后血小板减少症的发生有关。这些特异性抗原在输血、组织器官移植、法医学和人类学等领域具有重要意义。

若将血型不相容的两个人的血液滴加在玻片混合，红细胞会凝集成簇，这一现象称为红细胞凝集（agglutination）。红细胞凝集的本质是抗原-抗体反应。红细胞膜上抗原的特异性取决于其抗原决定簇，这些抗原在凝集反应中被称为凝集原（agglutinogen），能与红细胞膜上的凝集原起反应的特异抗体则称为凝集素（agglutinin）。根据红细胞血型抗原决定簇的生化结构，可将凝集原分为糖和多肽两类。抗原决定簇为多肽的红细胞表面血型抗原在出生时就已发育成熟，而抗原决定簇为糖分子的红细胞表面血型抗原在出生后逐渐发育成熟。凝集素由 γ-球蛋白构成，存在于血浆中。发生抗原-抗体反应时，由于每个抗体上具有 2~10 个抗原结合位点，抗体可在若干个带有相应抗原的红细胞之间形成桥梁，使它们聚集成簇。在补体的作用下，凝集的红细胞破裂，发生溶血。当给人体输入血型不相容的血液时，红细胞凝集堵塞毛细血管，溶血反应产生大量血红蛋白损害肾小管，同时伴有过敏反应，严重时会危及生命。因此，血型鉴定是安全输血的前提。

2. 红细胞血型

在红细胞血型系统中，比较重要的是 ABO、Rh、MNS、Lutheran、Kell、Lewis、Duffy 和 Kidd 等，其中与临床关系最密切的是 ABO 血型系统和 Rh 血型系统。

（1）ABO 血型系统

① ABO 血型的分型：红细胞表面的凝集原包括凝集原 A 和凝集原 B 两种，根据红细胞膜表面是否存在这两种凝集原，可将血液分为 4 种 ABO 血型。红细胞膜上只含有凝集原 A 的为 A 型，只含有凝集原 B 的为 B 型，既含有凝集原 A 又含有凝集原 B 的为 AB 型，两者都没有的为 O 型。人类血清中含有与上述凝集原相对应的抗体，即抗 A 凝集素和抗 B 凝集素，但是不含有与自身红细胞凝集原相对应的抗体。在 A 型血的血清中，只含有抗 B 凝集素；B 型血的血清中，只含有抗 A 凝集素；AB 型血的血清中，两种凝集素都不存在；O 型血的血清中，则含有抗 A 凝集素和抗 B 凝集素。

ABO 血型系统还有亚型，与临床关系密切的是 A 型中的 A_1 亚型和 A_2 亚型。A_1 红细胞膜上含凝集原 A 和凝集原 A_1，其血清中只含有抗 B 凝集素；而 A_2 型红细胞膜上仅含有凝集原 A，其血清中含有抗 B 凝集素和抗 A_1 凝集素。同样，AB 型血中也有 A_1B 和 A_2B 两种亚型（表 3-5）。此外，在 ABO 血型系统中，还有 H 抗原，H 抗原是形成 A、B 抗原的结构基础，4 种血型的红细胞上都含有 H 抗原，但其抗原性较弱，因此血清中一般不含有抗 H 抗体。

表 3-5 ABO 血型系统的抗原和抗体

血型	红细胞上的抗原	血清中的抗体
A 型		
A_1	$A+A_1$	抗 B
A_2	A	抗 B+抗 A_1
B 型	B	抗 A+抗 A_1
AB 型		
A_1B	$A+A_1+B$	无
A_2B	$A+B$	抗 A_1
O 型	无	抗 A+抗 A_1+抗 B

据调查统计，在我国汉族人群中，ABO 血型的分布情况为：A 型约为 31%，B 型约为 28%，AB 型为 10%，O 型为 31%；而亚型中，A_2 型和 A_2B 型血者极少，分别只占 A 型和 AB 型血人群的 1% 以下。A_1 型红细胞能与 A_2 型血清中的抗 A_1 凝集素发生凝集反应，故输血时也可能引起凝集反应。因 A_2 型和 A_2B 型红细胞抗原性比 A_1 型和 A_1B 型红细胞弱很多，因此在用抗 A 凝集素做血型鉴定时，不易检测到相应抗原，容易将 A_2 型和 A_2B 型误判定为 O 型和 B 型。因此，在临床工作中应注意 A 亚型的存在。

② ABO 血型的遗传特性：血型是先天遗传的，人类 ABO 血型系统的遗传由 9 号染色体（9q34.1~q34.2）上的 A、B、O 3 个等位基因控制。人体内一对染色体上只可能出现 A、B、O 3 个等位基因中的两个，分别由父母双方各遗传给子代一个，而它们的组合决定了子代血型的基因型，这两种基因型决定了生成的转糖基酶的种类，转糖基酶决定了表现血型抗原特异性决定簇的寡糖链的组成，即血型的表现型。

3个基因可组成6种基因型，因A基因和B基因为显性基因，O基因为隐性基因，故血型的表现型有4种（表3-6）。血型相同的人，遗传基因型不一定相同。因此根据血型的遗传规律，可以从子女的血型来推断父母的血型。例如，表现型为A型的人，其基因型为AA或AO，若其父血型为A型，则其母血型有可能是A型、B型、AB型或O型；而血型分别为A型和B型的父母则完全可能生下O型表现型的子女，但O型血的子女却不可能有AB型血的父母。虽然从血型上可以推断亲子关系，但在法医学上根据血型来判断亲子关系时，只能做出否定的判断，而不能做出肯定的判断。

表3-6 ABO血型的表现型和基因型

表现型	基因型
A	AA、AO
B	BB、BO
AB	AB
O	OO

(2) Rh血型系统

① Rh血型的分型：1940年兰德斯泰纳（Landsteiner）和威纳（Wiener）把恒河猴（Rhesus Macacus）的红细胞重复注射入家兔体内，引起家兔血清中产生抗恒河猴红细胞的抗体（凝集素），再用含这种抗体的血清与白种人的红细胞混合，发现约有85%的白种人的红细胞可被这种血清凝集，表明这些人的红细胞上具有与恒河猴红细胞同样的抗原，故称为Rh阳性血型（Rh-positive blood group）。另有约15%的白种人的红细胞不被这种血清凝集，称为Rh阴性血型（Rh-negative blood group），这种血型系统就称为Rh血型系统（Rh blood-group system）。在我国汉族人口中有99%的人属于Rh阳性血型，只有1%的人为Rh阴性血型。有些少数民族，Rh阴性者比例较大，如苗族为12.3%，塔塔尔族为15.8%等。

② Rh血型的抗原和抗体：Rh抗原只存在于红细胞膜上，不存在于其他组织细胞和体液中，且出生时就已发育成熟。Rh血型系统是红细胞血型中最复杂的一个系统，控制Rh血型抗原的等位基因位于1号染色体上，现在已经发现的Rh抗原有40多种，与临床关系最密切的是D、C、E、c、e这5种，其抗原性的强弱依次排列为D、E、C、c、e，其中D抗原的抗原性最强。因此，通常将红细胞上含有D抗原者称为Rh阳性，而红细胞上缺乏D抗原者称为Rh阴性。

从理论上推断，有3对等位基因C与c、D与d、E与e控制着6个抗原。但实际上未发现单一的抗d血清，因而认为d是"静止基因"，在红细胞表面不表达d抗原。与ABO血型系统不同，Rh血型的人群血清中不存在天然抗体，只有当Rh阴性者接受了Rh阳性的血液后，才会通过体液免疫产生抗Rh的免疫性抗体，即抗Rh凝集素，称为免疫性抗体。因此，Rh阴性的受血者第一次输入Rh阳性血液后，一般不会产生抗原-抗体反应，但会产生抗Rh抗原的抗体；在第二次再输入Rh阳性血液时，就会发生抗原-抗体反应，输入的Rh阳性红细胞即被凝集而溶血。所以在临床上给患者重复输血时，即便是同一供血者的血液，也要严格进行交叉配血试验。

二、凝血

1. 止血的一般机制

止血系统由血管、血小板和血浆凝血系统组成，包括纤维蛋白溶解因子及其抑制剂。当血管受伤时，3种机制在受伤部位局部发挥作用以控制出血：①血管壁收缩，②血小板黏附和聚集（血小板栓形成），③血浆凝固形成纤维蛋白凝块。这3种机制均对正常止血至关重要。异常出血通常由这3种机制中的一种或多种缺陷引起。为了更好地了解病理性出血的发病机制，通常将止血分为两个阶段，即一次止血和二次止血。一次止血是用于血管壁损伤时瞬间形成栓塞的术语，通过血管收缩、血小板黏附和聚集实现。在此阶段止血不需要形成纤维蛋白。然而，一次止血只是暂时有效，除非二次止血加强了血小板，通过形成稳定纤维蛋白凝块而堵塞，否则出血可能再次开始。最后，纤维蛋白溶解系统内的机制导致纤维蛋白凝块溶解并恢复正常血流。

当血管受损时，胶原蛋白暴露在外，血小板迅速开始附着在血管上。血小板在血管壁首次受损时，暴露在外的胶原蛋白和内皮细胞中的化学物质会激活血小板。正常情况下，血管内皮将在胶原基质纤维与循环整合素（与细胞骨架相连的膜受体蛋白）的帮助下黏附在胶原蛋白上。结合激活血小板，使其释放细胞内颗粒的内容物，包括血清素、ADP和血小板活化因子（PAF）。PAF通过激活更多的血小板来建立一个积极的反馈循环。PAF还启动将血小板膜磷脂转化为血栓素A_2的途径。血清素和血栓素A_2是血管收缩剂，它们也与ADP和PAF（TBL）一起促进血小板聚集，最终的结果是血小板堵塞受损的血管壁。

2. 血液凝固的作用

纤维蛋白凝块是凝血或凝血因子的血浆蛋白的多种复杂反应的最终产物。凝血因子大多是丝氨酸蛋白酶的酶原，在血液凝固过程中转化为活性酶。这6种丝氨酸蛋白酶是凝血因子凝血Ⅱ、凝血Ⅶ、凝血Ⅸ、凝血Ⅹ、凝血Ⅺ和凝血Ⅻ的活化形式。字母"a"加上罗马数字（如因子Ⅹa）表示该因子处于激活状态。因子Ⅴ和因子Ⅷ不是酶，而是辅因子，它们被激活后，改变凝血反应的速度。凝血因子的反应发生在磷脂表面。血小板活化后，原本不存在于静息血小板表面的某些磷脂（如磷脂酰乙醇胺、磷脂酰丝氨酸和磷脂酰胆碱）会暴露在血小板表面。这些新暴露的磷脂提供适当的磷脂表面，使凝血因子的反应发生（图3-8）。

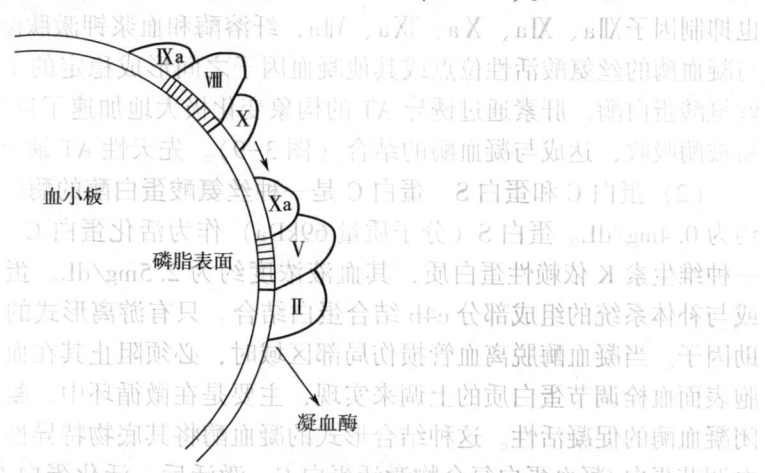

图3-8 暴露在血小板表面的磷脂提供凝血反应的表面

传统上将血浆凝血分为两种不同的途径——内在途径和外在途径。这种对凝血的理解建立在体外相对无细胞血浆系统凝血的研究基础上。然而，这种分裂在体内并没有真正发生，因为因子Ⅶa-TF复合体是因子Ⅸ和因子Ⅹ的有效激活剂。体内血液凝固的主要启动途径是外在系统。关键成分是TF，一种在大多数血管外组织中由细胞表达的固有膜成分。TF并不总是外在的循环系统，但在某些病理条件下，它也表达在内皮细胞和白细胞表面。TF 作为外源性途径的主要血浆成分因子Ⅶ的辅助因子。这两种蛋白质的复合物导致因子Ⅶ活化为因子Ⅶa，然后将因子 X 转化为因子 Xa，这是由内在途径形成的相同产物。如前所述，因子Ⅶa-TF 复合体也激活因子 Ⅸ 到因子 Ⅸa。然而，随着因子 Xa 水平的增加，因子Ⅶa-TF 复合体受到因子 Xa 依赖性 TFPI 的抑制。

内在途径的早期阶段称为接触阶段。这一阶段由因子Ⅻ（接触因子）、激肽释放酶原（prekallikrein）和高分子质量（HMW）缓激肽原进行。在体外接触阶段是由因子Ⅻ结合到带负电荷的表面，如玻璃或高岭土。这导致因子Ⅻa 和缓激肽的形成，以及从 HMW 缓激肽原释放缓激肽。然后因子Ⅻa 激活因子Ⅺ。产生的因子Ⅺa 将因子 Ⅸ 转化为因子 Ⅸa，这一反应需要钙的存在。然后，因子 Ⅸa 与其辅助蛋白因子Ⅷa 在带负电荷的膜表面形成复合物。这种酶复合体，也称为张力酶复合体，将因子 X 转化为因子 Xa。

当外在途径和内在途径均导致 Xa 因子的形成后，凝血途径的后续反应是相同的，称为共同途径。

基于因子Ⅶa-TF 复合体也激活因子 Ⅸ 到因子 Ⅸa 的发现，提出了一种新修订的凝血概念，其中因子Ⅶa-TF 复合体被认为是凝血的主要引发剂，而内在途径被认为是维持凝血反应所必需的。

3. 抗凝剂终止凝血

人血浆中含有许多抗蛋白酶，可抑制大多数活化凝血因子和纤溶酶的活性。这些抑制剂包括抗凝血酶、蛋白 C 和蛋白 S、TFPI 和 PAI 等，均属于丝氨酸蛋白酶抑制剂（serpin），其任务是限制一侧血栓形成和另一侧纤溶。这些抑制剂活性的缺陷或降低可导致血栓形成或高纤溶。

（1）抗凝血酶（AT）　该糖蛋白分子质量为 65kDa，在肝脏中合成，由单个多肽链组成，并随 α2 球蛋白迁移。血浆中 AT 的正常浓度在 18~30mg/dL，它是凝血酶的主要抑制剂，但它也抑制因子Ⅻa、Ⅺa、Xa、Ⅸa、Ⅶa，纤溶酶和血浆钾激肽激酶。它通过在 AT 的精氨酸残基与凝血酶的丝氨酸活性位点或其他凝血因子之间形成稳定的 1∶1 络合物，抑制凝血酶和其他丝氨酸蛋白酶。肝素通过诱导 AT 的构象变化极大地加速了反应，使得反应部位的精氨酸更容易被酶吸收，达成与凝血酶的结合（图 3-9）。先天性 AT 缺乏可能导致静脉血栓的反复发作。

（2）蛋白 C 和蛋白 S　蛋白 C 是一种丝氨酸蛋白酶的酶原，分子质量为 56kDa，血浆浓度约为 0.4mg/dL。蛋白 S（分子质量 69kDa）作为活化蛋白 C 的辅助因子，与蛋白 C 一样，是一种维生素 K 依赖性蛋白质，其血液浓度约为 2.5mg/dL。蛋白 S 以游离形式存在于血浆中，或与补体系统的组成部分 c4b 结合蛋白结合。只有游离形式的蛋白 S 才能作为活化蛋白 C 的辅助因子。当凝血酶脱离血管损伤局部区域时，必须阻止其在血液中自由循环，通过血管内皮细胞表面血栓调节蛋白质的上调来实现，主要是在微循环中。凝血调节蛋白结合凝血酶，从而关闭凝血酶的促凝活性。这种结合形式的凝血酶将其底物特异性从纤维蛋白原改变为蛋白 C。凝血调节蛋白/凝血蛋白复合物激活蛋白 C。激活后，活化蛋白 C 形成复合物，该复合物通过有限的蛋白水解降解因子 Va 和因子Ⅷa，显著减少局部凝血酶的生成。活化蛋白 C 也通过使 PAI-1 失活而增加纤维蛋白溶解。凝血酶生成的下调以及蛋白 C 和蛋白 S 的作用如图 3-10 所示。患有遗传性蛋白 C 或蛋白 S 缺乏症的个体，其血栓发生率更高，凸显了凝血调节蛋白通路在控制凝血酶生成中的生理意义。最近的研究表明，除了缺乏状态外，在因子 V 基因（factor Ⅴ Leiden）点突变的患者中，对活化蛋白 C 的抗凝反应也存在遗传性。由于这种突变

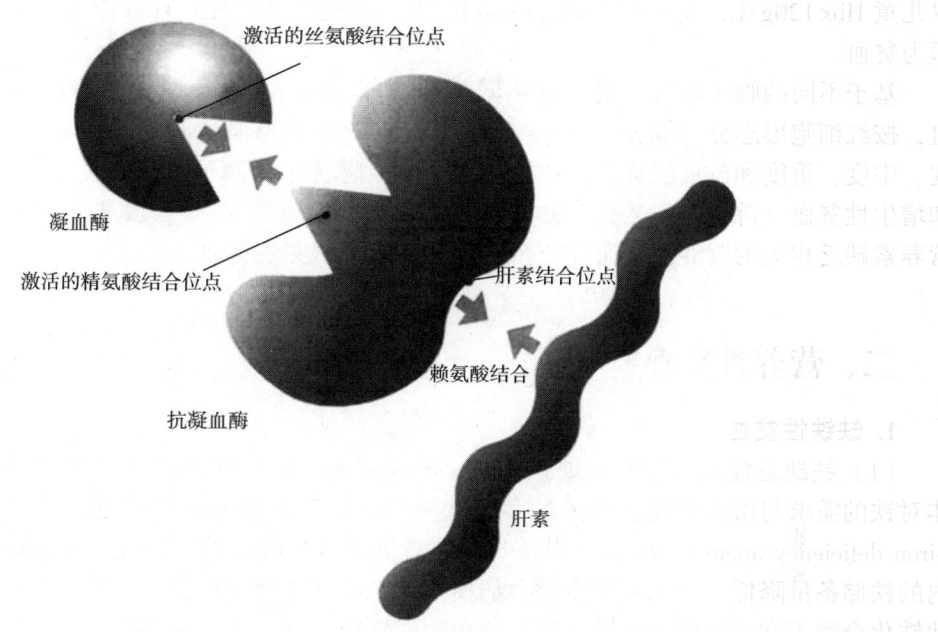

图 3-9 抗凝血酶抑制凝血酶和其他丝氨酸蛋白酶

涉及活化蛋白 C 对因子 V 的切割位点，因此这些个体中的因子 V 对切割具有抗性，从而对活化蛋白 C 控制凝血酶生成的能力具有抗性。

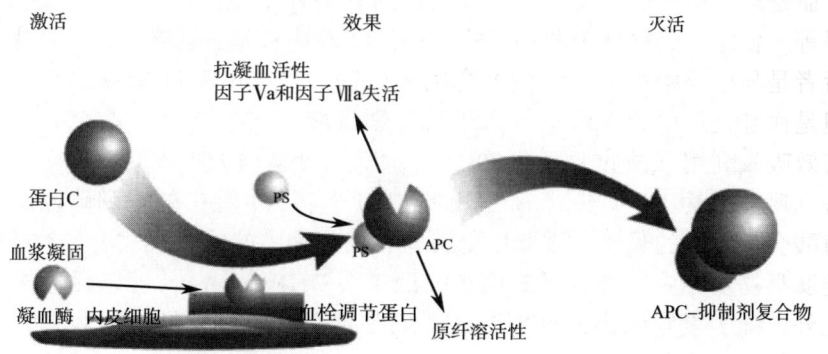

图 3-10 凝血酶生成的下调以及蛋白 C 和蛋白 S 的作用

第四节 营养性贫血与非营养性贫血

一、贫血概述

贫血是指人体外周血红细胞容量减少，低于正常范围下限，不能运输足够的氧至组织而产生的综合征。由于红细胞容量测定较复杂，临床上常以血红蛋白（Hb）浓度来代替。根据世界卫生组织（WHO）制定的贫血诊断标准，在海平面地区，6 个月到 6 岁儿童 Hb<110g/L，6～14

岁儿童 Hb<120g/L，成年男性 Hb<130g/L，成年女性（非妊娠）Hb<120g/L，孕妇 Hb<110g/L，即为贫血。

基于不同的临床特点，贫血有不同的分类，例如，按贫血进展速度分急性贫血和慢性贫血，按红细胞形态分大细胞性贫血、正常细胞性贫血和小细胞低色素性贫血，按 Hb 浓度分轻度、中度、重度和极重度贫血，按骨髓红系增生情况分增生不良性贫血（如再生障碍性贫血）和增生性贫血（除再生障碍性贫血以外的贫血）等。本节根据诱发贫血的原因，将其分为与营养素缺乏相关的营养性贫血和与营养素无关的非营养性贫血。

二、营养性贫血

1. 缺铁性贫血

（1）铁缺乏症及其原因　缺铁（Iron deficiency，ID）是一种常见的营养素缺乏症，当机体对铁的需求与供给失衡，体内贮存的铁耗尽，导致红细胞内铁缺乏，最终引起缺铁性贫血（iron deficiency anemia，IDA）。其临床上表现为三个阶段：第一阶段，血清铁蛋白减少导致体内的铁储备量降低，但无必需铁化合物损失，未出现任何贫血症状；第二阶段，血红蛋白和其他铁化合物正常产生所需的铁缺乏，表现为转铁蛋白饱和水平的降低和红细胞原卟啉的增加，即无贫血症状的缺铁；第三阶段，出现缺铁性贫血症状，伴随着血红蛋白产生量的降低和平均红细胞体积的变化，导致小细胞低色素性贫血，临床表现为苍白和虚弱。当机体严重缺铁时，指甲会呈汤匙状。

缺铁性贫血是最常见的贫血类型，其病因包括铁摄入不足、铁需求量增加、铁丢失过多、吸收利用障碍等。食源性的铁分为两种形式，即血红素铁和非血红素铁，前者主要存在于动物食品中，而后者是与植物中各种蛋白质结合的无机铁。食物中超过85%的铁以非血红素铁的形式存在，但是血红蛋白中的血红素铁对于机体铁供应的贡献更大，占65%以上。血红素铁能够被机体有效吸收利用（吸收率可达20%），而非血红素铁的吸收则取决于一些饮食因素和体内的铁储备（吸收率为1%~7%）。茶和咖啡中的丹宁、牛乳中的钙和磷以及谷物和大豆中广泛存在的植酸会影响铁的吸收，因此以全谷物和豆类为主的饮食模式易导致缺铁。肉类食品中含有的一类肽类物质称为肉类因子或肉鱼禽因子（MHF factor），可以促进机体对非血红素铁的吸收。此外，维生素C的摄入也可以极大地改善对非血红素铁的吸收率，使同一餐食物中吸收的铁增加3倍。

此外，对于月经期的妇女和其他有出血症状的人群，其铁丢失过多也可能导致贫血。正常人维持体内铁平衡需每天从食物中摄铁 1~1.5mg，孕妇、乳妇 2~4mg。处于快速成长阶段的婴幼儿和青少年，机体对铁的需求量很大，每生长 1kg 新组织，需要约 40mg 的铁来合成相关的必需铁化合物；而怀孕的妇女，孕期需要约 1.0g 铁来满足分娩和哺乳需求，若不增加铁摄入量则可能导致缺铁。因此，婴幼儿、青少年和妇女（尤其是孕妇）是贫血的易感人群。

（2）人体铁代谢　人体内铁分两部分：一部分是功能状态铁，包括血红蛋白铁（占体内铁的67%）、肌红蛋白铁（占体内铁的15%）、转铁蛋白铁（3~4mg）、乳铁蛋白、酶和辅因子结合的铁；另一部分是贮存铁（男性100mg，女性300~400mg），包括铁蛋白和含铁血黄素。正常成年男性铁总量为 50~55mg/kg，女性为 35~40mg/kg。正常人每天造血需 20~25mg 铁，主要来自衰老破坏的红细胞，红细胞破坏后被网状内皮系统吸收，而血红蛋白降解为胆色素和铁离子，铁离子进入转铁蛋白池并再循环。

铁吸收部位主要在十二指肠及空肠上段，当机体缺乏铁时，肠黏膜细胞就会增加对膳食中铁的吸收；当机体中富含铁时，吸收减少。这种调控机制，在一定程度上保护机体免受铁摄入过量的危害。吸收入血的二价铁经铜蓝蛋白氧化成三价铁，与转铁蛋白结合后转运到组织或通过幼红细胞膜转铁蛋白受体胞饮入细胞内，再与转铁蛋白分离并还原成二价铁，参与形成血红蛋白。

对于大多数饮食均衡的人，食物中的铁仅有 10%~15% 被吸收。但是，如果铁的供应量减少或对铁的需求量增加（如怀孕期间），吸收率可能会增加好几倍，而当饮食中的铁丰富时，铁的吸收率就会下降。铁调素（hepcidin）是一种由肝脏分泌的多肽类激素，能够通过限制小肠吸收铁和调控身体铁储备释放来帮助调节血液中铁的浓度。血清铁含量丰富会引发铁调素分泌，铁调素水平升高可以抑制贮存铁的释放，并减少肠道对铁的吸收，从而导致血清铁含量下降。反之，血清铁含量较低会抑制铁调素分泌，使得肠道对铁的吸收增加以及贮存铁释放，提高血液中铁的浓度。除饮食中铁的含量，铁调素的表达还受机体铁状况、各种致炎因子、细菌、内毒素和细胞因子等各种因素调节。多余的铁以铁蛋白和含铁血黄素形式贮存于肝、脾、骨髓等器官的单核-巨噬细胞系统，待铁需要增加时动用。人体每天排铁不超过 1mg，主要通过肠黏膜脱落细胞随粪便排出（约 0.6mg/d），少量通过尿、汗液排出，哺乳期妇女还通过乳汁排出。

(3) 铁缺乏症防治　铁需求量较大的婴幼儿、青少年和妇女，应当注重调整饮食结构，从日常膳食中补充铁摄入量。血红蛋白铁含量较高的食物有动物血、动物内脏、肉类食品和鱼类食品等。对于严重缺铁的患者，需通过摄入大剂量的铁来治疗铁缺乏症，每次摄入 60mg 元素铁或 300mg 硫酸亚铁，每天 1 次或 2 次，持续 2~3 个月，长期监测直至血红蛋白水平和铁储备量正常。通常在两餐之间服用，以尽量减少对胃肠道的副作用。摄入的剂量越小或贫血越严重的人，使用这种治疗方法的铁吸收率越高。

(4) 铁中毒　肠道对于铁的吸收利用构成了一个封闭的系统，除了失血之外，几乎没有任何机制可以消除体内多余的铁。健康人的机体会通过控制铁的进入来防止铁过量，肠道细胞会俘获部分铁，并将之固定在细胞膜的外部，当这些细胞脱落的时候，多余的铁就会一起被排出体外。当铁储存满时，铁调素就会发挥作用，减少铁的吸收，防止铁过量。编码转铁蛋白受体的 HFE 基因突变所导致的遗传性血色病患者（大多是高加索人），其体内铁调素信号通路受损，铁调素分泌减少，过量的铁积累在组织中无法排出。

摄入过量的铁会导致铁中毒，主要是会增加体内组织的氧化应激。早期的铁中毒症状包括疲劳、精神压抑或腹部疼痛，如果不及时治疗，这种情况会导致肝衰竭、骨损伤、糖尿病和心力衰竭。此外，机体铁过量时也更易发生感染，因为过量的铁会损害免疫系统，而铁含量高的血液有利于细菌的繁殖。

铁中毒有效的治疗方法包括饮食调理、催吐、洗胃、药物治疗、血液透析等。

2. 其他营养物质与贫血

许多维生素都能够增强铁吸收，或在与红细胞生成相关的 DNA、RNA 和蛋白质的合成过程中作为辅酶发挥作用。缺乏这些维生素可能会导致贫血，包括硫胺素、核黄素、烟酸、吡哆醇、叶酸、维生素 B_{12} 和生物素。叶酸、维生素 B_{12} 缺乏或某些影响核苷酸代谢的药物导致细胞核 DNA 合成障碍所致的贫血称巨幼细胞贫血（megaloblastic anemia，MA），其特点是呈大红细胞性贫血，骨髓内出现巨幼红细胞、粒细胞及巨核细胞系列。由于幼红细胞 DNA 合成障碍，故又称为幼红细胞增殖异常性贫血。叶酸广泛分布于各类绿色植物和动物性食品中，妊娠期的妇女和生长期的青少年对叶酸的需求量增大,需适当补充;维生素 B_{12} 的主要来源是动物性食品,因此长期素食者有缺乏维生素 B_{12} 而患贫血的风险。钴是维生素 B_{12} 的重要成分,也是预防贫血的重要矿物质,先天性转钴蛋白缺乏可导致维生素 B_{12} 输送障碍。表 3-7 展示了部分维生素 B_{12} 或叶酸缺乏引起的贫血相关血液评估指标。

表 3-7 维生素 B_{12} 或叶酸缺乏引起的贫血相关血液评估指标

指标	正常值	缺铁	慢性疾病	维生素 B_{12} 或叶酸缺乏
红细胞/(百万/mm³)	男性 4.6~6.2;女性 4.2~5.4	低	低	低
血红蛋白/(g/dL)	男性 14~18;女性 12~16	低	低	低
血细胞比容/%	男性 40~50;女性 37~48	低	低	低
血清铁/(μg/dL)	60~280	低	低	正常
总铁结合力/(μg/dL)	250~425	高	低	正常
铁蛋白/(μg/dL)	<12	正常	正常	—
低色素性	否	是	轻微	否
小红细胞	很少	许多	少量	很少
大红细胞	很少	很少	无	许多
红细胞分布宽度	高	高	低/正常	很高
红细胞叶酸/(nmol/L)	>360	正常	315~358	<315
血清叶酸/(mg/mL)	>13.5	正常	正常	低(<6.7)
血清维生素 B_{12}/(pg/mL)	200~900	正常	正常	低
平均红细胞体积/m³	82~92	<80	正常	>80~100

此外,铜有助于增强铁的吸收,锌是许多酶所必需的辅因子,包括参与铁稳态及红细胞生成、蛋白质合成的酶,因此也与贫血间接相关。

三、非营养性贫血

导致贫血的非营养性因素包括失血过多、遗传性红细胞疾病、寄生虫和病毒感染、药物诱导的红细胞破坏等。根据引起非营养性贫血的不同原因,本节将其概括为遗传性贫血、感染性贫血、炎症性贫血和医源性贫血 4 大类。

1. 遗传性贫血

遗传性贫血主要与遗传性红细胞膜异常、遗传性红细胞酶缺陷和遗传性血红蛋白异常这 3 种因素有关。红细胞膜蛋白基因异常,可导致膜骨架蛋白缺陷,细胞膜脂质丢失,细胞表面积减少,红细胞变为球形,形成遗传性红细胞增多症(hereditary spherocytosis,HS),在临床上表现为自幼发生的贫血、间歇性黄疸和不同程度的脾大。遗传性红细胞酶缺陷的典型代表是红细胞葡萄糖-6-磷酸脱氢酶(G-6-PD)缺乏症(erythrocyte glucose-6-phosphate dehydrogenase deficiency),该疾病患者体内 X 染色体上的 G-6-PD 基因突变,导致参与红细胞磷酸戊糖旁路代谢的 G-6-PD 活性降低或酶性质改变,红细胞无法产生足够的 NADPH,使得还原型谷胱甘肽(GSH)含量显著降低,在氧化应激作用下细胞膜脂质过氧化,从而诱发了溶血。血红蛋白病(hemoglobinopathy)可分为珠蛋白生成障碍性贫血和异常血红蛋白病两类。前者又称为地中海贫血，是由于珠蛋白链数量异常引起正常血红蛋白合成不足以及过剩的珠蛋白肽链在红细胞内的不稳定聚集。根据受抑制的肽链不同可分为 α、β、δ、δβ 和 γβ 珠蛋白生成障碍性贫血，其中 α 和 β 珠蛋白生成障碍性贫血最为常见，后者与珠蛋白链结构异常有关，通常表现为单个氨基酸替代，在 β 珠蛋白链上最常见，例如，β 珠蛋白链第 6 位谷氨酸被缬氨酸替代会导致镰状细胞贫血。

2. 感染性贫血

在卫生和基础设施差的贫困地区，如撒哈拉以南非洲和东南亚，易感染蠕虫、血吸虫等寄生虫，影响宿主营养吸收及代谢，并引起炎症和失血，从而导致感染性贫血。疟疾是严重贫血的重要原因之一，疟原虫在人体红细胞内寄生繁殖，导致红细胞胀裂。此外，HIV 患者也是贫血的易感人群，HIV 病毒感染可能导致无效红细胞的生成、溶血、失血以及产生药物治疗副作用，从而诱发患者贫血。

3. 炎症性贫血

胃肠道疾病、肾脏疾病等其他各种疾病导致的失血、红细胞生成减少或红细胞破坏、影响铁代谢，能够诱发炎症性贫血，也称为慢性疾病贫血，被认为是慢性疾病患者最常见的贫血类型。

4. 医源性贫血

一些药物产生的副作用可以通过多种途径引发贫血。例如，伯氨喹和呋喃妥因等药物的副作用可引起 G-6-PD 缺乏症患者发生急性溶血性贫血；甲氧苄啶、乙胺嘧啶、柳氮磺吡啶、苯妥英和抗逆转录病毒药物等可干扰叶酸代谢，从而诱发巨幼细胞贫血；异烟肼、氯霉素和利奈唑胺等药物可通过干扰血红素生物合成引起铁粒幼细胞性贫血。

思考题

1. 简述血液的生理功能，并举例说明血液在满足机体营养需求方面如何发挥作用。
2. 红细胞的数量和血红蛋白浓度在不同年龄和性别间有什么差异？解释这些差异的原因。
3. 血小板在凝血过程中的作用有哪些？请列举至少 3 种作用。
4. 简要分析哪些原因可以引起贫血，并从合理膳食的角度对贫血易感人群提出几点建议。

延伸阅读

人类精神的坚实"铁"壁

在新闻报道中，有时会看到这样的内容，即妇女或儿童频繁腹痛干呕，经医生检查后发现，这些人吃进了大量毛发、粉末、土壤等异物，因而引发身体不适。这种对粉笔、生淀粉、土壤和其他不应进食的物质难以控制的咀嚼和吞噬的现象，被称为异食症（pica）。异食症十分危险，根据吞下的异物不同，可能伴有肠梗阻、贫血、缺锌、铅中毒、肠道寄生虫病等不同的并发症。

除了心理失常之外，铁、锌等微量元素缺乏也可能导致异食症。一些铁缺乏症患者会表现出异食症，1978 年山东地区报道了 108 例 2~3 岁患有异食症的幼儿，研究人员认为是缺铁性贫血所致，并且在补充铁剂 1~2 月之后，这些幼儿的异食症状均消失。这也提示，在注重自身心理健康的同时也要注意营养素摄入的均衡，这样才能筑起抵御异食症的铜墙"铁"壁。

事实上，铁缺乏症带来的影响远不止于此（表3-8）。早在缺铁的前期阶段，即未发生贫血时，铁缺乏症就已经影响到人们的精神状况。疲劳、暴躁、注意力分散等这些容易被忽视的小细节，有时候并非心理因素导致，而是铁缺乏症在作祟。一些儿童学习障碍、反应力迟钝、学业不佳，其"元凶"也可能是铁缺乏症。机体缺铁导致血红蛋白数量下降，携氧能力降低，进而影响组织器官供氧，在这种缺氧的状态下，机体就变得"晕晕乎乎"。不过，如果能够及时给予适量的铁剂补充，这些不良精神症状就会很快随之消散。

表3-8 缺铁性贫血的影响

精神症状	精神症状
冷淡、精神萎靡	学习障碍（词汇、认知）
行为障碍	反应力和联想能力差
笨拙	低智商
多动	体力工作能力降低
烦躁易怒	重复性的手脚动作不协调
食欲缺乏	注意力持续时间缩短

注：这些症状不是由贫血引起的，而是由大脑中缺铁引起的。由其他因素导致的更为严重的贫血，如镰状细胞贫血和地中海贫血，患病儿童的智商与没有患贫血症的儿童相比并没有降低。

第四章

血液循环

学习引导

1. 俗话说"人是铁，饭是钢"，人们每天都要摄入食物。身体是如何将食物中的营养转化为能量，并输送到每一个细胞中的呢？答案是依靠人体的血液循环系统。心脏作为这个系统的"泵"，不断地跳动，将血液推送至全身。血液携带着氧气和营养物质，流经动脉、毛细血管和静脉，为身体的各个部分提供必要的能量支持。那么，问题来了：血液循环系统是如何确保血液能够均匀地输送到全身每一个细胞的？心脏是如何实现不断跳动的？它的跳动速度与身体活动有什么关系？

2. 血液循环与心血管疾病这两者之间的关系密不可分。当人体心脏有节奏地跳动时，血液便如同潺潺流水般在全身循环，为每一个细胞带去生命所需的氧气和营养，同时也带走它们产生的废物。然而，当心血管疾病发生时，这一平衡状态被打破，血液循环受到阻碍，可能导致一系列健康问题。心血管疾病，如冠心病、高血压等，不仅影响心脏的健康，还对整个血液循环系统产生深远影响。这些疾病可能导致血管狭窄、硬化甚至阻塞，进而影响血液的流动和供应。在心血管疾病的影响下，心脏可能需要更加努力地工作来维持正常的血液循环，长此以往，心脏的负担逐渐加重，可能导致心力衰竭等严重后果。那么，血液循环和心血管疾病之间究竟有着怎样的联系？为什么心血管疾病会对血液循环产生如此大的影响？在心血管疾病的发展过程中，血液循环系统又会发生哪些变化？

第一节　心脏生理

心脏作为血液循环系统的"泵"，不断地跳动，将血液推送至全身，以维持生命活动的正常进行。心脏生理研究涉及心脏的结构、功能、收缩调节机制、电生理学等多个方面。本节将详细阐述各个方面，并探讨心脏结构与功能、心脏收缩机制、周期及其调节和心脏电生理学特性等。

一、心脏的泵血功能

1. 心脏的解剖结构与泵血功能的关系

人体的心脏可以说是体内最勤奋的器官之一，它终其一生不断地将血液输送到全身。心脏是一个中空的肌性器官，位于胸腔中部偏左，约为个人的拳头大小。它由4个腔室组成：左心房、左心室、右心房和右心室（图4-1）。

（1）心脏的4个腔室　左、右心房是心脏的"接收室"，分别接收来自肺循环和体循环的血液。左心室和右心室是心脏的"泵血室"，分别将血液泵入体循环和肺循环。左心室的室壁明显厚于右心室壁，这是由于左心室需要克服更大的阻力将血液泵至全身。

（2）心脏瓣膜　心脏有4个瓣膜，分别位于心房和心室之间以及心室和动脉之间。这些瓣膜是保证血液单向流动的关键结构。位于左心房和左心室之间的瓣膜称为二尖瓣或称为僧帽瓣；位于右心房和右心室之间的瓣膜称为三尖瓣，统称为房室瓣。位于左心室和主动脉之间的瓣膜称为主动脉瓣，位于右心室和肺动脉之间的瓣膜称为肺动脉瓣，统称为动脉瓣。瓣膜的开闭取决于心脏不同腔室之间的压力阶差：当心房压力高于心室压力时，房室瓣打开，血液流入

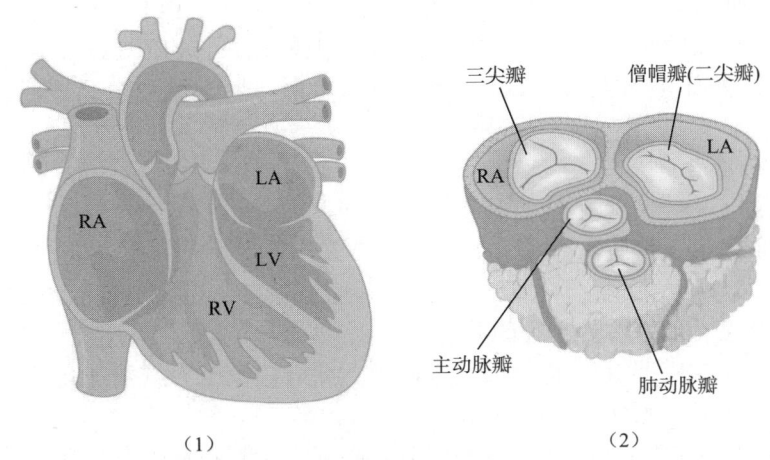

图 4-1 心脏的腔室和瓣膜
LA—左心房　LV—左心室　RA—右心房　RV—右心室
(1) 心脏的腔室；(2) 心脏的瓣膜

心室；当心室压力高于心房压力时，房室瓣关闭。同理，当心室压力高于动脉压力时，动脉瓣打开，血液流入动脉；当动脉压力高于心室压力时，动脉瓣关闭。

(3) 室壁结构　心壁结构由心内膜、心肌层和心外膜 3 层结构组成。心内膜是衬在心脏腔室内部的一层薄而光滑的膜，它与血管内皮相延续，具有防止血液凝固的作用。心肌层是心脏壁当中最厚的一层，由心肌细胞组成，是心脏收缩和舒张的动力来源。心肌层厚度与心脏负荷成正比，左心室的心肌层最厚，右心室次之，心房壁最薄。心外膜是包裹在心脏表面的一层薄膜，它与心包膜脏层相连续，对心脏起保护作用。

(4) 冠状动脉　心脏的供血来自冠状动脉循环，冠状动脉是为心肌提供氧气和营养物质的血管。左右冠状动脉起源于主动脉根部，分别走行于心脏的左右冠状沟内，并分支成更细小的血管，最终形成毛细血管网，分布于整个心肌层。冠状动脉循环对于维持心脏的正常功能至关重要，冠状动脉的阻塞会导致心肌缺氧，甚至引起心肌梗死。

2. 心肌细胞的收缩机制

(1) 心肌细胞的特殊结构　心肌细胞是构成心脏的最基本单位，呈短柱状，具有分支，分支之间相互连接形成复杂的网络结构。心肌细胞之间通过闰盘连接，闰盘是心肌细胞特有的结构，它连接相邻心肌细胞的细胞膜，能够快速传递电信号和化学信号，使心肌细胞同步收缩。心肌细胞内含有丰富的肌丝，肌丝是心肌细胞收缩的结构基础，主要由两种蛋白质组成：肌动蛋白和肌球蛋白。

(2) 兴奋-收缩偶联　心肌细胞的兴奋-收缩偶联是指心肌细胞将电信号转化为机械收缩的过程，具体包括以下步骤。

① 动作电位与 Ca^{2+} 内流：当心肌细胞受到刺激时，细胞膜去极化，产生动作电位。动作电位沿着细胞膜传播，并通过 T 管系统传导至细胞内部。动作电位激活位于 T 管膜上的 L 型钙通道，导致细胞外 Ca^{2+} 内流。Ca^{2+} 诱导 Ca^{2+} 释放是内流的 Ca^{2+} 与肌质网上的 Ca^{2+} 释放通道结合，触发肌质网内储存的大量 Ca^{2+} 释放到细胞质中。

② 肌丝滑行：细胞质内的 Ca^{2+} 浓度升高，Ca^{2+} 与肌钙蛋白结合，解除原肌球蛋白对肌动蛋白结合位点的阻断，使肌动蛋白和肌球蛋白发生相互作用。肌球蛋白头部与肌动蛋白结合，

发生"拉动",使肌动蛋白丝向肌节中央滑动,导致肌丝缩短,引起心肌细胞收缩。

③ 心肌舒张:当细胞外 Ca^{2+} 停止内流,肌质网上的钙泵(SERCA2a)将细胞质内的 Ca^{2+} 重新泵回肌质网,使细胞质内 Ca^{2+} 浓度下降,肌球蛋白与肌动蛋白分离,肌丝恢复到舒张状态,心肌细胞舒张。

3. 心动周期与心音

(1) 心动周期　心动周期是指心脏每收缩和舒张 1 次的循环过程,包括心房收缩期、心室收缩期和心室舒张期 3 个阶段(图 4-2)。

① 心房收缩期:心房收缩,将血液泵入心室。此时心房压力升高,心室压力升高缓慢,房室瓣处于打开状态,动脉瓣处于关闭状态。

② 心室收缩期:心室收缩,将血液泵入动脉。此时心室压力急剧升高,超过动脉压力时,动脉瓣打开,血液快速射入动脉。房室瓣处于关闭状态。

③ 心室舒张期:心室舒张,血液从心房流入心室,此时心室压力下降,低于动脉压力时,动脉瓣关闭。当心室压力低于心房压力时,房室瓣打开,血液从心房流入心室。

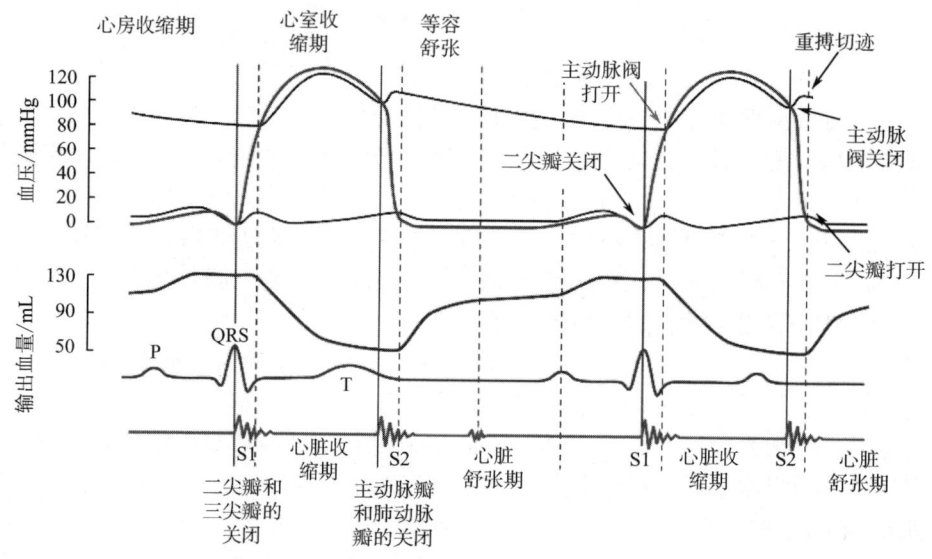

图 4-2　心脏循环的压力变化

(2) 心音　心音是心脏瓣膜开闭和血液流动产生的声音,可以通过听诊器在胸壁听到,包括第一、二、三和四心音。

① 第一心音:心室收缩开始时,房室瓣关闭产生的声音,音调低沉,持续时间较长。

② 第二心音:心室舒张开始时,动脉瓣关闭产生的声音,音调较高,持续时间较短。

③ 第三心音:心室舒张早期快速充盈时,血流由心房急速进入心室的血流突然减速引起室壁振动所产生。音调低,不易听到。

④ 第四心音:心房收缩末期,血液快速流入心室时产生的声音,音调低,不易听到。

4. 心输出量及其调节

(1) 心输出量　心输出量是指每分钟由一侧心室泵出的血液量,是衡量心脏泵血功能的重要指标。心输出量等于心率和每搏输出量的乘积。

① 心率:指心脏每分钟跳动的次数,正常成年人在安静状态下心率为 60~100 次/min。

② 每搏输出量：指心脏每次搏动时由一侧心室泵出的血液量，正常成年人安静状态下每搏输出量为 70~80mL。

（2）心率的调节　心率受多种因素的影响，包括自主神经系统、激素、温度、电解质等。

① 自主神经系统：交感神经兴奋可使心率加快，副交感神经兴奋可使心率减慢。

② 激素：肾上腺素、甲状腺激素可使心率加快。

③ 其他因素：体温升高、血钾浓度升高可使心率加快。

（3）每搏输出量的调节　每搏输出量主要受前负荷、后负荷和心肌收缩力 3 个因素的影响。

① 前负荷：指心室舒张末期容积或压力，前负荷增大，心肌纤维拉伸程度增加，心肌收缩力增强，每搏输出量增加。

② 后负荷：指动脉血压，后负荷增大，心室射血阻力增加，每搏输出量减少。

③ 心肌收缩力：心肌收缩力增强，每搏输出量增加。

心室舒张末期容积（前负荷）与每搏输出量之间的关系符合心功能曲线，指在一定范围内，前负荷增大，每搏输出量也增大，但当前负荷超过一定限度后，每搏输出量不再增加，甚至下降。这反映了心肌的弗兰克-斯塔林（Frank-Starling）机制，即心肌纤维的初始长度与其收缩力之间的关系。

与此同时，心脏输出量也可以通过其他机制来调节。例如，心脏输出量也受到外周循环阻力的影响。当外周阻力增加时，心脏需要更大的力量来泵出血液，从而导致心肌收缩力增加和每搏输出量增加。

总之，心脏输出量是心脏泵血功能的重要指标，它受到心率、每搏输出量、前负荷、后负荷、心肌收缩力和外周阻力等因素的影响。其调节机制包括自主神经系统、激素、温度、电解质等因素。而心功能曲线是研究心脏输出量的一个重要工具，它反映了心肌收缩力与前负荷之间的关系。

二、心脏电生理及其特性

1. 心脏的传导系统与自律性

心脏是人体最重要的器官之一，它通过自身独特的传导系统和自律性，在没有外界神经和体液因素调节的情况下，仍然能够自发地、有节律地收缩，维持着生命活动。心脏的起搏和传导系统由特殊的心肌细胞组成，其中起搏细胞主要包括窦房结和房室结两种类型。

窦房结位于右心房后上方，与上腔静脉开口处相邻。它是一个椭圆形的结构，长 10~20mm，宽 2~3mm。窦房结细胞的形态与普通心房肌细胞差异较大，体积较小，呈梭形或多边形，胞浆中含有较少的肌原纤维和较多的糖原颗粒。这些细胞的特点是自律性强，在静息状态下膜电位不稳定，容易自发去极化达到阈值，产生节律性的自发动作电位。在正常情况下，窦房结以 60~100 次/min 的频率自发产生电脉冲，控制着整个心脏的节律，因此被称为心脏正常的起搏点。

房室结位于右心房和右心室之间的结缔组织中，靠近冠状窦口。它的体积比窦房结小，呈椭圆形或纺锤形，长 5~10mm，宽 1~2mm。房室结细胞的形态与窦房结细胞相似，但自律性较弱，在正常情况下，其自发频率为 40~60 次/min。当窦房结功能受损时，房室结可以作为次级起搏点，维持心脏的基本功能，防止心搏骤停的发生。

从窦房结产生的电脉冲，首先在心房内传导，引起心房肌细胞的去极化和收缩。电脉冲通过房间隔，到达房室结。在房室结处，传导速度明显减慢，形成了房室传导延迟。这种延迟的生理意义在于，使得心房收缩与心室收缩之间存在一定的时间间隔（通常为0.12~0.20s），从而确保心室在心房收缩后能够充盈足够的血液，提高心脏泵血功能的效率。

从房室结出发的电脉冲，进入心室传导系统，依次经过房室束、左右束支和浦肯野纤维，最终到达心室肌细胞，引起心室的快速去极化和收缩。房室束是连接房室结和心室的唯一通路，它起源于房室结，穿过心室间隔膜的中央纤维组织，在膜的左右两侧分别形成左、右束支。左束支较粗，又分为前分支和后分支，分别在左心室的前壁和后壁呈辐射状分布；右束支较细，沿右心室游离壁呈辐射状分布。束支的末梢与心室肌细胞直接相连，形成浦肯野纤维，它们将电脉冲快速传导至心室肌，引起心室的同步收缩。

在整个传导过程中，电脉冲的传导速度是不均匀的。在心房内，传导速度较慢，为0.5~1m/s；在房间间隔和房室结处，传导速度较慢，仅有0.05m/s左右；而在房室束、束支和浦肯野纤维中，传导速度较快，可达1~4m/s。这种传导速度的差异反映了心脏不同部位的结构和功能特点，确保了心脏泵血功能的协调性和有效性（图4-3）。

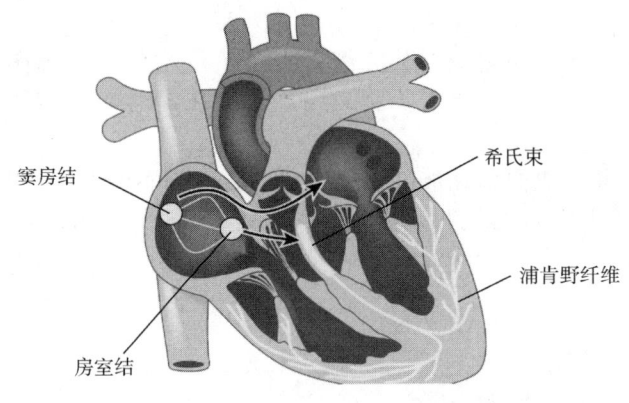

图4-3　心脏的传导系统

2. 心脏动作电位与离子通道

（1）心肌细胞的跨膜电位　心肌细胞静息电位是指细胞内外电荷分布的平衡态下的电位，通常为-90mV左右。

动作电位是指细胞受到刺激后，跨膜电位发生周期性变化的过程（图4-4），包括0期（快速去极化）、1期（快速复极初期）、2期（平台期）、3期（快速复极末期）和4期（静息期）。

① 0期：Na^{2+}通道快速开放，Na^{2+}内流，使细胞膜电位急剧上升至正值，形成快速去极化过程。

② 1期：Na^{2+}通道关闭，K^+通道部分开放，K^+外流，使电位稍有下降，形成快速复极初期。

③ 2期：Ca^{2+}通道开放，Ca^{2+}内流与K^+外流平衡，细胞膜电位基本不变，形成平台期。

④ 3期：Ca^{2+}通道关闭，K^+通道继续开放，K^+大量外流，使电位迅速下降至静息电位，形成快速复极末期。

⑤ 4 期：静息期，Na^+ 泵和 Ca^{2+} 泵将离子转运至细胞外，维持静息电位稳定。

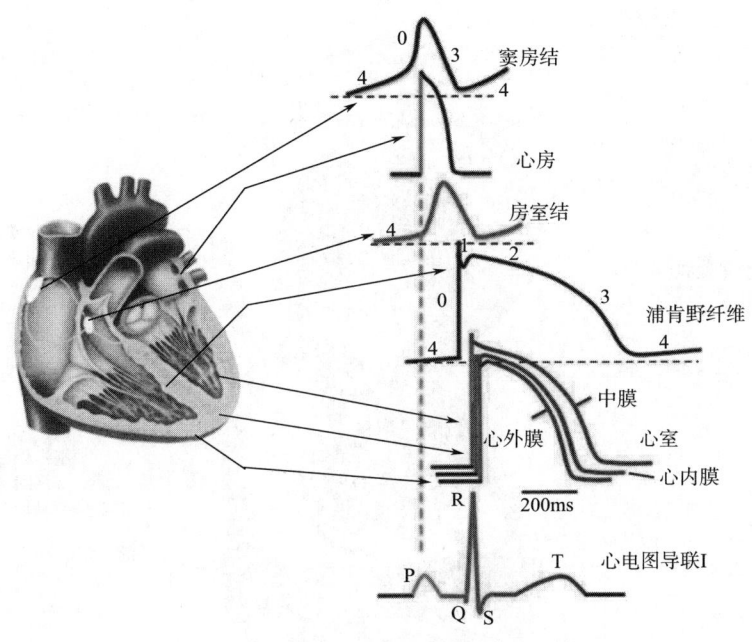

图 4-4 心脏电位

（2）离子通道 主要离子通道包括钠通道、钾通道、钙通道。钠通道在动作电位 0 期快速开放，使 Na^+ 内流产生去极化。钾通道在 1 期和 3 期开放，使 K^+ 外流产生复极化。钙通道在 2 期开放，使 Ca^{2+} 内流维持平台期。

心肌细胞动作电位的形成和维持是一个精细调控的过程，离子通道功能的异常可能导致动作电位的时程和形态发生改变，引起心律失常等疾病。例如，快速钠通道的功能缺陷可能导致布鲁加达综合征（Brugada syndrone）、室性心动过速等；延迟整流钾通道的功能异常可能导致长 QT 间期综合征、短 QT 间期综合征等；而钙通道的功能紊乱则可能引起早后除极化、触发活动等。因此，深入了解心肌细胞动作电位的离子学基础及其调控机制，对于心血管疾病的诊断、预防和治疗具有重要意义。

第二节 血管生理

血管作为人体内的管道系统，负责输送血液至全身各个组织和器官，以维持生命活动的正常进行（图 4-5）。血管生理研究涉及血管的种类、结构、分布、功能以及血流动力学特点等多个方面。本节将详细阐述各个方面，并探讨血管种类与结构、体循环、肺循环、血管弹性与储器作用、血管阻力与血流调节等。

一、血管种类与结构

1. 血管壁的组成及生理作用

血管壁主要由内膜、中膜和外膜组成，而每一层都承担着不同的功能。内膜由内皮细胞构

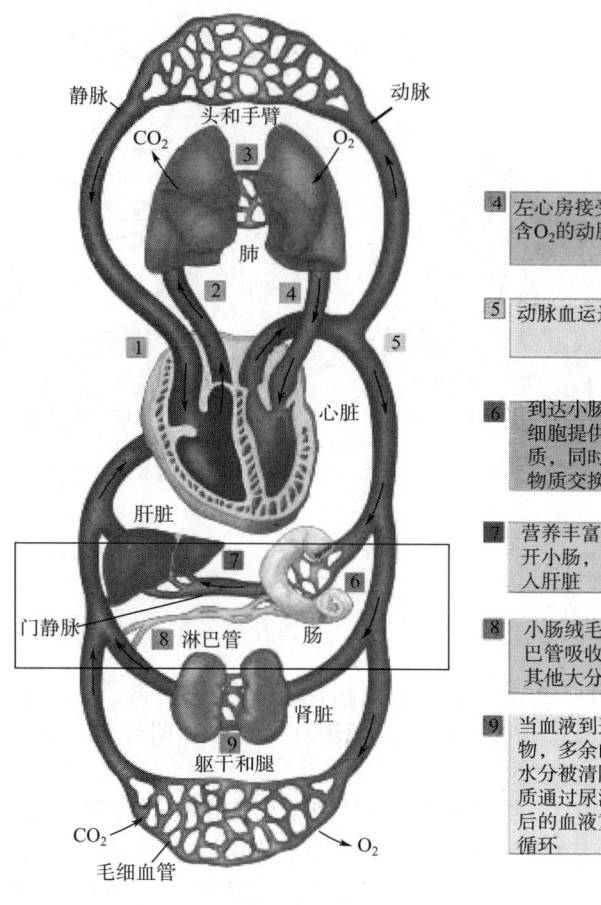

图 4-5 心脏和血管的关系

成,具有调节血管张力、血栓形成和炎症反应等重要功能。中膜主要由平滑肌细胞和胶原纤维构成,对血管的张力和直径调节起着关键作用。外膜则主要提供支持和保护作用。这些不同层次的组成相互配合,确保了血管壁的完整性和功能正常运作。

2. 血管的分类、作用及特征

人体血管主要分为动脉、静脉和毛细血管 3 类。

(1) 动脉 从心室发出后反复分支,越分越细,最后移行于毛细血管的血管,主要负责将富含氧的血液从心脏输送到全身各个部位,具有较厚的管壁和较强的弹性,如主动脉、肺动脉、冠状动脉等,负责输送血液,还参与血压的维持、血流的调节以及内环境的稳态维持等生理过程。

(2) 静脉 起始于毛细血管,末端终止于心房,可分为浅静脉和深静脉。其中浅静脉位于皮下组织中,又称皮下静脉,位置较表浅,透过皮肤在体表易于看见,不与动脉伴行,常走行于浅筋膜内。深静脉位于深筋膜的深面,与动脉伴行,又称伴行静脉。静脉主要负责将血液从身体各部位回流至心脏,管壁较薄,弹性较差。

(3) 毛细血管 毛细血管是管径最细、分布最广的血管,通常呈网状分布,平均直径 7~9μm,为单层细胞血管,呈网状,连接动脉和静脉,是血液与组织细胞之间进行物质交换的场所，血管网分布随器官的结构和功能而异，其是人体血液循环系统中的重要组成部分，在物质交换、组织再生以及维持内环境稳定等方面发挥着关键作用。

3. 血管结构

血管结构主要由内皮细胞、中膜和外膜3层构成。

（1）内皮细胞（endothelial cells） 内皮细胞是衬贴在心血管和淋巴管内表面的单层扁平上皮，也称为内皮，在人体中扮演着至关重要的角色，是构成血管壁的主要细胞之一，并与血管平滑肌细胞和成纤维细胞一起形成完整的血管壁结构。内皮细胞的功能广泛而复杂，包括抗凝和促凝两种特性，首先能够维持血液的正常流动状态，防止血栓形成；其次，内皮细胞能够控制血管舒缩和血流阻力，通过合成和释放多种血管活性物质来调节血管张力，进而维持血压的稳定。此外，内皮细胞还参与血管再生和修复过程，能够增殖并迁移至受损部位，促进血管损伤的修复和再生。

（2）中膜 中膜是血管壁的中层，在大动脉中，中膜主要以弹性膜为主，其厚度相对较厚，平滑肌的含量较少；而在中、小动脉和静脉中，中膜主要由平滑肌组成，其厚度相对较薄。

（3）外膜 外膜是血管壁的最外层，主要由疏松的结缔组织构成，含有较多的成纤维细胞以及少量的胶原纤维和弹性纤维，具有合成和分泌胶原蛋白的能力，有助于维持血管壁的结构稳定。

二、体循环

体循环是指血液由左心室泵出，经主动脉及其各级分支，到达全身各部的毛细血管，再经各级静脉汇集成上腔静脉、下腔静脉流回右心房的循环过程。

体循环的主要特点是路程长、流经范围广，以动脉血滋养全身各部，而将代谢产物和 CO_2 运回右心房。

体循环的具体路径起始于左心室。左心室收缩时，主动脉瓣打开，血液从左心室泵入主动脉。随后，血液流经各级分支，包括大的动脉、动脉分支和毛细血管网，最终到达全身各个组织和器官。在这些毛细血管网中，血液与组织细胞进行物质交换，为组织提供 O_2 和营养物质，同时带走代谢废物和 CO_2。完成物质交换后，血液逐渐汇集成静脉，这些静脉最终汇入上腔静脉和下腔静脉。这些静脉携带经过组织交换后的血液返回右心房，完成体循环的一个周期。

在体循环过程中，心脏起到了泵血的作用，血管系统作为血液的运输通道。同时，血液与组织之间的物质交换也是体循环的关键环节，确保了全身各组织得到充分的 O_2 和营养物质供应，同时将代谢废物及时排出。

体循环对于维持人体的正常生理功能至关重要。它确保了全身各部位都能得到充足的血液供应，满足了组织细胞的代谢需求。同时，通过体循环，身体能够及时排出代谢废物和 CO_2，维持内环境的稳定。

三、肺循环

肺循环是血液循环的一个重要环节。它起始于右心室，血液从右心室流出，通过肺动脉及其分支到达肺毛细血管，进行气体交换，静脉血转变成含氧丰富的动脉血，然后经肺静脉回流入左心房，最终进入左心室。这一循环过程可以被看作是血液由心脏右心室流出，经过肺部毛细血管网，再由静脉流回左心房的过程。

在肺循环中，右心室起到关键的泵血作用，将血液泵入肺动脉。随后，血液流经肺部的各级分支血管，最终到达肺部的毛细血管网。在这里，血液与肺泡中的气体进行交换，静脉血中的 CO_2 排出到肺泡中，同时从肺泡中摄取 O_2，使血液变成富含氧的动脉血。完成气体交换后，含氧丰富的动脉血通过肺静脉回流到左心房。肺静脉与左心房之间通过肺静脉口相连，确保血液能够顺畅地流入左心房。随后，血液进入左心室，为体循环做好准备。

肺循环的主要功能是实现血液与空气之间的气体交换，确保全身各组织细胞得到充分的 O_2 供应，并将代谢产生的 CO_2 排出体外。这一过程对于维持人体的正常生理功能和代谢活动至关重要。如果肺循环发生异常，如肺动脉高压、肺栓塞等，可能导致气体交换障碍，影响全身的 O_2 供应和 CO_2 排出，从而引发一系列临床症状。因此，保持肺循环的健康和畅通对于维持人体健康具有重要意义。

总结来讲，肺循环是血液循环系统的一个重要组成部分，它通过右心室、肺动脉、肺部毛细血管网和肺静脉等结构，实现血液与空气之间的气体交换，为全身各组织细胞提供充足的 O_2，并排出代谢产生的 CO_2。

四、血管弹性与储器作用

1. 血管弹性

血管弹性指血管壁在受到压力时能够伸展和收缩的特性，这种弹性主要由血管壁中的弹性纤维和平滑肌细胞等赋予。血管弹性的维持对血液循环至关重要，它能够使血管在心脏跳动时有效地扩张和收缩，从而确保血液能够顺畅地流动并输送到全身各个部位。血管弹性的丧失或减弱可能导致血液流动受阻，甚至引发高血压、动脉硬化等心血管疾病。因此，保持血管弹性是维护心血管健康的关键。

2. 储器作用

储器作用是指血管（特别是主动脉和大静脉）在心脏舒张期贮存一定量的血液，使心脏收缩期射出的血液在收缩期内继续向远端流动的作用。储器作用是血管系统的重要功能，对维持正常的血液循环具有重要意义。这种作用有助于保持血液流动的连续性和稳定性，特别是在心脏跳动之间的间歇期，能够确保血液仍然流向全身各个组织器官。

血管弹性和储器作用共同维护着血液循环的稳定性和连续性。它们使血液能够在心脏跳动时有效地流动，确保全身各个部位都能得到充足的血液供应。因此，保持血管的良好弹性和储器功能对于维护心血管健康至关重要。

五、血管阻力与血流调节

1. 血管阻力

血管阻力（vascular resistance）是血液在血管系统中流动时所遇到的阻力，其大小主要由血管的口径和长度以及血液的黏滞度等因素决定。血管阻力对于维持正常的血液循环和血压稳定具有重要意义。首先,血管的口径是影响血管阻力的关键因素。当血管口径变小时,血液流动的通道变窄,阻力增大,导致血压升高。相反,当血管口径增大时,血液流动的通道变宽,阻力减小,血压降低。因此,血管的收缩和舒张状态会直接影响血管阻力和血压的变化。其次,血管的长度也会对血管阻力产生影响。在同等条件下,血管越长,血液流动时遇到的阻力越大。然而,人体内的血管系统复杂而庞大,不同部位的血管长度和分支情况各不相同,因此血管长度对整体血管阻力的影响相对较小。

此外,血液的黏滞度也是影响血管阻力的因素之一。血液黏滞度增加时,血液流动的阻力会增大,导致血压升高。而血液黏滞度降低时,阻力减小,血压降低。血液的黏滞度受多种因素影响,包括红细胞的数量和变形能力、血浆的成分和浓度等。血管阻力的变化会对血液循环和血压产生重要影响。当血管阻力增加时,心脏需要更大的力量来推动血液流动,可能导致心脏负担加重和血压升高。长期血管阻力增加还可能引发高血压、动脉硬化等心血管疾病。相反,血管阻力减小有利于血液流动和血压的稳定。因此,维持血管口径的适宜大小和调节血液的黏滞度对于保持血管阻力的正常和血压的稳定至关重要。在日常生活中,保持健康的生活方式,如合理饮食、适量运动、戒烟限酒等,有助于维护血管的健康和降低血管阻力。同时,对于存在血管阻力异常的人群,如高血压患者,应在医生指导下进行针对性的治疗和管理。

2. 血流调节

血流调节是维持人体生命活动正常进行的关键过程,涉及多个复杂的生理机制和影响因素。本节将从血压调节机制、心率影响因素、血管内径变化、神经体液调控、局部组织需求、血流阻力平衡以及血液成分影响等方面,对血流调节机制进行详细的阐述。

(1) 血压调节机制 血压调节机制包括神经系统、体液系统和血管系统的相互作用。神经系统通过调节交感神经和副交感神经的张力来影响血管收缩和舒张,进而调节血压。体液系统通过分泌肾上腺素、去甲肾上腺素等激素来调节血压。血管系统通过血管壁的弹性和血管平滑肌的收缩和舒张来影响血压。

(2) 心率影响因素 心率是血流调节的另一个重要参数。心率的影响因素包括神经调节、体液调节以及自主神经系统的平衡。交感神经兴奋可以增加心率,而副交感神经兴奋会使心率减慢。体液中的肾上腺素和去甲肾上腺素等激素也能调节心率。此外,年龄、性别、运动状态、情绪变化等因素也会对心率产生影响。

(3) 血管内径变化 血管内径的变化是血流调节的重要手段之一。血管内径的变化可以通过血管平滑肌的收缩和舒张来实现。当血管平滑肌收缩时,血管内径减小,血流阻力增加,血流量减少;当血管平滑肌舒张时,血管内径增大,血流阻力减小,血流量增加。这种变化可以根据身体各部位的需求和全身血流的平衡进行调节。

(4) 神经体液调控 神经体液调控在血流调节中起着重要作用。神经系统通过释放神经递质来调节血管收缩和舒张,从而影响血流量。体液系统通过激素的分泌来调节血管张力和血液容量,进而调节血流。神经体液调控的协调作用使得血流能够适应身体各种生理状态和外部环境的变化。

(5) 局部组织需求 局部组织的需求是血流调节的重要因素之一。不同组织在不同状态下的代谢需求不同,因此需要不同的血流量来满足其需求。例如,肌肉在运动时对 O_2 和营养物质的需求增加,因此需要增加血流量;而在休息时,需求量减少,血流量也会相应减少。这种局部组织需求的变化可以通过神经和体液途径传递至血管系统,进而调节血流量。

(6) 血流阻力平衡 血流阻力平衡是维持正常血流的关键。血流阻力主要由血管壁摩擦、血管内径变化、血液黏滞度等因素决定。血流阻力平衡的实现需要血管系统的自动调节和神经体液调控的协同作用。当血流阻力增加时，血管系统会自动扩张以减小阻力；当血流阻力减小时，血管则会收缩以保持适当的阻力。这种平衡保证了血流在全身各部位之间的合理分配。

(7) 血液成分影响　血液成分对血流调节同样具有重要意义。血液中的红细胞数量、血红蛋白浓度、电解质平衡等因素都会影响血液的黏滞度和流动性，从而影响血流速度和阻力。此外，血液中的激素和代谢产物也会影响血管张力和血流量。因此，维持血液成分的平衡和稳定对于保证正常的血流调节至关重要。

第三节　血压

一、血压的基础概念

1. 血压的定义

血压（blood pressure，BP）是指血液在血管内流动时对血管壁产生的侧压力。它是推动血液循环的重要动力，维持组织器官的正常灌注和功能。血压值由两个主要参数组成：收缩压（systolic blood pressure，SBP）和舒张压（diastolic blood pressure，DBP）。

2. 血压的生理意义

血压是维持人体正常生理功能的关键参数之一，血压的生理意义在于维持器官灌注（maintaining organ perfusion）。血压的主要生理功能之一是保证各个器官和组织得到足够的血液供应，从而获得 O_2 和营养物质，排出代谢废物（图4-6）。最新研究强调了血压在脑、心、肾等关键器官的灌注和功能维持中的重要作用。

(1) 代谢调节（metabolic regulation）　血压与代谢健康密切相关。最新的代谢组学研究揭示了血压调节与代谢途径之间的复杂关系。研究表明，血压的波动和异常可以影响葡萄糖代谢、脂质代谢以及胰岛素敏感性。

(2) 神经和激素调节（neuro-hormonal regulation）　血压的调节由复杂的神经系统和激素系统共同完成，包括交感神经系统、肾素-血管紧张素-醛固酮系统（RAAS）和抗利尿激素（ADH）系统。最新研究探讨了这些系统在血压调节中的新发现和潜在治疗靶点。

(3) 系统性健康（systemic health）　血压异常（高血压或低血压）与多种全身性疾病（如心血管疾病、肾病、糖尿病等）有着密切的联系。最新的流行病学研究数据进一步证实了血压管理在预防和治疗这些疾病中的重要性。

3. 血压的分类

图4-7描述了循环系统各部分血压的压力曲线及其类型。

(1) 收缩压（SBP）　收缩压是指心脏收缩时，血液被泵入动脉时产生的最高压力。通常，收缩压反映了左心室的收缩功能和主动脉的弹性。

(2) 舒张压（DBP）　舒张压是指心脏舒张时，血液回流到心脏时在动脉内保持的最低压力。舒张压反映了外周血管的阻力和血管壁的弹性。

(3) 脉压（pulse pressure，PP）　脉压是收缩压与舒张压之差，是心脏每次搏动所产生的压力变化幅度。脉压可用于评估动脉的弹性和心血管疾病的风险。

(4) 平均动脉压（mean arterial pressure，MAP）　平均动脉压是整个心动周期中动脉内的

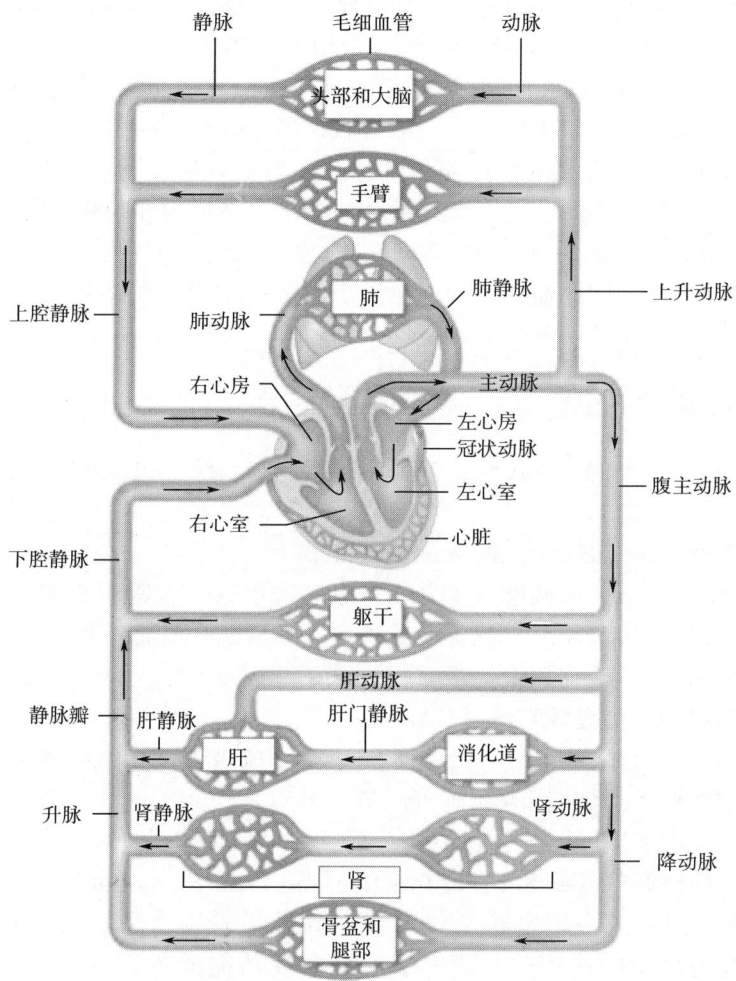

图 4-6 血压的形成

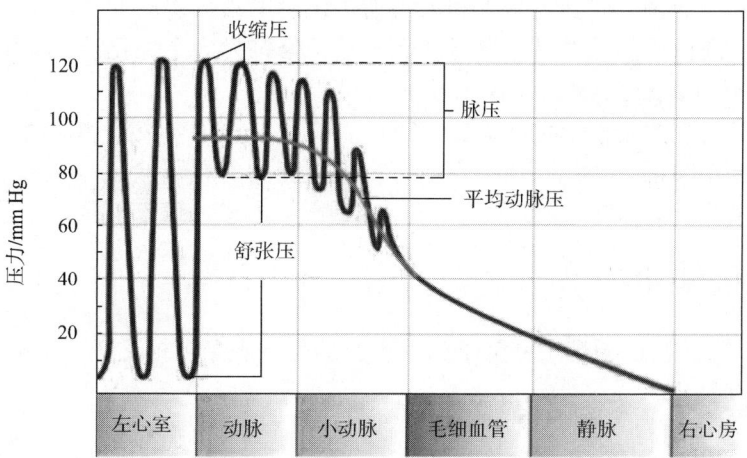

图 4-7 循环系统各部分血压的压力曲线及其类型

平均压力,是评价器官灌注的重要指标。平均动脉压可以通过式(4-1)进行计算。

$$MAP \approx DBP + 1/3(SBP-DBP) \quad (4-1)$$

(5)血压的单位 血压的单位通常为毫米汞柱(mmHg),也可以用千帕斯卡(kPa)表示。1mmHg≈0.133kPa。正常成人的血压一般为收缩压90~120mmHg,舒张压60~80mmHg。

(6)血压的测量部位 常见的血压测量部位为上臂肱动脉,其次是腕部和指动脉。不同部位的血压测量值可能略有不同,但上臂肱动脉的测量结果最为准确和标准。

(7)血压的临床意义 血压的变化可以反映心血管系统的健康状况。高血压和低血压均可能导致严重的健康问题,因此监测和管理血压是预防和治疗心血管疾病的重要措施。

二、血压的调节机制

血压的调节是一个复杂的生理过程,涉及多种机制和系统,包括神经、激素、肾脏功能以及局部血管调节。

1. 交感神经系统(sympathetic nervous system)

交感神经系统通过释放儿茶酚胺(如肾上腺素和去甲肾上腺素)来调节心率和血管收缩,从而影响血压。最新的研究表明,交感神经系统的过度活跃是高血压的重要原因,研究还探讨了交感神经阻滞剂的潜在治疗作用。

2. 肾素-血管紧张素-醛固酮系统(RAAS)

RAAS在血压调节中起关键作用(图4-8)。最新的研究发现RAAS中各组分的复杂相互作用,特别是血管紧张素Ⅱ和醛固酮在血压调节中的双重作用。此外,新的RAAS调节药物,如直接肾素抑制剂,显示出很大的治疗潜力。

3. 内皮功能和局部调节(endothelial function and local regulation)

血管内皮细胞通过释放一氧化氮(NO)等来调节血管张力和血压。最新的研究探讨了内皮功能障碍在高血压中的作用,并研究了改善内皮功能的治疗方法,如NO供体和抗氧化剂。

4. 遗传和表观遗传调控(genetic and epigenetic regulation)

研究表明,血压的调节受多种基因和表观遗传机制的影响。新的基因组学和表观基因组学研究揭示了一些与高血压相关的基因变异和表观遗传修饰,为个性化治疗提供了新的思路。

5. 免疫系统(immune system involvement)

近年来,研究发现免疫系统也在血压调节中发挥重要作用。炎症和免疫反应可能通过影响血管功能和肾脏作用来调节血压,为抗炎治疗提供了新的潜在靶点。

三、血压的测量

血压测量(图4-9)的原理主要基于两个重要的生理现象:柯氏音(Korotkoff sounds)和心脏的泵血机制。

1. 心脏的泵血机制

心脏通过收缩和舒张来泵血进入体循环系统。心脏收缩时,血压达到最高点,即收缩压(也称为上压或高压)。心脏舒张时,血压降到最低,即舒张压(也称为下压或低压)。

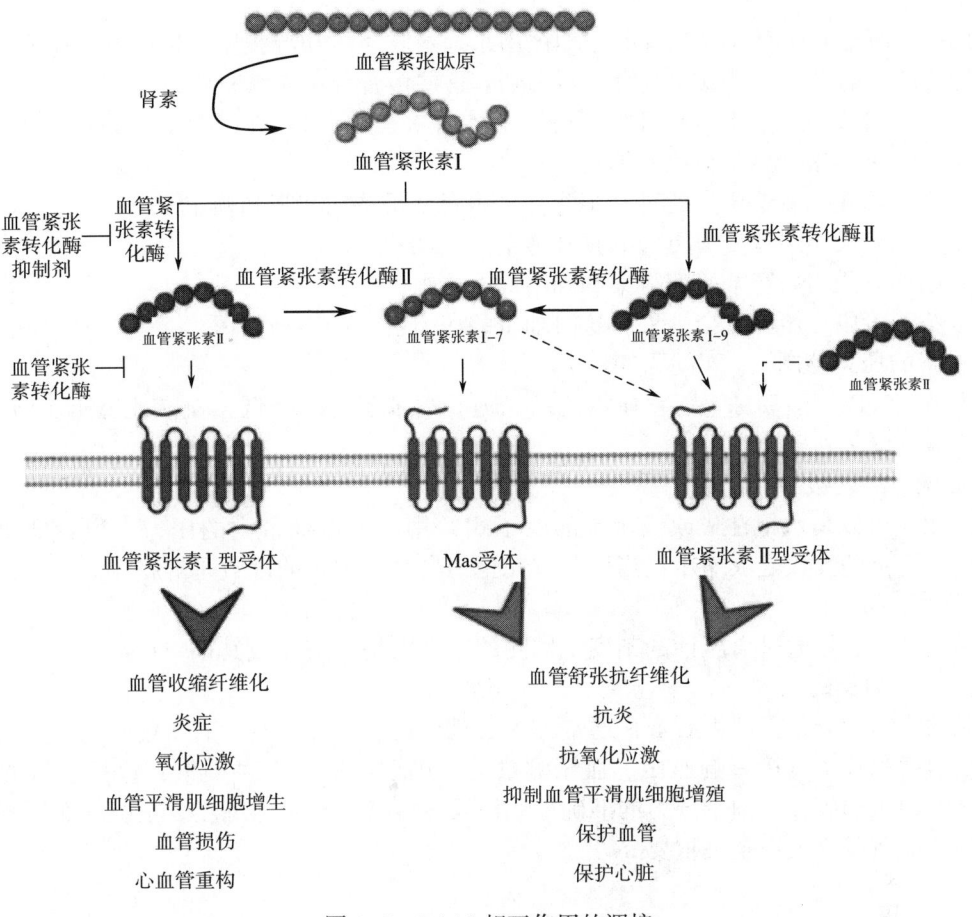

图 4-8 RAAS 相互作用的调控

动脉血压可以用血压计(充气袖带加压力计)和听诊器来测量。所显示的充气压力是指血压为 120/80 的人。

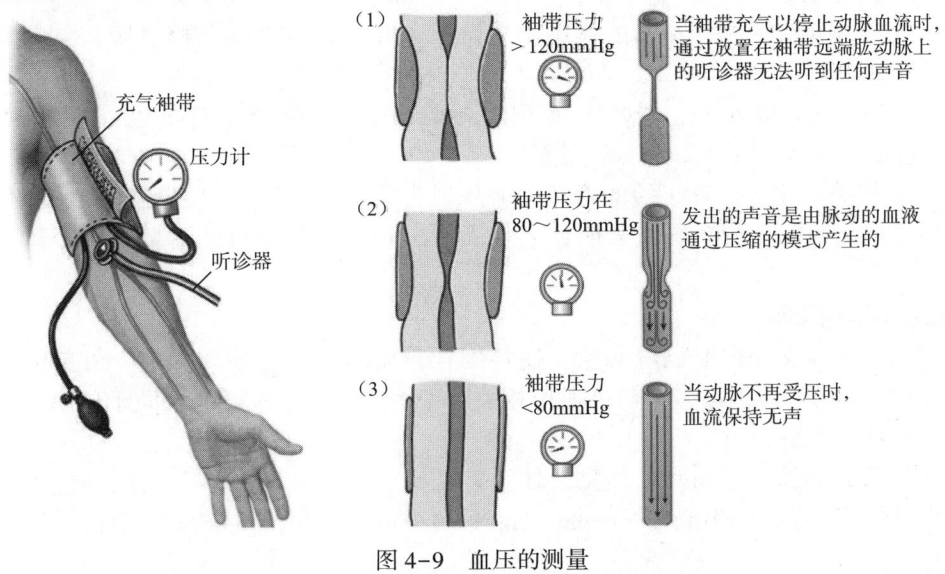

图 4-9 血压的测量

2. 柯氏音

当用袖带测量血压时，柯氏音的原理被用来确定收缩压和舒张压。柯氏音是血流通过被压缩的动脉时产生的声音，可以通过听诊器听到。这些声音分为5个阶段。

（1）第一阶段　当袖带压力开始下降，血液首次能够通过被压缩的动脉时，产生一个快速的"拍打"声，这个声音对应收缩压。

（2）第二阶段　随着压力的进一步降低，声音变得更加清晰和稳定。

（3）第三阶段　声音变得更加响亮和清晰。

（4）第四阶段　声音开始变得柔和和不那么清晰。

（5）第五阶段　声音完全消失，这时袖带的压力已经低于舒张压。

3. 袖带的压力控制

袖带被充气以压迫动脉，阻止血液流动。随着袖带压力的降低，血液能够重新流入动脉，此时听诊器可以听到柯氏音。

4. 血压计的读数

血压计（可以是水银柱式或无水银的电子式）用于测量袖带内的压力。当听到柯氏音的第一声时，记录的读数是收缩压；当柯氏音完全消失时，记录的读数是舒张压。

5. 压力监测

袖带内的压力是通过血压计的刻度来监测的，可以是mmHg或其他单位。

6. 心音与血压的关系

心脏的收缩和舒张会产生心音，通常称为心跳。这些心音与血压的变化密切相关，因为心脏泵血的力度和频率直接影响血压。血压测量的准确性取决于多种因素，包括袖带的正确使用、听诊器的正确放置、袖带压力的准确控制以及测量者的技术熟练度。正确的血压测量对于诊断和治疗高血压等疾病至关重要。

四、血压的正常值及其影响因素

1. 血压的正常值

（1）正常血压定义　根据最新的《中国高血压防治指南（2024年修订版）》，正常成人的血压定义如下。

收缩压（SBP）<120mmHg，舒张压（DBP）<80mmHg，血压在120~139mmHg（SBP）和/或80~89mmHg（DBP）被定义为正常高值。

（2）年龄相关变化　随着年龄的增长，血压通常会有所升高，这是由于动脉硬化和血管弹性降低等原因引起的。最新研究表明，老年人血压管理的目标可能需要根据个体差异进行调整。

2. 血压的影响因素

（1）遗传因素　多项研究已经确认，遗传因素对血压水平有显著影响。最新的基因组关联研究（GWAS）已经识别出多个与高血压相关的基因变异，这些研究有助于理解遗传因素在血压调节中的具体机制。

（2）生活方式和饮食　饮食、运动、体重、盐摄入量、酒精和烟草使用等生活方式因素对血压有重要影响。例如，DASH（dietary approaches to stop hypertension）饮食已被证实可以有效降低血压。

(3) 心理因素　压力、焦虑和抑郁等心理因素也与血压升高有关。最新研究正在探索心理压力如何通过神经内分泌途径影响血压。

(4) 环境因素　空气污染、噪声污染等环境因素也被证实与血压升高相关。研究表明，长期暴露在高污染环境中会增加高血压的风险。

(5) 内分泌因素　激素如肾上腺素、去甲肾上腺素、肾素、血管紧张素和醛固酮在调节血压中起重要作用。最新研究还发现甲状腺功能异常和肾上腺肿瘤等内分泌疾病也会显著影响血压。

五、高血压

1. 定义与分级

高血压通常根据动脉收缩压（SBP）和舒张压（DBP）的测量值来定义。最新的指南提供了具体的血压阈值，以《中国高血压防治指南（2024年修订版）》和《2024欧洲心脏病学会血压升高与高血压管理指南》为例（表4-1）。

表4-1　血压等级分类表

分类	中国		欧洲	
	SBP/mmHg	DBP/mmHg	SBP/mmHg	DBP/mmHg
正常血压	<120	<80	<120	<70
正常高值/升高血压	120~139	80~89	120~139	70~89
高血压	≥140	≥90	≥140	≥90
1级高血压（轻度）	140~159	90~99	—	—
2级高血压（中度）	160~179	100~109	—	—
3级高血压（重度）	≥180	≥110	—	—
单纯收缩期高血压	≥140	<90		
单纯舒张期高血压	<140	≥90		

我国高血压防治指南根据诊室血压升高水平，将高血压分为1级、2级和3级；根据血压水平、心血管危险因素、靶器官损害、临床并发症以及糖尿病和慢性肾脏病等合并症进行心血管危险分层，分为低危、中危、高危和很高危4个层次。

2. 高血压的病因

(1) 遗传因素

① 遗传易感性：研究表明，高血压具有显著的家族聚集性，遗传因素估计占高血压风险的30%~50%。

② 基因变异：特定基因如RAAS相关基因（如*ACE*、*AGT*、*AGTR1*、*AGTR2*）与高血压发生高度相关。全基因组关联研究也识别出多个与高血压相关的基因变异。

(2) 环境因素

① 饮食：高盐饮食、低钾饮食、过量饮酒等均与高血压发生相关。高盐摄入增加血容量和血管阻力，引起血压升高。

② 体重：肥胖是高血压的重要危险因素，体重增加导致胰岛素抵抗、交感神经系统激活

及 RAAS 活性增加。

(3) 生活方式

① 运动不足：缺乏体力活动会导致肥胖、代谢紊乱和血压升高。适度的有氧运动可以帮助降低血压。

② 吸烟：吸烟可导致血管收缩及血压升高，并增加心血管疾病发生风险。

(4) 其他因素

① 年龄：随着年龄的增加，动脉硬化和血管阻力增加，导致高血压发生率升高。

② 性别：男性较女性在中年期更易发生高血压，但绝经后女性高血压发生率增加。

③ 心理压力：长期的心理压力可通过激活交感神经系统和 RAAS 导致血压升高。

3. 高血压的病理机制

(1) 血管功能异常

① 动脉硬化：随着年龄的增加及动脉壁增厚，弹性减弱，导致血管阻力增加。

② 内皮功能障碍：内皮细胞功能受损导致血管扩张功能下降，血管收缩增加。

(2) 神经内分泌机制

① 交感神经系统过度激活：交感神经系统过度激活导致心输出量增加，周围血管阻力增加。

② RAAS 过度激活：RAAS 在血压调节中起重要作用，其过度激活可导致血管收缩、水钠潴留和血压升高。

(3) 肾脏因素

① 水钠潴留：肾脏在调节体液平衡和血压方面起关键作用，水钠潴留可直接导致血容量增加和血压升高。

② 肾血流动力学：肾血流减少和肾小球滤过率下降可引起血压升高。

4. 高血压的危害

(1) 心血管系统的影响　高血压是心血管疾病的主要危险因素之一。长期的高血压导致动脉壁承受持续的压力，进而促使动脉粥样硬化的发展，增加了冠状动脉心脏病、心肌梗死和心力衰竭的风险。

(2) 脑血管的影响　高血压是脑卒中的一个主要风险因素，包括缺血性脑卒中和出血性脑卒中。血压升高导致脑血管受损，增加了血管破裂的风险。

(3) 肾脏功能的影响　高血压对肾脏功能有直接的负面影响，可能导致肾小球损伤和肾单位的减少，最终可能发展为慢性肾病或终末期肾病。

(4) 视力损伤　高血压可能导致视网膜血管的损伤，引起视网膜出血、渗出或视觉障碍，严重时可导致视力丧失。

(5) 认知功能下降　高血压与认知功能下降和痴呆有关。血压升高可能通过影响大脑血流和神经元健康增加认知衰退的风险。

(6) 血管并发症　高血压还可能导致外周血管疾病，影响下肢血流，引起间歇性跛行等症状，严重时可能导致肢体缺血和坏死。

(7) 代谢综合征　高血压与代谢综合征的其他组成部分（如高血糖、高胆固醇和腹部肥胖）有关，增加了心血管疾病和 2 型糖尿病的风险。

(8) 生活质量和经济负担　高血压不仅对患者的身体健康造成影响，还会降低生活质量，并给家庭和社会带来经济负担。

5. 营养对高血压的影响

轻微的高血压也会存在危险，在大部分情况下合适的饮食和体育活动也可以使高血压得到改善。表 4-2 列举了降低血压的生活方式。以下对各方式作具体说明。

表 4-2　降低血压的生活方式

措施	建议	预期收缩压降低
体重减少	保持健康体重（BMI<25）	0.7~2.7kPa/减少 10kg
DASH 饮食计划	采用富含水果、蔬菜和低脂乳制品的饮食，同时减少饱和脂肪酸的摄入	1~2kPa
限制钠摄入	将每天饮食钠摄入量降至 2300mg 以下（盐摄入量<6g）	0.27~1kPa
体育活动	一周多日进行体育活动至少 30min	0.53~1.2kPa
适度饮酒	建议男性和女性的饮酒量为每周纯酒精摄入量低于 100g	0.27~0.53kPa

（1）DASH 饮食法　即消除高血压的饮食法。实验结果表明，富含水果、蔬菜、坚果、全谷物和低脂乳的低脂饮食可以显著地降低血压。除降血压外，DASH 饮食还可以改进血管功能，降低胆固醇总量和 LDL，减少炎症。

（2）控制体重和体育活动　在体重超重的高血压患者中，4.5kg 的减重就会显著地降低其血压。减肥是高血压治疗中最有效的非药物性手段之一，对以药物来控制血压的患者，减肥往往能降低剂量甚至不再服药。

体育活动几乎可以使所有人血压降低，甚至包括那些未患高血压的人。体育活动帮助控制体重，中度或高强度的有氧运动也可直接帮助降血压，如每日 30~60min 的快走或跑步。每天以相对轻松的 10min 为一个时间段，多次锻炼，只要总量达到推荐的时间也对降低血压有效。患有轻度高血压的人如果经常进行有氧锻炼，一般不需服药。

体育活动还会给身体的激素带来有益的变化。它会降低应激激素的分泌，减少压力，从而降血压。体育活动导致水分在体内的重新分布，使得血液易于穿越供应组织的小型血管，在心脏内部也如此。

（3）钠盐和血压　摄入大量的钠盐易致高血压。无论性别和种族、有无高血压、是否进行 DASH 饮食，降低钠盐的摄入量都会降血压。但是，当把 DASH 饮食和限制钠盐综合起来时会起到比二者单独时还要好的降压效果。随着钠盐摄入量的降低，血压逐步降低。

世界卫生组织估计，钠盐摄入量的显著降低可以使因高血压而服药的人数减半，也会大幅减少死于心血管疾病的人数。许多专业人士和机构建议所有人（包括血压正常的人）应适度限制钠盐的摄入。

（4）酒　在适量摄入时，酒精会使血管松弛，从而降低血压，但是过量摄入会升高血压。高血压在酗酒的人中很常见，很明显是由酒精直接引起的。同由其他因素引起的高血压一样，由酒精引起的高血压会导致心血管疾病。而且，即使没有高血压，酒精也会引发卒中。饮酒要合理、适度。建议男性和女性的饮酒量为每周纯酒精摄入量低于 100g。虽然这个定量对血压而言是安全的，但是会增加妇女患乳腺癌的风险。

（5）钙、钾、镁和维生素 C　其他饮食因素也可以帮助调节血压。含足量钙的饮食就是其一，不论对健康的人还是高血压患者，增加钙摄入量往往会降血压。

充足的钾和镁摄入量也同样对降血压有帮助。在膳食中缺少富含钾的蔬菜和水果的地区，高血压发生率较高。反过来，富含钾而低钠的饮食既能预防也能治疗高血压。至于镁，它的不足会引起血管壁和毛细血管壁收缩，导致血压升高。与之类似，足量的维生素有助于维持血压正常而维生素C不足易引起血压升高。还有其他饮食影响血压，咖啡因引起血压的短暂升高，而对维生素D、镉、硒、铅、蛋白质和脂肪对血压的作用正在研究中。

怎样才能确保得到保持正常血压所需的所有营养呢？最好的答案是采取低脂肪的饮食，如大量的水果、蔬菜和低脂乳制品，这样就能摄入所需的养分，与此同时还要限制钠的摄入不过量。但是，如果膳食和体育活动没有达到降血压的目的，降血压药物如利尿剂，会有降低血压的作用。利尿剂促进体液排出，降低总血量，从而起到降血压的效果。有些利尿药物会引起钾的流失，服用此类药物的患者要特别注意每日多补充富含钾的食物。其他的利尿药物则没有这个副作用，不会导致钾的流失。将此两种利尿药物综合利用的处方能够避免患者缺钾。

六、低血压

1. 低血压的定义

低血压（hypotension），医学上称为低血压症或低血压状态，是指动脉血压低于正常范围的情况。低血压通常被定义为：成年人静息状态下的 SBP<90mmHg 或 DBP<60mmHg。

2. 低血压的分类

低血压可以根据不同标准进行分类，包括以下几种。

（1）根据症状

① 无症状低血压：血压低但不引起任何症状。

② 有症状低血压：血压低并且引起症状，如头晕、晕厥、乏力等。

（2）根据持续性

① 持续型低血压：在多次测量中血压持续低于正常范围。

② 间歇型低血压：血压偶尔低于正常范围，可能与特定活动或条件有关。

（3）根据原因

① 原发性低血压：无明显原因，可能与遗传或生理特征有关。

② 继发性低血压：由其他疾病或药物副作用引起。

（4）根据发病机制

① 容量不足型低血压：由于血容量减少，如脱水、失血等。

② 心源性低血压：由于心脏泵血功能不足。

③ 分布性低血压：由于血管扩张导致血液在体内分布不均。

（5）根据活动状态 直立性低血压（orthostatic hypotension，OH），即在站立时血压显著下降，通常在站立后3min内，SBP下降≥20mmHg或DBP下降≥10mmHg。

3. 低血压的病因

低血压是一种常见的临床症状，其病因复杂多样，以下是一些主要方面。

（1）自主神经功能障碍 自主神经功能障碍如糖尿病、自主神经病变和多发系统萎缩（multiple system atrophy，MSA）会影响血压调节，导致体位性低血压（orthostatic hypotension）。

（2）心血管系统疾病　心血管系统疾病如心力衰竭、心肌病和心律失常会导致心输出量减少，从而引发低血压。

（3）内分泌紊乱　内分泌系统疾病如肾上腺功能不全（addison病）、甲状腺功能减退和糖尿病等通过影响体内激素平衡，引起血压下降。

（4）血容量不足　出血、脱水和大面积烧伤等会导致血容量减少，从而引发低血压。

（5）药物影响　一些药物，如抗高血压药物、利尿剂、抗抑郁药、镇静剂和麻醉剂等会导致血压过度下降。

（6）感染和炎症　严重感染如败血症会引起血管扩张和血流重新分布，导致低血压。

（7）营养不良　长期营养不良或维生素缺乏（如维生素 B_{12} 和叶酸）影响血管健康和功能，导致低血压。

（8）遗传因素　遗传因素可能使一些人天生血压较低，这种情况通常无症状且无需治疗。

4. 低血压的症状与体征

低血压可能是无症状的，但也可能会导致一系列症状和体征。

（1）头晕或眩晕（dizziness or lightheadedness）　这是低血压最常见的症状，特别是在从坐姿或卧姿突然站立时。

（2）晕厥（syncope）　严重低血压可能导致短暂的意识丧失，即晕厥。

（3）疲劳（fatigue）　持续的低血压会导致全身乏力和疲劳感。

（4）恶心（nausea）　低血压可能会引起胃部不适和恶心感。

（5）视物模糊（blurred vision）　低血压可导致视物短暂模糊或视野变暗。

（6）注意力不集中（lack of concentration）　血压过低会影响大脑供血，导致注意力难以集中。

（7）皮肤苍白或潮湿（pale or clammy skin）　皮肤可能变得苍白、凉爽和潮湿，尤其是在急性低血压的情况下。

（8）呼吸急促（rapid, shallow breathing）　低血压可导致呼吸频率增加，但呼吸浅快。

（9）精神错乱（confusion）　严重低血压可能影响大脑功能，导致短暂性失去方向感或混乱。

（10）心悸（palpitations）　心脏可能跳动不规律或跳动加速。

5. 低血压的治疗

低血压的治疗研究不断进展，尤其是在个性化治疗和新药物开发方面。最新的治疗如下。

（1）药物治疗（pharmacological treatment）

① 米多君（midodrine）：这是一种选择性 α_1 受体激动剂，经常用于治疗慢性低血压，尤其是体位性低血压。最新研究表明，米多君可以有效提高血压并改善患者的生活质量。

② 氟氢可的松（fludrocortisone）：这是一种盐皮质激素，常用于增加血容量，从而提高血压。近期研究强调了其在低血压治疗中的有效性和安全性。

③ 屈昔多巴（droxidopa）：这是一种前体药物，可以转化为去甲肾上腺素，增加血压。最新的多中心临床试验显示其在治疗神经源性体位性低血压中的显著疗效。

（2）非药物治疗（non-pharmacological treatment）

① 体位管理：包括逐渐改变体位、避免长时间站立、使用弹性袜等，帮助维持血压稳定。

② 饮食调整：增加盐和水的摄入量可以增加血容量，帮助提高血压。最新研究还探讨了

咖啡因对短期提高血压的效果。

③ 运动疗法：适度的有氧运动和抗阻运动被证明能够改善血管功能和血压调节能力。

（3）个性化治疗（personalized treatment） 通过基因组学和代谢组学分析，研究者正在开发针对个体患者的精准治疗策略。这些策略考虑了患者的遗传背景、代谢特征和生活方式因素，以提供最有效的治疗方案。

第四节　心血管系统调节

心血管系统的调节是一个复杂的过程，涉及神经、激素和局部因素的共同作用，以维持血压、血流和心脏功能的稳定。

一、心血管系统调节的激素

神经激素系统在心血管稳态以及心血管病理生理和疾病如充血性心力衰竭、冠状动脉疾病、高血压和慢性肾病中起着关键作用。神经激素激活是导致心血管疾病的重要原因，因此也是治疗心血管疾病的重要靶点。已知激素系统如肾素-血管紧张素-醛固酮系统的激活会导致心脏损伤和功能障碍，进而导致充血性心力衰竭。肥胖也与神经激素激活相关，并与多种血流动力学和代谢因素相关，这些因素增加了心血管和肾脏疾病的风险。除了直接的血流动力学效应外，激素系统的激活还可能通过炎症、氧化应激和线粒体功能障碍等机制引起心血管功能障碍。

以下是几种关键心血管激素的血流动力学效应及其非血流动力学效应。

1. 血流动力学效应

（1）肾素-血管紧张素-醛固酮系统（RAAS）

① 血流动力学效应：RAAS激活导致血管收缩、血压升高和体液潴留。

② 非血流动力学效应：通过促炎因子和氧化应激反应，RAAS激活可导致心肌细胞肥大、纤维化和心功能不全。

（2）肾上腺素（E）和去甲肾上腺素（NE）

① 血流动力学效应：交感神经激活增加心率和心肌收缩力，导致血压升高。

② 非血流动力学效应：长期交感神经激活可导致心脏重构、线粒体功能障碍和增加氧化应激。

交感神经系统通过释放去甲肾上腺素，增加心率（心动过速），增强心肌收缩力，收缩血管（血管收缩），从而提高血压。副交感神经系统通过迷走神经释放乙酰胆碱（acetylcholine），减慢心率（心动过缓），降低心肌收缩力，从而降低血压。

（3）抗利尿激素（ADH）

① 血流动力学效应：ADH增加水的重吸收，增加血容量和血压。

② 非血流动力学效应：长期ADH升高与心脏纤维化和心肌肥大相关。

（4）心房利钠肽（ANP） 血流动力学效应中，ANP由心房分泌，当心房扩张时释放，促进钠和水的排泄，降低血容量和血压。

2. 非血流动力学效应

（1）炎症　激素激活可通过促进促炎细胞因子的释放，增加心血管系统的炎症反应，导致血管内皮功能障碍和心肌损伤。

（2）氧化应激　激素激活增加了活性氧（ROS）的产生，这些ROS会损伤细胞结构和功能，导致心肌细胞的凋亡和纤维化。

（3）线粒体功能障碍　激素激活可损害线粒体的能量代谢功能，导致能量产生减少和心肌细胞功能受损。

二、局部调节

1. 内皮细胞因子

血管内皮细胞分泌各种因子，如一氧化氮（NO）和内皮素（ET）。NO是强效的血管扩张剂，而ET是强效的血管收缩剂。

2. 代谢调节

局部组织代谢产物（如二氧化碳、乳酸和低氧）可以引起血管扩张，提高局部血流量，以满足代谢需求。

三、自身调节

压力感受器反射是指位于主动脉弓和颈动脉窦的压力感受器感知血压变化。当血压升高时，感受器传递信号至中枢神经系统，抑制交感神经活性，激活副交感神经，降低心率和血压。相反，当血压下降时，激活交感神经，增加心率和血管收缩，提高血压。

这些调节机制共同作用，确保心血管系统能够适应身体不同状态下的需求，如运动、休息、情绪变化和疾病状态。

第五节　心血管疾病

心血管疾病（CVD）是心脏和血管疾病的一个类别，包括冠心病、脑血管病、风湿性心脏病和其他疾病。CVD是全球一大死亡原因，4/5以上的CVD患者死亡是由于心脏病发作和中风，其中1/3的死亡发生在70岁以下的人群中。

心脏疾病致命的原因之一是心脏是不具有再生性的人体器官之一。当心肌受损后，如果心脏病发作，心脏的主要修复功能只是形成瘢痕组织，这会导致心脏收缩能力减退，从而引发心力衰竭。

一、动脉粥样硬化

绝大多数形式CVD的患病根源是动脉粥样硬化（atherosclerosis），它是动脉硬化的常见形式。动脉粥样硬化经常起始于软的脂肪条纹沿着动脉血管内壁的积累,特别是在血管分支处;它们逐渐变大、变硬,成为纤维性的斑块(plaques),损伤动脉管壁,降低其弹性,并使血管通道变窄(图4-10)。大多数人到30岁时血管内壁就已形成了一些斑块。

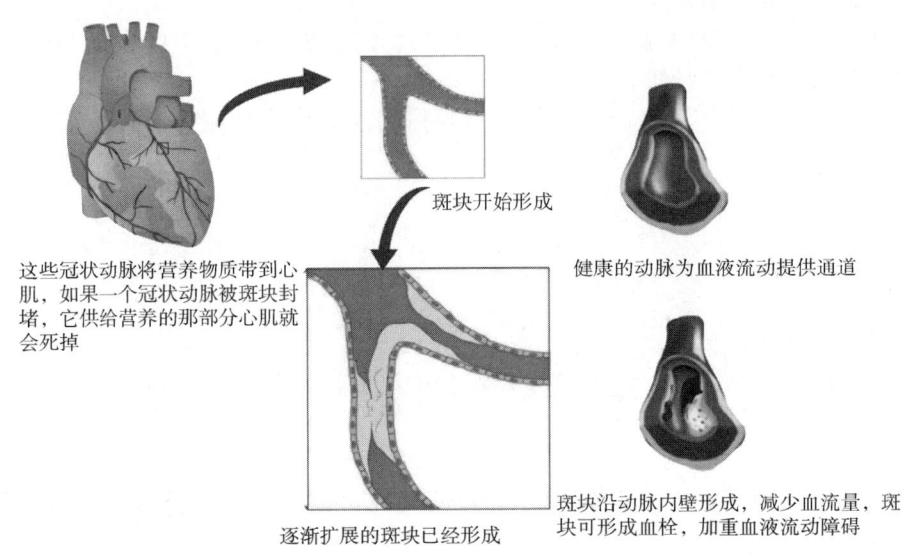

图4-10 动脉粥样硬化中血管斑块的形成

1. 斑块的形成

导致斑块产生及动脉粥样硬化发展的一个主要因素是富含饱和脂肪酸的膳食。但是,动脉粥样硬化远复杂于脂类在动脉内壁上的简单积累,而是动脉对组织损伤和炎症所做的复杂的响应。炎症在动脉粥样硬化发展的所有阶段都起中心作用。

一系列的因素可导致动脉排列的细胞受损,如高水平低密度脂蛋白胆固醇(LDL-C)、高血压、糖尿病、抽烟吸入的毒素、过度肥胖及一些病毒和细菌感染。这种损伤引起炎症反应,引发免疫系统向该处运送白细胞来进行修复。很快,LDL-C 的颗粒聚在血管壁周围,并被炎症反应时产生的大量自由基氧化。大量涌入的白细胞和巨噬细胞试图吞噬和移除这些被氧化的 LDL-C,但是没有起到作用。因为巨噬细胞吞噬氧化的 LDL-C 后变成泡沫细胞,而泡沫细胞自身就成为新的氧化对象和炎症对象,引来更多的免疫细胞。为了修复,动脉管壁的肌细胞增殖,却和泡沫细胞混在一起形成硬的斑块;钙化作用还会促进它的硬化。这个过程不断重复,直到许多动脉血管内壁都被包上了破坏性的斑块。

2. 斑块破裂和血块

斑块一旦形成,动脉壁的突然痉挛或血压的陡然升高可以撕掉斑块表面的纤维性膜的一部分,引起斑块的破裂。有一层薄的纤维外膜和一个大的脂类内核的斑块是不稳定的,最易破裂。当它破裂时,人体以应对受伤的方式作出响应——凝血。

在血液中有一种小的像细胞的物体被称作血小板(platelets),在血管受到损伤时血小板会诱发血块形成。血块在血液中不断地形成并溶解,而当这个过程保持平衡时,血块对身体无害。但是,动脉粥样硬化会破坏这个平衡,因为动脉损伤、动脉斑块和炎症均会诱发血块。

不正常的血块会让人有生命危险。例如，血块一旦形成，会附着在动脉的斑块上，逐渐长大直至切断周围组织的血液供应。这些失去供应的组织会逐渐死亡，被无生理功能的瘢痕组织所取代。静止的血块被称为血栓（thrombus），当它大到可以堵住血管时，就称为血栓形成（thrombosis）。血块也可以游离出来，成为栓子（embolus），随着血液流动，直到遇到一个很窄的血管而不能通过。血块阻塞在血管，称为栓塞（embolism）。依赖于这根血管的组织无法获取氧气和营养素，会很快死亡。这样的血块可能滞留在心脏动脉内，造成部分心肌组织的迅速死亡，导致心脏病发作（heart attack）。血块也可以滞留在脑部的动脉中导致部分脑组织死亡，称为卒中（stroke）。

与血小板凝血作用相反的物质是一种类花生酸，是鱼油中一种有活性的 ω-3 脂肪酸。因此，饮食中缺乏富含这种脂肪酸的鱼类会促使血块的形成，也会从其他方面增高心脏病的风险。

3. 斑块和血压

正常情况下，心脏每搏动一次，动脉就相应地扩张以允许血流脉冲通过，然而被斑块变硬变窄的动脉不能扩张，于是血压升高。而血压升高进一步损伤动脉壁并加大心脏负担。由于斑块更易于在受伤部位形成，所以动脉粥样硬化是一个自我加速的过程。当动脉内的压力增高，血管壁会变得薄弱并膨胀，形成动脉瘤（aneurysm）。动脉瘤可以破裂，如果发生在主动脉（aorta）部位就会引起大出血和死亡。

二、心血管疾病的风险因素

对 CVD 的主要风险因素见表 4-3，其中许多因素也可用来预测卒中的发生。人到中年后，会表现出至少一个风险因素，很多人可能有好几个风险因素。人对自己的风险因素控制得越多，患 CVD 及死亡的概率就越小。

表 4-3　CVD 的主要风险因素

不能改变的风险因素	可以改变的风险因素
年龄增长	血 LDL-C 高/血 HDL-C 低/高血压/糖尿病
性别	肥胖(特别是向心性肥胖)/缺乏体育锻炼
遗传	吸烟/高脂饮食(饱和脂肪酸和反式脂肪酸多,而蔬菜、水果和全谷类食品少)

营养学书籍将注意力集中在饮食策略上是合适的，但饮食并不是唯一的因素，甚至连最重要的因素也算不上。年龄、性别、遗传因素、吸烟和运动情况也都能用来推测发病概率。下面内容阐述这些风险因素，并讨论如何通过饮食和锻炼来预防 CVD。

1. 年龄、性别和遗传因素

在 CVD 的风险因素中，这 3 种主要因素是不能通过选择不同的生活方式来改变的。随着年龄增长而升高的风险反映了在大多数人中动脉粥样硬化随着年龄逐渐发展的事实。但是，相比于年龄增长单一因素，动脉粥样硬化发展的速度更取决于是否有高血压、高胆固醇、糖尿病和吸烟。例如，在 55 岁的男性中，拥有至少两个主要风险因素的人比只有一个或没有风险因素的人有高于6倍的概率在80岁前死于CVD，在同龄的女性中，这个差距是3倍。

性别在一生的很多阶段都能够改变患病风险。对于男性，45岁后年龄增长成为心脏病的主要风险因素；对于女性是55岁。年轻女性容易轻视心脏病的威胁，因为男性死于心脏病发作的年龄比她们小。事实上，CVD是女性的头号杀手。

至于遗传因素，如果直系亲属中（兄弟姐妹或父母）有心脏病早发的病史，那么本人的患病风险将显著增加。家族中发病的人数越多，发病年龄越年轻，本人的患病风险就越大。这些规律似乎提示有基因影响CVD的风险，但是具体的基因关联还在探索之中。在营养基因组学及其相关的CVD风险的领域中，相互关联的各种影响就像一张大网，它们之间的关系是复杂的，而且，在把它们逐个弄清之前，还可能变得更复杂。这其中的很多关联都以血中的脂类为中心。

2. LDL-C 和 HDL-C

低密度脂蛋白胆固醇（LDL-C）和高密度脂蛋白胆固醇（HDL-C）与动脉粥样硬化及心脏病的风险具有重大关联。LDL-C越高，患CVD的风险就越大（图4-11）。相反，HDL-C被认为对心脏起保护作用。表4-4列出了成年人血脂、体质指数和血压的标准。

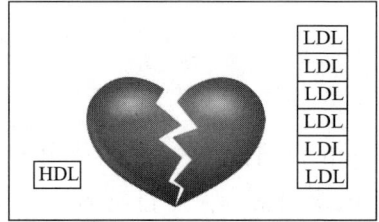
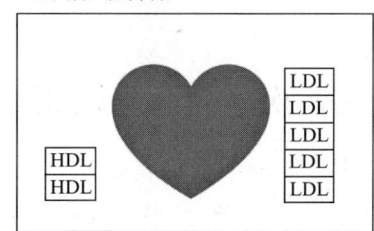

图4-11 LDL、HDL和心脏病风险

表4-4 成年人血脂、体质指数和血压的标准

	血清总胆固醇/(mg/dL)	LDL-C/(mg/dL)	HDL-C/(mg/dL)	甘油三酯空腹/(mg/dL)	体质指数(BMI)①	收缩压/舒张压/kPa
不健康	≥240	160~189②	<40	200~499③	≥30	≥18.7/≥12
边缘	200~239	130~159④	59~40	150~199	25~29.9	16~18.6/10.7~11.9⑤
健康	<200	<100⑥	≥60	<150	18.5~24.9	<16/<10.7

注：① 体质指数（BMI）= 体重（kg）/身高²（m）；
② LDL-C>190mg/dL 表示风险非常高；
③ 甘油三酯>500mg/dL 表示风险非常高；
④ 在130mg/dL，是否需要降低LDL-C的药物，取决于其他风险；
⑤ 这些值表示高血压前期；
⑥ LDL100~129mg/dL 表示接近最优水平。

LDL-C由最易导致动脉粥样硬化的脂蛋白组成。LDL将胆固醇带给细胞，包括动脉内壁的细胞，在那里它可以积累起来，成为动脉粥样硬化的斑块的一部分。LDL-C越少，血压越低,动脉粥样硬化的进程就越慢。在临床试验中,降低 LDL 显著减少了心脏病的发作。据估计,LDL-C 每降低 1%,心脏病的风险也相应地降低 1%。基于此,强烈建议心脏病高危人群降低其 LDL-C,如有必要可以用药物控制。HDL 也运送胆固醇,但是它们是将其从细胞移到肝,回收使用或排出。一般来讲,增高的 HDL 会降低动脉粥样硬化和心脏病的风险。因此,在评估心脏病风险的列表中,如图 4-12 所示,高 HDL 数值有加分作用。

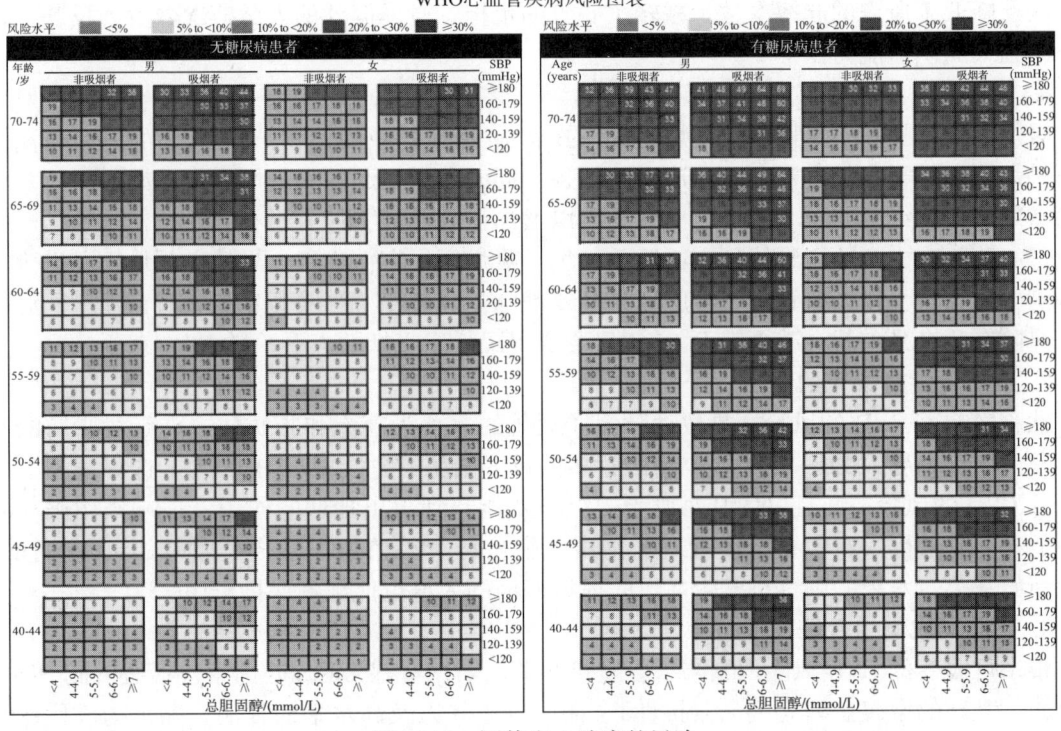

图 4-12 评估患心脏病的风险

对心脏病来讲,不是所有的 LDL 都一样,它们有不同的大小和密度。体积小、密度高的 LDL 通常认为是易导致动脉粥样硬化的。

3. 高血压和动脉粥样硬化相互恶化

高血压和动脉粥样硬化会相互加重病情,形成导致 CVD 恶化的恶性循环。高血压恶化动脉粥样硬化,随着每次动脉供血通过,硬化的动脉已经是处于拉紧状态,而内部的高血压让它受力更多,导致劳损增加,长出更多斑块,进一步削弱血管,使其更易破裂流血。

动脉粥样硬化也恶化高血压。由于硬化的动脉不能舒张,心脏的搏动引起更高的压力。硬化的动脉不能使血液自由地流入肾,而肾是控制血压的器官。肾感知血流减少,作出如同血压太低时的反应,让血压升得更高。血压比正常值高得越多,心脏病和中风的风险就越大。无论男女老幼,高血压和患病风险之间的关系是一致的。

4. 糖尿病

作为所有形式 CVD 的一种主要而独立的风险因素,糖尿病极大地增加患者死于 CVD 的风险。当患有糖尿病时,动脉粥样硬化发展迅速,阻塞血管,降低血液循环。对很多糖尿病患者来讲,未来心脏病发作的风险与没有糖尿病但已有过心脏病发作病史的人大致相同。若同时患有心脏病和糖尿病，情况往往会变得严重。事实上，任何血糖的失控，哪怕只是短暂的，对动脉都可能产生严重后果。很多糖尿病患者还没有意识到，若不控制好血糖，糖尿病对所有的 CVD 都是一个巨大威胁。

5. 体育活动不足

当缺乏常规的体育活动时，包括心脏和动脉肌肉在内的所有肌肉都会变弱，降低心脏应对日常需求的能力。经常的体育锻炼能够增强心脏的供血功能，每次搏动向组织提供的血量升高，因此降低了所需的起搏次数，减轻了心脏的负担。身体健壮的人脉搏次数少，反映了他们的心脏强大的供血能力。

6. 吸烟

吸烟极大地提高了男性和女性患 CVD 的风险。通常，吸烟越多，患 CVD 的风险越高。无论何种烟草中的毒素都会对心脏造成直接损害，同时吸烟引起的高血压会加重心脏负担。因烟雾而缺氧的人体组织要求心脏搏起次数升高以增加血液供氧，加大了心脏的工作量。同时，吸烟使得心脏肌肉本身缺少维持稳定心跳的氧气。吸烟还损害血小板，导致血凝块更易发生。烟草烟雾中的毒素会损伤血管内皮细胞，易导致动脉粥样硬化。当吸烟者戒烟后，他们的心脏病患病风险在几个月内就会减少，而 15 年后会变得跟从未吸烟的人群一样。

7. 致动脉粥样硬化的饮食

饮食影响着 CVD 的风险。易致动脉粥样硬化的饮食为高饱和脂肪酸、高反式脂肪酸和高胆固醇的饮食，导致 LDL-C 升高，摄入过多的反式脂肪酸也会减少 HDL-C。选择适当的饮食能降低 CVD 的风险，而且仅凭其对血脂的影响就能起到超出预期的作用。这一作用归功于饮食中的很多有益因素，包括维生素、矿物质、膳食纤维等植物化学成分以及 ω-3 脂肪酸等。富含新鲜蔬菜、水果的膳食对携带高风险遗传基因的人群也能起到保护作用。

8. 肥胖和代谢综合征

很多可改变的 CVD 风险因素与饮食直接相关。与饮食有关的风险因素包括血中低 HDL-C、高血压、升高的空腹血糖（胰岛素抗性）、向心性肥胖以及高水平的甘油三酯，构成代谢综合征（metabolic syndrome）的一系列健康风险。代谢综合征会引起多种慢性病，提高 CVD 的风险，并导致 2 型糖尿病。引起代谢综合征的原因还不是很清楚，但是向心性肥胖和胰岛素抗性被认为是它的主要症状。

就像与其相关的慢性病一样，代谢综合征会带来炎症，升高血栓的风险。在表 4-5 中列出了代谢综合征的主要症状。肥胖特别是向心性肥胖，能增高 LDL-C、降低 HDL-C，升高血压和促进对胰岛素的抗性。反之，减肥和体育活动可降低 LDL-C、增高 HDL-C，增加对胰岛素的敏感性，从而降血压。

表 4-5 代谢综合征的主要症状（包括 3 种或 3 种以上症状）

序号	症状	序号	症状
1	空腹血糖高	4	血液 HDL-C 低
2	向心性肥胖	5	血液甘油三酯高
3	高血压		

9. 血液甘油三酯水平高

有些心脏病患者，特别是同时伴有糖尿病或过度肥胖的患者，拥有升高的甘油三酯。升高的甘油三酯并不直接引发动脉粥样硬化,因此它不被列为 CVD 的一个独立的风险因素。但是因为它在脂蛋白中所起的作用,它被认为是 CVD 风险的一个重要标志。甘油三酯只是适度升高,极低密度脂蛋白(VLDL)的残余也更易于在血中集聚,它们是极易导致动脉粥样硬化的物质。

三、对降低心血管疾病风险的建议

要降低 CVD 疾病的风险,首先应改变生活方式。要达到这个目的,建议人们参加体育活动、减肥(如有必要的话)、改变饮食、通过戒烟或避免二手烟来减少对烟草烟雾的接触。如果以上生活方式的改变还不能降低 LDL-C 或使血压达到一个可以接受的水平,则需要遵循医嘱服药。表 4-6 总结了降低 CVD 风险的策略。

表 4-6　降低 CVD 风险的策略

项目	具体饮食对策
能量	使能量摄入平衡,通过体育活动防止增重,获得或保持健康体重
饱和脂肪酸、反式脂肪酸和胆固醇	选择瘦肉、蔬菜和低脂乳制品,尽量少摄入反式脂肪酸;将饱和脂肪酸限制在低于总热量的 7%,反式脂肪酸低于 1%,而胆固醇要少于 300mg/d
可溶性膳食纤维	选择富含蔬菜、水果和其他可溶性膳食纤维高的食物
钾和钠	选择钾含量高的水果、蔬菜、低脂乳制品、坚果、全谷物的饮食。选择或烹调食物时少用或不用盐(将钠限制在 2300mg/d 以下)
添加糖	尽量少吃含有添加糖的饮料和食物
鱼和 ω-3 脂肪酸	一周至少有两次食用富含 ω-3 脂肪酸的鱼
甾醇和甾烷醇	选择添加植物甾醇的食物
大豆	选择豆制品,替代动物性食物或含有饱和脂肪酸和胆固醇的乳制品
酒精	建议男性和女性每周饮酒应低于 100g 酒精,为获得最佳健康效果,最好避免饮酒
生活方式	具体对策
体育活动	一周的大多数时间都应参加至少 30min 适度的耐力活动
戒烟	尽量减少暴露于任何形式的烟草和烟草烟雾

1. 降低心血管疾病风险的饮食

高饱和脂肪酸、高反式脂肪酸的食物引起血中高 LDL-C;在食物中减少这两种脂肪酸会降低血中的 LDL-C,减少 CVD 的风险。表 4-7 展示了改变饮食对 LDL-C 的影响。

表 4-7　改变饮食对 LDL-C 的影响

与饮食相关的组成	改变为	可能使 LDL-C 降低
饱和脂肪酸	<热量的 7%	8%~10%
饮食胆固醇	<200mg/d	3%~5%
减体重(如超重)	减 4.5kg	5%~8%
可溶性膳食纤维	5~10g/d	3%~5%

在全球任何地区，如果当地的饮食富含饱和脂肪酸且缺乏鱼类、水果、蔬菜及全谷物，那里人口就会有较高的血中胆固醇，心脏病的发病率也会极高。相反，如果当地食物中的脂肪主要是不饱和脂肪酸，食物中富含鱼类、水果、蔬菜及全谷物食物，血中胆固醇和心脏病发病率通常较低。

除饱和脂肪酸外，对其他食物的选择也很重要。碳水化合物的摄入与心脏病之间的关系还不完全清楚，但是富含精制淀粉和添加糖的饮食会升高血中甘油三酯和炎症标志物，降低HDL-C，因此有可能恶化心脏病。血中甘油三酯高的人如果用全谷物或蔬菜来代替精制淀粉和糖会对改善血脂有帮助。

富含 ω-3 多不饱和脂肪酸的鱼油具有减轻炎症、降低甘油三酯、预防凝血以及其他作用，可以降低因心脏病和中风而突然死亡的风险。

2. 其他饮食因素

一种很有潜力的物质是植物固醇，它已被添加于某些人造奶油、橘汁和其他食物中；当其他的生活方式改变不足以显著降低血中胆固醇时，权威机构建议使用它。

植物固醇阻断胆固醇的肠内吸收，其效果可以跟某些降 LDL-C 的药物一样强力。但是添加植物固醇的食物价格不菲，而且需要注意，植物固醇也可能会减少食物中其他有益植物化学物质的吸收。

当饮食中的主要蛋白质都来自大豆时，血中 LDL-C 也会稍微降低，但是取得这个效果所需的每日大豆摄入量事实上很多人都没有达到。尽管如此，摄入有利心脏健康的大豆、模拟肉类的大豆蛋白产品以及豆浆还是会带来相关益处。

虽然健康饮食和体育活动不是人们所期望的达到心脏健康的捷径，它们却是增进健康的一个强有力而又安全的组合。从推荐的饮食和体育活动的疗法中获得保护，通过每个小改变，所发挥的效果加合在一起有益于整体、能拥有正常的血压和低 CVD 患病率。

思考题

1. 心脏在血液循环中起什么作用？解释心脏的左右心房和左右心室的功能。
2. 血液流经动脉和静脉的路径是怎样的？为什么动脉壁比静脉壁更厚、更有弹性？
3. 当我们进食后，消化系统分解的营养物质如何通过血液循环输送到身体各个部位？
4. 高血压是如何形成的？长期高血压对心脏和血管有哪些影响？
5. 动脉粥样硬化会如何影响动脉血管？这种疾病会引起什么样的严重后果？
6. 神经系统和内分泌系统如何共同调节血压和心率？交感神经和副交感神经在应激反应中的作用是什么？
7. 规律的体育锻炼如何改善心血管健康？为什么运动员通常有更低的静息心率？

延伸阅读

在未发觉之时早已生根的"隐患"——心脏病的发展

在青春期的时候，很多孩子的冠状动脉中就会有脂肪条纹。到成年早期的时候，那些引起心脏病和卒中的动脉病变就可能已经形成了。

相关研究还在进行中，不过初期结果表明那些在成年后更容易发展为心脏病的孩子们经常是不爱动的而且患有躯干性肥胖的；他们还可能患有糖尿病、高血压以及血中 LDL-C 过高。青少年如果吸烟，危害就会大大增加。

儿童时期过高的 BMI 不能完全预测成年后患心脏病的危险。很多儿童时期超重的孩子长大以后体重与患病概率都正常。不过，专家们还是建议对 6 岁以上的儿童进行肥胖检查，而那些肥胖的儿童需要进行治疗，包括对饮食、运动和行为改变的集中咨询。

"隐患 1 号预警"——高胆固醇血症

肥胖，尤其是向心性肥胖通常与高血脂同时出现。当孩子成长为青少年，他们经常会选择富含饱和脂肪酸的食物，且他们的血液中的胆固醇水平也会上升。此外，与那些积极进行体育活动的人相比，久坐少动的儿童和青少年 HDL-C 较低，LDL-C 和血压都较高。儿童和青少年（2~19 岁）的胆固醇水平如表 4-8 所示。

表 4-8 儿童和青少年的胆固醇水平

疾病风险	总胆固醇/(mg/dL)	LDL-C/(mg/dL)
可接受	<170	<110
临界值	170~199	110~129
高风险	≥200	≥130

家族史有时预示着高胆固醇血症。如果父母和爷爷奶奶被早期心脏病所困扰，那么很可能孩子的血脂也会比正常值偏高，并且会持续一生。所以，有些专家建议对 9~11 岁的青少年进行统一的胆固醇测试。那些患有糖尿病、超重和饮食中含有过多饱和脂肪酸的儿童和青少年患高胆固醇血症的概率更高。

"隐患 2 号预警"——高血压

儿童和青少年中的高血压也是一个问题，因为这是高血压的发病初期的征兆。儿童时期的高血压如果不经过治疗，就会随着时间逐渐恶化，加速动脉粥样硬化的发生。成年人使用的简单的表格并不适用于儿童高血压的诊断，因为在诊断儿童高血压的时候必须同时考虑年龄、性别和身高的因素。

患有高血压的孩子如果开始进行有氧运动就会有显著的改进而且也会在长高的同时维持体重不变（成长中逐渐适应他们的体重）；限制盐的摄入也能够使大多数儿童和青少年的血压立刻降低。

第五章

呼吸

学习引导

1. 通过呼吸运动，O_2 进入体内，有机物与 O_2 进行化合反应，生成水、CO_2 和能量，从而维持正常的生理功能。机体与外界环境之间的气体交换过程称为呼吸（respiration）。呼吸是维持机体正常生命活动、保持内环境稳定的基本生理功能之一，一旦呼吸停止，生命也将终止。

2. 呼吸的全过程由3个相互衔接并且同时进行的环节组成，即外呼吸、气体在血液中的运输和内呼吸。外呼吸包括肺通气（肺与外界空气之间的气体交换过程）和肺换气（肺泡与肺毛细血管之间的气体交换过程）；气体在血液中的运输是由循环血液将 O_2 从肺运输到全身组织以及将 CO_2 从组织运输到肺的过程；内呼吸是血液与组织、细胞之间的气体交换过程，也称为组织换气，有时也将细胞内的生物氧化过程包括在内。

3. 有花生过敏史的患者在吃了涂有花生酱的面包片后，感到呼吸困难、大汗淋漓、只能端坐、不能平卧，这是肺的哪一项生理功能受到影响导致的？

4. 一群年轻人在室内密闭环境围炉煮茶和烧烤，不一会儿，有些人感到头痛、头晕、耳鸣、眼花、恶心、呕吐、四肢无力，又过了一会儿出现了面色潮红、多汗、走路不稳、意识模糊、困倦乏力等症状，送到医院的时候发生了肺水肿、意识障碍、昏迷，这些症状的产生与气体在血液中的运输机制有何关系？

第一节 呼吸系统组成与结构

呼吸系统（respiratory system）由呼吸道和肺两部分组成（图5-1）。呼吸道包括鼻、咽、喉、气管和各级支气管，临床上常将鼻、咽、喉称为上呼吸道，把气管和各级支气管称为下呼吸道。肺是进行气体交换的器官并兼有内分泌功能，由肺实质（支气管树和肺泡）和肺间质

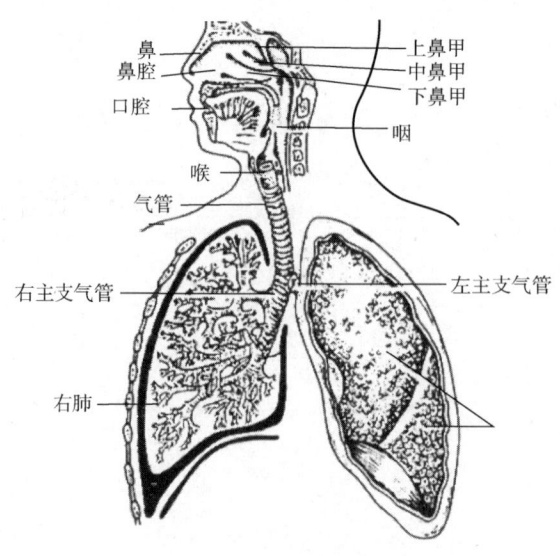

图5-1 呼吸系统全貌

(结缔组织、血管、淋巴管和神经等）组成。

一、呼吸道

1. 鼻

鼻（nose）由外鼻、鼻腔和鼻旁窦3部分组成。它是呼吸道的起始部，也是嗅觉器官。鼻腔和鼻旁窦在发音中还有共鸣作用。

鼻尖两侧呈弧形隆突的部分为鼻翼，当呼吸困难时，可出现鼻翼扇动。鼻腔由骨和软骨围成，内面衬以皮肤和黏膜。鼻腔外侧壁自上而下有3个鼻甲突向鼻腔，分别称为上鼻甲、中鼻甲和下鼻甲。鼻旁窦是鼻腔周围颅骨内的一些空腔，即骨性鼻旁窦，衬以黏膜而成，共有上颌窦、额窦、筛窦和蝶窦4对，分别开口于上鼻道、中鼻道。急性或慢性鼻炎、鼻中隔偏曲、中鼻甲肥大、过敏性鼻炎可引发鼻旁窦炎症，也称鼻窦炎，是一种由病毒、细菌或真菌引发的鼻窦感染，且是一种常见的鼻科疾病。鼻窦炎根据时长可分为急性鼻窦炎和慢性鼻窦炎，常见症状包括鼻塞、流脓涕、头痛以及嗅觉减退甚至丧失。鼻窦炎可能存在的并发症包括引发咽部、扁桃体以及下呼吸道等部位的炎症，甚至引发眼部并发症或颅内并发症，导致视力下降甚至失明的严重后果。下鼻道的前方有鼻泪管的开口，因此人痛哭的时候会"涕泪俱下"，鼻泪管堵塞会导致出现溢泪或流泪不止等症状。

鼻黏膜依结构和功能不同分为两区。呼吸区范围较广，正常情况下呈淡红色，表面光滑湿润，上皮有纤毛，含有丰富的血管和鼻腺，对吸入的空气有加温和湿润作用。嗅区分布于上鼻甲内侧面和与其相对的鼻中隔部分，呈苍白色或淡黄色，内含感受嗅觉刺激的嗅细胞。

2. 喉

喉（larynx）既是呼吸的通道又是发音的器官。它是以不成对的甲状软骨、环状软骨、会厌软骨和成对的杓状软骨为支架，借关节、韧带和肌连接，内面衬以黏膜而成的管道（图5-2）。甲状软骨最大，它的中部上端向前突出称喉结。喉位于颈前部正中，上端为会厌上缘，下端接续气管，后方为咽，两侧为颈部的大血管、神经和甲状腺侧叶。

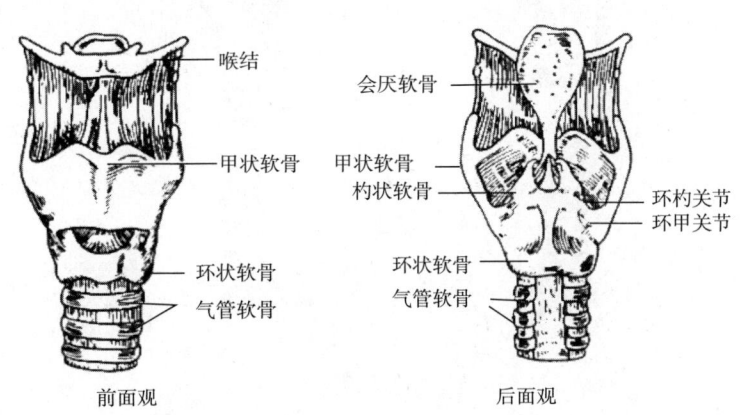

图5-2 喉软骨及其连接

喉腔上经喉口通向咽的喉部，下续于气管腔（图5-3）。喉腔黏膜与咽和气管的黏膜相延续。喉口朝向后上方，是喉的入口。吞咽时喉上提，会厌软骨盖住喉入口，防止食物进入气管。喉腔下方1对黏膜皱襞称声襞。位于两侧声襞之间的窄裂，称为声门裂，是喉腔最狭窄的部位。

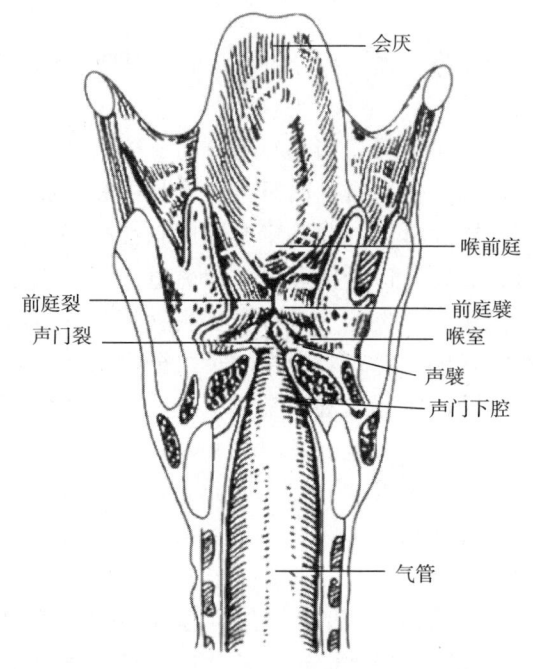

图5-3 喉的冠状切面

3. 气管及支气管

气管（trachea）为富有弹性、后壁略平的圆筒形管道（图5-4），位于食管前方，成人长11~13cm，由14~17个缺口朝后、呈C形的气管软骨环以及连接各环之间的结缔组织和平滑

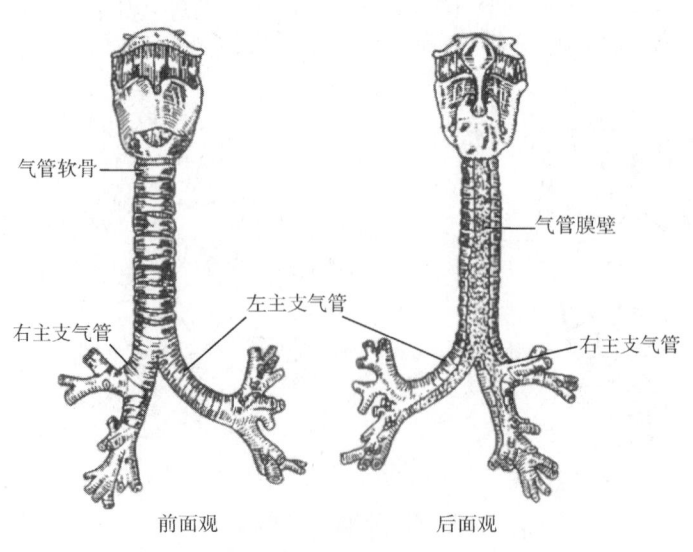

图5-4 气管及支气管

肌构成，气管内面衬以由假复层纤毛柱状上皮构成的黏膜，气管的后壁缺少软骨，由弹性纤维和平滑肌封闭，称为膜壁。由于气管软骨支架的作用，使管腔保持开放状态，以维持呼吸功能的正常进行。

气管在隆突处分为左、右主支气管。其中右主支气管较左主支气管短，粗而陡直，所以气管异物多坠入右侧。两主支气管再分支为肺叶支气管，进入肺内后再反复分支为各级支气管。

二、肺

肺（lung）是与外界进行气体交换的器官，由肺内各级支气管及无数肺泡组成。同时，肺还具有内分泌的功能。

1. 肺的位置和形态

如图 5-5 所示，左、右两肺位于胸腔内，纵隔的两侧，膈的上方。肺表面为脏胸膜所被覆，光滑润泽。幼儿新鲜肺呈淡红色，随年龄的增长，由于不断吸入空气中的尘埃、炭末等颗粒，沉积于肺，肺的颜色逐渐变成灰色或深灰色，并混有许多黑色斑点。

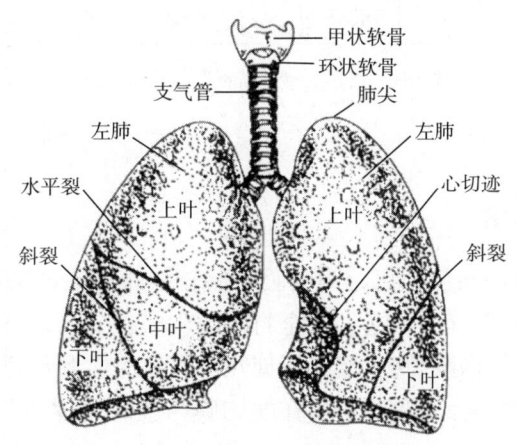

图 5-5 肺的外形

肺内含有大量的空气及弹性纤维，质软而轻，富有弹性，相对密度小于 1，可浮于水中。胎儿和未经呼吸过的新生儿肺，其内不含空气，相对密度大于 1，入水下沉，法医借此鉴别生前死亡和生后死亡的胎儿。

左肺分为上叶和下叶两叶。右肺分为上叶、中叶和下叶三叶。大叶性肺炎即指肺叶的病变。

2. 肺内导管部结构

支气管入肺后，反复分支，越分越细，最后连于肺泡，其分支呈树枝状，称为支气管树（图 5-6），0~16 级支气管不具有换气功能，各级管壁的软骨逐渐变得不规则直至消失，主要由平滑肌构成。平滑肌的收缩和舒张会改变管腔口径的大小，从而影响气道阻力。

3. 肺的血管

肺具有两套血管系统，一套是组成小循环的肺动脉和肺静脉，是肺的功能血管，具有完成气体交换的作用；另一套是属于大循环的支气管动脉和支气管静脉，是肺的营养血管。

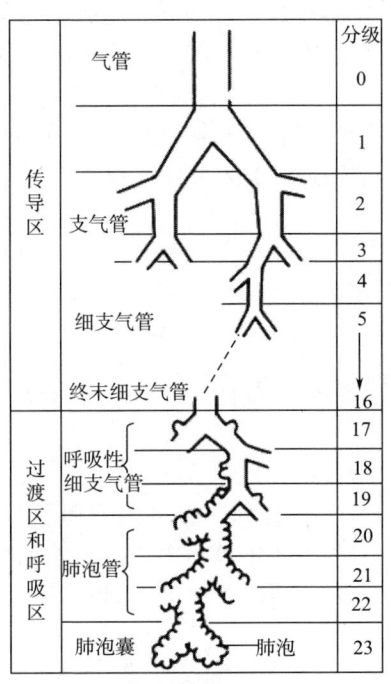

图 5-6 气管-支气管树分级示意图

三、胸膜及胸膜腔

胸膜（pleura）是一薄层浆膜，可分为胸膜脏层与胸膜壁层两部分，在肺根处相互返折移行，在两肺周围分别形成两个互不相通、完全封闭的胸膜腔（pleural cavity）。

在胸膜壁层各部相互返折处的胸膜腔，即使在深吸气时，肺缘也不能伸入其内，这些间隙称为胸膜隐窝。最大最重要的为肋膈隐窝，在肋胸膜与膈胸膜返折处，是胸膜腔的最低部位，胸膜腔积液首先聚积于此。

四、纵隔

纵隔（mediastinum）是两侧纵隔胸膜间全部器官、结构与结缔组织的总称，主要包括胸腺（成人为胸腺遗迹）、头臂静脉及上腔静脉、主动脉弓及其分支、迷走神经、膈神经、气管、食管、胸导管、淋巴结等。

第二节 肺通气

肺通气（pulmonary ventilation）是指肺与外界环境之间的气体交换过程。气体由外界流入肺内为吸气，自肺内流出为呼气。实现肺通气的主要结构基础包括呼吸道、肺、胸廓和胸膜腔等。呼吸道除作为气体流动的通道外，还具有保护或防御功能，如对吸入气的加温、加湿、过滤、清洁等。

一、肺通气的原理

（一）肺通气的动力

气体进出肺取决于肺通气动力和肺通气阻力的相互作用，肺自身并不具有主动张缩能力，它的张缩依赖于胸廓的节律性扩张和缩小，胸廓的张缩则由呼吸肌的收缩和舒张引起。因此，呼吸肌的收缩和舒张引起的节律性呼吸运动（respiratory movement）是实现肺通气的原动力。

1. 呼吸运动

呼吸肌的收缩和舒张引起的胸廓节律性扩张和缩小称为呼吸运动（respiratory movement），包括吸气运动和呼气运动，前者引起胸廓扩大，后者使胸廓缩小。主要吸气肌是膈肌和肋间外肌，主要呼气肌为肋间内肌和腹肌。此外，还有一些辅助吸气肌，如斜角肌、胸锁乳突肌等，这些肌肉只在用力呼吸时参与呼吸运动。

（1）平静呼吸与用力呼吸　正常人安静状态下的呼吸平稳而均匀，称为平静呼吸，频率为 12~18 次/min。平静吸气时，吸气肌收缩，胸腔扩大，肺的容积增大，肺内压降低。当肺内压低于大气压时，外界气体进入肺部。平静呼气时，吸气肌舒张，肺依其自身的回缩力而回位，胸腔和肺的容积减小，肺内压升高。当肺内压高于大气压时，气体由肺内排出。

当机体运动、呼吸道不通畅、肺通气阻力增大或吸入气中 CO_2 含量增加、O_2 含量减少时，加深加快的呼吸称为用力呼吸。用力吸气时，吸气肌和辅助吸气肌收缩。用力呼气时，吸气肌舒张，呼气肌参与。

（2）腹式呼吸与胸式呼吸　以膈肌舒缩活动为主的呼吸运动称为腹式呼吸，因为膈肌的舒缩可引起腹腔内器官位移，造成腹部的明显起伏。以肋间外肌舒缩活动为主的呼吸运动称为胸式呼吸，因为肋间外肌舒缩活动可引起胸部的明显起伏。一般情况下，正常成年人的呼吸运动均呈腹胸混合式；只有在胸部或腹部活动受限时才出现某种单一型式的呼吸运动。妊娠后期的女性和腹腔巨大肿块、腹水、胃肠道胀气或腹膜炎症等患者，因膈肌运动受限，故主要依靠肋间外肌舒缩而呈胸式呼吸。胸腔积液、胸膜炎等患者，因胸廓运动受限，故主要依靠膈肌舒缩而呈腹式呼吸。婴幼儿，因肋骨的排列基本上与脊柱垂直，倾斜度小，肋骨运动不易扩大胸腔容量，因而主要依靠膈肌舒缩而呈腹式呼吸。

2. 肺内压

肺内压（intrapulmonary pressure）是指肺泡内的压力。

（1）呼吸过程中肺内压的变化（图 5-7）　在呼吸过程中，肺内压呈现周期性变化。平静呼吸时，吸气时的肺内压较大气压低 1~2mmHg，呼气时的肺内压较大气压高 1~2mmHg。用力呼吸时，肺内压变动幅度增大。当呼吸道不够通畅时，肺内压的波动将更大，呼气时肺内压可高达 60~140mmHg。

（2）人工呼吸的原理　当机体因某种原因（如溺水、电击等）不能进行呼吸运动时，应及时采用人工呼吸。人工呼吸（artificial respiration）即人为地造成肺内压和大气之间的压力差来维持肺通气。人工呼吸的方法很多，包括用人工呼吸机或口对口的人工呼吸法进行正压通

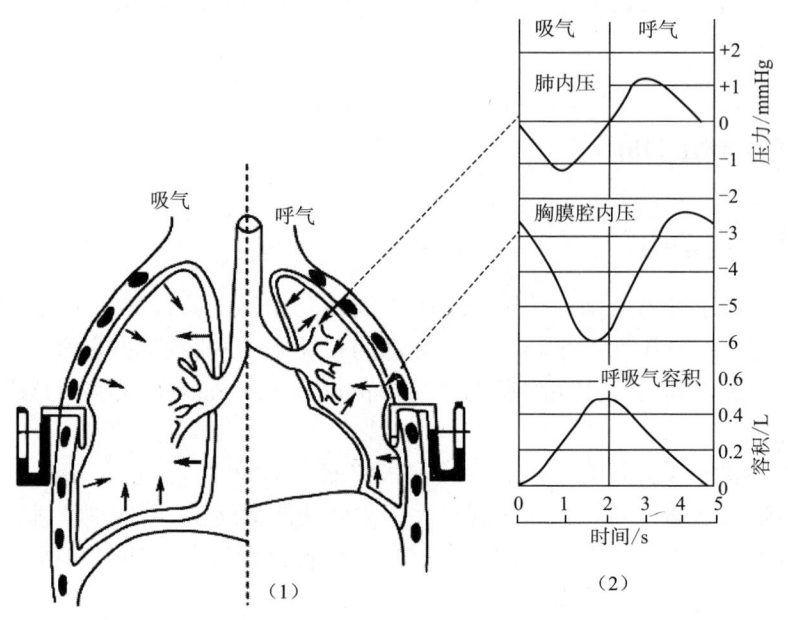

图 5-7 呼吸过程中肺内压的变化
(1) 胸膜腔内压直接测量示意图 (2) 吸气和呼气时，肺内压、胸膜腔内压及呼吸气容积的变化过程

气、有节律地挤压胸廓的负压通气等。

3. 胸膜腔内压

胸膜腔内压（intrapleural pressure）是指胸膜腔内的压力。胸膜腔实际为一潜在腔隙，其中仅有少量浆液。胸膜腔内的浆液有两方面的作用：一是在两层胸膜之间起润滑作用，减小呼吸运动时的摩擦；二是浆液分子间的内聚力使两层胸膜贴附在一起，不易分开，因此肺可以随胸廓的运动而运动。

（1）胸膜腔内压　胸膜腔内压通常比大气压低，为负压，该负压值随呼吸运动而变化。平静呼气末胸膜腔内压为-5～-3mmHg，吸气末为-10～-5mmHg，用力吸气时，胸膜腔内压可降至-90mmHg，用力呼气时，可升高到110mmHg。

（2）胸膜腔负压的生理意义

① 维持肺的扩张状态，并随胸廓的运动而张缩，保证肺通气和肺换气顺利进行。

② 降低中心静脉压，促进胸腔淋巴液和静脉血回流。

如果胸膜受损（如胸壁贯通伤或肺损伤累及胸膜脏层时），胸膜腔与大气相通，气体将顺压力差进入胸膜腔而造成气胸。此时，胸膜腔负压减小，甚至消失或变为正压，肺将因其本身的回缩力而塌陷，造成肺不张，从而影响肺通气功能，并导致静脉回心血量骤减，病人可出现休克，如不及时抢救可危及生命。

（二）肺通气的阻力

肺通气的阻力分为弹性阻力和非弹性阻力，前者约占总阻力的70%，后者约占总阻力的30%。

1. 弹性阻力

弹性组织受外力作用发生变形时产生的对抗变形的力称为弹性阻力（elastic resistance）。

一般用顺应性来度量弹性阻力。顺应性是在外力作用下弹性组织的可扩张性，与弹性阻力成反变关系。

（1）肺弹性阻力　肺弹性阻力包括两部分，一部分是肺组织本身的弹性回缩力，约占肺弹性阻力的 1/3；另一部分是由肺泡表面张力所产生的回缩力，约占肺弹性阻力的 2/3，两者均使肺具有回缩倾向。

① 肺泡表面张力：肺泡内壁的表层覆盖一薄层液体，它与肺泡内气体间形成液-气界面，其表面张力的合力的方向指向肺泡中央，可影响肺泡内压（P）。肺泡内压的大小可根据拉普拉斯（Laplace）公式计算，如式（5-1）所示。

$$P = 2T/r \tag{5-1}$$

式中　T——表面张力；

　　　r——肺泡半径。

如果彼此连通的大小两个肺泡的表面张力相同，则小肺泡内压力 P 大于大肺泡内压力，小肺泡的气体将流入大肺泡，导致小肺泡塌陷，大肺泡膨胀，肺泡将失去稳定性；吸气时肺泡也将趋于膨胀破裂，呼气时肺泡趋于萎缩塌陷。但由于存在的肺泡表面活性物质，可对抗表面张力的作用，上述情况实际不会发生。肺泡表面张力和肺内压及气流方向示意图如图 5-8 所示。

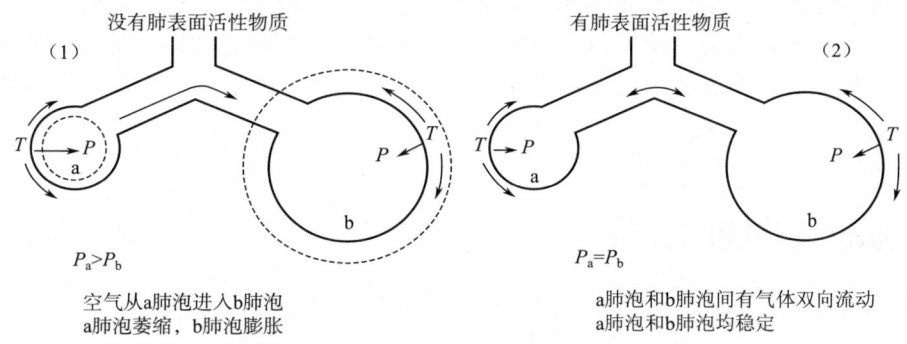

图 5-8　肺泡表面张力和肺内压及气流方向示意图

注：箭头的方向表示气体流动的方向。b 肺泡的半径是 a 肺泡的 2 倍。（1）中没有肺表面活性物质时，在张力相等，根据 Laplace 公式得到 a 肺泡的压力是 b 肺泡的 2 倍，因此气体从 a 肺泡流向 b 肺泡，a 肺泡将变得更小，而 b 肺泡将变得更大。（2）中有肺表面活性物质时，a 肺泡的压力和 b 肺泡的压力相等，因此气体有双向流动，使肺泡内压力和容积保持相对稳定。

② 肺表面活性物质：肺表面活性物质（pulmonary surfactant）由肺泡 Ⅱ 型上皮细胞合成并释放，主要成分为二棕榈酰卵磷脂（dipalmitoyl phosphatidyl choline，DPPC）和表面活性物质结合蛋白（surfactant-associated protein，SP）。肺表面活性物质的作用是降低肺泡液-气界面的表面张力，减小肺泡的回缩力，因而具有以下重要的生理意义：一是维持大小肺泡容积的稳定性。原因是小肺泡或当呼气时，肺泡表面活性物质密度大，降低表面张力作用强，这样可防止肺泡塌陷；而大肺泡或当吸气时，表面活性物质密度减小，肺泡表面张力较大，可防止大肺泡过度膨胀，这样保持了肺泡的稳定性。二是减少肺间质和肺泡内的组织液生成，防止肺水肿。三是降低吸气阻力，减少吸气做功，保持肺的扩张。

胎儿的肺泡 Ⅱ 型上皮细胞要在 6、7 个月或之后才开始合成和分泌表面活性物质，因此，早产儿可能因肺表面活性物质缺乏而发生肺不张和肺泡内表面透明质膜形成，造成呼吸困难，危及生命，称为呼吸窘迫综合征。临床上可采用糖皮质激素，促进肺表面活性物质合成，或吸入肺表面活性物质来进行治疗。

（2）胸廓弹性阻力　胸廓弹性阻力来自胸廓的弹性成分，既可能是吸气或呼气的阻力，也可能是吸气或呼气的动力，取决于胸廓所处的位置。

2. 非弹性阻力

非弹性阻力（inelastic resistance）是在气体流动时产生的，并随气流速度加快而增加，故为动态阻力，包括惯性阻力、黏滞阻力和气道阻力。其中，气道阻力是非弹性阻力的主要成分，占非弹性阻力的80%~90%。健康人平静呼吸时，总气道阻力为1~3cmH_2O/（L·s），主要发生在直径2mm细支气管以上的鼻（约占总阻力的50%）、声门（约占25%）、气管和支气管（约占15%）等部位，仅10%发生在口径小于2mm的细支气管。

气道阻力受气流速度（流速）、气流形式和管径大小的影响。流速快，阻力大；流速慢，阻力小。气流形式有层流和湍流，层流阻力小，湍流阻力大。气流过快、管道不规则容易发生湍流，因此，气管内有黏液、渗出物或肿瘤、异物等的患者可用排痰、清除异物、减轻黏膜肿胀等方法减少湍流，降低气道阻力。气道管径大小是影响气道阻力的一个重要因素，主要受以下几方面因素的影响：①气道的跨壁压，即呼吸道内外的压力差。②肺实质对气道壁的外向放射状牵引作用。③神经系统对气道管壁平滑肌舒缩活动的调节。呼吸道平滑肌受交感神经、副交感神经双重神经支配。吸气时交感神经兴奋使气道平滑肌舒张，气道口径增大，气道阻力减小；呼气时副交感神经兴奋，使气道平滑肌收缩，管径变小，阻力增加。支气管哮喘病人呼气比吸气更为困难，由于前3种因素随呼吸而发生周期性变化，气道阻力也出现周期性改变，即吸气时阻力减小，呼气时阻力增大。

二、肺通气功能的评价

肺容量、肺通气量和肺泡通气量是衡量肺通气功能的指标。

（一）肺容量

肺容量（lung capacity）是指肺所容纳的气体量（图5-9）。

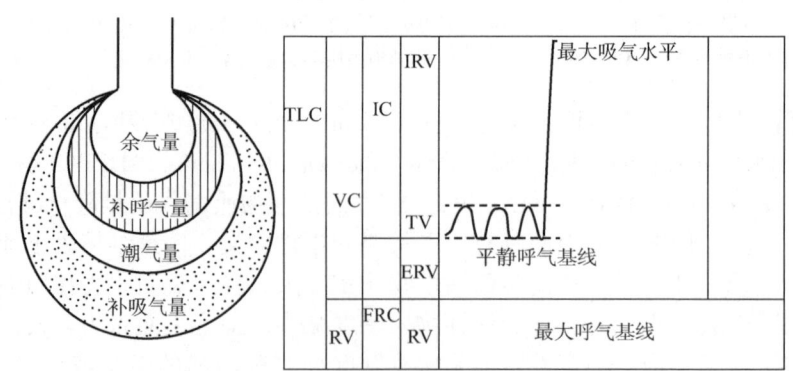

图5-9　肺容积和肺容量示意图

1. 潮气量

每次呼吸时吸入或呼出的气量为潮气量（tidal volume，TV）。平静呼吸时，潮气量为400~

600mL，平均约500mL。

2. 补吸气量和深吸气量

平静吸气末，再尽力吸气所能吸入的气量为补吸气量（inspiratory reserve volume，IRV），正常成年人补吸气量为1500~2000mL。潮气量和补吸气量之和为深吸气量（inspiratory capacity，IC），它是衡量最大通气潜力的一个重要指标。

3. 补呼气量

平静呼气末，再尽力呼气所能呼出的气量为补呼气量（expiratory reserve volume，ERV）。正常成人补呼气量为900~1200mL。

4. 余气量和功能余气量

最大呼气末尚存留于肺内不能再呼出的气量为余气量（residual volume，RV），正常成人为1000~1500mL。平静呼气末尚存留于肺内的气量为功能余气量（functional residual capacity，FRC），等于余气量与补呼气量之和，正常成年人约为2500mL。肺气肿患者的功能余气量增加，肺实质性病变时功能余气量减小。

5. 肺活量、用力肺活量和用力呼气量

尽力吸气后，从肺内能呼出的最大气量称为肺活量（vital capacity，VC），为潮气量、补吸气量和补呼气量之和。用力肺活量（forced vital capacity，FVC），是指尽力最大吸气后，尽力尽快呼气所能呼出的最大气量，略小于在没有时间限制条件下测得的肺活量。用力呼气量（forced expiratory volume，FEV），也称为时间肺活量（timed vital capacity，TVC），是指尽力最大吸气后再尽力尽快呼气，计算在第1s、2s、3s末呼出的气体量占用力肺活量的百分比，是评价肺通气功能的较好指标，正常成年人各为83%、96%和99%。其中第1s内呼出的气量称为1s用力呼气量（FEV_1），在临床上最为常用，正常时FEV/FVC约为80%。在哮喘等阻塞性肺部疾病患者中，FEV的降低比FVC更明显，因而FEV/FVC也降低，往往需要较长时间才能呼出相当于肺活量的气体。

6. 肺总量

肺所能容纳的最大气量为肺总量（total lung capacity，TLC）。它是肺活量和余气量之和。个人的肺总量因性别、年龄、身材、运动锻炼情况和体位改变而异，成年男性平均约5000mL，女性约3500mL。

（二）肺通气量和肺泡通气量

1. 每分通气量

每分通气量（minute ventilation volume）是指每分钟吸入或呼出肺的气体总量。每分通气量=潮气量×呼吸频率。平静呼吸时，正常成年人呼吸频率每分钟12~18次，潮气量500mL，则每分通气量为6~9L。每分通气量随性别、年龄、身材和活动量的不同而有差异。为便于比较，应在基础条件下测定，并以每平方米体表面积的通气量为单位来计算。最大随意通气量（maximal voluntary ventilation）是指尽力作深快呼吸时，每分钟所能吸入或呼出的最大气量。一般只测量10s或15s再换算成每分钟的最大通气量，可达70~120L。它反映单位时间内充分发挥全部通气能力所能达到的通气量，是评估一个人能进行多大运动量的一项重要指标，通常用通气贮量百分比表示，通气贮量百分比的正常值≥93%。

2. 无效腔和肺泡通气量

每次呼吸吸入的气体，总有一部分留在鼻、咽、喉、气管、支气管等呼吸道内，这部分呼吸道无气体交换功能，故这部分空腔称为解剖无效腔（anatomical dead space），其容积约为150mL，如图5-10所示。进入肺泡的气体，因血液在肺内分布不均匀等原因导致部分气体不能与血液进行交换。这部分不能与血液进行气体交换的肺泡腔，称为肺泡无效腔（alveolar dead space）。解剖无效腔加上肺泡无效腔称为生理无效腔（physiological dead space）。每次吸气时真正达到肺泡的新鲜气体量为潮气量与无效腔容量差值，它是真正有效的通气量，称肺泡通气量，如潮气量为500mL，解剖无效腔为150mL，呼吸频率为16次/min，则每分肺泡通气量为5600mL/min。当潮气量减半呼吸频率加倍或当潮气量加倍呼吸频率减半，每分通气量都相等，然而肺泡每分通气量不同，前者要比后者每分肺泡通气量明显减少。故从气体交换的效果，深而慢的呼吸可增加肺泡通气量。

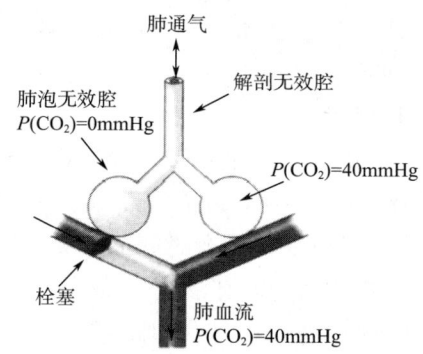

图 5-10 无效腔示意图
生理无效腔=解剖无效腔+肺泡无效腔

第三节　肺换气与组织换气

一、肺换气与组织换气的基本原理

1. 气体的扩散

气体交换的动力是气体分压差。气体总是从分压高处向分压低处扩散，这一过程为气体扩散（diffusion）。机体的气体交换是以扩散方式进行的。

2. 气体扩散速率及影响因素

单位时间内气体扩散的容积为气体扩散速率（diffusion rate，D），它受下列因素的影响。

（1）气体的分压差　气体的分压差（Δp）是气体扩散的动力，分压差越大，则扩散越快，扩散速率越大。

（2）气体的分子质量和溶解度　气体扩散速率和气体分子质量（MW）的平方根成反比。如果扩散发生于气相和液相之间，则扩散速率还与气体在溶液中的溶解度成正比。因为CO_2在血浆中的溶解度（51.5）约为O_2（2.14）的24倍，CO_2的分子质量（44）略大于O_2的分子质量（32），所以CO_2的扩散系数是O_2的20倍。这是呼吸功能障碍时，更容易发生缺氧的重要原因之一。

(3) 扩散面积和距离　气体扩散速率与扩散面积（A）成正比，与扩散距离（d）成反比。

(4) 温度　气体扩散速率与温度（T）成正比。因正常情况下，人的体温相对恒定，温度因素可忽略不计。

二、肺换气

1. 肺换气过程

混合静脉血流经肺毛细血管时，肺泡气中的 O_2 由于分压差而向血液净扩散，血液的 $P(O_2)$ 逐渐上升，最后接近肺泡气的 $P(O_2)$。CO_2 向相反方向净扩散，即从血液到肺泡，这样，静脉血变成了动脉血。

2. 影响肺换气的因素

气体分压差、扩散面积、扩散距离、温度和扩散系数等因素均可影响气体扩散速率，从而影响肺换气。这里仅就与肺组织结构密切相关的 3 种因素予以阐述。

(1) 呼吸膜的厚度　肺泡气通过呼吸膜（肺泡-毛细血管膜）与血液进行气体交换。气体扩散速率与呼吸膜厚度成反比关系，呼吸膜越厚，单位时间内交换的气体量就越少。

电子显微镜下观察到呼吸膜由 6 层结构组成，自肺泡内表面向外依次为：含肺泡表面活性物质的液体层、肺泡上皮细胞层、上皮基底膜、肺泡上皮和毛细血管膜之间的间隙、毛细血管基膜和毛细血管内皮细胞层（图 5-11）。虽然呼吸膜有 6 层结构，但却很薄，总厚度不到 $1\mu m$，有的部位只有 $0.2\mu m$，气体易于扩散通过。O_2、CO_2 不必经过大量的血浆层就可到达红细胞或进入肺泡，扩散距离短，交换速率快。肺纤维化、肺水肿或运动时，由于血流加速，缩短了气体在肺部的交换时间，可出现低氧血症。

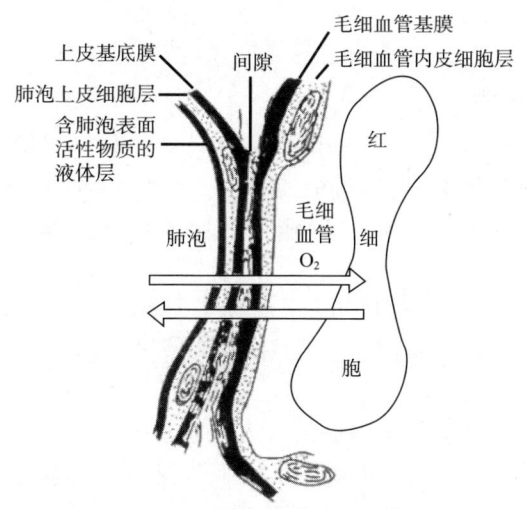

图 5-11　呼吸膜结构示意图

(2) 呼吸膜的面积　正常成人有 3 亿多个肺泡，在安静状态下，呼吸膜的扩散面积约为 $40m^2$，而在运动时，扩散面积大大增加，达 $70m^2$ 以上，气体扩散速率也相应增加。肺不张、肺实变、肺气肿、肺叶切除或肺毛细血管关闭和阻塞均使呼吸膜扩散面积减小，气体扩散量减少，从而影响肺换气。

(3) 通气/血流比值　通气/血流比值（ventilation/perfusion ratio）是指每分肺泡通气量（V_A）和每分肺血流量（Q）之间的比值（V_A/Q），正常成年人安静时的平均比值为 0.84，表示肺泡通气量与血流量配比适当，即肺泡气体与血液进行气体交换的效率最高。如果 V_A/Q 下降，意味着通气不足，血流过剩，犹如发生了功能性动-静脉短路。V_A/Q 增大意味着通气过剩，血流不足，相当于肺泡无效腔增大。通气/血流比值可作为衡量肺换气功能的指标。

三、组织换气

组织换气的机制和影响因素与肺换气相似，动脉血经毛细血管流向组织时，由于组织内 $P(O_2)$ 低于动脉血的 $P(O_2)$，而组织内 $P(CO_2)$ 高于动脉血的 $P(CO_2)$，因此，O_2 顺分压差由血液向细胞扩散，CO_2 由细胞向血液扩散，动脉血变成静脉血，组织由此而获得 O_2，排出 CO_2。组织换气量与细胞代谢水平与流经组织血流量有关。

第四节　气体在血液中的运输

O_2 和 CO_2 在血液中的运输形式有两种，即物理溶解和化学结合，以化学结合为主。进入血液的 O_2 和 CO_2 的溶解量虽少，但却是化学结合的前提，而 O_2 和 CO_2 从血液中释出时，也需先溶解后逸出，化学结合与气体溶解状态之间保持着动态平衡。

一、氧的运输

1. 氧在血液中存在的形式

O_2 以物理溶解和化学结合两种形式存在于血液中。由于 O_2 的溶解度小，因此在血液中物理溶解的量仅占 1.5%，化学结合的量约占 98.5%。红细胞内的血红蛋白（hemoglobin，Hb）是有效的运 O_2 工具，Hb 还参与 CO_2 的运输。在血液气体运输方面，Hb 占有极为重要的地位。

(1) Hb 的分子结构　Hb 分子由 1 个珠蛋白和 4 个血红素组成，每个血红素基团中心为一个二价铁离子（Fe^{2+}），Fe^{2+} 可与 O_2 结合，使 Hb 成为氧合血红蛋白（oxyhemoglobin，HbO_2），没有结合 O_2 的 Hb 称为去氧血红蛋白（deoxyhemoglobin，Hb，Hb 既可以是血红蛋白的一般名称，也可以是指去氧血红蛋白）。每个珠蛋白有 4 条多肽链，每条多肽链与 1 个血红素相连接构成 Hb 的单体或亚单位。Hb 的 4 个单体之间和亚单位内部由盐键连接。Hb 与 O_2 的结合或解离将影响盐键的形成或断裂，使 Hb 发生变构效应，并使之与 O_2 的亲和力也随之而变，这是 Hb 氧解离曲线呈 S 形和波尔效应的基础。

(2) Hb 与 O_2 结合的特征

① 结合反应迅速且可逆：Hb 与 O_2 的结合反应快，不到 0.01s，可逆，解离也很快。结合和解离不需酶的催化，但可受 $P(O_2)$ 的影响。当血液流经 $P(O_2)$ 高的肺部时，Hb 与 O_2 结

合，形成 HbO_2；当血液流经 $P(O_2)$ 低的组织时，HbO_2 迅速解离，释出 O_2，成为 Hb。

② 结合反应是氧合而非氧化：Fe^{2+} 与 O_2 结合不伴有铁离子价的改变，即 Fe^{2+} 与 O_2 结合后仍是二价铁，因此，此结合反应是氧合（oxygenation），而不是氧化（oxidation），结合 O_2 的 Hb 称为氧合 Hb，而不是氧化 Hb；未结合 O_2 的 Hb 称为去氧 Hb，而不是还原 Hb。

③ 1 分子 Hb 可以结合 4 分子 O_2：1g Hb 可以结合 1.34~1.39mL 的 O_2。Hb 的氧容量（oxygen capacity）是指 100mL 血液中，Hb 能结合的最大 O_2 量。Hb 的氧含量（oxygen content）是指 100mL 血液中，Hb 实际结合的 O_2 量。Hb 的氧饱和度（oxygen saturation）是指 Hb 氧含量和氧容量的百分比。由于血液中物理溶解的 O_2 极少，通常将 Hb 氧容量、Hb 氧含量和 Hb 氧饱和度分别视为血氧容量（oxygen capacity of blood）、血氧含量（oxygen content of blood）和血氧饱和度（oxygen saturation of blood）。HbO_2 呈鲜红色，去氧 Hb 呈紫蓝色，当体表表浅毛细血管床血液中去氧 Hb 含量达 5g/100mL 血液以上时，皮肤或黏膜呈浅蓝色，称为发绀（cyanosis）或紫绀。但也有例外，例如，红细胞增多时（如高原性红细胞增多症），Hb 含量可达 5g/100mL（血液）以上，机体可出现发绀但并不一定缺氧；相反，严重贫血或 CO 中毒时，机体有缺氧但并不出现发绀。

④ Hb 与 O_2 的结合或解离曲线呈 S 形：Hb 有两种构型，去氧 Hb 为紧密型（tense form，T 型），氧合 Hb 为疏松型（relaxed form，R 型），二者相互转换。当 Hb 的 Fe^{2+} 与 O_2 结合后，盐键逐步断裂，Hb 分子逐渐由 T 型变为 R 型，对 O_2 的亲和力逐渐增加，所以，当 Hb 的 1 个亚单位与 O_2 结合后，其他亚单位更易与 O_2 结合。氧合 Hb 对 O_2 的亲和力为 T 型的 500 倍。反之，氧合 Hb 释放 O_2 时，Hb 分子逐渐由 R 型变为 T 型，对 O_2 的亲和力逐渐降低，所以，当 HbO_2 的 1 个亚单位释出 O_2 后，其他亚单位更易释放 O_2。这是氧解离曲线呈 S 形的重要原因。

2. 氧解离曲线

氧解离曲线（oxygen dissociation curve）或氧合血红蛋白解离曲线是表示 $P(O_2)$ 与 Hb 氧结合量或 Hb 氧饱和度关系的曲线（图 5-12）。曲线的 S 形具有重要的生理意义。

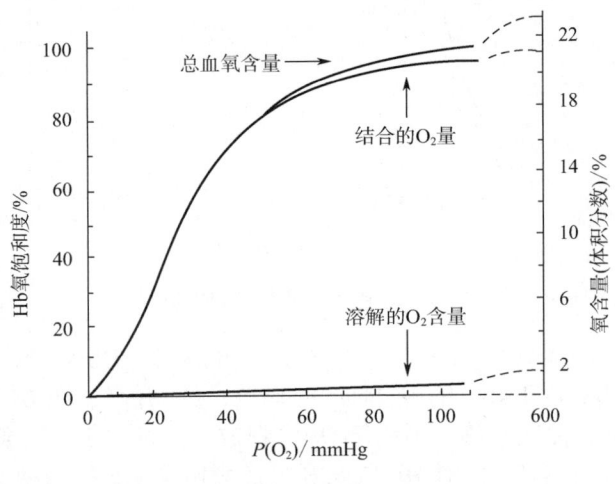

图 5-12 氧解离曲线

（1）氧解离曲线的上段 相当于 $P(O_2)$ 在 60~100mmHg，是 Hb 与 O_2 结合的部分。这段曲线较平坦，表明 $P(O_2)$ 的变化对 Hb 氧饱和度影响不大。在高原、高空或某些呼吸系统疾病时，吸入气或肺泡气 $P(O_2)$ 有所下降，但只要 $P(O_2) \geq 60mmHg$，Hb 氧饱和度仍能保持在 90%以上，血液仍可携带足够量的 O_2，不致发生明显的缺氧。

(2) 氧解离曲线的中段　相当于 $P(O_2)$ 在 40~60mmHg，该段曲线较陡，反映安静状态下向组织供 O_2 的情况。$P(O_2)$ 为 40mmHg 相当于混合静脉血 $P(O_2)$，这时的 Hb 氧饱和度约为 75%，血 O_2 含量约 14.4mL/100mL，即每 100mL 动脉血流过组织时释放约 5mL O_2。血液流经组织时释放出的 O_2 体积占动脉血 O_2 含量的百分比称为氧的利用系数，机体安静时 O_2 的利用系数为 25%左右。

(3) 氧解离曲线的下段　相当于 $P(O_2)$ 在 15~40mmHg，是曲线坡度最陡的一段，反映代谢增强时向组织增加供 O_2 的情况。当组织活动加强时，$P(O_2)$ 可降至 15mmHg，这时 Hb 氧饱和度降至更低的水平，血氧含量仅约 4.4mL/100mL，这样，每 100mL 血液能供给组织 15mL O_2，O_2 的利用系数提高到 75%，为安静时的 3 倍，表明血液向组织供 O_2 具有较大的贮备。

3. 影响氧解离曲线的因素

Hb 对 O_2 的亲和力通常用 P_{50} 来表示。P_{50} 是使 Hb 氧饱和度达 50%时的 $P(O_2)$，正常情况下为 26.5mmHg。P_{50} 增大，表明 Hb 对 O_2 的亲和力降低，需更高的 $P(O_2)$ 才能达到 50%的 Hb 氧饱和度，曲线右移；P_{50} 降低，表示 Hb 对 O_2 的亲和力增加，达 50% Hb 氧饱和度所需的 $P(O_2)$ 降低，曲线左移。影响 Hb 与 O_2 亲和力或 P_{50} 的因素有血液的 pH、$P(CO_2)$、温度和有机磷化合物等（图 5-13）。

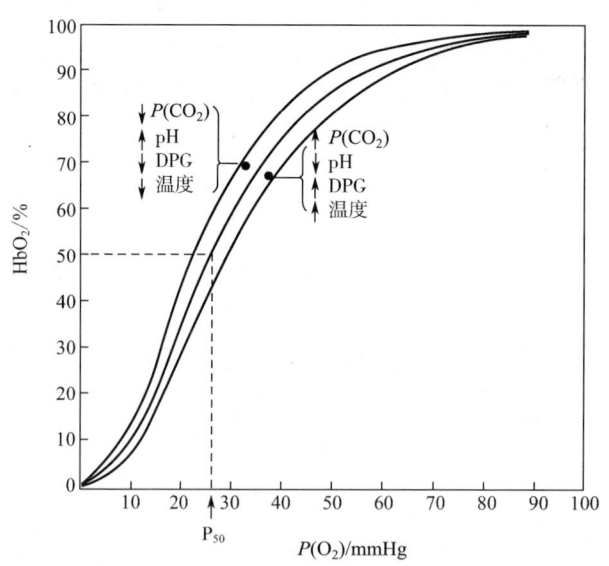

图 5-13　影响氧解离曲线的主要因素

(1) pH、$P(CO_2)$ 的影响　pH 降低、$P(CO_2)$ 升高时，Hb 对 O_2 的亲和力降低，P_{50} 增大，曲线右移，Hb 氧饱和度下降，有利于 O_2 的释放；pH 升高、$P(CO_2)$ 降低时，Hb 对 O_2 的亲和力增加，P_{50} 降低，曲线左移，不利于 O_2 的释放。酸度对 Hb 氧亲和力的影响称为波尔效应（Bohr effect）。pH、$P(CO_2)$ 对 Hb 氧亲和力的影响与 Hb 的构型变化有关。当 pH 降低时，血液中 H^+ 浓度增加，H^+ 可与 Hb 结合形成盐键，使 Hb 从 R 型转变成 T 型，对 O_2 的亲和力降低；当 H^+ 浓度降低时，盐键断裂释放出 H^+，使 Hb 从 T 型转变成 R 型，对 O_2 的亲和力增加；$P(CO_2)$ 升高可通过增加血液中 H^+ 浓度间接产生作用，CO_2 还能与 Hb 结合而直接降低

Hb 与 O_2 的结合，但其直接作用很小。波尔效应具有重要的生理意义，它既可促进肺毛细血管血液的氧合，又有利于在组织中毛细血管内的血液释放 O_2。

(2) 温度的影响　温度升高时，Hb 对 O_2 的亲和力降低，P_{50} 增大，曲线右移，Hb 氧饱和度下降，有利于 O_2 的释放；温度降低时，Hb 对 O_2 的亲和力增加，P_{50} 降低，曲线左移，不利于 O_2 的释放。其机制可能是温度升高时，H^+ 的活度增加，可降低 Hb 对 O_2 的亲和力。

(3) 2,3-二磷酸甘油酸（2,3-diphosphoglycerate，2,3-DPG）的影响　2,3-DPG 是红细胞糖酵解的产物，对调节 Hb 与 O_2 的亲和力起重要作用。在高山低氧、慢性缺氧和贫血等情况下，糖酵解增加，红细胞内 2,3-DPG 浓度升高，Hb 对 O_2 的亲和力降低，氧解离曲线右移，有利于 O_2 的释放，改善组织缺氧；用枸橼酸-葡萄糖溶液保存 3 周后的血液，由于糖酵解停止，红细胞内 2,3-DPG 浓度降低，Hb 对 O_2 的亲和力增加，曲线左移，不利于 O_2 的释放。所以，用大量贮存血液给患者输血，其运输 O_2 功能较差。

(4) 一氧化碳的影响　一氧化碳（CO）与 Hb 的亲和力是 O_2 的 250 倍，这意味着在极低的 $P(CO)$ 时，CO 可以从 HbO_2 中取代 O_2，阻断其结合位点。此外，CO 一旦与 Hb 分子中某个血红素结合后，将增加其余 3 个血红素对 O_2 的亲和力，使氧解离曲线左移，妨碍 O_2 的解离。所以 CO 中毒既妨碍 Hb 与 O_2 的结合，又妨碍 Hb 与 O_2 的解离，危害极大。实际生活中的煤气中毒就是 CO 的影响。

(5) 其他因素　Hb 与 O_2 的结合还受其自身性质的影响。胎儿 Hb 与 O_2 的亲和力大，有助于胎儿血液流经胎盘时从母体摄取 O_2。异常 Hb 的运 O_2 功能也降低。

二、二氧化碳的运输

1. CO_2 的运输形式

血液中物理溶解的 CO_2 约占 CO_2 总运输量的 5%，化学结合的占 95%。化学结合的形式主要是碳酸氢盐（88%）和氨基甲酰血红蛋白（7%）。

(1) 碳酸氢盐　CO_2 在红细胞内碳酸酐酶（carbonic anhydrase，CA）的作用下与水反应生成 H_2CO_3，H_2CO_3 又解离成 HCO_3^- 和 H^+，反应迅速而可逆。红细胞内增多的 HCO_3^- 顺浓度梯度通过红细胞膜扩散进入血浆，致红细胞中负离子减少，为了维持电荷平衡，血浆中的 Cl^- 扩散进入红细胞，这一现象称为氯转移（chloride shift）。在红细胞膜上有特异的 HCO_3^--Cl^- 载体，可同时帮助两种离子的跨膜转移。HCO_3^- 在红细胞内与 K^+ 结合，在血浆中则与 Na^+ 结合生成碳酸氢盐。上述反应中产生的 H^+，大部分与 Hb 结合，因此，Hb 是强的缓冲剂。在肺部，血浆中溶解的 CO_2 首先扩散入肺泡，红细胞内的 HCO_3^- 与 H^+ 生成 H_2CO_3，碳酸酐酶又催化 H_2CO_3 分解成 CO_2 和 H_2O，CO_2 又从红细胞扩散入血浆，而血浆中的 HCO_3^- 便进入红细胞以补充消耗了的 HCO_3^-，Cl^- 则转移出红细胞。这样，以 HCO_3^- 形式运输的 CO_2，在肺部被释出。

(2) 氨基甲酰血红蛋白　一部分 CO_2 与 Hb 的氨基结合生成氨基甲酰血红蛋白（carbaminohe-moglobin），这一反应无需酶的催化，而且迅速、可逆，影响这一反应的主要因素是氧合作用。HbO_2 与 CO_2 结合形成氨基甲酰血红蛋白（HHbNHCOOH）的能力比去氧 Hb 的小。在组织中，HbO_2 解离释出 O_2，部分 HbO_2 变成去氧 Hb 后与 CO_2 结合生成 HHbNHCOOH。此外，去氧 Hb 酸性较 HbO_2 弱，也容易与 H^+ 结合。在肺部，HbO_2 生成增多促使 HHbNHCOOH 解离释放 CO_2 和 H^+，反应向相反方向进行。

2. CO_2 解离曲线

CO_2 解离曲线（carbon dioxide dissociation curve）是表示血液中 CO_2 含量与 $P(CO_2)$ 关系的曲线。血液 CO_2 含量随 $P(CO_2)$ 上升而增加。与氧解离曲线不同，二者之间接近线性关系而不是 S 形曲线，而且没有饱和点。因此，CO_2 解离曲线的纵坐标不用饱和度而用浓度表示。血液流经肺时每 100mL 血液释出 4mL 的 CO_2。

3. O_2 与 Hb 的结合对 CO_2 运输的影响

O_2 与 Hb 结合将促使 CO_2 释放，这一效应称为何尔登效应（haldane effect）。可见 O_2 和 CO_2 的运输不是孤立进行的，而是相互影响的。CO_2 通过波尔效应影响 O_2 的结合和释放，O_2 又通过何尔登效应影响 CO_2 的结合和释放。

第五节 呼吸运动调节

呼吸运动是整个呼吸过程的基础，呼吸肌的节律性舒缩活动受到中枢神经系统的自主性（automatically）和随意性（voluntarily）双重控制。呼吸节律起源于呼吸中枢。呼吸运动的深度和频率可随体内外环境的改变而发生相应变化，以适应机体代谢的需要。如在一定限度内的随意屏气或加深加快呼吸是靠大脑皮层随意控制实现，虽然人们可以随意屏气，但是随着屏气持续时间延长，低位脑干自主调节的呼吸驱动增加，最终在自主呼吸控制系统的调节下产生吸气。如在运动时，代谢增强，呼吸运动加深加快，肺通气量增大，机体可摄取更多 O_2，排出更多 CO_2。机体在完成其他某些功能活动如说话、唱歌、吞咽以及喷嚏反射、咳嗽反射等时，呼吸运动也将受到相应调控，使其他功能活动得以实现。

一、呼吸中枢与呼吸节律的形成

1. 呼吸中枢

呼吸中枢（respiratory center）是指在中枢神经系统内产生呼吸节律和调节呼吸运动的神经元细胞群。呼吸中枢广泛分布于中枢神经系统各级水平，包括脊髓、延髓、脑桥、间脑和大脑皮层等。它们在呼吸节律（respiratory rhythm）的产生和呼吸运动调节中所起的作用有所不同，但通过各级中枢之间的相互协调和相互制约，共同完成机体的正常呼吸运动。

（1）脊髓　脊髓中有支配呼吸肌的运动神经元，其胞体位于第 3~5 颈段（支配膈肌）和胸段（支配肋间肌和腹肌等）脊髓前角。脊髓本身以及呼吸肌不能产生节律性呼吸，脊髓的呼吸神经元是联系高位呼吸中枢和呼吸肌的中继站以及整合某些呼吸反射的初级中枢。

（2）低位脑干　低位脑干是指脑桥和延髓。当延髓腹外侧区的前包钦格复合体（pre-Bötzinger complex，Pre-Böt C）被去除后，C_4 神经或脑神经根的放电活动都消失。这一实验不仅证实延髓是基本呼吸中枢的观点，并进一步提出呼吸节律主要产生于延髓的前包钦格复合体（图 5-14）。微电极技术研究发现，在中枢神经系统内有的神经元呈节律性放电，并和呼吸周期相关，这些神经元被称为呼吸相关神经元或呼吸神经元。

（3）高位脑　高位脑包括大脑皮质边缘系统、下丘脑等。大脑皮质可在一定限度内随意控制呼吸，以保证其与呼吸相关活动（如说话、唱歌、咳嗽、饮水、进食等动作）的完成。

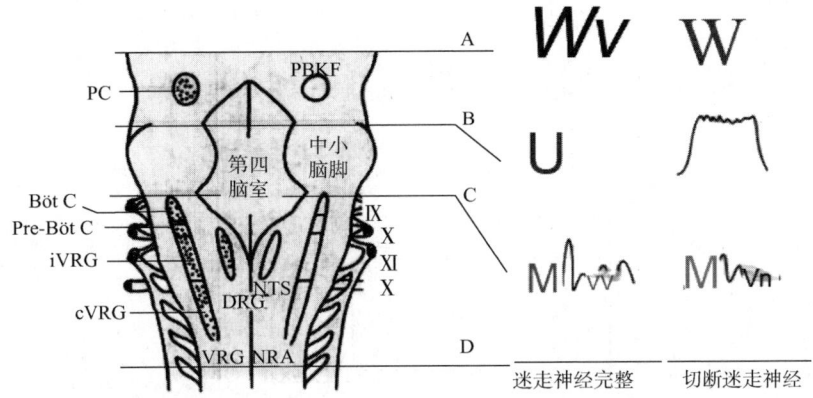

图 5-14 脑干呼吸相关核团（左）和在不同平面横切脑干后呼吸的变化（右）示意图
PC—呼吸调整中枢　PBKF—臂旁内侧核和KF核　Böt C—包钦格复合体　Pre-Böt C—前包钦格复合体
iVRG—中段腹侧呼吸组　cVRG—尾段腹侧呼吸组　NTS—孤束核　DRG—背侧呼吸组
VRG—腹侧呼吸组　NRA—后疑核　Ⅸ、Ⅹ、Ⅺ、Ⅺ—分别为第9、10、11、12对脑神经
A、B、C、D—在脑干不同平面横切

大脑皮质对呼吸的随意调节系统与低位脑干的非随意自主呼吸调节系统下行通路是分开的。例如，在脊髓前外侧索下行的自主呼吸通路受损后，自主节律呼吸异常甚至停止，而患者仍可进行随意呼吸，但患者常需依靠人工呼吸来维持肺通气，否则一旦病人入睡，呼吸运动就会停止。

2. 呼吸节律的形生机制

关于正常呼吸节律的形成机制目前尚未完全阐明，已提出多种学说，主要有两种学说，一种是起搏细胞学说（theory of pacemaker），另一种是神经元网络学说（theory of neuronal network）。但到目前为止，还没有哪一种学说得到公认，其共同之处是两者均需要来自化学感受器的紧张性传入。

二、呼吸运动的调节

呼吸运动往往会根据机体所在内、外环境的变化作出相应反应，以保证机体获得代谢所需的 O_2，并排出产生的 CO_2（图5-15）。呼吸运动的调节包括神经调节和体液调节，主要调节方式是神经调节。

1. 化学感受器反射对呼吸运动的调节

动脉血、组织液或脑脊液中的 O_2、CO_2 和 H^+ 通过刺激化学感受器反射调节呼吸运动，以维持内环境中这些化学因素的相对稳定。

（1）外周和中枢化学感受器　化学感受器（chemoreceptor）是指其适宜刺激为 O_2、CO_2 和 H^+ 等化学物质的感受器。根据其所在部位，分为外周化学感受器（peripheral chemoreceptor）和中枢化学感受器（central chemoreceptor）。

① 外周化学感受器：前面血液循环中已提及颈动脉体和主动脉体是外周化学感受器，它能感受动脉血中 $P(CO_2)$、$P(O_2)$ 和 pH 变化的刺激。外周化学感受器在动脉血 $P(O_2)$ 降低、$P(CO_2)$ 或 H^+ 升高时受到刺激，冲动经窦神经（舌咽神经的分支，分布于颈动脉体）和迷走

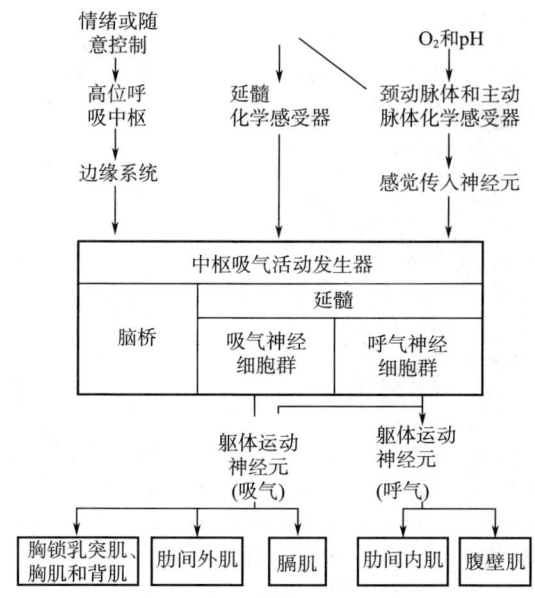

图 5-15 呼吸运动调节汇总图

神经（分支分布于主动脉体）传入延髓孤束核，反射性地引起呼吸加深加快和血液循环的变化。由于颈动脉体有利的解剖位置，对呼吸调节来说，其作用远大于主动脉体，所以，对外周化学感受器的研究主要集中在颈动脉体。

② 中枢化学感受器：位于延髓腹外侧浅表部位的中枢化学感受器左右对称，可以分为头、中、尾 3 个区。

中枢化学感受器的生理刺激是脑脊液和局部细胞外液中 H^+ 浓度。任何提高脑脊液中 pH 的因素，都能加强呼吸，并与 pH 的增加呈平行关系。由于脑脊液中碳酸酐酶含量很少，CO_2 与水的水合反应很慢，因此，中枢化学感受器对血中 CO_2 增加的反应有一定的延迟。血液中的 H^+ 本身不易透过血-脑脊液屏障，故血液中 pH 对中枢化学感受器的作用小而缓慢。中枢化学感受器不感受缺 O_2 的刺激。

(2) CO_2、H^+ 和 O_2 对呼吸的调节

① 动脉血液中 $P(CO_2)$ 对呼吸的调节：CO_2 是调节呼吸运动的最重要的生理性体液因子。动脉血液中保持一定的 $P(CO_2)$，可以使呼吸中枢保持正常的兴奋性，$P(CO_2)$ 在一定范围内升高可加强呼吸，但 CO_2 超过一定限度有压抑和麻醉效应。麻醉动物或人时，动脉血液 $P(CO_2)$ 降到很低水平时可出现呼吸暂停。吸入气中 CO_2 浓度适量升高后，肺泡气和动脉血中 $P(CO_2)$ 也随之升高，呼吸加深加快，肺通气量增加。CO_2 过多会压抑中枢神经系统包括呼吸中枢的活动，发生呼吸困难、头痛、头晕甚至昏迷，称为 CO_2 麻醉。

CO_2 刺激呼吸是通过两条途径实现的，即刺激中枢化学感受器和外周化学感受器，前者在 CO_2 引起的通气反应中起主要作用。血液中 $P(CO_2)$ 升高时，CO_2 分子易透过血-脑屏障进入脑脊液，形成 H_2CO_3，解离出 H^+，使脑脊液 H^+ 浓度升高，刺激中枢化学感受器，使呼吸加强加快。当动脉血 $P(CO_2)$ 突然增大或中枢化学感受器受到抑制时，外周化学感受器在引起快速呼吸反应中可起重要作用。此外，当中枢化学感受器对 CO_2 的敏感性降低或产生适应后，外周化学感受器的作用就显得很重要。

② 动脉血液中 H^+ 对呼吸的调节：动脉血 H^+ 增加，可导致呼吸加深加快，肺通气量增加；H^+ 降低，呼吸受到抑制，肺通气量降低。由于 H^+ 通过血-脑屏障的速度慢，对中枢化学感受

器的作用较小，脑脊液中的 H^+ 才是中枢化学感受器的最有效刺激。所以，血液中 H^+ 增加促使呼吸加强加快的作用，主要是通过外周化学感受器特别是颈动脉体起作用的。

③ 动脉血中 $P(O_2)$ 对呼吸的调节：吸入气 $P(O_2)$ 降低时，肺泡气、动脉血 $P(O_2)$ 都随之降低，反射性地引起呼吸加深、加快，肺通气增加。然而，可察觉的肺通气量增加通常要到动脉血 $P(O_2)$ 下降至 80mmHg 以下才出现，可见，动脉血 $P(O_2)$ 的改变对正常呼吸运动的调节作用不大，而当机体严重缺氧时才有重要意义。缺氧完全是依靠刺激外周化学感受器使呼吸加强的，如果切断外周化学感受器的传入神经，$P(O_2)$ 下降所引起的呼吸效应消失。缺氧对呼吸中枢的直接作用是抑制作用，如果给慢性肺通气功能障碍的病人吸入纯氧，由于解除了低氧对外周化学感受器的刺激作用，反而会引起呼吸运动暂停。这些情况在临床应用氧疗时应予注意。

(3) CO_2、H^+ 和 O_2 在调节呼吸中的相互作用　动脉血 $P(CO_2)$ 和 H^+ 的升高以及 $P(O_2)$ 降低，均能刺激呼吸，三者之间的相互作用对肺通气的影响既可发生总和而加大，也可相互抵消而减弱。在一种因素改变，另两种因素不加控制时，探讨它们对呼吸的调节，必须全面地进行观察和分析。

2. 肺牵张反射

1868 年，约瑟夫·布鲁尔（Josef Breuer）和埃瓦尔德·赫林（Ewald Hering）发现，在麻醉动物，肺充气或扩张时可抑制吸气，而肺缩小或萎陷时引起吸气。切断迷走神经后，上述反应消失，说明这是由迷走神经参与的一种反射性反应。这种由肺扩张或缩小萎陷引起的吸气抑制或吸气兴奋的反射性呼吸变化，称为肺牵张反射（pulmonary stretch reflex），包括肺扩张反射和肺萎陷反射。

肺牵张反射的感受器主要分布在支气管和细支气管的平滑肌层中，称为肺牵张感受器。吸气时，当肺扩张到一定程度时，肺牵张感受器兴奋，发放冲动增加，经走行在迷走神经中的传入纤维到达延髓，使吸气切断机制兴奋，抑制吸气，从而抑制吸气肌的收缩而发生呼气。呼气时，肺缩小，对肺牵张感受器的刺激减弱，传入冲动减少，解除了抑制吸气中枢的活动，吸气中枢再次兴奋，通过吸气肌的收缩又产生吸气。这个反射起着负反馈作用，使吸气不至于过长，它和脑桥的调整中枢共同调节呼吸的频率和深度。动物切断迷走神经后呼吸变深变慢。

3. 呼吸肌本体感受性反射

肌梭和腱器官是骨骼肌的本体感受器。肌梭受到牵张刺激时，可以反射地引起受刺激肌梭所在肌肉的收缩，称为骨骼肌牵张反射（muscle stretch reflex），属于本体感受性反射（proprioceptive reflex）。呼吸肌本体感受性反射参与正常呼吸运动的调节，特别是在呼吸肌负荷增加（如运动）时发挥更大的作用。

4. 防御性呼吸反射

呼吸道的鼻、咽、喉、气管和支气管黏膜受到机械性或化学性刺激时，都将引起防御性呼吸反射，清除激惹物，避免其进入肺泡。

(1) 咳嗽反射　咳嗽反射（cough reflex）是常见的重要的防御性反射，有助于消除气道阻塞或异物。它的感受器位于喉、气管和支气管的黏膜。大支气管以上部位的感受器对机械性刺激敏感，二级支气管以下部位对化学性刺激敏感。传入冲动经迷走神经传入延髓，触发一系列反射效应，引起咳嗽反射。

(2) 喷嚏反射　喷嚏反射（sneeze reflex）是类似于咳嗽的反射，不同的是刺激作用于鼻黏膜感受器，传入神经是三叉神经，反射效应是悬雍垂下降，舌压向软腭，而不是声门关闭，呼出气主要从鼻腔喷出，以清除鼻腔中的刺激物。

思考题

1. 案例

女性，22岁，因严重的呼吸困难急诊入院。患者端坐呼吸，焦虑、轻微发绀、出汗、气喘，心率120次/min。患者有多年的哮喘发作史，此次有出汗，肺部有啰音，并极度疲惫。

哮喘发作时，围绕在气道壁的呼吸性支气管平滑肌痉挛，胸腔内压力增加，气道受压，气道狭窄，导致空气流入和流出肺的阻力增加；异常的黏液分泌或炎症增加了毛细血管的通透性，进而导致黏膜水肿。因此，呼吸肌的收缩作用增加。

结合该案例，思考以下问题。

（1）患者呼吸困难和疲劳的原因是什么？哪些因素可能导致气道狭窄？

（2）引起吸气和呼气时喘息的原因是什么？为什么喘息在哮喘发作时的呼气相出现？

（3）为什么说平滑肌是气道的一个重要组成？哪些因素能影响气道平滑肌的活动？

2. 一氧化碳中毒会导致缺氧的患者口唇紫绀吗？

3. 给慢性肺通气功能障碍的病人吸入纯氧，反而可以引起呼吸运动暂停的机制是什么？

4. 糖尿病酮症酸中毒病人产生特有的深大的呼吸的机制是什么？他们呼出气中带有的烂苹果气味产生的原因是什么？

延伸阅读

6岁男童突然变成"小蓝人"

6岁小男孩被送到抢救室时，面色发绀，口唇、指甲青紫，经皮血氧饱和度只有85%，医生经详细询问病史、查体考虑高铁血红蛋白血症可能性大，检查发现小男孩的高铁血红蛋白浓度高达33.7%（参考值<1.5%），高铁血红蛋白血症诊断明确。于是立即给予解毒剂等抢救治疗，经过治疗，小男孩面色、口唇、甲床很快转红润，血氧饱和度也上升至100%，病情明显缓解。追问病史发现，小男孩近期进食较多腌卤相关食品导致亚硝酸盐中毒。

高铁血红蛋白血症是由于血红蛋白结构异常或高铁血红蛋白还原酶异常，或是接触到氧化性物质后，血红蛋白转化为氧亲和力高的高铁血红蛋白，导致功能性低氧血症的一种疾病。

该病病因分为遗传性和获得性两种。遗传性一般出生后即起病；获得性一般是摄入某种物质导致血红蛋白从亚铁状态加速氧化为氧化铁状态，形成高铁血红蛋白血症。常见的致病物质为亚硝酸盐、苯胺、硝基苯等，其中亚硝酸盐是引起获得性高铁血红蛋白血症最常见的物质之一。

第六章
消化与吸收

学习引导

1. 消化道平滑肌在消化过程中扮演着关键角色。通过协调的收缩和放松运动，平滑肌推动食物沿着消化道前进，这一过程称为蠕动。在胃中，平滑肌将食物与胃酸和消化酶充分混合，形成食糜。然后，食糜进入小肠，在这里继续分解并吸收营养物质。那么，消化道平滑肌的具体活动机制是什么？它们如何协调实现有效的食物处理和营养吸收？

2. 当我们进食食物时，胃开始分泌胃液和各种消化酶，以便于消化食物。有意思的是，为什么胃器官自身不会被胃液和消化酶消化呢？胃具有哪些自我保护机制？一旦胃的自我保护机制发生失衡，对机体会产生哪些不利的影响？

3. 高糖高脂饮食对能量平衡和脂肪积累的影响是当今社会十分重要的热点。在大食物观和构建多元化食物供给体系的时代背景下，完善健康饮食习惯变得格外重要。此外，在《健康中国行动（2019—2030年）》中介绍了儿童青少年健康行动，重点讲解了对儿童肥胖防治的具体措施。理解饥饿和饱腹感的生理机制，包括相关激素（如瘦素和胰岛素）的作用，明晰消化系统如何吸收和处理不同类型的营养素（脂肪、糖类、蛋白质）才能更好地保持身心健康。那么三大营养物质的具体吸收过程是怎样的？长期的高糖高脂饮食对人体会有什么不利影响？从生理学的角度出发，如何通过合理健康地规划饮食，预防肥胖的发生？

第一节　消化生理概述

消化系统的主要功能是消化食物和吸收营养物质，同时排泄部分代谢产物。人体需要摄入的物质分为六大类：蛋白质、脂肪、碳水化合物、维生素、无机盐和水。其中，蛋白质、脂肪和碳水化合物是天然大分子物质，需经过消化后才能被机体吸收利用；维生素、无机盐和水是小分子物质，可以直接被机体吸收。食物在消化道内被分解成可吸收的小分子物质的过程称为消化（digestion）。经消化后的营养成分通过消化道黏膜进入血液或淋巴液的过程称为吸收（absorption）。未被吸收的食物残渣最终以粪便形式排出体外。消化和吸收是两个相辅相成的过程，紧密联系在一起。

消化系统（digestive system）由消化道和消化腺组成（图6-1）。消化道包括口腔、咽、食管、胃、小肠（十二指肠、空肠、回肠）和大肠（盲肠、阑尾、结肠、直肠、肛管）。消化腺分为小消化腺和大消化腺两类。小消化腺散布在消化道各部的管壁内；大消化腺包括3对唾液腺（腮腺、颌下腺、舌下腺）、肝脏和胰腺。消化系统的活动受神经和体液因素的调节。消化腺的分泌分为内分泌和外分泌。内分泌的激素通过局部或血液循环调节消化系统的活动；外分泌的消化液分泌到胃肠腔内，参与食物的化学性消化。消化道的活动不仅受交感神经和副交感神经支配，还受自身肠神经系统的精细调节，确保其正常功能。

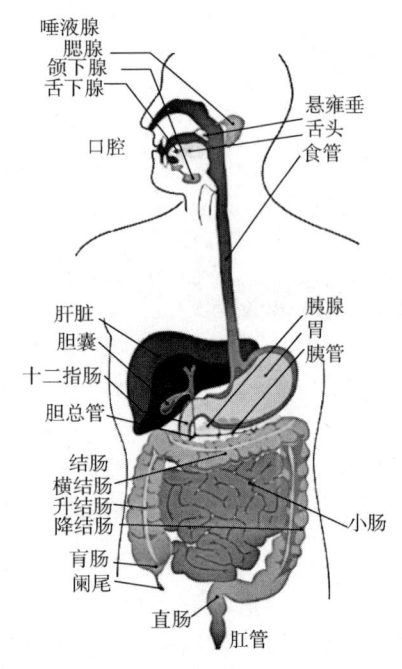

图6-1　消化系统的组成

第二节 口腔消化

食物的消化始于口腔。在这里，食物经过咀嚼被机械性地分解，同时唾液中的酶开始初步的化学性消化。食物被唾液浸润并充分混合后，形成食团，通过吞咽动作进入食管，最终到达胃部进行进一步的消化。

1. 唾液的性质与作用

人的口腔内有 3 对主要的唾液腺，即腮腺、颌下腺和舌下腺，此外还有大量散布的小唾液腺。唾液（saliva，salivary juice）是由这些唾液腺分泌的混合液体。唾液是一种无色无味、接近中性的低渗液体，pH 在 6.6~7.1。唾液的成分中，水分占 99%，有机物主要包括黏蛋白、免疫球蛋白、氨基酸、尿素、尿酸、唾液淀粉酶（salivary amylase）和溶菌酶等。无机物则有钠离子（Na^+）、钾离子（K^+）、钙离子（Ca^{2+}）、氯离子（Cl^-）和硫氰酸盐（SCN^-）等。此外，唾液中还含有一定量的气体，如氧气（O_2）、氮气（N_2）、氨气（NH_3）和二氧化碳（CO_2）。

唾液具有多种重要的生理功能，包括：①湿润和溶解食物。唾液可以使食物变得湿润并使其溶解，便于吞咽，同时帮助引起味觉反应。②酶的作用。唾液中的唾液淀粉酶可以将淀粉水解为麦芽糖。这种酶在中性环境下（最适 pH 为中性）活性最佳，当 pH 低于 4.5 时会完全失去活性，因此当食物进入胃后不久，这种酶的作用会消失。③清洁口腔。唾液能够清除口腔内的食物残渣，稀释和中和有毒物质。唾液中的溶菌酶和免疫球蛋白具有杀菌和抗病毒作用，从而保护和清洁口腔。④排泄有害物质。某些进入体内的重金属（如铅、汞）、氰化物和狂犬病毒可以通过唾液分泌而被排泄出体外。

2. 咀嚼

咀嚼（mastication）是一种由咀嚼肌按特定顺序收缩构成的复杂且有节奏的动作。咀嚼肌包括咬肌、颞肌、翼内肌和翼外肌，这些肌肉属于骨骼肌，可以进行随意运动。当食物接触到齿龈、硬腭前部和舌面时，口腔内的感受器和咀嚼肌的本体感受器受到刺激，产生传入冲动，导致节律性的咀嚼活动。咀嚼的主要功能是对食物进行机械加工。通过上下牙施加相当大的压力，将食物切割或磨碎。切碎的食物与唾液混合形成食团（bolus），便于吞咽。咀嚼可以使唾液淀粉酶与食物充分接触，进行初步的化学消化。此外，咀嚼还能够增强食物对口腔内各种感受器的刺激，反射性地引起胃、胰腺、肝脏和胆囊的活动，为接下来的消化和吸收过程做好准备。

3. 吞咽

吞咽（deglutition，swallowing）是指食团由舌背推动，通过咽和食管进入胃的过程。这个过程由一系列高度协调的反射活动组成。根据食团在吞咽时经过的解剖部位，吞咽动作可以分为 3 个阶段：口腔期、咽期和食管期。

（1）口腔期（oral phase） 食团从口腔进入咽部的阶段，主要通过舌的运动将食团从舌背推入咽部。这是一个随意运动，由大脑皮层控制。

（2）咽期（pharyngeal phase） 食团从咽部进入食管上端的阶段。食团刺激咽部的触觉感受器，产生冲动并传到位于延髓和脑桥下端网状结构的吞咽中枢，立即引发一系列快速反射动作。这些动作包括软腭上举，咽后壁向前突出，封闭鼻、口、喉的通路，以防止食物进入气管或逆流到鼻腔。同时，食管上括约肌舒张，使食团顺利进入食管。

（3）食管期（esophageal phase） 指食团通过食管上端进入胃的阶段。这个过程主要通过食管的蠕动来实现。蠕动（peristalsis）是一种空腔器官平滑肌的常见运动形式，由平滑肌的顺序舒缩引起，形成一种向前推进的波形运动。在食管蠕动过程中，食团前的食管出现舒张波，食团后的食管跟随有收缩波，推动食团向食管下端移动。

总之，吞咽是一个由多个阶段组成的复杂过程，每个阶段都涉及精确的肌肉运动和神经反射，确保食物顺利通过消化道进入胃内。

第三节　胃消化

胃是消化道中最为膨大的部分，成人胃的容量为 1~2L，主要功能是储存和初步消化食物。当食物进入胃后，经过胃的机械性和化学性消化，食团逐渐被胃液分解并通过胃的运动进行研磨，最终形成食糜（chyme）。胃的运动确保了食糜逐步且少量地通过幽门进入十二指肠。

一、胃液的分泌

胃对食物的化学性消化是通过胃黏膜中的多种外分泌腺细胞分泌的胃液来实现的。胃黏膜中存在 3 种主要的外分泌腺：①贲门腺，位于胃与食管连接处的 1~4cm 环状区域，主要分泌黏液。②泌酸腺，为混合腺，存在于大部分的胃底和胃体的全部，包含壁细胞（parietal cell）、主细胞（chief cell）和颈黏液细胞（neck mucous cell）。③幽门腺，位于幽门部，分泌碱性黏液。

此外，胃黏膜内还含有多种内分泌细胞，这些细胞通过分泌胃肠激素来调节消化道和消化腺的活动。常见的内分泌细胞有：①G 细胞，位于胃窦，分泌促胃液素和促肾上腺皮质激素（ACTH）样物质。②δ 细胞，分布于胃底、胃体和胃窦，分泌生长抑素，调节促胃液素和胃酸的分泌。③肠嗜铬样细胞（enterochromaffin-like cell，ECL cell），位于胃泌酸区，合成和释放组胺。这些外分泌腺和内分泌细胞共同作用，确保胃对食物进行有效的化学性消化。胃的解剖结构如图 6-2 所示。

1. 胃酸的性质、成分与作用

纯净的胃液（gastric juice）是一种无色的酸性液体，pH 0.9~1.5，正常成年人每日分泌 1.5~2.5L，其主要成分有盐酸、胃蛋白酶原、黏液和内因子，其余为水、HCO_3^-、Na^+、K^+ 等无机物。

（1）盐酸　胃液中的盐酸（hydrochloric acid，HCl），也称为胃酸（gastric acid），由壁细胞分泌。胃酸有游离酸和结合酸两种形式，两者在胃液中的总浓度称为胃液总酸度。即使在空腹 6h 后，在无任何食物刺激的情况下，胃酸仍会有少量分泌，这种分泌被称为基础胃酸分泌。基础胃酸分泌在不同人群或同一人在不同时间也有所不同，平均为 0~5mmol/h。胃酸的分泌量与壁细胞的数量和功能状态直接相关。

胃内的盐酸具有多种重要的生理作用：①激活胃蛋白酶原。盐酸能够将胃蛋白酶原转化为活性胃蛋白酶，并提供适宜的酸性环境以促进其功能。②蛋白质变性。盐酸使食物中的蛋白质变性，从而有利于蛋白质的水解过程。③杀菌作用。盐酸能够杀灭随食物进入胃内的细菌，帮助维持胃及小肠内的无菌状态。④刺激激素分泌。当盐酸随食糜进入小肠后，可促进促胰液素

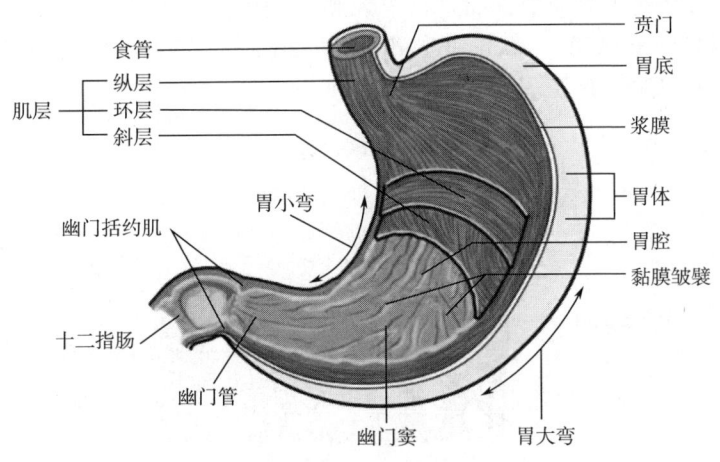

图 6-2　胃的解剖结构

和缩胆囊素的分泌，从而引起胰液、胆汁和小肠液的分泌。⑤促进矿物质吸收。盐酸造成的酸性环境有助于小肠对铁和钙的吸收。然而，盐酸属于强酸，对胃和十二指肠黏膜具有侵蚀作用。如果盐酸分泌过多，将会损伤胃和十二指肠黏膜，诱发或加重溃疡病；而若胃酸分泌过少，则可导致腹胀、腹泻等消化不良症状。

（2）胃蛋白酶原　胃蛋白酶原（pepsinogen）主要由胃泌酸腺的主细胞合成和分泌。颈黏液细胞、贲门腺和幽门腺的黏液细胞以及十二指肠近端的腺体也能分泌少量胃蛋白酶原。胃蛋白酶原以无活性的酶原形式储存在细胞内，等待适当的刺激释放。当进食、迷走神经兴奋以及促胃液素等刺激因素出现时，胃蛋白酶原的释放被显著增强。进入胃腔后的胃蛋白酶原，在盐酸的作用下，脱去一个小分子肽段，转变为有活性的胃蛋白酶（pepsin），其分子质量由 43500 减少到 35000。被激活的胃蛋白酶还可以通过正反馈机制进一步激活更多的胃蛋白酶原。

胃蛋白酶的主要作用是水解食物中的蛋白质，将其分解成䏑和胨、少量多肽以及游离氨基酸。胃蛋白酶在酸性环境中才能发挥最佳功能，其最适 pH 为 1.8~3.5。当 pH 超过 5.0 时，胃蛋白酶便会完全失去活性。

（3）内因子　壁细胞在分泌盐酸的同时，还分泌一种称为内因子（intrinsic factor）的糖蛋白。内因子有两个活性部位，一个活性部位与进入胃内的维生素 B_{12} 结合，形成内因子-维生素 B_{12} 复合物，保护维生素 B_{12} 免受肠内水解酶的破坏。当内因子-维生素 B_{12} 复合物到达远端回肠时，内因子的另一个活性部位与回肠黏膜细胞膜上的特定受体结合，促进维生素 B_{12} 的吸收。

如果缺乏内因子，维生素 B_{12} 的吸收将受到阻碍，从而影响红细胞的生成，导致巨幼红细胞性贫血。各种能促进胃酸分泌的刺激因素，如迷走神经兴奋、促胃液素和组胺等，也会增加内因子的分泌；相反，患有萎缩性胃炎或胃酸缺乏的人，其内因子分泌量会减少。

（4）黏液和碳酸氢盐　胃液中含有大量黏液，由胃黏膜表面的上皮细胞、泌酸腺、贲门腺和幽门腺的黏液细胞共同分泌，其主要成分是糖蛋白。由于黏液具有较高的黏滞性和形成凝胶的特性，分泌后会覆盖在胃黏膜表面，形成一层厚约 500μm 的保护层。这层保护层能在黏膜表面起到润滑作用，减少粗糙食物对胃黏膜的机械损伤。

胃黏膜内的非泌酸细胞能够分泌 HCO_3^-，同时组织液中少量的 HCO_3^- 也能渗入胃腔。进入

胃内的 HCO_3^- 并非直接进入胃液中，而是与胃黏膜表面的黏液联合，形成一个抗胃黏膜损伤的屏障，称为黏液-碳酸氢盐屏障（mucus-bicarbonate barrier）（图 6-3）。它能有效地保护胃黏膜免受胃内盐酸和胃蛋白酶的损伤。

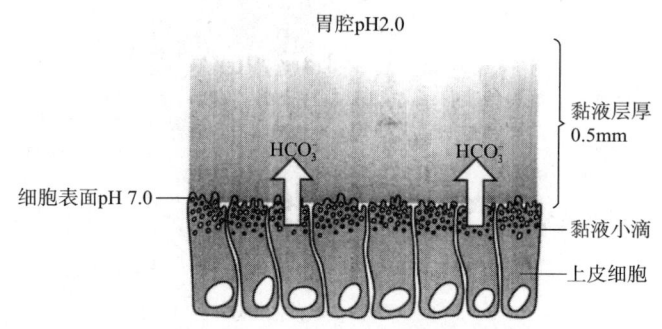

图 6-3　胃黏液-碳酸氢盐屏障示意图

由于黏液的黏稠度为水的 30~260 倍，显著减慢了离子在黏液层中的扩散速度。当胃腔内的 H^+ 通过黏液层向黏膜细胞方向扩散时，其移动速度明显减慢，并不断与从黏液层近黏膜细胞侧向胃腔扩散的 HCO_3^- 发生中和。在这个过程中，黏液层中形成了一个 pH 梯度：黏液层近胃腔侧呈酸性，pH 2.0；而近黏膜细胞侧呈中性，pH 7.0。因此，胃黏膜表面的黏液层能有效防止胃内 H^+ 对胃黏膜的直接侵蚀和胃蛋白酶对胃黏膜的消化作用。

除了黏液-碳酸氢盐屏障外，胃黏膜上皮细胞的顶端膜和相邻细胞侧膜之间存在紧密连接，这种结构可以防止胃腔内的 H^+ 向黏膜上皮细胞内扩散，被称为胃黏膜屏障（gastric mucosal barrier）。此外，胃和十二指肠黏膜具有很强的细胞保护作用。

2. 消化期胃液的分泌

空腹时，胃液的分泌量很少。进食可刺激胃液大量分泌，称为消化期的胃液分泌。根据消化道感受食物刺激的部位，将消化期的胃液分泌分为头期、胃期和肠期三个时相（图 6-4）。

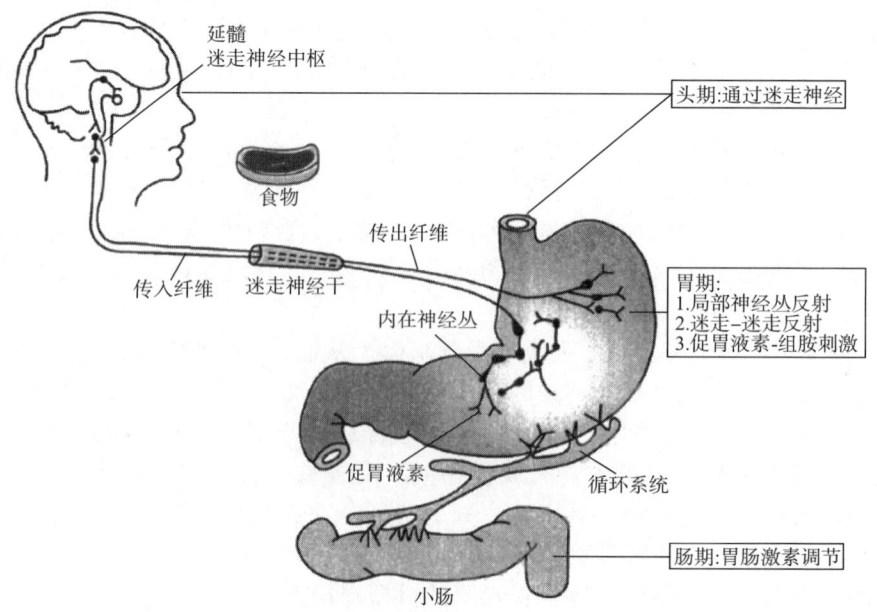

图 6-4　消化期胃液分泌的时相及其调节

（1）头期胃液分泌　进食时，食物的颜色、形状、气味、声音以及咀嚼和吞咽动作，会刺激眼睛、耳朵、鼻子、口腔和咽部的感受器。这些感受器通过传入冲动反射性地引起胃液的分泌，这一过程称为头期胃液分泌。头期胃液分泌的特点是持续时间较长（可持续 2~4h），分泌量较多（约占整个消化过程中总分泌量的 30%），且胃酸和胃蛋白酶原的含量均很高；但受食欲影响非常显著。美味可口的食物会引起更多的胃液分泌。

（2）胃期胃液分泌　将食糜、肉的提取液、蛋白胨液等通过瘘管直接注入胃内，可以直接刺激胃壁上的机械感受器和化学感受器，促使胃液大量分泌。其主要作用途径包括：①食物直接扩张胃部，刺激胃底和胃体的感受器。冲动沿迷走神经的传入纤维传至中枢，再通过迷走神经的传出纤维引起胃液分泌，这一反射称为迷走-迷走反射（vago-vagal reflex）。此外，食物扩张胃壁也能引起内在神经丛的短反射，直接或通过促胃液素间接引起胃腺分泌。②扩张刺激幽门部的感受器，通过胃壁内在神经丛作用于 G 细胞，促使促胃液素释放。③食物的化学成分，主要是蛋白质的消化产物如肽和氨基酸，可直接作用于 G 细胞，促使促胃液素分泌。不同氨基酸对胃酸分泌的刺激作用不同。在人类中，苯丙氨酸和色氨酸的作用最强，而糖和脂肪本身并不直接刺激促胃液素分泌。其他物质，如咖啡、茶、牛乳、乙醇、Ca^{2+} 等，也能引起胃液大量分泌。胃期分泌的胃液量约占进食后总分泌量的 60%，且酸度和胃蛋白酶的含量都很高。

（3）肠期胃液分泌　将食糜、肉的提取液、蛋白胨液等通过瘘管直接注入十二指肠内，也会引起轻微的胃液分泌增加。这表明，即使食物已经离开胃部，仍然能继续刺激胃液分泌。此外，机械扩张游离的空肠袢也能增加胃液的分泌，即使切断支配胃的神经后，这种分泌仍然存在，这说明肠期的胃液分泌主要通过体液调节机制实现，神经调节的作用可能并不重要。

当食物进入小肠后，通过对小肠黏膜的机械性和化学性刺激，可使小肠分泌一种或几种胃肠激素，通过血液循环作用于胃。在食糜的作用下，十二指肠黏膜不仅能释放促胃液素，还能释放一种称为肠泌酸素（entero-oxyntin）的激素，这种激素也能刺激胃酸分泌。

肠期分泌的胃液量较少，约占总分泌量的 10%，酸度不高，消化力（指酶的含量）也不强。这可能与酸、脂肪、高张溶液进入小肠后对胃液分泌的抑制作用有关。

二、胃的运动

根据胃壁肌层的结构和功能特征，胃可分为头区和尾区两个部分。头区包括胃底和胃体的上 1/3，这部分的运动较为缓慢，主要功能是储存食物；尾区则包括胃体的下 2/3 和胃窦，其运动较为强烈，主要功能是将食物磨碎，与胃液充分混合，形成食糜，并逐步将食糜排入十二指肠。

1. 胃的运动形式

（1）紧张性收缩　胃壁平滑肌通常处于一种缓慢且持续的收缩状态，称为紧张性收缩（tonic contraction）。这种收缩在空腹时已经存在，并在胃充盈后逐渐增强。紧张性收缩有助于胃保持一定的形状和位置，防止胃下垂；同时也能维持胃内的压力，促进胃液渗入食物中；此外，这种收缩也是其他胃运动形式的基础。进食后，头区的紧张性收缩会进一步加强，有助于将胃内容物向幽门方向推进。

（2）容受性舒张　进食时，食物刺激口腔、咽部和食管的感受器，反射性地引起胃底和胃体（主要是头区）的舒张，这种现象称为容受性舒张（receptive relaxation）。正常人空腹时，胃的容量约为 50mL，而进餐后可以扩展到 1.5L。容受性舒张使胃的容量大大增加，以容纳大量食物，同时胃内压却没有显著升高。

（3）蠕动　胃的蠕动主要发生在尾区。空腹时基本上不出现蠕动，而食物进入胃内大约 5min 后，蠕动便开始。蠕动从胃中部开始，并向幽门方向推进。蠕动波大约需要 1min 到达幽门，频率约为 3 次/min，表现为连续的波动。蠕动波在开始时较弱，在传播过程中逐渐加强，速度也明显加快，一直传到幽门。当幽门括约肌舒张时，在蠕动波产生的压力下，胃窦内少量食糜（1~2mL）被排入十二指肠；当幽门括约肌收缩时，食糜被反向推回。食糜的这种后退有助于食物和消化液的混合，并对块状食物进行碾磨和粉碎。

胃蠕动的生理意义在于将进入胃内的食团磨碎，使其与胃液充分混合，形成糊状的食糜，并将食糜逐步推入十二指肠。

2. 胃排空及其控制

（1）胃排空　食物从胃排入十二指肠的过程称为胃排空（gastric emptying）。食物进入胃后大约 5min 开始排空，排空速度取决于食物的物理性状和化学组成。液体食物比固体食物排空快，小颗粒食物比大块食物排空快，等渗液体比非等渗液体排空快。在三大营养物质中，糖类食物排空最快，蛋白质次之，脂肪最慢。混合食物通常需要 4~6h 才能完全排空。

（2）胃排空的控制

① 胃内因素促进胃排空：食物对胃的扩张刺激可以通过迷走-迷走反射和胃壁的内在神经丛局部反射，增强胃的运动，从而促进胃排空。此外，食物对胃的扩张刺激及食物中的某些化学成分还可引发胃幽门部 G 细胞释放促胃液素。促胃液素不仅能促进胃的运动，还能增强幽门括约肌的收缩，其总体效应是延缓胃排空。

② 十二指肠内因素抑制胃排空：在十二指肠壁上存在多种感受器，当食糜进入十二指肠后，其中的酸度、脂肪含量、高渗性以及对肠壁的机械扩张均可以刺激这些感受器。这些刺激通过肠-胃反射抑制胃的运动，导致胃排空速度减慢。此外，食糜中的酸和脂肪还可以刺激小肠黏膜释放促胰液素、抑胃肽等物质，进一步抑制胃的运动，从而延缓胃排空的进程。

胃排空的直接驱动力是胃和十二指肠内部的压力差，其根本动力是胃平滑肌的收缩。当胃的运动增强，使得胃内压力高于十二指肠内的压力时，发生一次胃排空动作。但是一旦食糜进入十二指肠后，受到十二指肠内因素的抑制，胃的运动会减弱，胃排空暂时停止。随着胃酸的中和和食物消化产物的逐渐吸收，对胃运动的抑制逐渐解除，胃的运动再次增强，胃排空再次发生。这种反复的过程一直持续，直到食糜完全由胃排入十二指肠为止。因此，胃排空是一个间断进行的过程，胃内因素促进胃排空，而十二指肠内因素抑制胃排空，这两个因素相互作用、交替发生，自动地调节着胃的排空速度，以便适应十二指肠内消化和吸收的需要。

第四节　小肠消化

食糜由胃进入十二指肠后，消化过程在小肠内继续进行。小肠内消化是整个消化过程中最重要的阶段。在这里，食糜受到胰液、胆汁和小肠液的化学性消化以及小肠运动的机械性消化，许多营养物质也都在此处被吸收。因此，食物在经过小肠后，消化过程基本完成，未被消化的食物残渣从小肠进入大肠。食物在小肠内停留的时间因食物的性质而异，一般混合性食物在小肠内停留 3~8h。

一、胰液的分泌

胰腺是兼具外分泌和内分泌功能的腺体。其内分泌功能主要与糖代谢调节有关，而外分泌物即胰液，由胰腺的腺泡细胞和小导管管壁细胞分泌，具有很强的消化能力。

1. 胰液的性质、成分和作用

胰液（pancreatic juice）是一种无色无臭的碱性液体，pH 7.8~8.4，渗透压与血浆大致相等。人每日分泌的胰液量为 1~2L。胰液中含有无机物和有机物。其中，无机成分中的 HCO_3^- 的含量很高，它由胰腺内的小导管细胞分泌。导管细胞内含有较高浓度的碳酸酐酶，在其催化下，CO_2 可水化为 H_2CO_3，而后解离成 HCO_3^-。人胰液中的 HCO_3^- 浓度随分泌速度的增加而增加，最高可达 140mmol/L。HCO_3^- 的主要作用是中和进入十二指肠的胃酸，使肠黏膜免受强酸的侵蚀；同时也提供小肠内多种消化酶活动的最适 pH 环境（pH 7~8）。除 HCO_3^- 外，占第二位的负离子是 Cl^-。胰液中的 Cl^- 浓度随 HCO_3^- 浓度的变化而变化，当 HCO_3^- 浓度升高时，Cl^- 浓度下降。胰液中的正离子有 Na^+、K^+、Ca^{2+} 等，它们在胰液中的浓度与血浆中的浓度非常接近，不随分泌速度的改变而改变。

胰液中的有机物主要是蛋白质，含量为 0.1%~10%，随分泌速度的不同而变化。胰液中的蛋白质主要是由腺泡细胞分泌的多种消化酶。

（1）**胰淀粉酶** 胰淀粉酶（pancreatic amylase）是一种 α-淀粉酶，对生淀粉和熟淀粉水解效率都很高，消化产物为糊精、麦芽糖。胰淀粉酶作用的最适 pH 6.7~7.0。

（2）**胰脂肪酶** 胰脂肪酶（pancreatic lipase）可分解甘油三酯为脂肪酸、甘油一酯和甘油。它的最适 pH 7.5~8.5。目前认为，胰脂肪酶只有在胰腺分泌的另一种小分子蛋白质，即辅脂酶（colipase）存在的条件下才能发挥作用。胆盐具有去垢剂特性，可将附着于胆盐微胶粒（即乳化的脂滴）表面的蛋白质清除，但辅脂酶对胆盐微胶粒却有较高亲和力，当胰脂肪酶、辅脂酶和胆盐形成三元络合物时，便可防止胆盐将脂肪酶从脂滴表面清除。因此，辅脂酶如同附着在脂滴表面的"锚"。胰液中还含有一定量的胆固醇酯酶和磷脂酶 A_2，可分别水解胆固醇酯和卵磷脂。

（3）**胰蛋白酶和糜蛋白酶** 这两种酶均以无活性的酶原形式存在于胰液中。肠液中的肠激酶（enterokinase）是激活胰蛋白酶原（trypsinogen）的特异性酶，可使胰蛋白酶原变为有活性的胰蛋白酶（trypsin），已被激活的胰蛋白酶也能激活胰蛋白酶原而形成正反馈，加速其活化。此外，酸、组织液等也能使胰蛋白酶原活化。糜蛋白酶原（chymotrypsinogen）主要在胰蛋白酶作用下转化为有活性的糜蛋白酶（chymotrypsin）。胰蛋白酶和糜蛋白酶的作用极为相似，都能分解蛋白质为胨和䏡，联合作用可将蛋白质消化为小分子多肽和游离氨基酸；糜蛋白酶还有较强的凝乳作用。

此外，正常胰液中还含有羧基肽酶、核糖核酸酶和脱氧核糖核酸酶等水解酶，这些酶也以酶原的形式分泌，在已活化的胰蛋白酶作用下激活。激活后的羧基肽酶可作用于多肽末端的肽键，释放具有自由羧基的氨基酸，而核酸酶可部分水解相应的核酸为单核苷酸。胰液由于含有水解糖、脂肪和蛋白质 3 类营养物质的消化酶，是最重要的消化液。当胰液分泌障碍时，即使其他消化液分泌均正常，食物中的脂肪和蛋白质仍不能完全消化和吸收，常引起脂肪泻，但糖的消化和吸收一般不受影响。

2. 胰液分泌的调节

在非消化期,胰液几乎不分泌或很少分泌。进食后,胰液开始分泌增加,食物是刺激胰液分泌的自然因素。胰液分泌受神经和体液双重控制,但以体液调节为主。

(1) 神经调节　食物的性状、气味以及食物对口腔、食管、胃和小肠的刺激都可通过神经反射(包括条件反射和非条件反射)引起胰液分泌。反射的传出神经主要是迷走神经。切断迷走神经或注射阿托品阻断迷走神经的作用,均可显著减少胰液分泌。迷走神经通过其末梢释放乙酰胆碱直接作用于胰腺,也可通过引起促胃液素的释放,间接引起胰腺分泌。迷走神经主要作用于胰腺的腺泡细胞,对小导管细胞的作用较弱。因此,迷走神经兴奋引起胰液分泌的特点是水和碳酸氢盐含量很少,而酶的含量却很丰富。

(2) 体液调节　调节胰液分泌的体液因素主要有促胰液素和缩胆囊素。

① 促胰液素:促胰液素是历史上第一个被发现的激素,当酸性食糜进入小肠后,可刺激小肠黏膜释放促胰液素。小肠上段黏膜含促胰液素较多,距幽门越远,含量越少。产生促胰液素的细胞为 S 细胞。促胰液素主要作用于胰腺小导管上皮细胞,使其分泌大量的水和 HCO_3^-,使胰液的分泌量显著增加,而酶的含量却很低。

② 缩胆囊素:缩胆囊素有两个重要作用,一是促进胰液中各种酶的分泌,故也称为促胰酶素(pancreozymin,PZ);二是促进胆囊强烈收缩,排出胆汁。缩胆囊素对胰腺组织还有营养作用,可促进胰组织蛋白质和核糖核酸的合成。引起缩胆囊素释放的因素按由强至弱的顺序为蛋白质分解产物、脂酸钠、盐酸、脂肪;糖类没有刺激作用。

影响胰液分泌的体液因素还有胃窦分泌的促胃液素、小肠分泌的血管活性肠肽等,它们在作用上分别与缩胆囊素和促胰液素相似。近年来的资料表明,促胰液素和缩胆囊素对胰液分泌的作用是通过不同机制实现的,前者以 cAMP 为第二信使,后者通过磷脂酰肌醇系统,在 Ca^{2+} 介导下起作用。促胰液素和缩胆囊素之间存在协同作用,即一个激素可加强另一个激素的作用。此外,迷走神经对促胰液素也有加强作用,在阻断迷走神经后,促胰液素引起的胰液分泌量将大大减少。激素之间以及激素与神经之间的相互加强作用,对进餐时胰液的大量分泌具有重要意义。

二、胆汁的分泌与排出

肝细胞能持续分泌胆汁(bile)。在非消化期,肝脏分泌的胆汁主要储存于胆囊内。进食后,食物及消化液可刺激胆囊收缩,将储存于胆囊内的胆汁排入十二指肠。直接从肝细胞分泌的胆汁称为肝胆汁,储存在胆囊内并由胆囊排出的胆汁称为胆囊胆汁。

1. 胆汁的性质、成分和作用

(1) 胆汁的性质和成分　胆汁是一种有色、味苦、较稠的液体。肝胆汁呈金黄色,透明清亮,呈弱碱性(pH 7.4)。胆囊胆汁因被浓缩而颜色加深,为深棕色,因 HCO_3^- 在胆囊中被吸收而呈弱酸性(pH 6.8)。成年人每日分泌胆汁 0.8~1.0L。胆汁中除水分外,含有胆盐、卵磷脂、胆固醇和胆色素等有机物和 Na^+、K^+、Ca^{2+}、HCO_3^- 等无机物。胆汁是唯一不含消化酶的消化液。胆汁中最重要的成分是胆盐,其主要作用是促进脂肪的消化和吸收;胆色素是血红素的分解产物,是决定胆汁颜色的主要成分;胆固醇是肝脏脂肪代谢的产物。

胆盐与卵磷脂均为双嗜性分子,因而可聚合成微胶粒(micelle),胆固醇可溶入微胶粒中。卵磷脂是胆固醇的有效溶剂，胆固醇的溶解量取决于胆汁中它与卵磷脂的比例。当胆固醇含量过多或卵磷脂含量过少时，胆固醇便从胆汁中析出而形成胆固醇结石。此外，胆汁中绝大部分胆红素在正常情况下以溶于水的结合形式（双葡萄糖醛酸胆红素）存在，仅约1%以不溶于水的游离形式存在，后者能与Ca^{2+}结合成胆红素钙而发生沉淀，在某些情况下使游离型胆红素增多，便有可能形成胆红素结石。

（2）胆汁的作用　胆汁的主要作用是促进脂肪的消化和吸收。

① 促进脂肪的消化：胆汁中的胆盐、卵磷脂和胆固醇等均可作为乳化剂，降低脂肪的表面张力，使脂肪乳化成微滴分散在水性的肠液中，可增加胰脂肪酶的作用面积，促进脂肪的分解消化。

② 促进脂肪和脂溶性维生素的吸收：在小肠绒毛表面覆盖有一层不流动水层，即静水层，脂肪分解产物不易穿过静水层到达肠黏膜表面而被上皮细胞吸收。肠腔中的脂肪分解产物，如脂肪酸、甘油一酯等均可掺入由胆盐聚合成的微胶粒中，形成水溶性的混合微胶粒（mixed micelle）。混合微胶粒很容易穿过静水层而到达肠黏膜表面，从而促进脂肪分解产物的吸收。胆汁的这一作用，也有助于脂溶性维生素 A、维生素 D、维生素 E、维生素 K 的吸收。

③ 中和胃酸及促进胆汁自身分泌：胆汁排入十二指肠后，可中和一部分胃酸；进入小肠的胆盐绝大部分由回肠黏膜吸收入血，通过门静脉回到肝脏再形成胆汁，这一过程称为胆盐的肠-肝循环（enterohepatic circulation）（图6-5）。返回到肝脏的胆盐有刺激肝胆汁分泌的作用，称为胆盐的利胆作用。

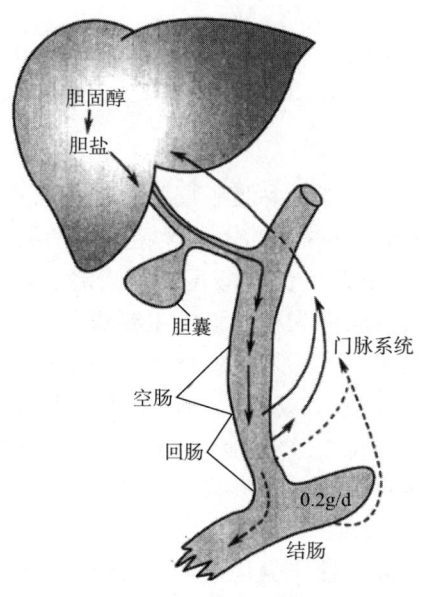

图6-5　胆盐的肠-肝循环示意图

注：实线表示来自肝脏的胆盐，虚线表示由细菌作用产生的胆盐，合成胆盐的正常速率是 0.2g/d。

2. 胆汁分泌和排出的调节

食物是引起胆汁分泌和排出的自然刺激物，其中以高蛋白食物刺激作用最强，高脂肪和混合食物次之，糖类食物作用最弱。胆汁的分泌和排出受神经和体液因素的调节，以体液调节为主。

（1）神经调节　进食动作或食物对胃、小肠黏膜的刺激均可通过神经反射引起肝胆汁分泌少量增加，胆囊收缩轻度加强。反射的传出途径是迷走神经。迷走神经通过其末梢释放乙酰胆碱，可直接作用于肝细胞和胆囊，增加胆汁分泌和引起胆囊收缩，也可通过促胃液素的释放，间接引起胆汁分泌增加。

（2）体液调节　有多种体液因素参与调节胆汁的分泌和排出。

① 促胃液素：促胃液素可通过血液循环作用于肝细胞引起肝胆汁分泌；促胃液素也可先引起盐酸分泌，然后由盐酸作用于十二指肠黏膜，使之释放促胰液素，进而促进胆汁分泌。

② 促胰液素：促胰液素的主要作用是促进胰液分泌，对肝胆汁分泌也有一定刺激作用，主要促进胆管上皮分泌大量的水和 HCO_3^-，而刺激肝细胞分泌胆盐的作用不显著。

③ 缩胆囊素：缩胆囊素可通过血液循环作用于胆囊平滑肌和壶腹括约肌，引起胆囊收缩，壶腹括约肌舒张，促使胆汁排出；此外，缩胆囊素也有较弱的促胆汁分泌的作用。

④ 胆盐：通过肠-肝循环返回肝脏的胆盐有刺激肝胆汁分泌的作用，但对胆囊的运动并无明显影响。

3. 胆囊的功能

胆囊的主要功能是：①储存和浓缩胆汁。在非消化期，壶腹括约肌收缩而胆囊舒张，因而肝胆汁经胆囊管流入胆囊内储存；在储存期，胆囊黏膜能吸收其中的水和无机盐类，使胆汁浓缩4~10倍。②调节胆管内压和排出胆汁。胆囊的收缩和舒张可调节胆管内压力。当壶腹括约肌收缩时，胆囊舒张，肝胆汁流入胆囊，胆管内压无明显升高；当胆囊收缩时，胆管内压升高，壶腹括约肌舒张，胆囊内胆汁排入十二指肠。胆囊被摘除后，小肠内消化和吸收并无明显影响，这是因为肝胆汁可直接流入小肠的缘故。

三、小肠液的分泌

小肠内有两种腺体，即位于十二指肠黏膜下层的十二指肠腺和分布于整个小肠黏膜层的小肠腺。前者又称为勃氏腺（brunner gland），分泌含黏蛋白的碱性液体，黏稠度很高，其主要作用是保护十二指肠黏膜上皮，使其免受胃酸侵蚀；后者又称为李氏腺（lieberkuhn crypt），分布于全部小肠的黏膜层内，其分泌液为小肠液的主要成分。

1. 小肠液的性质、成分和作用

小肠液是一种弱碱性液体，pH 约为 7.6，渗透压与血浆相等。小肠液的分泌量变化范围很大，成年人每日分泌量为 1~3L。大量的小肠液可稀释消化产物，使其渗透压下降，有利于吸收。小肠液分泌后又很快被绒毛上皮重新吸收，这种液体的交流为小肠内营养物质的吸收提供一个大容量媒介。

在各种不同的条件下，小肠液的性状变化很大，有时是较稀的液体，有时则由于含有大量黏蛋白而很黏稠。小肠液还常混有脱落的肠上皮细胞、白细胞以及由肠上皮细胞分泌的免疫球蛋白。近年来，学者们认为真正由小肠腺分泌的酶只有肠激酶一种，它能将胰液中的胰蛋白酶原活化为胰蛋白酶，以利于蛋白质的消化。除肠腔内的消化酶对食物进行消化外，小肠对食物的消化还存在一种特殊的方式，在小肠上皮细胞的刷状缘和上皮细胞内含有多种消化酶，如分解寡肽的肽酶、分解双糖的蔗糖酶和麦芽糖酶等，这些酶可分别将寡肽和双糖进一步分解为氨基酸和单糖。但当这些酶随脱落的肠上皮细胞进入肠腔后，则对小肠内消化不再起作用。

2. 小肠液分泌的调节

小肠液呈常态性分泌,但在不同条件下,分泌量可有很大变化。食糜对局部黏膜的机械性刺激和化学性刺激均可引起小肠液分泌。小肠黏膜对扩张性刺激最为敏感,小肠内食糜的量越多,分泌量也越多。一般认为,这些刺激是通过肠壁的内在神经丛的局部反射而起作用的。刺激迷走神经可引起十二指肠腺分泌,但对其他部位的肠腺作用并不明显,研究表明,只有切断内脏大神经(取消了抑制性影响)后,刺激迷走神经才能引起小肠液的分泌。此外,促胃液素、促胰液素、缩胆囊素和血管活性肠肽等都能刺激小肠液的分泌。

四、小肠的运动

1. 小肠的运动形式

(1)紧张性收缩　紧张性收缩是小肠进行其他运动的基础,并使小肠保持一定的形状和位置。当小肠紧张性增高时,肠内容物的混合与运送速度加快;当小肠紧张性降低时,肠内容物的混合与运送速度减慢。

(2)分节运动　分节运动(segmental motility)是一种以环行肌为主的节律性收缩和舒张交替进行的运动。这种形式的运动表现为食糜所在肠道的环行肌以一定的间隔交替收缩,把食糜分割成许多节段;随后,原收缩处舒张,原舒张处收缩,使原来节段的食糜分成两半,邻近的两半合在一起,形成新的节段。如此反复,食糜得以不断分开,又不断混合(图6-6)。空腹时分节运动几乎不存在,食糜进入小肠后逐步加强。由上至下,小肠的分节运动存在频率梯度,小肠上部频率较高,在十二指肠约为11次/min,向小肠远端逐步降低,至回肠末端减为8次/min。分节运动的意义在于:①使食糜与消化液充分混合,有利于化学性消化。②增加食糜与小肠黏膜的接触,并不断挤压肠壁以促进血液和淋巴回流,有助于吸收。③分节运动本身对食糜的推进作用很小,但分节运动存在由上而下的频率梯度,这种梯度对食糜有一定推进作用。

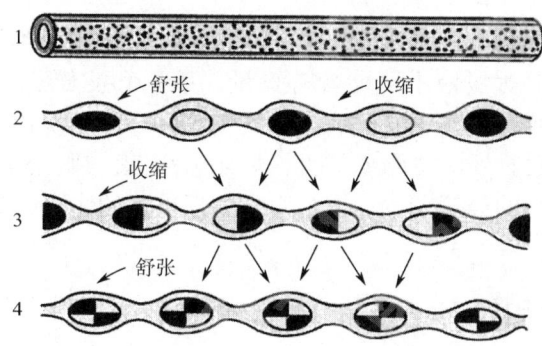

图6-6　小肠分节运动示意图

1—肠管表面观　2、3、4—肠管纵切面观,表示不同阶段的食糜节段分割与合拢的情况

(3)蠕动　小肠的蠕动可发生在小肠的任何部位,推进速度为0.5~2.0cm/s,运行数厘米后消失。其作用是将食糜向小肠远端推进一段后,在新的肠段进行分节运动。此外,有一种传播很快(2~25cm/s)很远的运动,称为蠕动冲(peristalticrush),可一次把食糜从小肠始段推送到末端,有时可推送到大肠。蠕动冲由进食时的吞咽动作或食糜进入十二指肠而引起。有

时在回肠末段可出现一种与一般蠕动方向相反的逆蠕动,其作用是防止食糜过早通过回盲瓣进入大肠,增加食糜在小肠内的停留时间,以便于对食糜进行更充分的消化和吸收。小肠在非消化期也存在与胃相同的周期性移行性复合运动(MMC),它是胃MMC向下游传播而形成的,其意义与胃MMC相似。

2. 小肠运动的调节

小肠的运动主要受肌间神经丛的调节,食糜对肠黏膜的机械性、化学性刺激,可通过局部反射使运动加强。在整体情况下,外来神经也可调节小肠的运动,一般副交感神经兴奋时肠壁的紧张性升高,蠕动加强,而交感神经的作用则相反。促胃液素、P物质、脑啡肽、5-羟色胺等体液因素也可促进小肠的运动,促胰液素、生长抑素和肾上腺素则起抑制作用。

3. 回盲括约肌的功能

回肠末端与盲肠交界处的环行肌明显加厚,称为回盲括约肌。该括约肌平时保持轻度的收缩状态,使回肠末端内压力升高,使之高于大肠内压力,一方面可防止小肠内容物过快排入大肠,有利于小肠的完全消化和吸收;另一方面能阻止大肠内食物残渣的倒流。食物入胃后,可通过胃-回肠反射使回肠蠕动加强,当蠕动波到达近回盲括约肌数厘米处时括约肌舒张,这样,当蠕动波到达时,约有4mL内容物被推入大肠。肠内容物对盲肠的机械性扩张刺激可通过肠壁的内在神经丛的局部反射,使回盲括约肌收缩。

第五节　大肠功能

人类的大肠没有重要的消化活动。大肠的主要功能在于吸收水分和无机盐,同时还为消化吸收后的食物残渣提供暂时储存场所,并将食物残渣转变为粪便。

一、大肠液的分泌

大肠液由在肠黏膜表面的柱状上皮细胞及杯状细胞分泌。大肠的分泌物富含黏液和HCO_3^-,其pH为8.3~8.4。大肠液中可能含有少量二肽酶和淀粉酶,但它们对物质的分解作用不大。大肠液的主要作用在于其中的黏液蛋白,它能保护肠黏膜和润滑粪便。

大肠液的分泌主要由食物残渣对肠壁的机械性刺激引起。刺激副交感神经可使分泌增加,刺激交感神经可使正在进行的分泌减少。迄今尚未发现重要的体液调节因素。

二、大肠的运动和排便

大肠的运动少而慢,对刺激的反应也较迟缓,这些特点与大肠作为粪便的暂时储存场所相适应。

1. 大肠运动的形式

(1)袋状往返运动　这是在空腹和安静时最常见的一种运动形式,由环行肌无规律地收缩而引起,它使结肠出现一串结肠袋,结肠内压力升高,结肠袋内容物向前后两个方向作短距离的位移,但并不向前推进。这种运动有助于促进水的吸收。

（2）分节推进和多袋推进运动 分节推进运动是指环行肌有规律的收缩，将一个结肠袋内容物推移到邻近肠段，收缩结束后，肠内容物不返回原处；如果一段结肠上同时发生多个结肠袋的收缩，并且其内容物被推移到下一段，则称为多袋推进运动。进食后或副交感神经兴奋时可见这种运动。

（3）蠕动 大肠的蠕动由一些稳定向前的收缩波组成。收缩波前方的肌肉舒张，往往充有气体；收缩波的后面则保持在收缩状态，使这段肠管闭合并排空。在大肠还有一种进行很快且前进很远的蠕动，称为集团蠕动（mass peristalsis）。它通常始于横结肠，可将一部分肠内容物推送至降结肠或乙状结肠。集团蠕动常见于进食后，最常发生在早餐后60min内，可能是胃内食糜进入十二指肠，由十二指肠-结肠反射引起。这一反射主要是通过内在神经丛的传递实现的。

2. 排便

食物残渣在结肠内停留的时间较长，一般在10余小时。在这一过程中，食物残渣中的一部分水分被结肠黏膜吸收，剩余部分经结肠内细菌的发酵和腐败作用后形成粪便。粪便中除食物残渣外，还包括脱落的肠上皮细胞和大量的细菌。此外，机体的某些代谢产物，包括由肝排出的胆色素衍生物以及由血液通过肠壁排至肠腔中的某些金属，如钙、镁等的盐类也随粪便排出体外。

正常人的直肠内通常没有粪便。当肠蠕动将粪便推入直肠时，可扩张刺激直肠壁内的感受器，冲动沿盆神经和腹下神经传至腰、骶段脊髓的初级排便中枢，同时上传到大脑皮层引起便意。若条件许可，即可发生排便反射（defecation reflex）。这时冲动由盆神经传出，使降结肠、乙状结肠和直肠收缩，肛门内括约肌舒张。同时阴部神经的传出冲动减少，使肛门外括约肌舒张，于是粪便被排出体外。在排便过程中，支配腹肌和膈肌的神经也兴奋，因而腹肌和膈肌收缩，腹内压增加，有助于粪便的排出。

正常人的直肠对粪便的机械性扩张刺激具有一定的感觉阈，当达到此感觉阈时即可产生便意。但若在粪便刺激直肠时，环境和条件不适宜排便，便意可受大脑皮层的抑制。人们若对便意经常予以制止，将使直肠对粪便刺激逐渐失去正常的敏感性，即感觉阈升高，加之粪便在结肠内停留过久，水分吸收过多而变得干硬，引起排便困难，这就是产生功能性便秘最常见的原因。

3. 大肠内细菌的活动

大肠内有大量细菌，大多是大肠杆菌、葡萄球菌等，主要来自食物和空气。据估计，粪便中死细菌和活细菌占粪便固体重量的20%~30%。大肠内的酸碱度和温度较适合于一般细菌的繁殖和活动。这些细菌通常不致病。细菌体内含有能分解食物残渣的酶，它们对糖及脂肪的分解称为发酵，其产物有乳酸、乙酸、CO_2、甲烷、脂肪酸、甘油、胆碱等；它们对蛋白质的分解称为腐败，其产物有胨、氨基酸、NH_3、H_2S、组胺、吲哚等，其中有的成分由肠壁吸收后到肝脏进行解毒。此外，大肠内的细菌还能利用肠内较为简单的物质来合成B族维生素复合物和维生素K，这些维生素可被人体吸收利用。

4. 食物中膳食纤维对肠功能的影响

食物中的膳食纤维对肠功能和胃肠疾病具有重要影响，近年已受到医学界的重视。一般认为，适当增加食物中膳食纤维的含量有益于增进健康，可预防便秘、痔疮、结肠癌等疾病的发生。食物中的膳食纤维对肠功能的影响主要有：①膳食纤维能与水结合而形成凝胶，可限制水的吸收，增加粪便的体积，有利于粪便的排出。②膳食纤维能刺激肠运动，缩短粪便在大肠内停留的时间，以减少有害物质对胃肠和整个机体的毒害作用。③膳食纤维可降低食物中热量的比例，减少含高能量物质的摄取，有助于纠正不正常的肥胖。

第六节 吸收

一、吸收的部位和途径

消化道不同部位吸收的物质和吸收速度不同，这主要取决于各部分消化道的组织结构，以及食物在各部位被消化的程度和停留时间。食物在口腔和食管内一般不被吸收。食物在胃内的吸收也很少，胃能吸收乙醇和少量水。小肠是吸收的主要部位，糖类、蛋白质和脂肪的消化产物大部分在十二指肠和空肠被吸收，回肠具有其独特的功能，即能主动吸收胆盐和维生素 B_{12}（图 6-7）。食物中大部分营养物质在到达回肠时，通常已被吸收完毕，因此回肠是吸收功能的储备部分。小肠内容物在进入大肠后可被吸收的物质已非常少。大肠可吸收的主要是水和盐类，大肠一般可吸收大肠内容物中 80% 的水和 90% 的 Na^+ 和 Cl^-。

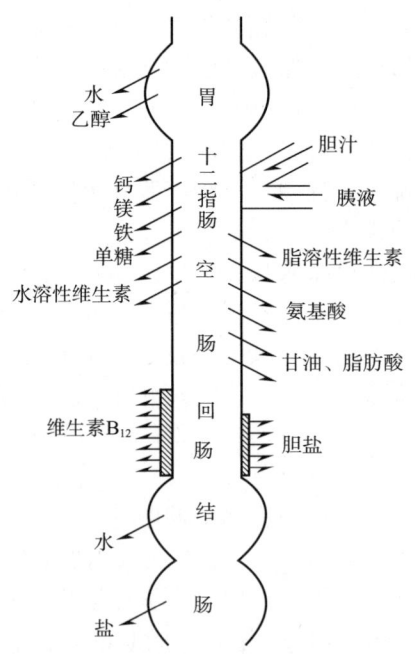

图 6-7 各类营养物质在小肠吸收部位示意图

正常成年人的小肠长 4~5m。小肠内面黏膜具有许多环状皱襞，皱襞上有大量绒毛，绒毛长 0.5~1.5mm。每一条绒毛的外表面是一层柱状上皮细胞，每一柱状上皮细胞的顶端膜上约有 1700 条微绒毛。由于环状皱襞、绒毛和微绒毛的存在，最终使小肠的吸收面积比同样长短的简单圆筒的面积增加约 600 倍，可达 200~250m^2（图 6-8）。小肠除具有巨大的吸收面积外，食物在小肠内停留的时间较长（3~8h），以及食物在小肠内已被消化为适于吸收的小分子物质，这些都是小肠在吸收中发挥主要作用的有利条件。

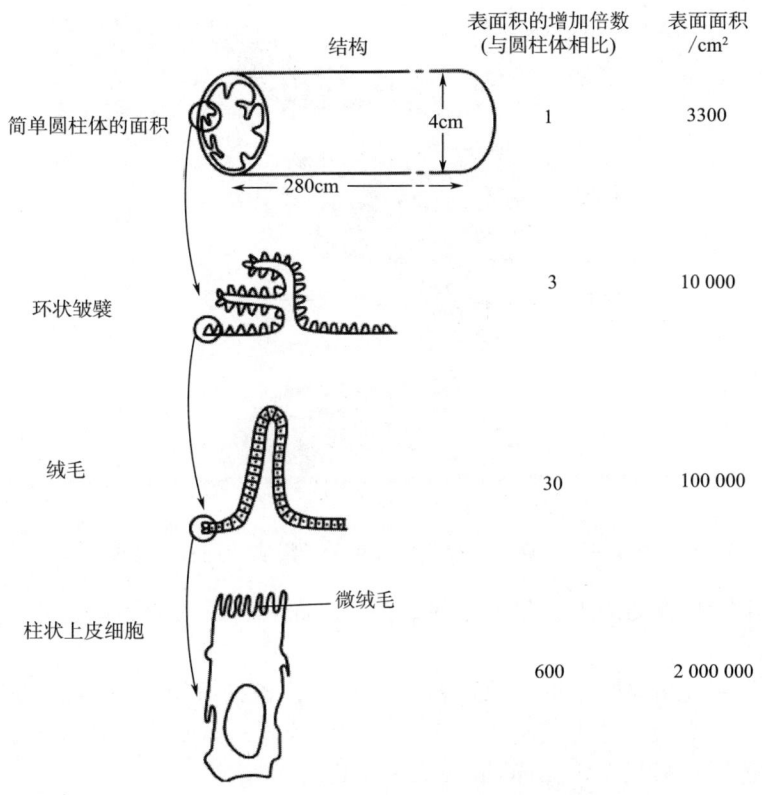

图 6-8 增加小肠表面积的机制示意图

小肠绒毛内部含有丰富的毛细血管、毛细淋巴管、平滑肌和神经纤维网等结构。动物在空腹时，绒毛不活动。进食可引起绒毛产生节律性的伸缩和摆动。这些运动可加速绒毛内血液和淋巴流动，有助于吸收。绒毛运动由神经控制，刺激内脏神经可加强绒毛运动。绒毛运动还受小肠黏膜释放的一种胃肠激素——缩肠绒毛素（vllikinin）的调节。

营养物质可通过两条途径进入血液或淋巴：一是跨细胞途径（transcellular pathway），即通过绒毛柱状上皮细胞的顶端侧膜进入细胞，再通过细胞基底侧膜进入血液或淋巴；二是细胞旁途径（paracellular pathway），即通过相邻上皮细胞之间的紧密连接进入细胞间隙，然后转入血液或淋巴（图 6-9）。营养物质通过质膜的机制包括被动运输、主动运输及胞饮等，其转运机制参见第二章。

二、小肠内主要物质的吸收

在小肠中被吸收的物质不仅包括经口摄入的食物和水，还包括各种消化腺分泌入消化道内的水、无机盐和某些有机成分。以水为例，人每日分泌入消化道内的各种消化液总量可达 6～8L，每日饮水 1～2L，而每日由粪便中排出的水仅约 150mL。因此，由小肠每日吸收入体内的液体量可达 8L 以上。如此大量的水若不能重新回到体内势必造成严重脱水，致使内环境稳态遭受破坏。急性呕吐和腹泻时，在短时间内损失大量液体的严重性就在于此。

正常情况下，小肠每日还吸收数百克糖、100g 以上脂肪、50～100g 氨基酸以及 50～100g 离

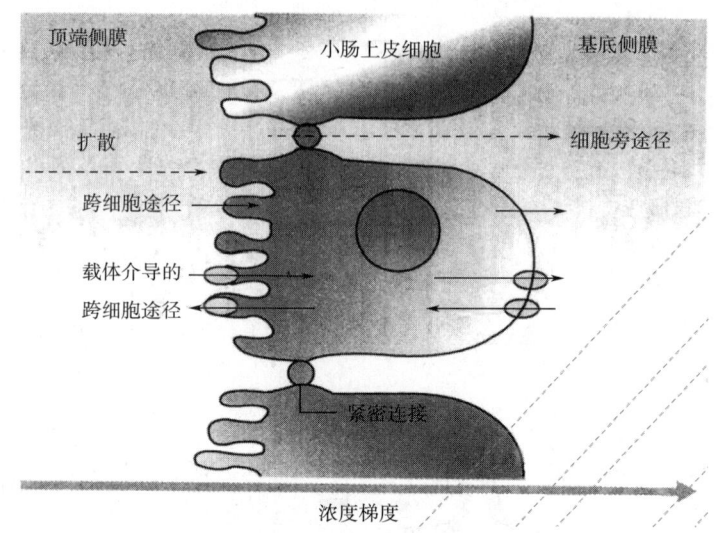

图 6-9 小肠黏膜吸收水和小分子溶质的途径示意图

子等。实际上,小肠吸收的能力远超过这些数字,因而具有巨大的储备能力。

1. 水的吸收

水的吸收都是跟随溶质分子的吸收而被动吸收的,各种溶质,特别是 NaCl 的主动吸收所产生的渗透压梯度是水吸收的主要动力。细胞膜和细胞间的紧密连接对水的通透性都很大,而驱使水吸收的渗透压一般只有 $3\sim 5\text{mOsm}/(\text{kg}\cdot\text{H}_2\text{O})$。

在十二指肠和空肠上部,水从肠腔进入血液和水从血液进入肠腔的量都很大,因此肠腔内液体的减少并不明显。在回肠,离开肠腔的液体比进入的多,因而肠内容量大为减少。

2. 无机盐的吸收

一般来讲,单价碱性盐类如 Na^+、K^+、NH_4^+ 的吸收很快,多价碱性盐类吸收很慢。凡能与 Ca^{2+} 结合而形成沉淀的盐,如硫酸盐、磷酸盐、草酸盐等不能被吸收。

(1) 钠的吸收 成年人每日经口摄入 Na^+ $5\sim 8g$,每日分泌入消化液中的 Na^+ 为 $20\sim 30g$,而每日大肠吸收的总 Na^+ 为 $25\sim 35g$,说明肠内容物中 95%~99% 的 Na^+ 已被吸收。

小肠黏膜上皮从肠腔内吸收 Na^+ 是个主动过程,动力来自上皮细胞基底侧膜中钠泵的活动。钠泵的活动造成细胞内低 Na^+,且黏膜上皮细胞内的电位较膜外肠腔内低约 40mV,故 Na^+ 顺电-化学梯度,并与其他物质(如葡萄糖、氨基酸等逆浓度差)同向地转运入细胞。进入细胞内的 Na^+ 再在基底侧膜经钠泵被转运出细胞,进入组织间液,随后进入血液。

(2) 铁的吸收 成年人每日吸收铁约 1mg。铁的吸收与机体对铁的需要量有关,当服用相同剂量的铁后,缺铁患者可比正常人的铁吸收量高 2~5 倍。食物中的铁绝大部分是高价铁 (Fe^{3+}),不易被吸收,当它还原为亚铁 (Fe^{2+}) 时较易被吸收。Fe^{2+} 的吸收速度要比相同量 Fe^{3+} 快 2~15 倍。维生素 C 能将 Fe^{3+} 还原为 Fe^{2+} 而促进铁的吸收。铁在酸性环境中易溶解而便于被吸收,故胃液中的盐酸有促进铁吸收的作用,胃大部分切除的患者可伴发缺铁性贫血。

铁主要在小肠上部被吸收。肠黏膜细胞吸收无机铁是个主动过程,需要多种蛋白质的协助转运。黏膜细胞顶端膜中存在的二价金属转运体(divalent metal transporter 1,DMT1)能将无机铁转运入细胞内,而黏膜细胞基底侧膜中存在的铁转运蛋白 1(ferroportin 1,FP1)可将无机铁转运出细胞,使之进入血液,这两个过程都需要消耗能量。另一方面,肠黏膜吸收铁的能力取决于黏膜细胞内的含铁量。由肠腔吸收入黏膜细胞的无机铁，大部分被氧化为 Fe^{3+}，并与细胞内的脱铁蛋白（apoferritin）结合成铁蛋白（ferritin, Fe-BP），暂时储存在细胞内，之后缓慢向血液中释放；吸收入黏膜细胞的 Fe^{2+} 仅一小部分在尚未与脱铁蛋白结合前可以主动吸收的方式转移到血浆中。黏膜细胞在刚吸收铁而尚未将它们转移至血浆中时，暂时失去其由肠腔再吸收铁的能力。这样，存积在黏膜细胞内的铁量，就成为再吸收铁的抑制因素。这种巧妙的平衡吸收机制，既保证了肠黏膜对铁的强大吸收能力，又能防止过量的铁进入人体形成铁超载（iron overload）。

(3) 钙的吸收　食物中的钙 20%~30% 被吸收，大部分随粪便排出。食物中的钙必须变成 Ca^{2+} 才能被吸收，影响 Ca^{2+} 吸收的主要因素是维生素 D 和机体对钙的需要量。高活性的维生素 D（$1,25-(OH)_2-D_3$）能促进小肠对 Ca^{2+} 的吸收。儿童和哺乳期妇女因对钙的需要量增大而吸收增多。此外，钙盐只有在水溶液状态（如 $CaCl_2$、葡萄糖酸钙溶液），而且在不被肠腔中其他任何物质沉淀的情况下才能被吸收。肠内容物的酸度对钙的吸收有重要影响，在 pH 约为 3 时，钙呈离子化状态，吸收最好。肠内容物中磷酸过多，将使之形成不溶解的磷酸钙，使 Ca^{2+} 不能被吸收。此外，脂肪食物对钙的吸收有促进作用，脂肪分解释放的脂肪酸，可与 Ca^{2+} 结合成钙皂，后者可和胆汁酸结合，形成水溶性复合物而被吸收。

小肠黏膜对 Ca^{2+} 的吸收通过跨上皮细胞和细胞旁途径两种形式进行。十二指肠是跨上皮细胞主动吸收 Ca^{2+} 的主要部位，小肠各段都可通过细胞旁途径被动吸收 Ca^{2+}。从 Ca^{2+} 的吸收量来看，可能以细胞旁途径吸收的 Ca^{2+} 更多，部位以空肠和回肠更为主要。Ca^{2+} 吸收的跨上皮细胞途径包括以下三个步骤：①肠腔内 Ca^{2+} 经上皮细胞顶端膜中特异的钙通道顺电-化学梯度进入细胞。②进入胞质内的 Ca^{2+} 迅速与钙结合蛋白（calcium-binding protein, CaBP 或 calbindin）结合，以维持胞质中低水平的游离 Ca^{2+} 浓度，避免扰乱细胞内的信号转导和其他功能。③与钙结合蛋白结合的 Ca^{2+} 在被运送到基底侧膜处时，与钙结合蛋白分离，通过基底侧膜中的钙泵和 Na^+-Ca^{2+} 交换体被转运出细胞，然后进入血液。

以上参与 Ca^{2+} 吸收的特异钙通道、钙结合蛋白、钙泵和 Na^+-Ca^{2+} 交换体都受到 $1,25-(OH)_2-D_3$ 的精细调控，其调控通过影响基因表达来促进上述功能蛋白的合成实现。

(4) 负离子的吸收　在小肠内吸收的负离子主要是 Cl^- 和 HCO_3^-。由钠泵产生的电位差可促进肠腔负离子向细胞内移动。但有证据表明，负离子也可独立进行跨膜移动。

3. 糖的吸收

食物中的糖类一般须分解为单糖后才能被小肠上皮细胞吸收。各种单糖的吸收速率有很大差别，己糖的吸收很快，戊糖很慢。在己糖中，又以半乳糖和葡萄糖的吸收为最快，果糖次之，甘露糖最慢。

大部分单糖的吸收是主动过程，是逆浓度差进行的。在肠黏膜上皮细胞刷状缘膜中存在 Na^+-葡萄糖同向转运体，它能选择性地将葡萄糖或半乳糖通过黏膜细胞刷状缘从肠腔转运入细胞内，这种转运方式属于继发性主动转运（见第二章）。进入细胞的单糖则以经载体易化扩散的方式离开细胞进入组织间液，随后入血。各种单糖与转运体的亲和力不同，因此吸收速率也不同。

4. 蛋白质的吸收

食物中的蛋白质经消化分解为氨基酸后，几乎全部被小肠吸收。蛋白质经加热处理后因变性而易于被消化，在十二指肠和近端空肠即被迅速吸收，未经加热处理的蛋白质则较难被消化，须到达回肠后才基本被吸收。

氨基酸的吸收与单糖相似，氨基酸自肠腔进入黏膜上皮细胞的过程也属于继发性主动转运。在小肠黏膜细胞刷状缘，目前已确定有3种主要的氨基酸运载系统，分别转运中性、酸性或碱性氨基酸。一般来讲，中性氨基酸的转运比酸性或碱性氨基酸速率快。进入上皮细胞的氨基酸也以经载体易化扩散的方式进入组织间液，然后经血液被机体利用，当蛋白质被小肠吸收后，门静脉血液中的氨基酸含量立刻增高。

蛋白质经水解生成的寡肽也能被吸收，小肠黏膜上皮细胞刷状缘膜中还存在二肽和三肽转运系统，许多二肽和三肽可被小肠上皮细胞吸收，进入细胞内的二肽和三肽可被细胞内的二肽酶和三肽酶进一步分解为氨基酸，再进入循环血液。此外，少量小分子食物蛋白质可完整地进入血液，由于吸收量很少，从营养学角度看并无多大意义，但可作为抗原引起过敏反应或中毒反应，这对人体是不利的。

5. 脂肪的吸收

在小肠内，脂肪的消化产物脂肪酸、甘油一酯、胆固醇等很快与胆汁中的胆盐形成混合微胶粒。由于胆盐的双嗜特性，它能携带脂肪消化产物通过覆盖于小肠黏膜上皮细胞表面的静水层到达上皮细胞表面。在这里，甘油一酯、脂肪酸和胆固醇等从混合胶粒释出，透过上皮细胞脂质膜而进入细胞。

长链脂肪酸及甘油一酯被吸收后，在肠上皮细胞的内质网中大部分重新合成为甘油三酯，并与细胞中生成的载脂蛋白合成乳糜微粒（chylomicron）。乳糜微粒形成后即进入高尔基复合体中，被质膜结构包裹而形成囊泡。当囊泡移行到细胞基底侧膜时便与细胞膜融合，以出胞的方式释出其中的乳糜微粒，进入细胞间液的乳糜微粒再扩散进入淋巴循环（图6-10）。甘油三酯水解产生的脂肪酸和甘油一酯，在小肠上皮细胞中不再变化，它们是水溶性的，可直接扩散出细胞的基底侧膜进入血液而不进入淋巴循环。由于膳食中的动、植物油含有15个以上碳原子的长链脂肪酸较多，所以脂肪的吸收途径以淋巴为主。

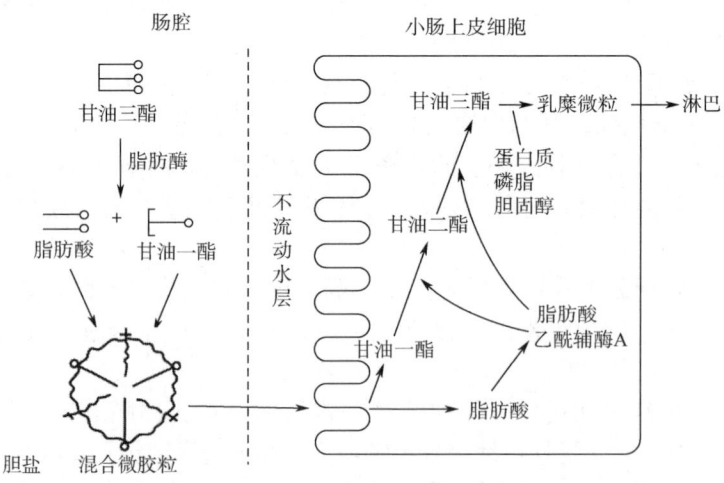

图6-10 脂肪在小肠内被消化和吸收的示意图

6. 胆固醇的吸收

进入肠道的胆固醇主要来自食物和由肝脏分泌的胆汁。胆汁中的胆固醇是游离的，而食物中的胆固醇部分是酯化的。酯化的胆固醇须经消化液中胆固醇酯酶的水解，使之变为游离胆固醇后才能被吸收。游离胆固醇通过形成混合微胶粒，在小肠上部被吸收。被吸收的胆固醇大部分在小肠黏膜上皮细胞内重新酯化，生成胆固醇酯，最后与载脂蛋白一起组成乳糜微粒，经由淋巴系统进入循环血液。

胆固醇的吸收受很多因素的影响。食物中胆固醇含量越高，其吸收也越多，但两者不呈线性关系。食物中的脂肪和脂肪酸可促进胆固醇的吸收，而各种植物固醇（如豆固醇、β-谷固醇）通过竞争性抑制妨碍其吸收。胆盐可与胆固醇形成混合微胶粒，有助于胆固醇的吸收，食物中不能被利用的纤维素、果胶、琼脂等易与胆盐结合而形成复合物，可阻碍微胶粒的形成，从而降低胆固醇的吸收。抑制肠黏膜细胞载脂蛋白合成的物质可因妨碍乳糜微粒的形成而减少胆固醇的吸收。

7. 维生素的吸收

大部分维生素在小肠上段被吸收，只有维生素 B_{12} 是在回肠被吸收。大多数水溶性维生素（如维生素 B_1、维生素 B_2、维生素 B_3、维生素 B_6）通过依赖 Na^+ 的同向转运体被吸收。存在于食物中的大多数维生素 B_{12} 是与蛋白质结合的。胃蛋白酶消化蛋白质的作用和胃内的低 pH 环境，使维生素 B_{12} 能从结合的形式释放出来，游离的维生素 B_{12} 迅速与一种称为 R 蛋白（R protein, transcobalamin, TC）的糖蛋白结合。R 蛋白存在于唾液和胃液中，它能在很宽的 pH 范围内与维生素 B_{12} 紧密结合。胃壁细胞分泌内因子是维生素 B_{12} 结合蛋白，但内因子与维生素 B_{12} 结合的亲和力比 R 蛋白小，因此，胃中大多数维生素 B_{12} 与 R 蛋白结合。胰蛋白酶可在 R 蛋白与维生素 B_{12} 的连接处降解这一复合物，将维生素 B_{12} 释放出来。游离的维生素 B_{12} 随后与内因子结合，其复合物可高度抵抗胰蛋白酶的消化。回肠上皮细胞的顶端膜含有能识别和结合内因子-维生素 B_{12} 复合体的受体蛋白，转运维生素 B_{12} 到肠上皮细胞中。

三、大肠的吸收功能

每日从小肠进入大肠的内容物有 1000~1500mL，大肠黏膜对水和电解质有很强的吸收能力，每天最多可吸收 5~8L 水和电解质，因而大肠中的水和电解质大部分被吸收，仅约 150mL 的水和少量 Na^+、Cl^- 随粪便排出。若粪便在大肠内停留时间过长，大肠内的水被进一步吸收，可使粪便变得干硬而引起便秘。当进入大肠的液体过多或大肠的吸收能力下降时，则可因水不能被正常吸收而引起腹泻。

大肠能吸收肠内细菌合成的 B 族维生素复合物和维生素 K，以补充食物中维生素摄入的不足；此外大肠也能吸收由细菌分解食物残渣而产生的短链脂肪酸（SCFAs），如乙酸、丙酸和丁酸等。经直肠途径给药时药物混合于直肠分泌液中，通过肠黏膜被吸收入黏膜下静脉丛，继续经直肠中静脉、下静脉和肛门静脉直接吸收进入体循环，不经过肝脏，从而避免了肝脏的首过效应；也可经由直肠上静脉经门静脉进入肝脏，代谢后再进入体循环。两种方式均不经过胃和小肠，避免了强酸、碱和消化酶对药物的影响和破坏作用。因而直肠给药可显著地提高药物的生物利用度，同时避免药物对胃肠道的直接刺激。

第七节　饮食与胃肠道调节相互作用

调节食物摄入和能量消耗以保持能量平衡的机制既有长期机制，也有短期机制。食欲的短期控制由胃肠道以及摄入营养物质的代谢反应来调节。例如，葡萄糖或 SCFAs 等营养物质的存在会直接作用于肠道中的味觉受体（gustducin），并通过第二信使激活肠细胞基底膜离子转运来刺激 HCO_3^-/Cl^- 分泌。从长远来看，如果肠腔长期暴露于增加的特定营养物质，肠细胞会通过上调相关刷状缘消化酶和转运体的表达来做出反应，而肝脏会通过增加这些底物的代谢途径发生应答。

启动进食行为和控制饱腹感的信号不那么明显。饱腹感是一种短期行为，可防止过量摄入食物，因为过量摄入会导致循环中的营养物质出现剧烈波动。从这个意义上讲，饱腹感是一种控制餐后底物供应和中间代谢的稳态机制。然而，这并不是一种绝对的平衡手段，因为相对于每天的食物摄入量而言，底物的储存量是巨大的，而且激素的负反馈调节控制着糖原和脂质储存的能量释放。因此，即刻的饱腹感和能量储存之间的关系更为复杂，能量调节系统需要在进食引起的对底物（如葡萄糖）的即时需求和身体能量储存的长期维持之间取得平衡。此外，整个调节系统具有巨大的可塑性，一方面是不同激素的作用存在叠加效应，另一方面是激素调节了其他神经信号通路的作用敏感性。

能量平衡的控制在不同人群中差异巨大。正常人群和肥胖人群的脂肪组织中分别储存有170000kcal 和 413000kcal 的能量。能量摄入量与需求量的不平衡使得正常人群出现肥胖。肥胖人群每天的能量摄入量为 20~30kcal，而需求量为 2800kcal。有意思的是，为什么这个人会变得肥胖，但他的体型却没有达到原来的 5 倍？从这个角度来看，进食对体态的调节是相对稳定的。但如果长期摄入大量的高热量食物，这种平衡机制就会被打破。进食行为受肠道和下丘脑释放的肽类激素的调节。在开始进食之前，人体由于对食物的期待以及食物所带来的视觉、嗅觉、味觉刺激，胃部会大量分泌"饥饿激素"——胃泌素，从而刺激进食行为。同时，迷走神经发生兴奋，刺激口腔和肠道分泌物增加，并启动胰岛素释放。在胃期，多种激素共同作用，使得人体发生饱腹感从而抑制进食行为。十二指肠分泌的胆囊收缩素（CCK）直接作用于迷走神经传入神经和下丘脑，刺激胆汁和胰液分泌，并调节肠道蠕动。肽 YY（PYY）进一步响应肠腔内营养物质的相关信号，导致食物摄入量减少。同时，脂肪组织分泌瘦素，根据脂肪储备状态调节食物摄入量和能量消耗。胰腺也可以响应肠道葡萄糖的吸收而释放胰高血糖素样肽 1（GLP-1），最终启动"回肠制动"，减缓胃排空。

1. 口腔

食物的味道以及进食前的气味会刺激胃液分泌和肠道蠕动。舌头上有 5 种味觉受体，分别负责感知甜味、咸味或鲜味等通常令人愉悦的味道，以及通常带有刺激性的酸味或苦味。此外，舌头还可以通过释放舌脂肪酶感知脂肪酸。味觉在控制饥饿感和饱腹感方面的重要性主要体现在长期接受管饲的患者身上，他们虽然营养充足，但仍然感到饥饿。

食物的味道提供了刺激进食的强烈信号。然而，这个过程只有在发生饥饿感时才会起作用，而当饱腹感变强时就会被抑制，这被称为感官特异性或条件性饱腹感。其主要与下丘脑响应脂肪吸收所释放的多巴胺密切相关。

2. 胃

在进食过程中，食物会引起胃体积拉伸并引发一系列复杂的信号，导致进食停止。在进食过程中通过瘘管不断排出胃内容物的大鼠（"假喂食"），每餐进食的食物量会大大增加。这表明进食量的改变与胃的拉伸有关，而与胃内的压力关系不大，同时甜味、咸味、鲜味等愉悦味道的减少也使得进食增加。口腔味觉受体和胃拉伸受体的信号在脑干、脑桥的副臂核发生整合，两者相互影响。

3. 小肠

除了拉伸感受器外，肠黏膜还具有丰富的酸、脂肪酸、葡萄糖和氨基酸受体，它们可以感知管腔内容物的信息，通过脑干整合从而控制饮食行为。胆囊收缩素由肠管分泌，可显著抑制进食。吸收的营养物质也是调节饮食行为的有力信号。例如，在营养充足的受试者中，静脉输注脂质可刺激多巴胺的活性（起喂养抑制剂的作用），增加饱腹感，减少选择特定食物的欲望。相反，医院人群（其中40%~50%为营养不良患者）的研究表明，用医院脂肪强化食物会刺激能量的摄入，因为与营养状况相关的饥饿感会促进进食行为。但也有例外，例如，在吃过一顿丰盛的饭菜后，你无法抗拒一盘草莓和奶油。

4. 肠道菌群

人体是一个共生微生物的载体，有超过人体细胞总数10倍的微生物，广泛分布于人体表面的皮肤、口腔、消化道、呼吸道、生殖道等部位，其编码的基因在数量上远超人类自身编码的基因，达150倍以上。在肠道中有上千种微生物定植或过路，消化道居住的大量微生物被统称为肠道菌群群，即肠道菌群。正常的肠道菌群以其所处的宿主人类的微环境共同构成了肠道微生态。人类与肠道菌群通过协同进化形成互相依赖的共生复合体，能直接或间接地影响人体的多种生理功能。除了前文提及的分解食物、合成维生素和氨基酸之外，人体和其肠道菌群的相互作用，也是人体免疫系统发育和成熟的重要根源之一；肠道微生态能影响脂肪的储存、改善线粒体活性调节能量代谢；可能通过肠-脑轴与中枢神经系统进行交流，对其调控，影响宿主的脑行为；促进血管生成；参与骨密度调节。同时，肠道微生态的稳定对人类保持肠道上皮的完整性、抵抗肠道病原菌引起的感染性疾病是极其重要的。关于肠道菌群及其对食物消化与吸收的影响将在本章第八节中详细介绍。

第八节 肠道菌群与消化

一、肠道菌群概述

肠道菌群（gut microbiota，GM）是哺乳动物肠道中的庞大微生物群落，种类繁多且对宿主生理状态和内、外源因素的刺激异常敏感。虽然单个肠道细菌形体微小，但机体肠腔内的细菌总重量可达1~1.5kg，总数量超过10^{14}个，是人体细胞总数的10~100倍。肠道菌群在食物消化、营养吸收、免疫调节和病原菌防御中发挥着至关重要的作用，其结构稳定性直接影响宿主的生理和病理进程。在正常情况下，肠道菌群与宿主及外部环境建立起动态生态平衡，一旦这种平衡被打破，可能导致炎症性肠病、肥胖、糖尿病和精神疾病等多种疾病。通过合理饮食和适量补充益生菌，可以维护肠道菌群的健康和平衡。如今，肠道菌群已被视为机体的"器官"，体现了其在维持机体健康中的重要意义。

二、肠道菌群的生物群组成及特性

肠道菌群是一个复杂而动态的生态系统，由数以万亿计的微生物组成，主要包括细菌、古细菌、真菌和病毒。微生物在自然界中无处不在，只要环境营养适宜，细菌、病毒、真菌等微生物就可以生长和繁殖。在人体与外界接触的部位，如皮肤、口腔、胃肠道、呼吸道、尿道和生殖道，都存在微生物群落。目前，胃肠道是人体内微生物分布最为集中的区域，仅结肠就含有体内微生物总数的70%以上。人体肠道的表面积约为200m^2，富含可被利用的营养物质，为肠道菌群提供了良好的生存环境。

人体内寄居着大量微生物群落，它们通常与宿主和平共处。它们通过发酵未消化的碳水化合物产生短链脂肪酸，维持肠道酸碱平衡，抑制有害菌生长，并与宿主免疫系统相互作用，调节免疫反应。微生物的个体差异巨大，用普通放大镜可发现毫米级的原生动物和寄生虫；在200倍普通光学显微镜下，可观察到动、植物细胞（50μm）；将光学显微镜的放大倍数进一步调大至1000倍以上，可以看见细菌、真菌等生命体（0.5～5μm）；使用透射电镜和扫描电镜等高端显微设备，可发现介于生命体和非生命体之间的噬菌体和病毒等微小个体（20～800nm，图6-11）。近10年来，作为人体共生微生物群落的重要组成单元，肠道细菌的生物学作用被深入研究，而针对体内病毒、古细菌和单细胞真核生物的研究相对较少。

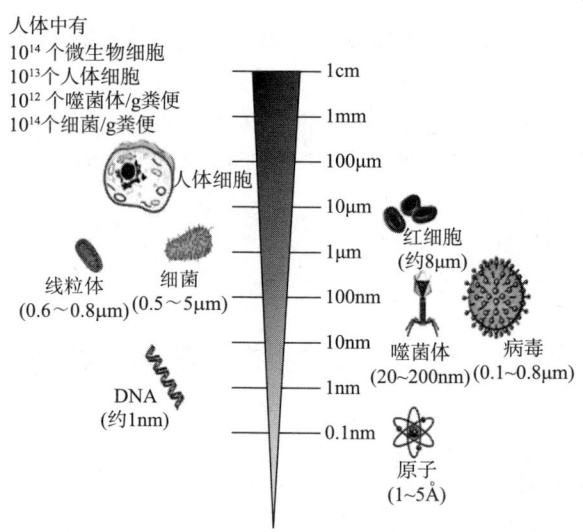

图6-11 构成机体基本生命元素的尺度和数量

肠道菌群中研究最多的是肠道细菌。这些细菌大多数是严格厌氧菌，少数是兼性厌氧或需氧菌，严格厌氧菌的丰度比兼性厌氧和需氧菌高出2～3个数量级。由于胃内环境强酸性（pH 1～3）和较高的O_2浓度，仅有极少数细菌能够在胃中生存，且生存密度非常低（10～1000CFU/mL）。从胃到小肠，酸性逐渐减弱，O_2含量也降低，细菌数量和丰度逐渐增加。由于食糜在小肠中的水分含量较高、传质阻力小，小肠蠕动频率较快，食糜在小肠中的停留时间相对较短。食糜到达大肠后，由于大肠的横截面积约为小肠的4倍。根据物料平衡原理，食物残渣在大肠中的排空速度仅为小肠的1/4，这使大肠有充分时间吸收水分，细菌也有足够时间发酵和分解食糜中的残留养分。大肠中的肠道菌群在种类和丰度上都达到胃肠道的最高水平，特别是在结肠，每克粪便中约有10^{14}个细菌。大肠中的O_2浓度极低，大多数细菌为厌氧菌，同时pH也转为中性甚至碱性。肠道菌群的分布在很大程度上依赖于O_2、pH和营养状态等因素，因此这些微生物群对肠腔微环境的变化极为敏感。

肠道菌群包括1800多个属和40000多种菌。链球菌属（*Streptococcus*）是食管远端、十二指肠和空肠中的主要优势菌。螺杆菌属（*Helicobacter*）主导胃部代谢及其菌群结构，当幽门螺杆菌（*Helicobacter pylor*）作为共生菌体存在于胃中时，其他优势菌群如链球菌属（*Streptococcus*）、普雷沃氏菌属（*Prevotella*）、韦荣氏球菌属（*Veillonella*）和罗斯氏菌属（*Rothia*）等，共同构成胃部的菌群多样性。然而，当幽门螺杆菌（*Helicobacter pylor*）获得致病性表型后，微生物群多样性就会减弱。大肠部位的微生物群在门水平主要由厚壁菌门（Firmicutes）、拟杆菌门（Bacteroidetes）、放线菌门（Actinobacteria）和疣微菌门（Verrucomicrobia）等组成，其中正常人体内的厚壁菌门和拟杆菌门占总菌量的90%以上。虽然菌群在门水平可能改变不大，但是其在属水平或种水平上的分布往往表现出明显的时空差异。

针对大肠中的微生物群组成，有学者提出"肠型"（enterotype）的概念，认为不同肠型的微生物群与机体对应的代谢功能差异存在密切关系。目前，比较流行的是三肠型理论学说，包括具有丰富拟杆菌属（*Bacteroides*）的肠型Ⅰ、具有高丰度普雷沃氏菌属（*Prevotella*）的肠型Ⅱ，以及具有高丰度瘤胃球菌属（*Ruminococcus*）的肠型Ⅲ。肠型Ⅰ的肠道细菌中含有丰富的蛋白酶、己糖胺酶和半乳糖苷酶基因，具有广泛的解糖链能力，可从食物中的糖类和蛋白质中获取营养。肠型Ⅱ的肠道细菌的重要特征是可降解肠黏膜层黏液糖蛋白。肠型Ⅲ的肠道细菌也可参与黏蛋白降解，实现糖的跨膜转运。不同的肠型还具有其他特定的代谢功能，如生物素、核黄素、泛酸盐和抗坏血酸大多在肠型Ⅰ中合成，而硫胺和叶酸的合成在肠型Ⅱ中更有优势。肠型理论只是个体菌群特征的粗略反映，并不能完全解释个体间肠道菌群的巨大差异。因此，通过肠型理论阐释肠道菌群与机体生理、病理特征的关联存在一定的难度，需要提供更多的肠道菌群特征数据，以进一步丰富现有的肠型理论学说。

三、肠道菌群的分类

大量的微生物存在于机体胃肠道内，在经过长期的进化与选择之后，它们形成了动态的微生物系统。这些数目庞大的肠道菌群大致可以分为3个大类：有益菌、有害菌和中性菌。

1. 有益菌

有益菌，又称益生菌（probiotics），是对宿主健康有积极影响的微生物。它们在维护肠道健康、增强免疫功能和防止病原菌定植方面起着重要作用。常见的有益菌主要是肠道专性厌氧细菌，包括双歧杆菌、乳酸杆菌、粪肠球菌等，这些菌群数量大，持续存在，与宿主处于共生状态。有益菌是构成生物拮抗和生物屏障的主要菌群，对宿主发挥着免疫、代谢和营养等生理功能，因此对宿主具有保持健康的作用。

（1）双歧杆菌（*Bifidobacterium*）　主要分布在大肠，能够发酵糖类，产生短链脂肪酸，降低肠道pH，抑制有害菌的生长。双歧杆菌是人类肠道中重要的益生菌，属于放线菌门，广泛分布于哺乳动物的肠道，尤其在人类婴儿肠道中含量最高。常见的双歧杆菌种类包括长双歧杆菌长亚种、短双歧杆菌、长双歧杆菌婴儿亚种、动物双歧杆菌和两歧双歧杆菌。双歧杆菌为革兰氏阳性菌，形态多为杆状或分枝状，严格厌氧，主要通过发酵糖类产生乳酸和乙酸，降低肠道pH，并有效黏附在肠道上皮细胞上，形成保护屏障。双歧杆菌在促进消化吸收、维持肠道菌群平衡、增强免疫功能、保护肠道屏障及预防和缓解疾病方面发挥着重要作用。它们能够分解复杂碳水化合物，合成维生素K和B族维生素，抑制病原菌生长，促进肠道上皮细胞的生长和修复，增加黏液分泌，并通过调节免疫细胞活性和抗炎作用，预防肠绞痛、湿疹、过敏、便秘、腹泻、肠易激综合征及代谢疾病等问题。双歧杆菌可通过发酵食品（如发酵乳制品）和益生菌补充剂摄入，其在医学和保健领域具有广阔的应用前景，包括开发肠道健康产品、临床治疗及婴儿营养补充。

（2）乳酸杆菌（*Lactobacillus*）　广泛存在于小肠和大肠，为革兰氏阳性杆菌，兼性厌氧或微需氧，能够发酵糖类产生乳酸，抑制病原菌的生长，维持肠道 pH 的稳定。乳酸杆菌在促进消化、增强免疫、抗炎和抗氧化、防治肠道疾病、改善乳糖不耐受、预防尿路感染及阴道感染等方面具有重要作用。它们能够分解乳糖，改善乳糖不耐受症状，增强肠道上皮细胞屏障功能，刺激免疫系统活性，调节肠道微生态平衡，并通过产生抗菌物质抑制病原菌。乳酸杆菌广泛应用于发酵食品（如发酵乳制品）和益生菌补充剂，其在食品、医药领域的研究和应用不断拓展。

（3）粪肠球菌（*Enterococcus faecium*）　是人类肠道中的常见菌群，属于肠球菌属，具有一定的益生菌作用。它们为革兰氏阳性球菌，通常成对或短链排列，兼性厌氧，能够在高盐、广泛 pH 和不同温度条件下生存。粪肠球菌在维持肠道菌群平衡、促进营养吸收、增强免疫功能和抑制病原菌生长方面发挥着重要作用。它们能够产生乳酸和过氧化氢等抗菌物质，抑制有害菌的繁殖，增强肠道屏障功能，促进肠道上皮细胞的生长和修复，同时调节免疫系统，增强宿主对感染的抵抗力。粪肠球菌在发酵食品（如某些乳酪和发酵肉制品）中被广泛应用，作为益生菌补充剂，它们在维持肠道健康和预防肠道疾病方面也有显著作用。然而，粪肠球菌也具有潜在的致病性，特别是在免疫力低下或抗生素使用不当时，可能引起感染和抗药性问题，因此在使用和研究中需要谨慎。

2. 有害菌

有害菌是对宿主健康有负面影响的微生物，它们能够引起多种疾病，特别是在肠道菌群失调或宿主免疫力减弱时。常见的有害菌主要是数量比较少的厌氧菌，包括葡萄球菌、假单胞菌、变形杆菌等，这些菌群在正常情况下，不会对宿主致病，但如果数量增多，超出一定范围则可引起感染而致病。

（1）变形杆菌（*Proteus*）　是一类在自然界广泛存在的革兰氏阴性杆菌，属于肠杆菌科，常见种类包括普通变形杆菌（*Proteus mirabilis*）和冢原变形杆菌（*Proteus vulgaris*）。它们在人体肠道中作为正常菌群存在，但在特定条件下可成为机会致病菌。变形杆菌具有高度运动性，能够在固体培养基上呈现"波浪状"扩散生长，擅长分解尿素，产生尿素酶，使尿液碱化，促进尿路结石的形成。变形杆菌常引起尿路感染、伤口感染和菌血症等疾病，特别是在医院环境中，对免疫力低下的患者更为危险。其对多种抗生素具有天然耐药性，治疗感染时需进行药敏试验以选择有效抗生素。尽管变形杆菌在医学上主要作为致病菌被关注，但其在环境微生物学研究中也具有一定的重要性。

（2）假单胞菌（*Pseudomonas*）　是一类广泛分布于土壤、水体和动植物体内的革兰氏阴性杆菌，具有很强的环境适应能力和代谢多样性。这种细菌以其强烈的致病性和抗药性著称，常引起医院感染，如肺炎、尿路感染和伤口感染。假单胞菌能够分解多种有机物质，具有产生生物膜的能力，能够在各种极端环境中生存。尽管假单胞菌在医疗领域通常被视为有害菌，但在工业和环境保护中具有重要应用，如在生物降解和污染修复中发挥关键作用。

3. 中性菌

中性菌群数量介于有益菌群和有害菌群之间，其作用也介于两者之间，是具有有益和有害作用的双向性菌群，中间性菌群增加，可导致腐败物质、致癌物质和毒素的增加，促进宿主的老化。应该注意，以上菌群有益性与有害性的分类是在肠道菌群内部之间，并且与宿主维持平衡时（微生态平衡）的表现。如果发生了微生态失衡（肠道菌群紊乱），各种菌群对宿主的作用可能发生转化，从而致病，包括普雷沃氏菌、拟杆菌等。

普雷沃氏菌（*Prevotella*）是一类革兰氏阴性厌氧菌，广泛分布于人类口腔、胃肠道和生殖系统中。它们在碳水化合物和膳食纤维的代谢中发挥重要作用，有助于食物的消化和营养吸收。普雷沃氏菌的存在与健康状况密切相关，较高的普雷沃氏菌比例通常与高膳食纤维饮食相关联，有助于维持肠道健康。然而，普雷沃氏菌在特定条件下也可能与一些炎症性疾病和感染相关，如牙周病和某些类型的炎症性肠病。总的来讲，普雷沃氏菌在维持肠道生态平衡和健康方面具有重要作用，但其过度增殖或失调可能引发健康问题。

拟杆菌（*Bacteroides*）是一类革兰氏阴性厌氧菌，广泛存在于人类肠道中，是肠道菌群的重要组成部分。它们在分解复杂碳水化合物、蛋白质和脂肪方面发挥关键作用，帮助宿主吸收营养和维持肠道健康。拟杆菌通过发酵产生短链脂肪酸，为肠道上皮细胞提供能量，并有助于调节免疫系统。然而，在肠道屏障功能受损或免疫系统削弱时，拟杆菌可能引发腹腔感染、脓肿和菌血症等。尽管如此，拟杆菌总体上对维持肠道生态平衡和宿主健康具有重要作用。

四、肠道菌群的生理功能

肠道菌群与宿主的肠道黏膜保持着共生关系，其自身是一个具有广泛代谢能力和丰富生物学功能的可塑性器官，营养来源是宿主的膳食成分和生理性脱落的上皮细胞。肠道菌群在宿主的肠道中主要发挥3种作用：①代谢功能，如脂肪酸和氨基酸的摄取和转化。②保护和防御作用，如减少有毒物质的吸收、阻止有害菌或其他致病源的入侵。③免疫调节，促进免疫系统的发育和成熟，使其能够更好地识别和应对病原菌。④结构功能，如调节宿主的免疫、维持肠道的屏障作用。随着对肠道菌群认识的不断深入，肠道领域的研究重点已经从微生物群组成的丰度和多样性变化逐渐过渡到微生物群的生物学功能方向。

1. 肠道菌群的营养代谢功能

作为一个相对独立的组成单元，肠道菌群的功能主要包括产热作用和代谢作用。细菌的体外发酵可产生热量，同样，肠道内的细菌通过分解宿主未能完全代谢的食物残渣，也可产生大量的热量和能量供宿主所用。肠道菌群还是人体的代谢工厂，其代谢酶类基因的种类和数量均远大于人体的肝脏组织。除了代谢多糖、氨基酸和脂类外，肠道菌群还能够分解毒害物质。例如，植物来源化合物的葡萄糖醛酸化反应在肠道中大量存在，肠道菌群富含葡萄糖醛酸酶，能够通过酶解方式释放葡萄糖醛酸共轭化合物中的葡萄糖醛酸糖。根据对人类微生物组项目（human microbiome project）的胃肠道数据库分析，微生物中有3013种细胞编码的β-葡萄糖醛酸酶，能够迅速分解为不同结构的葡萄糖醛酸苷底物。

肠道菌群还含有丰富的细胞色素P_{450}（cytochrome P_{450}，CYP_{450}），与哺乳动物CYPs的膜结合特性不同，细菌CYPs是可溶性的，显示出肠道细菌对异源化合物的巨大代谢潜力。此外，肠道菌群中还含有丰富的多糖裂解酶、脂肪酶、还原酶（如偶氮还原酶和硝基还原酶）、糖苷内切酶、转移酶、单氧酶和双氧酶、硫酸盐酶和甘氨酸自由基酵素酶等。这些酶系能够将难以分解的食物残渣发酵降解，转化为对机体有益的代谢产物。肠道菌群主要从机体摄入的碳水化合物中获取营养，未被消化的碳水化合物和难消化的低聚糖可被结肠中的微生物发酵利用。

2. 肠道菌群的保护与防御功能

肠道菌群是人体内最重要的微生物群落之一，具有多重保护与防御功能，这些功能在维持肠道健康和整体免疫系统的平衡中起着至关重要的作用。

肠道菌群通过占据肠道的生态位点和资源，抑制病原体的定植和生长。这种竞争性排斥机制主要包括营养竞争、空间竞争和微环境调节。有益菌占据了大部分的营养资源，使得病原菌无法获得足够的营养繁殖和生长。其附着在肠道黏膜上，占据物理空间，有效阻止病原菌的附着和定植。有益菌还可以通过改变肠道的酸碱度（如产生乳酸）或调节其他微环境条件，使其不利于病原菌的生存。

肠道菌群中的有益菌能够产生多种抗菌物质，这些物质可以直接杀死或抑制病原菌的生长，主要包括有机酸、细菌素及过氧化氢等物质。多形拟杆菌（*Bacteroides thetaiotaomicron*）和无毒乳杆菌（*Lactobacillus innocua*）等微生物，可通过模式识别受体诱导小肠中的潘氏细胞分泌抗菌肽，从而减少有害菌的入侵。多形拟杆菌还可以诱导潘氏细胞表达基质溶素（matrilysin，MMP-7），随后裂解前防御素形成活性防御素。乳杆菌属（*Lactobacius*）的产乳酸能力可为宿主提供屏障作用，它通过破坏细菌的细胞壁外膜来增强宿主溶菌酶的抗菌活性。此外，细菌代谢产物（如短链脂肪酸和石胆酸）可通过组蛋白脱乙酰基作用和促分裂原活化蛋白激酶/细胞外信号调节激酶（mitogen-activated protein kinase/extracellular signal-regulated kinase，MAPK/ERK）通路，诱导抗菌肽 Cathelicidin 的表达。有益菌对肠道黏膜的占位作用也可有效抑制多种致病菌的入侵。

3. 肠道菌群的免疫调节作用

肠道菌群在调节宿主免疫系统中起着重要作用。它们与肠道相关淋巴组织（gut associated lymphoid tissues，GALT）相互作用，促进免疫系统的发育和成熟，使其能够更好地识别和应对病原菌。有益菌能够产生抗炎物质，如短链脂肪酸（SCFAs），抑制肠道炎症反应，保护肠道屏障。部分菌群还可以通过与免疫细胞相互作用，刺激免疫应答，增强宿主对病原菌的防御能力。

肠道菌群对肠道免疫系统的先天性免疫反应和适应性免疫反应均具有调节作用。肠道免疫系统的组成如图 6-12 所示，包括肠道相关淋巴组织、效应性 T 细胞、调节性 T 细胞、产生

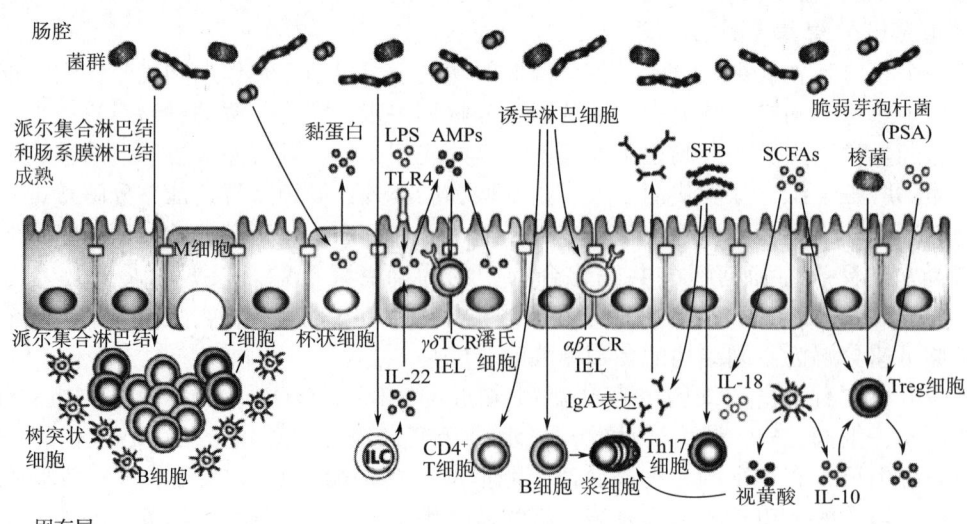

图 6-12　肠道免疫系统的组成

IgA 的 B 细胞、第三类先天淋巴样细胞（group 3 innate lymphoid cell，ILC3）、固有层中的固有淋巴细胞（innate lymphoid cell，ILC）和树突状细胞（DC）等。肠道菌群对派尔集合淋巴结（peyer's patches）中多种免疫调节细胞的分化具有调节作用。研究表明，与无菌小鼠相比，普通无特定病原（specific pathogen free，SPF）小鼠的淋巴组织更加成熟，免疫攻击性 $CD4^+$ T 细胞较少，而小肠 Th 17 细胞、结肠调节性 T 细胞（Treg）和 αβ 型 T 细胞受体（αβ T Cell Receptor，αβTCR）、肠上皮内淋巴细胞（intraepithelial lymphocyte，IEL）等免疫耐受性细胞的数量较多。肠道菌群还可促进 B 细胞向 IgA 分泌型浆细胞的分化，刺激潘氏细胞、TCR+IEL 和肠上皮细胞分泌抗菌肽（如 reglIly），并诱导杯状细胞（goblet cell）释放黏蛋白。此外，肠道菌群还可促进多种固有淋巴细胞亚群的发育，如刺激 ILC3 产生 IL-22，IL-22 可促进肠上皮细胞中抗菌肽的释放。综上所述，菌群-宿主的相互作用可有效促进肠道免疫系统对肠腔内抗原的免疫反应。

4. 肠道菌群的屏障功能

肠道菌群在维持胃肠道结构和功能的完整性中发挥着重要作用。其可通过促进上皮细胞的生长和修复、增加黏液层的厚度、增强紧密连接等多种机制增强肠道上皮屏障的功能，防止有害物质和病原菌的入侵。

肠道菌群能够刺激肠道上皮细胞的增殖和分化，促进黏膜屏障的完整性，同时促进黏液分泌，增加肠道黏液层的厚度，形成物理屏障，阻止病原菌的侵入。多形拟杆菌可诱导肠上皮细胞表达富含脯氨酸的小蛋白2A（small proline-rich protein 2A，SPRR2A），小蛋白2A是维持肠上皮绒毛桥粒结构的必需蛋白质。肠道菌群细胞壁的肽聚糖刺激 TLR2 后，将影响肠上皮细胞之间的紧密连接。此外，鼠李糖乳杆菌GG（*Lactobacillus rhamnosus* GG）产生的两种可溶性蛋白（p40和p75）可通过上皮生长因子受体（epithelial growth factor receptor，EGFR）和蛋白激酶C（protein kinase C，PKC），有效阻止细胞因子诱导的肠上皮细胞凋亡。内源性大麻素系统也是肠道菌群调节肠道屏障功能的重要途径，如嗜黏蛋白阿克曼菌（*Akkermansia muciniphila*）可抑制宿主的代谢性内毒素血症，进而提升具有肠道屏障功能的内源性大麻素水平。

血管生成素-3（angiogenin-3，Ang-3）是微血管系统发育的关键调节分子。肠道菌群通过调控 Ang-3 的转录以促进肠道黏膜结构的发育。相比之下，无菌小鼠的绒毛毛细血管网络密度显著降低，导致其对营养物质的消化和吸收均受到严重影响。此外，无菌小鼠的肠道内表面积减少，肠绒毛变薄，细胞周期延长，肠蠕动变慢。许多证据表明，肠道菌群可调节肠黏液蛋白的分泌，刺激黏液层增厚，以提供足够的有益菌黏附表位。例如，多形拟杆菌分泌的信号分子可以刺激细胞表面的糖缀合物上岩藻糖糖基的表达。

五、肠道菌群在饮食调节中的作用

胃肠道始于口腔，止于肛门。婴儿出生后不久，口腔便被周围环境中的微生物定殖。最初侵入口腔的大多数微生物都是需氧菌和专性厌氧菌。当第一颗牙齿萌出时，由于牙齿和牙龈之间的缺氧性质，厌氧菌（如卟啉单胞菌、普雷沃氏菌和梭杆菌属）占据主导地位。随着牙齿的生长，副血链球菌和变形链球菌附着在牙釉质表面；唾液链球菌附着在颊（即脸颊内）和牙龈上皮表面并在唾液中定植。这些链球菌产生糖苷和各种其他黏附因子，使口腔表面形成生物膜。这些细菌的存在最终导致牙菌斑、龋齿、牙龈炎和牙周病的形成。

食物和微生物从口腔通过食道进入胃部。胃的 pH 为 2~3，可杀死大多数微生物。因此，胃中每毫升胃液通常含有不到10个活菌。这些细菌主要是链球菌、葡萄球菌、乳酸杆菌、消化链球菌属和酵母菌,如念珠菌属。如果微生物快速通过胃部,或与食物一起摄入的微生物对胃pH具有特别的抵抗力,它们可能会存活下来。

小肠分为3个区域:十二指肠、空肠和回肠。十二指肠(小肠的前25cm)含有少量微生物,这是因为受到胃酸和进入此处的胆汁和胰腺分泌物的抑制作用的共同影响。大部分微生物群属于革兰氏阳性菌,粪肠球菌、乳酸杆菌、白喉杆菌和酵母菌、白念珠菌都存在于空肠中。在小肠远端(回肠),微生物群开始呈现结肠微生物群的特征。回肠内的pH变得更碱性。例如,厌氧革兰氏阴性菌和肠杆菌科成员在这里定居。

人类大肠是地球上最密集的微生物生态系统之一,结肠中每克粪便中有10^{12}个细胞。已检测到1000多种不同的物种;其中大多数尚未培养。在门级别,厚壁菌门和拟杆菌门主导着健康的肠道菌群,在属级别,个体差异巨大,这导致了核心微生物组概念的发展。核心微生物组预测,构成微生物组的基因不是拥有特定的一组微生物,而是共同完成特定的、必要的代谢和调节功能。人类的核心微生物组受饮食影响,例如,宏基因组测序研究表明,工业化国家部分人群倾向于食用低膳食纤维、高脂肪饮食,而另一部分人群则更倾向于食用富含膳食纤维、低脂肪饮食。这两种不同的饮食习惯会对个体的肠道微生物组产生不同的影响,从而以不同的方式塑造和喂养他们的微生物组。有趣的是,虽然微生物群对饮食的巨大变化做出快速反应,但这种反应却高度可变,并且只有在保持新的饮食习惯的情况下才会持续。

肠道菌群具有代谢、免疫和内分泌等功能,在机体中执行着大量的任务,包括:①发酵人类无法消化的食物,因为人类缺乏编码必要酶的基因。②合成微量营养素,如维生素。③代谢饮食中的毒素和致癌物。④促进免疫系统成熟。⑤影响结肠内壁宿主细胞(结肠细胞)的生长和分化。⑥调节肠道血液供应。⑦抵御肠道病原体。⑧将胆固醇和胆汁酸等类固醇转化为其他化合物。

六、肠道菌群与其他器官的相互作用

肠道菌群(gut microbiota,GM)是一个复杂且动态的微生物种群,对健康至关重要。它主要由拟杆菌门和厚壁菌门组成,调节代谢、维持屏障稳态、炎症和造血等生理功能。肠道菌群的变化不仅影响肠道,还与其他器官发生相互作用。肠道菌群通过神经、内分泌、免疫等途径在器官之间建立联系,影响宿主健康。它通过产生胆碱和短链脂肪酸等代谢物,与宿主免疫系统相互作用,调节代谢和疾病风险。环境压力或饮食变化也会影响肠道菌群的多样性和组成。

1. 肠-脑轴

大脑与胃肠道通过一种复杂的双向通信系统相互影响,这个系统被称为肠-脑轴。这一轴线的双面性表明,两者可以通过神经、免疫、内分泌和体液相互影响对方的功能。研究表明,肠道菌群通过这一系统能够影响大脑的过程,包括行为、食欲调节、肠道糖异生和血清素代谢。

多项研究使用无菌(GF)动物模型、抗生素、益生菌和/与中枢神经系统失调及功能性胃肠疾病相关的实验,证明了肠-脑轴的存在。例如,一些研究发现在孤独症谱系障碍(ASD)个体中,某些肠道菌群的比例显著变化,包括厚壁菌门/拟杆菌门的比例增加,某些属的菌群相对丰度降低(如 *Alistipes*、*Bilophila*、*Dialister* 等),而其他菌群的相对丰度显著升高(如 *Candida*、*Corynebacterium*、*Lactobacillus* 等)。类似的,阿尔茨海默病(AD)和帕金森病(PD)

患者的肠道菌群结构也发生了显著变化，这些变化与疾病的进展密切相关。

肠-脑轴将大脑的认知和情感中心与胃肠道的外周功能联系起来，包括免疫激活、肠反射、肠通透性和内分泌信号。这个轴线涉及中枢神经系统（包括大脑和脊髓）、自主神经系统（ANS）及其交感神经和副交感神经分支、肠神经系统（ENS）和下丘脑-垂体-肾上腺（HPA）轴。ANS通过脊髓、肠和迷走神经通路传递信号，HPA轴通过释放促肾上腺皮质激素释放因子（CRF）来协调机体对压力源的反应。环境应激会增加促炎细胞因子的释放，CRF刺激脑垂体分泌促肾上腺皮质激素（ACTH），进而导致肾上腺分泌皮质醇，影响包括大脑在内的各种器官。这些通信线路允许大脑控制肠道效应细胞的活动，同时这些细胞也受肠道菌群的影响。

肠道菌群在调节肠道和大脑功能方面起着至关重要的作用。通过代谢和神经内分泌途径，肠道菌群与肠细胞、ENS及中枢神经系统进行交流。肠-脑轴的破坏会导致肠道功能变化，如分泌和运动失调，从而导致内脏过敏。微生物定植的缺失改变了神经递质的表达和肠道感觉运动功能。特定细菌物种的定植可以恢复这些异常，影响应激反应和焦虑样行为，调节HPA轴的活性。

大脑源性神经营养因子（BDNF）的表达变化会损害大脑功能。BDNF调节大脑活动和认知功能，以及肌肉修复和再生。微生物群通过产生局部神经递质和儿茶酚胺的生物活性形式，影响ENS的活性。细菌代谢物如短链脂肪酸（SCFAs）通过刺激交感神经系统、血清素释放、记忆和学习过程影响ENS。ENS自主调节胃肠道的生理功能，并通过迷走神经通路与中枢神经系统双向沟通，形成肠-脑轴。

肠神经胶质细胞（EGCs）在ENS中起着关键作用，影响胃肠道功能如血流、肠道运动、免疫炎症反应和外分泌/内分泌功能。EGCs功能失调会导致胃肠道疾病，如炎症性肠病（IBD）、运动障碍等。ENS是肠道中神经肽合成的关键来源，通过向远端器官发送信号，影响包括大脑在内的各种功能。这些神经肽调节肠道内稳态，水平改变会导致肠道生态失调和相关的神经精神疾病。

肠道菌群还调节血清素能系统，影响肠道和中枢神经系统的连接。细菌氧化还原酶如漆酶调节肠道合成血清素的数量，影响肠-脑轴。微生物群通过迷走神经将信息传递到中枢神经系统，调节肠道屏障和传入感觉神经，影响肠道运动和疼痛感知。

总之，肠-脑轴通过复杂的通信网络将大脑与胃肠道紧密联系在一起，调节消化、吸收、免疫反应和情绪等多方面功能。

2. 肠-肝轴

肠道和肝脏之间的双向通信网络复杂且重要，肝脏产生的有益物质被肠道吸收，而肝脏约70%的血液供应来自经肠道的门静脉血流，因此肝脏不断暴露于肠道菌群及其衍生产品中。在健康个体中，进入肝脏的微生物衍生物质，如氨、乙醛和乙醇，由肝巨噬细胞（库普弗细胞）代谢。肠道上皮的改变，如炎症、门静脉高压或肠道菌群组成的变化，会增加肠道通透性，导致脂多糖（LPS）易位，激活肝脏中的各种促炎基因和细胞因子的转录。肠道屏障受损，大量细菌及其衍生的物质如LPS通过肝肠循环进入肝脏，LPS激活一系列级联事件，通过NF-κB介导机制产生促炎细胞因子，如TNF-α，导致肝损伤。肝硬化合并门静脉高压会导致肠道动力受损，促炎性细胞因子释放增加，上皮通透性增加，进一步影响肝脏。

肠-肝轴在理解各种肝脏疾病的病理生理学中至关重要，如非酒精性脂肪性肝病（NAFLD）、非酒精性脂肪性肝炎（NASH）、酒精性肝病（ALD）、肝癌、肝性脑病（HE）、急慢性肝衰竭以及肝硬化及其并发症。NAFLD 是代谢综合征在肝脏中的表现，主要由肥胖引起。研究表明，NAFLD 与肠道菌群的变化有关，肥胖者的肠道菌群中厚壁菌门的比例增加，而拟杆菌门的比例减少，这些变化影响能量摄取和脂肪储存，促进胰岛素抵抗和相关代谢疾病的发展。

酒精性肝病（ALD）由过量饮酒引起，酒精及其代谢物如乙醛通过产生 ROS 导致肝损伤，并破坏上皮细胞紧密连接，增加肠道通透性，导致细菌及其代谢物通过门静脉进入肝脏。库普弗细胞的激活在 ALD 的发病机制中起核心作用，LPS 通过 TLR4 或 TLR9 激活库普弗细胞，释放促炎细胞因子，进一步导致肝纤维化。

肝硬化患者的肠道菌群组成发生显著变化，有害菌群增加，有益菌群减少，导致生态失调。生态失调进一步导致严重并发症，如 HE 伴菌血症和小肠细菌过度生长，影响患者的生活质量。肝癌的发生也与肠道菌群相关，肠道菌群的变化可以促进肝癌的发展。

3. 肠–肾轴

肠道与肾脏之间存在着双向的协同关系。一方面，尿毒症毒素（如三甲胺-N-氧化物、对甲酚硫酸盐和吲哚酚硫酸盐）由肠道菌群代谢产生，另一方面，尿毒症会破坏肠道菌群的组成和代谢。这些代谢物具有血管和肾脏毒性，导致慢性肾病（CKD）、终末期肾病（ESRD）和脓毒性急性肾损伤（AKI）等严重并发症。

饮食对结肠菌群的组成有显著影响。膳食纤维逃避小肠消化过程，成为结肠菌群的碳水化合物主要来源，并被发酵成短链脂肪酸（SCFAs）。SCFAs 在维持肠道上皮完整性和能量稳态方面起重要作用。膳食蛋白质在结肠中的命运取决于结肠菌群所需的能量，这些能量主要来自碳水化合物的发酵。在碳水化合物可用性较高的情况下，蛋白质及其中间体要么与细菌生物量密切相关，要么在碳水化合物稀缺的情况下，由梭状芽孢杆菌和拟杆菌发酵成对甲酚、吲哚、酚类和胺类。这些蛋白质发酵产物进一步加工形成尿毒症毒素，并通过肾小管分泌入血。

尿毒症潴留溶质的积聚会增加肾小球硬化的发病率和肾脏疾病的进展，血液中的毒素浓度可以用来衡量肾脏功能效率。这些毒素会导致炎症反应增加、内皮功能障碍、血管钙化、氧化应激增强、红细胞生成减少、细胞衰老加剧、血栓形成、动脉粥样硬化、左心室肥厚、胰岛素抵抗、肾小管间质纤维化和肾素–血管紧张素–醛固酮系统激活。

胆碱、肉碱和卵磷脂是膳食脂肪的主要成分，结肠微生物群中有三甲胺（TMA）裂解酶可以破坏它们的氰化物键，产生 TMA。TMA 和胆汁中的肝酶共同作用形成三甲胺-N-氧化物（TMAO），由肾脏释放进入血液循环。TMAO 的升高与 CKD 进展直接相关，终末期肾病患者的浓度可达到健康对照组的 20 倍。TMAO 会导致血小板过度活跃、血栓形成、肾小管间质纤维化和动脉粥样硬化等有害后果。

肠道菌群的组成在尿毒症患者中与健康个体不同，表现为需氧菌数量增加，厌氧菌数量减少，产 SCFAs 的细菌较少，但产生脲酶、尿酸酶、吲哚和对甲酚的微生物种类较多。肠道菌群通过代谢蛋白质发酵产物产生尿毒症毒素，其不平衡可能导致上皮血管屏障损伤，尿毒症毒素的增加减少了肠道紧密连接蛋白质的表达。

患有脓毒性 AKI 的患者炎症细胞因子增加，肾功能受损，导致肠道损伤。细胞因子水平的提高作用于胃肠道壁的连接复合物，导致高通透性改变。肠道通透性的增加引起全身炎症反应的放大，进一步促进肾功能障碍。脓毒性 AKI 患者由于肾功能不全导致钠、尿素、尿毒症溶质和水潴留，过度的水潴留导致肠壁水肿显著增加，尿素转化为氨和氢氧化铵，破坏上皮屏障，导致细菌和毒素转位到体循环，引发全身性炎症，可能导致多器官衰竭和死亡。

4. 肠-骨轴

骨骼在人体的整体功能中扮演着重要角色，除了提供支撑框架和保护重要器官外，它们还是钙稳态的矿物质储藏库，为骨髓提供环境（用于脂肪储存和血液形成），且其是细胞因子和生长因子的仓库。近年的研究揭示了肠道菌群和骨骼健康之间的复杂联系，通过肠-骨轴进行相互作用。在胎儿期和产后早期，环境因素的暴露或限制会影响生长、骨矿化和肠道菌群的组成。乳酸杆菌等肠道菌群可以通过多种机制影响骨矿物质密度（BMD）和骨强度。

肠道菌群通过调节营养吸收、免疫系统成熟、释放各种代谢产物、改变胃肠道通透性等多种方式影响骨骼健康。例如，长双歧杆菌长亚种和罗伊氏黏液乳杆菌的增加可以提高钙、磷酸盐和镁的吸收，进而提高骨密度。此外，肠道菌群在 B 族维生素和维生素 K 的合成中起重要作用，而这些维生素对于骨骼健康和胆汁酸代谢至关重要。

饮食对肠道菌群的组成有很大影响，从而影响骨骼健康。高蛋白质饮食可能导致胃肠道中毒素的增加，而适当的碳水化合物与蛋白质比例对保持肠道和骨骼健康至关重要。骨代谢受多种免疫因子调控，如 RANK、RANKL 和 OPG。成骨细胞和破骨细胞的生成和功能受这些因子的影响，而肠道菌群的变化可能通过免疫调节进一步影响骨骼。

此外，肠道菌群通过维持代谢激素 5-羟色胺（5-HT）的水平来影响骨代谢。5-HT 由肠道细胞合成，骨细胞和成骨细胞上的 5-HT 受体通过 5-HT 信号通路在骨发育和维持中起重要作用。短链脂肪酸（SCFAs）如丁酸也对骨密度有调节作用，通过调节 OPG 和 RANKL 信号通路来影响骨矿化和骨形成。肠道菌群还通过影响内分泌因子如 GLP-1 和 PYY 来间接维持骨密度，这些因子由胃肠道分泌，对骨代谢有重要影响。

5. 肠-脂肪轴

膳食脂质中，甘油三酯（TG）占 95% 左右。TG 在胃内经过胃脂肪酶的部分水解，生成甘油二酯（DG）和游离脂肪酸（FFA）。随后，TG 继续在小肠中进行消化，在胰脂肪酶和磷脂酶的协助下，将其分解成甘油一酯（MAG）和长链脂肪酸（LCFA）。由于 LCFA 具有可能损害细胞完整性的洗涤剂特性，它们在肠腔内以胶束的形式分散，与脂质结合蛋白结合，并作为富含 TG 的乳糜微粒形式分泌到淋巴中。这些乳糜微粒被内源性脂肪酶进一步水解，为外周组织提供 LCFA。剩余的 TG 和小脂蛋白残余物被肝脂肪酶进一步水解，并被肝脏从血液中清除。膳食脂肪的高效消化和吸收确保了 LCFA 的正确供应，从而支持细胞的各种基本功能。

过量的脂肪消耗会增加肥胖的风险，涉及一系列代谢改变，如胰岛素抵抗和 2 型糖尿病（T2D）、心血管疾病（CVD）或其他危险因素（如高血压）以及非酒精性脂肪性肝病（NAFLD）；还涉及器官间（如肠-脂肪组织和肠-脑）通信网络的显著紊乱，从而影响能量消耗、脂肪组织发育和胰岛素抵抗。此外，该风险还与两种主要细菌的相对丰度变化有关，即拟杆菌门减少和厚壁菌门增加，使得微生物从饮食中获取能量的能力更高。

高脂肪饮食还与肠道中拟杆菌门的相对丰度降低和含有 LPS 的细菌丰度增加有关，后者通过增加 LPS-TLR4 结合而促进局部炎症反应。这种炎症反应通过脂肪/肠系膜脂肪组织积累和胰岛素抵抗产生负面影响。胰岛素敏感性受到外周血 LPS 诱导的 CD95 介导的髓细胞炎症的影响。从生理上讲，肠道局部炎症是调节肠道屏障功能和促进乳糜微粒运输以在脂质摄入增加情况下存活的一种适应手段。然而，长期的高脂肪摄入会引发肠道持续和慢性的局部炎症反应，进一步导致代谢综合征。代谢异常还受到脂肪分布的影响，主要集中在上胸和腹内的中央性肥胖个体更容易出现脂肪的分布异常。越来越多的证据表明，内源性大麻素（eCB）系统通过与大麻素受体结合来诱导细胞信号转导，并通过特定酶的合成和降解之间的平衡严格调控脂肪分布。其失调会导致各种代谢异常，包括肥胖和T2D。

思考题

1. 简述激素（如促胰液素与缩胆囊素）在肠期胰液分泌时的作用。
2. 胃液中含大量胃酸和胃蛋白酶，为何不会引起自身消化？
3. 简述胰腺分泌的消化酶及其功能。
4. 脂类物质为何大部分从淋巴途径被吸收？
5. 食物中含有的植物甾醇和植物甾烷醇物质为什么会有降胆固醇的作用？

延伸阅读

小菌种，大梦想

科技创新与健康中国建设的深度融合，致力于提高全民健康水平。增强科学素养，关注自身健康，推动健康中国的实现，首先需要了解人体内部的微妙关系和运作机制。其实每个人都并非以一个独立的个体存活于世。人体有海量的菌群，在人类的肠道中居住着上百万亿数量的微生物，我们称其为肠道菌群。肠道菌群与人体健康息息相关，它们能够分泌多种生物活性物质，从而与免疫系统、消化系统、神经系统等相互作用。

在肠道中生活的肠道菌群分为有益菌、有害菌和中性菌3类，其中有益菌是构成生物拮抗和生物屏障的"肠道小卫士"，能够维持宿主健康；有害菌则与之相反，它们能够引起宿主感染而致病；而中性菌属于条件致病菌，是摇摆不定的"墙头草"。在这种情况下，增加肠道有益菌的数量、抑制有害菌的生长成了维护人体健康的一项重要议题，益生菌产业也由此应运而生。

植物乳植杆菌是一类常见的益生菌，能够通过大量产酸来抑制有害菌的生长，进而促进有益菌的增殖，维持肠道菌群的稳定。然而，这样一位厉害的"肠道小卫士"却有一个致命缺点——植物乳植杆菌的最适生长pH在6.5左右，在食用后接触到人体的"天然屏障"胃酸时，会因为无法耐受极低的pH而被杀死，因而无法进入肠道定植。

难道，植物乳植杆菌注定逃不开"壮志难酬"的命运吗？实际上，在一些高盐、高酸的环境下还生存着少量"万里挑一"的耐盐耐酸的植物乳植杆菌。泡菜是我国传统发酵食品，在四川、重庆、江苏等地，民间使用一种"老坛"来泡菜。老坛长期使用，其中高酸、高盐、环境渗透压比较高，能够在其中存活的乳酸菌具有更好的耐胁迫能力和生理活性。在这样的思路指导下，江南大学食品学院陈卫院士团队开启了一段漫长的筛菌之旅。利用半年时间踏足四川、重庆的全部乡镇，采集样品800多份之后，他们通过建立高通量筛选模型和功能评价体系，终于分离出一系列耐盐耐酸的优良菌株。最终，陈卫院士团队的"耐胁迫植物乳杆菌定向选育及发酵关键技术"荣获2018年国家技术发明奖二等奖。

事实上，植物乳植杆菌的本领远不止于此。围绕"健康中国"战略，陈卫院士团队通过多学科交叉协作，对植物乳植杆菌进行定向筛选研究。团队融合食品科学、微生物学、生物化学等多学科领域，构建了从基础研究到工程应用的益生菌全产业链技术体系。团队还筛选出具有生物减除铅毒性和具有生物减除镉毒性的菌株 CCFM8661 和 CCFM8610。随着环境污染的加剧，重金属暴露的风险也在逐渐增长。铅、镉等重金属在环境中非常稳定，在人体富集后难以排出体外，当积累到一定程度后就会引发慢性中毒。而具有生物减除重金属毒性的植物乳植杆菌进入肠道后，能够吸附肠道内的重金属，并随着排便从人体排出，因而降低了重金属中毒的风险。

第七章
能量代谢与体温

学习引导

1. 人体每天都在运动和工作，因此会消耗能量，而人体所需的能量都是由食物供给的。树立大食物观，全方位、多途径开发食物资源，是解决未来食品可持续供给的有力举措。然而，不可否认的是，食物的能量最终来自太阳。机体为什么需要摄入能量？机体摄入的能量有哪些用途？哪些方面的能量支出具有较大的调控区间？

2. 2021年5月，甘肃举行的山地马拉松比赛中，由于遭遇极端天气，多名参赛者出现失温现象，最终导致21名参赛者遇难。这场比赛的悲剧凸显了在户外活动中预防失温的重要性。那么，机体是如何调控体温的？如何有效预防失温呢？

第一节 能量代谢

人体需要原料来构筑和更新自身，更需要能量来驱动并维持各种生命活动。通过消化系统吸收的糖、脂肪和蛋白质在体内通过合成代谢和分解代谢分别为机体提供"建筑材料"和能量。人体生理活动所需的各种能量，如维持体温的热能、肌肉收缩的机械能、神经兴奋传导的电能等都是通过机体内物质代谢而获得的，因此体内物质的分解与合成都必然伴有能量的转移。通常，我们把物质代谢过程中伴随的能量的贮存、释放、转移和利用称为能量代谢（energy metabolism）。

一、机体能量的来源与利用

1. 能量的来源

（1）糖　糖（carbohydrate）是机体生命活动的主要供能物质。一般情况下，人体所需能量的50%~70%由糖的氧化分解供能。糖的分解供能以有氧氧化为主，1mol葡萄糖完全氧化释放的能量可合成30~32mol三磷酸腺苷（adenosine triphosphate，ATP）。在缺氧的情况下，葡萄糖进行无氧氧化生成乳酸，1mol葡萄糖经无氧氧化只能合成2mol ATP。糖的无氧氧化虽然只能释放少量能量，但在人体处于缺氧状态时极为重要。例如，当人进行剧烈运动时，骨骼肌的耗氧量剧增，机体摄O_2的速度暂时不能满足骨骼肌的需要，通常将这部分亏欠的O_2量称为氧债（oxygen debt），在这种情况下机体需通过葡萄糖无氧氧化及动用储备在磷酸肌酸分子中的高能键提供能量。在骨骼肌活动停止后的一段时间内，循环、呼吸活动仍维持在较高水平，摄取较多的O_2以偿还氧债，补充能量的储备。人体内成熟红细胞由于缺乏有氧氧化的酶系，所以主要依靠糖的无氧氧化来供能。机体内一部分糖以糖原的形式贮存在肝脏和肌肉中。肌糖原是骨骼肌中随时可动用的贮备能源，用来满足骨骼肌在工作状态下的需要。肝糖原也是一种贮备能源，贮存量不大，主要用于维持血糖水平的相对稳定。一般情况下，机体饥饿24~48h仍可以糖氧化为主要供能方式。

（2）脂肪　脂肪（fat）也称甘油三酯或中性脂肪，是体内重要的贮存和供给能量的物质。体内脂肪量约占体重的20%。一般情况下，机体所消耗的能源有30%~50%来自脂肪，当机体需要时，储存的脂肪首先在脂肪酶的催化下分解为甘油和脂肪酸。甘油主要在肝脏被利用，脂肪酸可直接供给很多组织利用，也可在肝脏转化成丙酮酸再供给其他组织利用。骨骼肌、心肌等可利用脂肪酸和酮体,由于酮体分子小且溶于水,易于透过血-脑屏障,所以在糖供应不足时酮体也是脑组织的主要能源物质。然而,当肝脏酮体生成量超过肝外组织的利用能力时,可导致酮症酸中毒,对机体造成严重的危害。脂肪氧化时产能较多,在体内每克脂肪氧化释放的能量约为糖的2倍,通常成年人储存的脂肪提供的能量可供机体使用10余天至2个月。

(3) 蛋白质 蛋白质(protein)在特殊情况下参与体内供能。蛋白质由氨基酸构成,机体主要利用氨基酸进行合成和分解代谢。体内氨基酸有两个来源:一是食物蛋白质消化产生的氨基酸;二是机体新陈代谢过程中组织、细胞蛋白分解产生的氨基酸。这两部分氨基酸主要用于合成细胞成分以实现自我更新,也用于合成酶、激素等生物活性物质。氨基酸也可以作为能源物质,但只有在某些特殊情况下,如长期不能进食或体力极度消耗时,机体才能依靠蛋白质分解供能,以维持基本的生理功能活动。氨基酸在体内经过脱氨基作用或氨基转换作用,分解为非氮成分和氨基。其中非氮成分(α-酮酸)可以氧化供能,氨基在经过处理后主要经肾脏排出体外。由于蛋白质在体内的氧化分解不完全,所以其释放的能量低于在体外燃烧时释放的能量。

2. 能量的利用

机体利用的能量来源于食物中糖、脂肪和蛋白质分子结构中蕴藏的化学能,当这些营养物质被氧化分解时,碳氢键断裂,释放出化学能。释放的能量50%以上直接转化为热能,用以维持体温,其余部分主要以化学能的形式储存于高能化合物ATP的高能磷酸键中,供机体利用以完成各种功能活动。当需要能量时ATP水解为二磷酸腺苷(adenosine diphosphate,ADP)及磷酸,同时释放出能量。人体在生命活动过程中不断消耗ATP,同时营养物质氧化分解释放的能量又将ADP磷酸化,重新生成ATP,形成ATP循环。可见体内ATP既是直接的供能物质,又是能量储存的重要形式。除ATP外,体内还有其他的高能化合物,如磷酸肌酸(creatine phosphate,CP)等。CP主要存在于肌肉和脑组织中,当物质氧化分解释放的能量过剩时,ATP将高能磷酸键转移给肌酸,在肌酸激酶催化下合成CP,CP是体内ATP的储存库。ATP还可通过高能磷酸基团的转移生成三磷酸尿苷(UTP)、三磷酸胞苷(CTP)、三磷酸鸟苷(GTP),这些高能化合物为糖原、磷脂、蛋白质的合成提供能量。ATP释放的能量主要为了满足机体合成代谢以及各种生理活动需要,如细胞生长过程中各种物质的合成、肌肉收缩、神经传导、细胞膜对各种物质的主动转运、腺体分泌等,除骨骼肌收缩做一定量的机械功(简称外功)外,其他能量最终都将转变为热能。产生的热能除用于维持体温外,主要由体表散发到外界环境,较少部分通过呼出气、排泄物等带出体外。

3. 能量平衡

人体的能量平衡是指摄入的能量与消耗的能量之间的平衡,若在一段时间内体重保持不变,可认为此时人体的能量达到"收支"平衡。若摄入的能量少于消耗的能量,机体即动用储存的能源物质,因而体重减少,称为能量的负平衡;反之,若摄入的能量多于消耗的能量,多余的能量转变为脂肪组织等,因而体重增加,称为能量的正平衡。过度消瘦会降低机体抵抗各种不利因素刺激的能力,肥胖可引发多种疾病,如心脑血管疾病、高脂血症、糖尿病等。

二、能量代谢的测定

1. 能量代谢的测定原理

机体的能量代谢水平通常用能量代谢率(energy metabolism rate)作为评价指标,即测定机体在单位时间内的能量消耗量。根据能量守恒定律，在整个能量转化过程中，机体所利用的蕴藏于食物中的化学能与最终转化成的热能和所做的外功，按能量来折算是完全相等的。因此，测定在一定时间内机体所消耗的食物，或测定机体所产生的热量与所做的外功，都可测算整个机体的能量代谢率。

2. 能量代谢的测定方法

根据机体能量代谢的测定原理，测定能量代谢率一般采用直接测热法和间接测热法两种方法。

（1）直接测热法（direct calorimetry） 直接测热法是直接测定受试者安静状态下在一定时间内的散热量的方法。测定时让受试者居于一个特殊的隔热小室内并保持安静状态，通过测定一定时间内流经隔热室的水温变化及水的流量，计算出受试者单位时间内散发的总热量。由于直接测热法使用的装置结构较为复杂，操作也很烦琐，故该方法主要用于科学研究。

（2）间接测热法（indirect calorimetry） 间接测热法是根据受试者安静状态下一定时间内的耗氧量和 CO_2 产生量，推算消耗的能源物质的量，进而计算出产热量的方法。这种方法是依据化学反应中反应物与产物的量之间成一定的比例关系，例如，氧化 1mol 葡萄糖时，需要消耗 6mol O_2 和 6mol H_2O，同时释放一定的热量（ΔH）。其反应式如式（7-1）所示。

$$C_6H_{12}O_6 + 6O_2 = 6CO_2 + 6H_2O + \Delta H \tag{7-1}$$

各种营养物质的分子组成不同，其反应物和产物之间呈现不同的比例关系。利用糖、脂肪和蛋白质在体内氧化分解时的耗氧量、CO_2 产生量以及释放的热量之间的比例关系，可推算出机体在一定时间内消耗的各种营养物质的量，计算出其产生的热量。

利用间接测热法测算单位时间内机体的产热量需要应用以下几个基本概念和数据。

① 食物的热价（thermal equivalent of food）：指 1g 某种食物氧化时释放的能量，通常用焦耳（J）作为计量单位（1J=0.239cal）。食物的热价分为生物热价和物理热价，前者指食物在体内氧化时释放的能量，后者指食物在体外燃烧时释放的能量。糖、脂肪和蛋白质氧化时的热价、氧热价和呼吸商如表 7-1 所示。从表 7-1 中可见，糖和脂肪的生物热价和物理热价相同，而蛋白质的生物热价小于它的物理热价，这是因为蛋白质在体内不能被彻底氧化分解，有一部分主要以尿素的形式从尿中排泄。

表 7-1 糖、脂肪和蛋白质氧化时的热价、氧热价和呼吸商

营养物质	热价/(kJ/g)		耗氧量/(L/g)	CO_2 产生量/(L/g)	氧热价/(kJ/L)	呼吸商
	物理热价	生物热价				
糖	17.15	17.15	0.83	0.83	21.00	1.00
蛋白质	23.43	17.99	0.95	0.76	18.80	0.80
脂肪	39.75	39.75	2.03	1.43	19.70	0.71

② 食物的氧热价（thermal equivalent of oxygen）：指某种食物氧化时消耗 1L O_2 产生的热量，用于表示某种物质氧化时耗氧量和产热量之间的关系。由于各种营养物质分子组成不同，所以其同样消耗 1L O_2 氧化时释放的热量也不相同（表 7-1）。

③ 呼吸商（respiratory quotient，RQ）：营养物质在细胞内进行氧化供能的过程中，需要消耗 O_2，并产生 CO_2。呼吸商是机体在一定时间内呼出的 CO_2 量与吸入的 O_2 量的比值。严格地讲，应以 CO_2 和 O_2 的摩尔数（mol）来计算呼吸商，但由于在同一温度和气压条件下，摩尔数气体的摩尔数与其容积成正比，所以也可以采用 CO_2 与 O_2 的容积数（mL 或 L）来计算呼

吸商，如式 (7-2) 所示。

RQ=产生的 CO_2 mol 数/消耗的 O_2 mol 数=产生的 CO_2 mL 数/消耗的 O_2 mL 数　　(7-2)

物质氧化时的需 O_2 量和产生的 CO_2 量与其分子中所含 C、H、O 元素的比例有关，糖、脂肪和蛋白质氧化时的热价、氧热价和呼吸商如表 7-1 所示。由于葡萄糖氧化时产生的 CO_2 量与消耗的 O_2 量相等，所以，糖化时的呼吸商为 1.00，蛋白质和脂肪氧化时的呼吸商分别为 0.80 和 0.71。如果某人的呼吸商接近 1.00，说明此人在这段时间内所利用的能量主要来自糖的氧化。糖尿病患者因葡萄糖利用障碍，机体主要依靠脂肪代谢供能，所以呼吸商偏低，接近 0.71。在长期饥饿的情况下，人体的能量主要来自自身蛋白质的分解，故呼吸商接近 0.80。正常人进食混合食物时，呼吸商在 0.85 左右。因为营养物质在体内可以互相转变，所以呼吸商并不能完全反映体内营养物质氧化分解的比例。例如，当营养摄入过多，一部分糖转化为脂肪时，糖分子中的氧就有剩余，这些氧可参加机体代谢过程中的氧化反应，相应减少从外界摄取的 O_2 量，从而使呼吸商变大，甚至可超过 1.00。此外，其他一些代谢反应也能影响呼吸商。例如，肌肉剧烈活动时由于出现氧债，糖无氧氧化加强，所以产生的大量乳酸与体内碳酸氢盐发生作用，使 CO_2 排出量明显增加，呼吸商变大；反之，肺通气不足时呼吸商变小。

通常情况下，体内能量主要来自糖和脂肪的氧化，蛋白质的代谢量可忽略不计，由糖和脂肪氧化时产生的 CO_2 量和消耗的 O_2 量的比值称为非蛋白呼吸商（non-protein respiratory quotient，NPRQ）。表 7-2 显示不同比例的糖和脂肪氧化时的非蛋白呼吸商及相应的氧热价，利用这些数据可使能量代谢的测算更为简便。

表 7-2　非蛋白呼吸商及相应的氧热价

非蛋白呼吸商	糖所占百分比/%	脂肪所占百分比/%	氧热价/(kJ/L)
0.78	26.30	73.70	19.99
0.79	29.00	70.10	20.05
0.80	33.40	66.60	20.10
0.81	36.90	63.10	20.15
0.82	40.30	59.70	20.20
0.83	43.80	56.20	20.26
0.84	47.20	52.80	20.31

测定机体耗氧量和 CO_2 产生量的方法如下。

a. 开放式测定法。即气体分析法。该方法一般是让受试者正常呼吸空气，收集受试者一定时间的呼出气，通过气体检测仪测出呼出气量，并分析呼出气的容积百分比。由于空气中 O_2 和 CO_2 的容积百分比是已知的，所以可根据吸入气和呼出气中 O_2 和 CO_2 的容积百分比的差值及呼出气量，计算出受试者这段时间内的耗氧量和 CO_2 产生量。

b. 闭合式测定法。传统测定方法是用肺量计来测定耗氧量及 CO_2 产生量，在肺量计上部的气内充有一定量的 O_2 让受试者通过呼吸口瓣吸入装置中的 O_2，呼出气中的 CO_2 和水则被气体回路中的钠石灰吸收。记录装置与气缸上盖相连，呼吸过程中肺量计内气体容积改变可引起上盖移动，吸气时上盖下降，呼气时则上盖上升，由此记录出呼吸曲线。由于每次呼吸会摄取一定量的 O_2，呼出气中 CO_2 又被吸收，所以随着呼吸的持续进行，气缸中的 O_2 逐渐减少，呼吸曲线的基线逐渐下降。在一定时间内（通常测试 6min），以基线下降的高度与容器的换算系数相乘，即为该时间内的耗氧量。根据实验前后 CO_2 吸收剂的重量改变，即能算出单位时间内 CO_2 产生量。

应用间接测热法测定能量代谢率简单易行。在临床、运动生理及劳动卫生工作实践中，能量代谢率的测定通常采用以下两种简化的方法：a. 蛋白质的氧化量忽略不计，将测得的一定时间内的耗氧量和 CO_2 产生量求得的呼吸商视为非蛋白呼吸商，经查表得到对应的热价，耗氧量与氧热价相乘，便可计算出一定时间内的产热量。b. 更为简便的方法是仅测定一定时间内的耗氧量，然后直接乘以 20.20kJ/L，即可得出这段时间内的产热量。20.20kJ/L 是将受试者食用混合膳食时的非蛋白呼吸商视为 0.82 时对应的氧热价，实际上用简化方法所获得数值与上述经典测算方法所得的数值非常接近，仅相差 1%~2%。

以上介绍的直接测热法和间接测热法通常是在受试者保持安静状态、不做外功的条件下进行的。应用双标记水法（doubly labeled water，DLW）可以测定受试者在自由活动状态下的能量代谢率。

三、影响能量代谢的因素

1. 整体水平影响能量代谢的主要因素

（1）肌肉活动　肌肉活动对能量代谢的影响最为显著，机体任何轻微的活动即可提高代谢率。人在运动或劳动时，肌肉活动消耗大量的能量，需要通过营养物质的氧化来补充，因而耗氧量显著增加。机体耗氧量的增加与肌肉活动的强度成正比，在进行体育运动或劳动时耗氧量可达安静时的 10~20 倍，机体的产热量也随之增加。因此，通常可用能量代谢率作为评估肌肉活动强度的指标。从表 7-3 可以看到机体不同状态下的能量代谢。

表 7-3　机体不同状态下的能量代谢

活动形式	产热量/[kJ/(m²·min)]	活动形式	产热量/[kJ/(m²·min)]
睡眠	2.52	散步	7.75
清醒、静卧	2.98	骑自行车	11.62
静立	3.87	游泳	19.37
穿衣	4.57	划船（20 周/min）	31.72
打字	5.42	步行上楼	42.57

（2）环境温度　当人处于安静状态，环境温度在 20~30℃时（裸体或只穿薄衣），其能量代谢最为稳定。当环境温度低于 20℃时，能量代谢率便开始增加；在 10℃以下时，因为寒冷刺激反射性地引起机体出现肌紧张增强甚至战栗，所以能量代谢率显著增加。当环境温度超过 30℃时，能量代谢率也逐渐增加，这时体内化学反应加快，出汗增多，呼吸、循环功能增强，都会增加能量代谢。

（3）精神活动　脑的重量占体重的 2%，但安静状态下有 15% 左右的循环血量进入脑循环系统，表明脑组织的能量代谢水平很高。在安静状态下，100g 脑组织的耗氧量为 3~3.5mL/min（氧化的葡萄糖量为 4.5mg/min），约为安静肌肉组织耗氧量的 20 倍，但不同精神活动状态下脑组织本身的能量代谢率变化不大。据测定，在睡眠和活跃的精神活动情况下，脑中葡萄糖的代谢率几乎无差异。人在平静地思考问题时，产热量增加一般不超过 4%。但在精神处于紧张状态（如烦恼、恐惧或强烈情绪波动）时，随之出现的无意识的肌紧张以及刺激代谢的激素释放增多等使产热量显著增加。因此，测定基础代谢率时，受试者必须摒除精神紧张的影响。

（4）食物的特殊动力效应（specific dynamic effect）　安静状态下摄入食物后，人体释放的热量比摄入的食物本身氧化后所产生的热量要多。一般从进食后1h左右开始，延续7~8h。进食能刺激机体额外消耗能量的作用，称为食物的特殊动力效应。在3种主要营养物质中，进食蛋白质产生的特殊动力效应最为显著，当机体摄入可提供100kJ能量的蛋白质时，人体实际产热量可达130kJ，即蛋白质的特殊动力效应约为30%。糖和脂肪分别为6%和4%，而混合性食物约为10%。这种额外增加的热量不能被利用来做功，只能用于维持体温。因此，机体必须多进食一些食物补充这份多消耗的能量。有关食物的特殊动力效应产生的机制目前尚不清楚，动物实验表明，静脉注入氨基酸后可出现与进食后相同的代谢率增加现象，但在切除肝脏后此现象消失，因而认为食物的特殊动力效应与食物在消化道内的消化和吸收无关，可能主要与肝脏处理氨基酸的过程有关。

2. 调控能量代谢的神经和体液因素

（1）下丘脑对摄食行为的调控　成年动物和人的体重取决于一定时间内能量的摄入量和消耗量之间的平衡。实验证实，下丘脑存在摄食中枢（feeding center）和饱中枢（satiety center），该中枢根据体内血糖水平、胃的牵张刺激程度等调节机体的摄食行为，维持能量平衡。

（2）激素对能量代谢过程的调节　甲状腺激素对能量代谢的影响最为显著，可提高绝大多数组织的耗氧量和产热量。此外，胰岛素、胰高血糖素、生长激素、糖皮质激素和肾上腺素等参与糖、脂肪和蛋白质的代谢，因而影响能量代谢。

四、基础代谢

基础代谢（basal metabolism）是指机体在基础状态下的能量代谢。基础状态指人体处在清醒安静，不受肌肉活动、环境温度、精神紧张及食物等因素影响时的状态。基础代谢率（basal metabolic rate，BMR）指机体在基础状态下单位时间内的能量代谢。测定BMR要在餐后12~14h，室温保持在20~25℃，受试者保持清醒、静卧、肌肉放松，至少2h无剧烈运动，无精神紧张。此时，机体能量消耗主要用于维持血液循环、呼吸等基本生命活动，代谢水平比较稳定。

不同身材的个体能量代谢量存在较大差异，若以每千克体重的产热量进行比较，身材矮小的人千克体重的产热量要高于身材高大的人。研究表明，若以每平方米体表面积的产热量进行比较，则不论高矮胖瘦，单位时间的产热量非常接近。即能量代谢率的高低与体重不成比例关系，而是与体表面积成正比。因此，能量代谢率常以单位时间（每天或每小时）单位体表面积的产热量作为计量单位，用 $kJ/(m^2 \cdot d)$ 或 $kJ/(m^2 \cdot h)$ 来表示。

人体的体表面积可应用许文生氏（Stevenson）公式进行测算，如式（7-3）所示。

$$体表面积(m^2) = 0.0061 \times 身长(cm) + 0.0128 \times 体重(kg) - 0.1529 \quad (7-3)$$

近年对国人体表面积的测算结果显示，利用Stevenson公式的计算值略小于实际测量数值，但目前尚无公认的更准确的计算公式。

BMR除与体表面积有关外，还因受试者性别、年龄的不同而有差异（表7-4），一般男性的平均值比同年龄组的女性高，儿童比成人高，年龄越大能量代谢率越低。

表 7-4　我国正常基础代谢率平均值　　　　　　　　　　单位：kJ/(m²·h)

性别	年龄分组						
	11~15岁	16~17岁	18~19岁	20~30岁	31~40岁	41~50岁	>50岁
男性	195.5	193.4	166.2	157.8	158.7	154.1	149.1
女性	172.5	181.7	154.1	146.5	146.4	142.4	138.6

测定 BMR 时，一般将基础状态下的非蛋白呼吸商视为 0.82，采用简化的能量代谢测定法，只需测定受试者在基础状态下一定时间内的耗氧量和体表面积，即可计算出 BMR。临床上在评价基础代谢水平时，通常将实测值和表 7-4 中对应的正常平均值进行比较，采用相对值来表示，如式（7-4）所示。

$$BMR(相对值) = \frac{实测值 - 正常平均值}{正常平均值} \times 100\% \quad (7-4)$$

一般认为 BMR 的正常范围是相对值在 ±15% 之内，相对值超过 20% 时，说明可能有病理性变化。临床上发现很多疾病都伴有 BMR 改变：甲状腺功能减退患者 BMR 比正常平均值低 20%~40%；甲状腺功能亢进患者 BMR 则比正常平均值高 25%~80%；肾上腺皮质功能低下、垂体性肥胖、肾病综合征、病理性饥饿等可出现 BMR 降低；糖尿病、红细胞增多症、白血病以及伴有呼吸困难的心脏疾病等可出现 BMR 升高。人体发热时 BMR 也会升高，一般情况下，体温每升高 1℃，BMR 升高 13% 左右。临床上 BMR 的测定可作为某些疾病的辅助诊断方法。此外，检测能量代谢还可指导营养支持。临床上对某些不能自由进食的患者，特别是对重症患者在制订营养支持方案时需要掌握实时能量的消耗情况，以避免出现营养过剩或不足。通常进行静息能量消耗（resting energy expenditure，REE）测定，即在安静状态下维持机体组织细胞正常功能活动所消耗的能量。测定时受试者需禁食 2h 以上，在合适的温度下平卧或安坐 30min 以上。一般静息能量消耗比基础代谢水平高 10% 左右。

第二节　体温及其调节

生物体生存的自然环境温度变化很大，机体相对稳定的温度是维持正常生命活动的重要保障。爬行类、两栖类动物的体温随环境温度的变化而变化，称为变温动物（poikilothermic animal）。而鸟类和哺乳动物的体温相对稳定，故称为恒温动物（homeothermic animal）。变温动物的体温通常与环境温度相同或略高于环境温度，主要通过行为性体温调节与环境进行热交换。恒温动物通过体内完善的体温调节机制，使机体的体温能够保持在一个相对稳定的水平。作为基本生命体征之一，人体的体温是判断健康状况的重要指标。

一、体温

人体皮肤各部位的温度有很大差异，但脑和躯干核心部位的温度能保持相对稳定。因此，研究时通常将人体分为核心与表层两个部分。核心部分的温度称为体核温度（core temperature），表层部分的温度称为体表温度（shell temperature）。生理学中的体温（body temperature）通常是指机体核心部分的平均温度。

1. 体表温度和体核温度

人体的核心部分与表层部分没有明显的界线划分，而是随环境温度的变化而发生改变。如图 7-1 所示，环境温度降低，核心部分的区域缩小，主要集中在头部与胸、腹腔内脏，表层部分的区域相应扩大，表层与核心部分之间的温度梯度较大。相反，随着环境温度升高，核心部分的区域扩大，可扩展到四肢，表层部分的区域明显缩小，表层与核心部分之间的温度梯度减小。

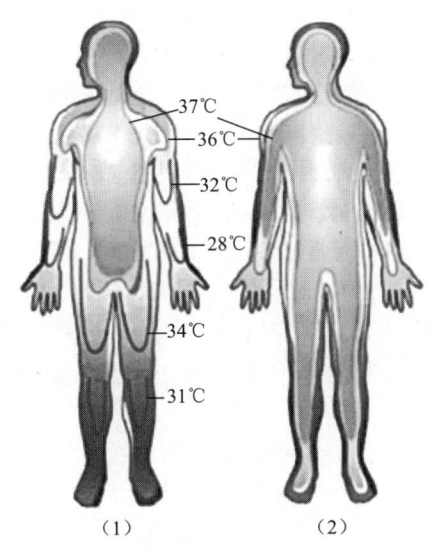

图 7-1 在不同环境温度下人体体温分布状态
(1) 环境温度 20℃ (2) 环境温度 35℃

（1）体表温度 一般低于体核温度，体表层各部位的温度也有较大差异，且易受环境温度的影响。当环境温度为 23℃ 时，足部皮肤温度约 27℃，手部约 30℃，躯干部约 32℃，额部 33~34℃，即四肢末梢皮肤温度低，越近躯干、头部，皮肤温度越高。当气温达 32℃ 以上时，皮肤温度的部位差异将变小。与之相反，寒冷环境中随着气温下降，手、足部皮肤温度降低最为显著，面额头部皮肤温度的变化相对较小。皮肤温度与局部血流量密切相关，皮肤血管的舒缩能够改变皮肤温度。例如，人在寒冷环境中或情绪激动时，交感神经兴奋，皮肤血管收缩，血流量减少，皮肤温度降低，特别是手的皮肤温度显著降低，可从 30℃ 骤降至 24℃。

由于皮肤温度的变化在一定程度上可反映血管的功能状态，临床上常用红外线热影像仪检测手的温度辅助诊断外周血管疾病。

（2）体核温度 体核温度相对稳定，其中，肝和脑的代谢旺盛，在全身各器官中温度最高，约为 38℃；肾、胰腺及十二指肠等器官温度略低；直肠温度更低，约为 37.5℃。机体核心部分各个器官由于血液循环交换热量而使温度趋于一致，所以核心部分的血液温度可代表体核温度的平均值。体核温度不易测量，临床上常用直肠、口腔和腋下等部位的温度来代表体核温度。直肠温度的正常值为 36.9~37.9℃，测量时温度计应插入直肠 6cm 以上才能比较接近体核温度。口腔温度的正常值为 36.7~37.7℃，测量时将温度计含于舌下，要注意避免张口呼吸和进食等干扰口腔温度的因素。此外，对于不能配合测量的患者，如哭闹的小儿和精神病患者，也不宜测量口腔温度。腋下温度的正常值为 36.0~37.4℃，测量需注意要让被测者将上臂紧贴胸廓，使腋窝紧闭，形成人工体腔。机体内部的热量经过一定的时间逐渐传导至腋下，使腋下的温度升高至接近于体核温度。因此，测量腋下温度的时间需要持续5~10min，同时注意保持腋下干燥。测量腋下温度方便易行，在临床上和日常生活中被广泛应用。此外，临床或实验研究中有时也检测食管温度和鼓膜温度。由于食管与右心房毗邻，食管可反映体核温度，一般食管温度比直肠温度低0.3℃左右。鼓膜的温度与下丘脑温度十分接近，用鼓膜温度可以反映脑组织的温度。

2. 体温的生理性波动

（1）体温的日节律　一昼夜之间，体温呈周期性波动，表现为清晨2:00~6:00体温最低，13:00~18:00最高。人体体温的昼夜周期性波动，称为体温的昼夜节律（circadian rhythm）或日节律。目前认为，体温的日节律主要受下丘脑视交叉上核控制，与精神活动或肌肉活动状态等无关。

（2）性别的影响　通常情况下，成年女性的体温平均高于男性0.3℃。育龄期女性的基础体温随月经周期而变动。所谓基础体温是指在基础状态下的体温，一般在早晨起床前测定。月经周期中，体温在卵泡期较低，排卵后升高0.3~0.6℃。目前认为排卵后黄体期体温升高是黄体分泌的孕激素作用于下丘脑所致。

（3）年龄的影响　儿童和青少年的体温较高，老年人因基础代谢率低而体温偏低。新生儿特别是早产儿，由于体温调节机制尚未发育完善，调节体温力较差，体温易受环境因素的影响而发生变动。

（4）运动的影响　运动时肌肉活动使能量代谢增强，产热量增加导致体温升高。因此，测量体温时应在受试者安静状态下进行，测量小儿体温时应防止哭闹。

3. 人体体温的变化范围

正常情况下，人的体温相对稳定，当某种原因使体温异常升高或降低超过一定界限时，将危及生命。脑组织对温度的变化非常敏感，当脑部温度超过42℃时，脑功能将严重受损，诱发脑电反应完全消失，因此，临床高热患者及时采用物理降温等方法防止脑温过度升高是至关重要的。当体温超过44℃时，可因体内蛋白质发生不可逆变性而死亡。反之，当体温过低时神经系统功能异常，低于34℃时可出现意识障碍，低于30℃时可致神经反射消失，心脏兴奋传导系统功能异常，可发生心室纤颤。当体温进一步降低至28℃以下时，则可引起心脏活动停止。

二、机体的产热反应与散热反应

营养物质代谢释放的化学能在体内经过转化与利用，除做外功外，最终都转变成热能，在维持机体体温的基础上，热能通过循环的血液被传送到体表散发到体外。恒温动物通过体温调节中枢来调节机体产热（heat production）和散热（heat loss）两个生理反应过程，维持体温相对稳定。

1. 产热反应

（1）主要产热器官　机体进行各种生理功能活动时伴随着热量产生，因此，代谢水平高的组织器官，其产热量也大，反之则产热量小。机体在安静时主要由内脏产热，约占机体总产热量的56%。在内脏各器官中肝脏的代谢最为旺盛，产热量最高，因此，肝脏血液温度比主动脉血液温度高0.4~0.8℃。当机体运动时，骨骼肌成为主要的产热器官。骨骼肌的紧张度稍有增强，其产热即可发生明显改变，运动时骨骼肌的产热量由总产热量的18%增加到73%，剧烈运动时可达总产热量的 90%（表 7-5）。此外，棕色脂肪组织在寒冷环境下发挥重要的产热作用，对新生儿尤为重要。

表 7-5　几种组织、器官在不同状态下的产热量

组织、器官	重量占体重的百分比/%	产热量占机体总热量的百分比/%	
		安静状态	劳动或运动
脑	2.5	16	3
内脏	34.0	56	22
骨骼肌	40.0	18	73
其他	23.5	10	2

（2）产热的形式　在舒适的环境温度下，机体的热量主要来源于全身各组织器官的基础代谢、食物特殊动力效应及骨骼肌舒缩活动等过程。人在寒冷环境下主要依靠战栗产热（shivering thermogenesis）和加强非战栗产热（non-shivering thermogenesis）来增加产热量，以维持体热平衡，使体温保持稳定。

① 战栗产热：在寒冷环境下，机体首先出现肌紧张，或称为战栗前肌紧张（pre-shivering tone），此时代谢率有所增加，在此基础上出现战栗。战栗是指骨骼肌的屈肌和伸肌同时发生不随意的节律性收缩，其节律为 9~11 次/min，肌电图表现为成簇的高幅波群集放电。战栗产热的特点是肌肉收缩活动不做外功，能量全部转化为热量，使代谢率增加 4~5 倍，产热量明显增多，有利于在寒冷环境中迅速恢复体热平衡。

② 非战栗产热：又称代谢性产热，是一种通过提高组织代谢率来增加产热的形式。非战栗产热作用最强的组织是棕色脂肪组织，主要分布在肩胛下区、颈部大血管周围、腹股沟等处。棕色脂肪组织细胞的线粒体内膜存在解偶联蛋白（uncoupling protein，UCP），在甲状腺激素、肾上腺素作用下，H^+ 顺浓度梯度沿 UCP 返回到线粒体基质中，使经线粒体呼吸链电子传递建立的质子跨膜电-化学势能以热能的形式释放出来，而不用于合成 ATP。新生儿体温调节功能尚不完善，不能发生战栗，但体内棕色脂肪组织较多，故寒冷条件下主要依赖代谢性产热维持体温，而成年人体内棕色脂肪组织含量很少。

（3）产热活动的调节

① 神经调节：寒冷刺激兴奋位于下丘脑后部的战栗中枢，经传出通路到达脊髓前角运动神经元支配骨骼肌，引起战栗；也可兴奋交感神经系统，促进肾上腺髓质释放肾上腺素和去甲肾上腺素，通过神经-体液调节使代谢性产热增加。

② 体液调节：甲状腺激素是调节非战栗产热活动最重要的体液因素，如果机体长时间暴露于寒冷环境，甲状腺的活动会明显增强，甲状腺激素大量分泌，通过调节线粒体功能、Na^+-K^+-ATP 酶活性等使代谢率增加 20%~30%。此外，肾上腺素、去甲肾上腺素和生长激素等也能促进代谢性产热。

2. 散热反应

（1）散热的部位　人体的主要散热部位是皮肤。在安静状态下，当环境温度低于机体表层温度时，大部分体热通过辐射、传导和对流等方式向外界发散，小部分体热随呼出气、尿、粪等排出体外。当环境温度较高或劳动、运动后，还会有汗腺分泌汗液，通过水分的蒸发散热。

（2）散热的方式

① 辐射散热（thermal radiation）：指机体通过热射线的形式将体热传给外界温度较低的物

质的一种散热方式。人体裸体情况下，在21℃环境中，约有60%的热量通过辐射方式发散。辐射散热量的多少取决于皮肤与周围环境间的温度差和机体的有效散热面积。当皮肤温度高于环境温度时，温差越大，辐射散热量越多；反之，温差越小，辐射散热量越少。若环境温度高于皮肤温度，则机体不仅不能通过辐射散热，反而吸收周围环境中的热量。此外，机体有效散热面积越大，散热量越多。

② 传导散热（thermal conduction）：指机体的热量直接传递给与之接触的温度较低物体的一种散热方式。传导散热量的多少取决于皮肤与接触物体间的温度差、接触面积以及与皮肤接触的物体的导热性能等。人体脂肪组织的导热性能较差，因而肥胖者身体深部的热量不易传向皮肤，炎热天气里容易出汗。由于水的导热性能较好，可利用冰帽、冰袋等给高热患者实施降温。

③ 对流散热（thermal convection）：指通过流体的流动而实现热量交换的一种散热方式。在人体周围有一薄层空气，当人体散发的热量将周围空气加温后，由于空气的流动而不断被冷空气替代，这样体热将不断被周围空气带走。对流散热量除取决于皮肤与周围环境间的温度差和机体的有效散热面积外，受风速的影响也较大。风速越大，散热量越多；反之，风速越小，散热量越少。

④ 蒸发散热（thermal evaporation）：指水分从体表汽化时吸收热量而散发体热的一种方式。随着环境温度升高，皮肤和环境间的温度差变小，辐射、传导和对流的散热量减小，而蒸发的散热作用增强；当环境温度等于或高于皮肤温度时，蒸发就成为机体唯一的散热方式。无汗症患者在冷环境中的反应与正常人无异，但在炎热环境中，由于其不能借助于汗液蒸发散热，所以较容易中暑。

蒸发散热可分为不感蒸发和出汗两种形式。

a. 不感蒸发（insensible perspiration）。不感蒸发指体内水分从皮肤和黏膜（主要是呼吸道黏膜）表面不断渗出并被汽化的过程。由于这种蒸发不容易被察觉，且与汗腺活动无关而得名，其中水从皮肤表面的蒸发又称不显汗。当环境温度在30℃以下时，人体的不感蒸发量恒定为$12\sim15g/(h\cdot m^2)$。一般情况下，人体24h通过不感蒸发1000mL左右的水分，其中从皮肤表面蒸发600~800mL，通过呼吸道黏膜蒸发200~400mL。婴幼儿不感蒸发的速率比成人大。因此，在缺水的情况下婴幼儿更容易发生严重脱水。不感蒸发是有些不能分泌汗液动物的一种有效的散热途径，如狗在类热环境下常采取热喘呼吸（panting）的方式来增加散热。

b. 出汗（sweating）。出汗指汗腺主动分泌汗液的活动。人体通过汗液蒸发可有效带走大量体热，出汗可被感知到，故又称可感蒸发（sensible evaporation）。人体皮肤上分布有两种汗腺，即大汗腺和小汗腺。大汗腺位于腋窝和阴部等处，从青春期开始活动，可能和性功能有关。小汗腺分布于全身皮肤，手掌和足跖最多，额部和手背次之，四肢和躯干最少，但躯干的汗腺分泌能力最强。小汗腺是体温调节反应的效应器，在炎热环境下以及运动和劳动时对维持体热平衡起到关键作用。

汗液中水分约占99%，固体成分约占1%。固体成分中大部分为NaCl，也有乳酸及少量KCl和尿素等。汗液不是简单的血浆滤出物，而是由汗腺细胞主动分泌产生的。刚从汗腺分泌的汗液与血浆是等渗的，但流经汗腺管腔时，汗液中的Na^+和Cl^-被重吸收，最后排出的汗液是低渗的，汗液排出Na^+和Cl^-的量受醛固酮调控。当机体大量出汗时可导致血浆晶体渗透压升高，造成高渗性脱水，此时机体在丢失大量水分的同时，也丢失一部分NaCl。因此，短时间内大量出汗应注意在补充水分同时补充NaCl，否则易引起水和电解质平衡紊乱，甚至导致神经系统和骨骼肌组织的兴奋性改变而发生热痉挛。

引起机体出汗的原因很多。由温热性刺激引起的机体出汗称为温热性出汗（thermal sweating），其生理意义是通过增加散热来调节体温恒定。精神紧张或情绪激动时也会引起出汗，称为精神性出汗（mental sweating）。调节精神性出汗的中枢位于大脑皮质的运动区，通过支配汗腺的交感神经胆碱能纤维引起汗腺分泌，出汗部位主要在掌心、足底及前额等处，是机体应激反应的表现之一。此外，辛辣食物刺激口腔内的痛觉神经末梢可反射性地引起头面部和颈部出汗，称为味觉性出汗（gustatory sweating）。

（3）散热反应的调节

① 皮肤血流量改变对散热的影响：如前所述，机体通过辐射、传导和对流散失热量的多少主要取决于皮肤和环境间的温度差，而皮肤血流量决定皮肤温度的高低。皮肤血液循环的特点是：分布到皮肤的动脉穿透隔热层的脂肪组织等，在真皮乳头层下形成微动脉网，再经过迂回曲折的毛细血管网延续为丰富的静脉丛，在皮下还有大量动-静脉吻合支。这些特点决定了皮肤血流量可在很大范围内发生变动。机体通过交感神经控制皮肤血管的口径，调节皮肤的血流量，使散热满足当时条件下体热平衡的需要。如在炎热环境中，交感神经紧张性降低，皮肤小动脉舒张，动-静脉吻合支开放，皮肤血流量显著增多，较多的体热可从机体深部被带到表层，促进散热。此外，皮肤血流量增多也给汗腺分泌带来必要的水源。在寒冷环境中，交感神经紧张性增强，皮肤血管收缩，血流量减少，体热散失减少。此外，由于四肢深部的静脉和动脉相伴行，形成天然的逆流交换系统，从四肢远端回流的静脉血温度较低，可从与其伴行的动脉摄取热量，带回到机体深部，而动脉血在流向四肢远端的过程中温度逐渐降低，可以减少热量散失。

② 影响蒸发散热的因素：支配汗腺的是交感神经胆碱能纤维，当交感神经兴奋时，末梢释放 ACh 作用于 M 受体促进汗腺分泌。出汗量和出汗速度还受环境温度、湿度及机体活动程度等因素的影响。人在安静状态下，当环境温度达到 30℃ 左右时便开始出汗；湿度较高时汗液不易被蒸发，体热不易散失，反射性地引起大量出汗。在劳动或运动时，肌肉收缩产热多，出汗量往往较多。但若在高温环境中停留时间过久，出汗速度可因汗腺疲劳而明显减慢。

三、体温调节

机体体温调节有自主性和行为性体温调节两种基本方式。自主性体温调节（autonomic thermoregulation）是指在体温调节中枢的控制下，通过调节产热过程和散热过程，维持体温相对稳定。行为性体温调节（behavioral thermoregulation）是指有意识地进行有利于维持体热平衡的行为活动，如扇扇子、增减衣物、人工改善气候条件等。

1. 自主性体温调节

自主性体温调节主要通过反馈控制系统实现。在这个控制系统中，下丘脑体温调节中枢属于控制部分，它的传出信息控制产热器官（如骨骼肌）以及散热器官（如皮肤血管、汗腺等）的活动，使受控对象——机体深部温度维持在稳定水平。存在于外周和中枢的温度感受器感知体温的波动，将信息反馈至下丘脑的体温调节中枢，经过中枢的整合作用，发出适当的调整调控部分活动的信息，从而使机体产热量和散热量保持平衡。此外，通过前馈系统及时启动体温调节机制，避免体温出现大幅波动（图 7-2）。

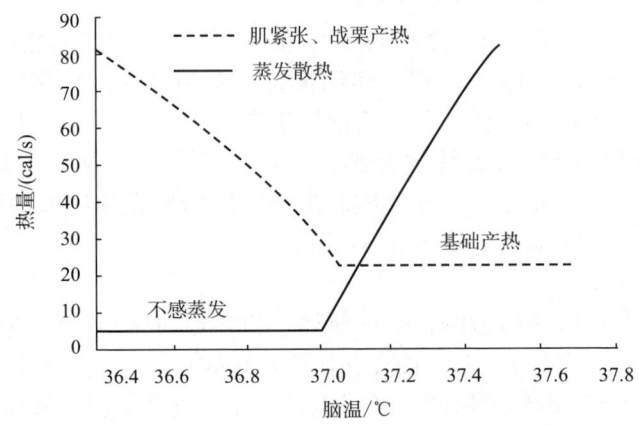

图 7-2 下丘脑温度对肌紧张、战栗产热和蒸发散热的影响

（1）温度感受器

① 外周温度感受器（peripheral thermoreceptor）：外周温度感受器是存在于皮肤、黏膜和内脏中对温度变化敏感的游离神经末梢，分为热感受器和冷感受器。热感受器和冷感受器有各自特定的敏感温度范围，热感受器的敏感温度较高，冷感受器的敏感温度较低。温度感受器在各自的敏感温度放电频率最高（图 7-3）。在一定温度范围内，当局部温度升高时，热感受器放电频率增加；反之，当温度降低时，冷感受器放电频率增加。皮肤的冷感受器较多，是热感受器的 5~11 倍，因此对冷刺激较为敏感，此外，皮肤的温度感受器表现为对温度的变化速率更为敏感。

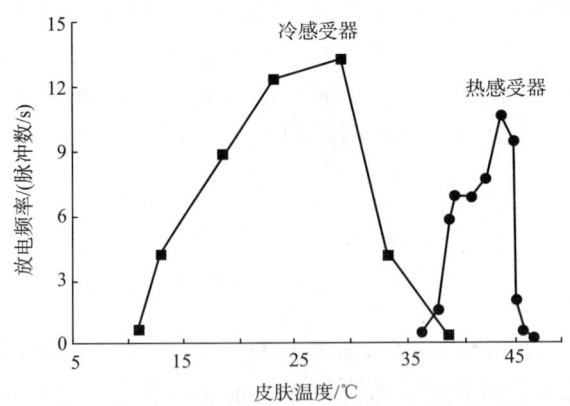

图 7-3 大鼠阴囊皮肤不同温度下冷、热感受器放电频率

② 中枢温度感受器（central thermoreceptor）：中枢温度感受器是存在于中枢神经系统内对温度变化敏感的神经元（温度敏感神经元），包括热敏神经元和冷敏神经元。在一定范围内，热敏神经元（warm-sensitive neuron）随着局部组织温度升高，发放冲动频率增加；冷敏神经元（cold-sensitive neuron）随着局部组织温度降低，发放冲动频率增加。动物实验表明，下丘脑、脑干网状结构和脊髓等中枢神经系统中都含有温度敏感神经元，其中视前区-下丘脑前部（preoptic-anterior hypothalamus，PO/AH）热敏神经元居多，而脑干网状结构和下丘脑弓状核中冷敏神经元较多。温度敏感神经元对温度的变化十分敏感，可感知局部组织温度 0.1℃的变动。

(2) 体温调节中枢　对恒温动物进行脑分段横断实验证明，只要保持下丘脑及以下的神经结构完整，动物虽可能在行为等方面出现异常，但仍具有维持恒定体温的能力，说明调节体温的中枢主要位于下丘脑。现已证实，PO/AH 是机体最重要的体温调节中枢，PO/AH 的温度敏感神经元不仅能感受局部脑温的变化，还接受下丘脑以外的部位（如中脑、延髓、脊髓以及皮肤、内脏等处）传递的温度变化信息。此外，PO/AH 的温度敏感神经元还接受多种物质的刺激，包括一些致热原（pyrogen）、5-羟色胺、去甲肾上腺素和一些肽类物质，诱发体温调节反应。若破坏 PO/AH，与体温调节有关的产热和散热反应都将明显减弱或消失，表明 PO/AH 是体温调节中枢整合机构的中心部位。

(3) 体温调节过程　体温调节的调定点学说（set point theory）认为体温调节过程类似于恒温器的工作原理。人的正常体温调定点为 37℃，体核温度作为控制变量，其变化信息反馈到体温调节中枢，与体温调节中枢的调定点设定的参考温度值进行比较，如果二者之间存在差值，即为误差信号，然后机体据此对产热和散热活动进行调节，使体温向接近调定点水平的方向变化，以维持体温恒定。当体温高于调定点水平时，体温调节中枢促使机体产热活动减弱，散热活动加强；反之，当体温低于调定点水平时，促使机体产热活动加强，散热活动减弱，直到体温回到调定点水平。虽然更详细的分子机制尚不清楚，但该学说基本上可以解释整体水平的体温调节过程。关于调定点具体温度值，目前认为主要取决于热敏神经元和冷敏神经元的温度敏感特性，即两种温度敏感神经元放电频率随温度变化的特性。如图 7-4 所示，当热敏神经元放电活动曲线的斜率减小或冷敏神经元放电活动曲线的斜率增大时，调定点上移；反之，热敏神经元放电活动曲线的斜率增大或冷敏神经元放电活动曲线的斜率减小时，调定点下移。这种现象称为重调定（resetting），此时的产热和散热活动要在新的调定点水平达到平衡。机体的发热现象就是致热原作用引起调定点上移而出现的调节性体温升高。当环境温度过高引起中暑时，虽体温调定点正常，但由于机体散热能力不足或体温调节中枢功能障碍，出现非调节性体温升高。

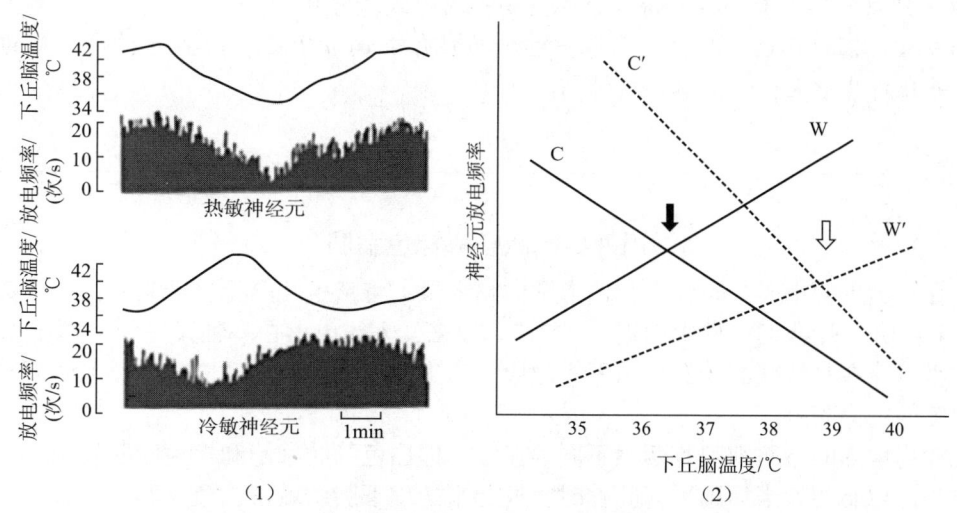

图 7-4　下丘脑温度变化及温度敏感神经元放电活动
(1) 下丘脑温度变化及温度敏感神经元放电活动实时记录曲线　(2) 下丘脑温度敏感神经元放电频率决定调定点水平模式图
W、W′—正常及发热时热敏神经元放电特性　C、C′—冷敏神经元放电特性　箭头—体温调定点水平

2. 行为性体温调节

恒温动物和变温动物都具有行为性体温调节的能力。例如，人能根据环境温度变化增减衣物，使用冷暖空调改变局部气候环境等；变温动物蜥蜴从阴凉处至阳光下来回爬动以尽量减小体温变动的幅度。当环境温度变化时，行为性体温调节是变温动物的重要体温调节手段。而恒温动物一般首先采取行为性体温调节，行为性体温调节和自主性体温调节互相补充，以维持体温的相对稳定。

四、特殊环境温度下的体温调节

机体长期处于低温或高温环境下，逐渐产生对温度变化的适应性增加，体温调节能力增强的现象称为温度习服（thermal acclimation），包括热习服和冷习服。热习服（heat acclimation）是指机体反复或持续暴露于高温环境下产生的适应性变化，表现为引起出汗的体温阈值降低，出汗反应的潜伏期缩短，出汗量增加，汗液中钠盐含量减少，以及引起皮肤血管扩张的体温阈值降低，皮肤血流量增加等。冷习服（cold acclimation）是指机体反复或持续暴露于冷环境后逐渐出现的适应性改变。例如，基础代谢率增加，非战栗性产热增加，细胞膜流动性改变，细胞骨架重新构建，Na^+-K^+-ATP 酶活性增高，热绝缘层（皮下脂肪层或动物的羽毛密度）增大等。

思考题

1. 能量平衡有哪些特征？请论述能量代谢失衡对人体健康的影响。
2. 人体的能量代谢受哪些因素的影响？
3. 成年个体每天支出的基础代谢能达到多少千焦，占总能量支出的比例是多少？
4. 机体产热的形式有哪些？请结合能量支出的形式进行分析。
5. 当机体体温过高时，往往会采取一些行为性体温调节手段。请举例说明常见的体温调节行为，并分析其中主要的机体散热机制。

延伸阅读

用外界刺激唤醒棕色脂肪

在抚育新出生的小婴儿时，家长们常常体贴入微，将新生儿裹得严严实实，以防着凉。但事实上，新生儿远比我们想象中的更"抗冻"。原来，人体内存在一种天然的"暖宝宝"——棕色脂肪组织，在其特殊的产热作用下，健康的新生儿能够顺利地适应外界环境温度与母亲体内羊水温度的巨大落差。

哺乳动物体内的脂肪细胞有两种不同的亚型，即白色脂肪细胞和棕色脂肪细胞。人体内大部分脂肪是白色脂肪，当你用手捏肚腩时，捏起来的皮下脂肪就是白色脂肪，也就是身体以甘油三酯的形式储存的能量。而棕色脂肪主要分布在颈部、锁骨上方、肾上腺区域和脊柱周围等位置，起产热和能量消耗的作用。如果说白色脂肪是储存能量的仓库，那么棕色脂肪就是燃烧仓库的发动机。

当寒风呼啸而过时，全身肌肉会紧绷起来，然后冷觉感受器被激活，把冷的感受传入体温调节中枢，引起骨骼肌不自主地节律性收缩，将机械能转化为热能。这种产热方式被称为"颤抖性产热"，也是成年人遇冷时身体的一种保护机制。然而新生儿体内的骨骼肌不足以支撑其通过"颤抖"的方式来产热，因此必须依赖棕色脂肪的"非颤抖性产热"作用来维持体温恒定。

那么，棕色脂肪是如何发挥产热作用的呢？棕色脂肪产热的核心秘密武器是位于线粒体内膜的解偶联蛋白1（UCP1），UCP1的C端和N端分别定位于线粒体膜内外两侧，形成跨膜的质子泄漏通道，允许质子在线粒体内膜上自由渗透。在电子传递链的作用下，质子从线粒体基质被泵至膜间隙，随后质子通过线粒体上的ATP合酶顺浓度梯度回流到基质时，质子动力会驱动ATP合酶合成ATP。而当UCP1激活时，原本用于驱动ATP合成的质子梯度"泄漏"，使得电子传递与氧化磷酸化过程解偶联，能量以热量而非ATP的形式释放。棕色脂肪的这种独特的产热机制，使得新生儿无需通过骨骼肌颤抖就能轻松应对严寒。

新生儿体内的棕色脂肪最多，随着成长过程中体温调节机制的逐步完善，棕色脂肪的数量也逐渐减少。然而，成年人只能选择"保暖靠抖"吗？研究人员表示，通过运动、冷刺激、饮食调节等方式，能够激活体内的棕色脂肪。尤其是当机体受到寒冷刺激时，交感神经系统激活促进去甲肾上腺素释放，能够提高棕色脂肪细胞线粒体的活性和产热能力。并且，棕色脂肪细胞能够从这种挨冻经历中学会储存产热记忆，当机体再次受到寒冷刺激时，棕色脂肪能够更快地做出产热响应。

第八章
泌尿

学习引导

1. 人体为了保持体内环境的稳定，每天都要将产生的废物排出体外。尿液是人体排出的一种废物，那么，我们的尿液是怎么形成的呢？又是怎么被排出体外的呢？有哪些调节因素呢？

2. 尿液是人体的主要排泄物，那形成尿液的器官有哪些？它们在人体的什么位置？它们的功能分别是什么？

3. 成年人一昼夜产生的原尿约150L，而每天的尿液量约为1.5L，这是为什么？我们每天排出的尿液与血液相比，成分形成过程中有哪些物质发生了变化呢？

4. 李同学从小就喜欢喝可乐、吃炸鸡，还非常喜欢吃海鲜等食物，平时也很少运动；有一天看书，突然腰部疼痛，满地打滚，还出现了血尿，随后进医院被诊断为肾结石，需要立刻治疗。这位同学得肾结石，是哪些不好的饮食习惯引起呢？结合目前倡导健康文明的生活方式，树立大卫生、大健康的观念，坚持预防为主、防治结合的原则，提醒我们在饮食生活习惯中需要如何进行预防？

5. 现在肾脏病的病人越来越多，有人说肾脏病人不能吃豆制品，这是真的吗？那肾脏病人应该怎么调整饮食结构呢？

第一节 肾脏结构与功能

一、肾脏的大体结构

1. 肾脏的位置

肾脏属于腹膜外实质性器官，位于腹膜后间隙内脊柱的两侧，左右各一，形似蚕豆。肾脏长轴向外下倾斜，左肾较右肾更靠近中线。右肾上邻肝脏，所以略低于左肾。左肾上极平第11胸椎下缘，下极平第2腰椎下缘；右肾上极平第12胸椎，下极平第3腰椎（图8-1）。一

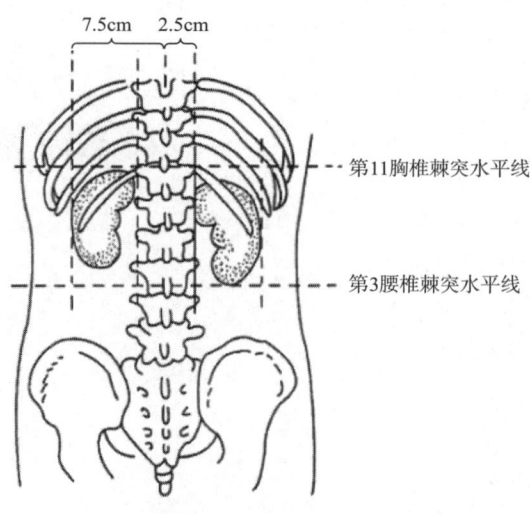

图8-1 肾脏的位置

般情况下，女性肾脏的位置低于男性，儿童低于成人，新生儿肾脏下端有时可达髂嵴附近。肾脏的位置可随呼吸及体位而轻度改变。

2. 肾脏的体积、形态

正常成年男性肾脏的平均体积为 11cm×6cm×3cm，左肾略大于右肾；女性肾脏的体积和重量均略小于同龄男性。男性肾脏平均重量约 150g，女性约 135g。肾脏分为上下两端、内外两缘和前后两面，上端宽而薄，下端窄而厚。外缘隆起，内缘中间呈凹陷状，是肾脏血管、淋巴管、神经和输尿管出入的部位，称为肾门。这些出入肾门的结构总称为肾蒂。肾蒂主要结构的排列关系由前向后依次为肾静脉、肾动脉及输尿管，从上向下依次为肾动脉、肾静脉及输尿管。但也有肾动脉和肾静脉分支位于输尿管后方者。右侧肾蒂较左侧短，故右肾手术较困难。肾门延至肾脏内的平坦腔隙称为肾窦，在这个腔隙内，肾盂分支为肾大盏和肾小盏。肾窦内富含脂肪并有肾血管、淋巴管、神经及结缔组织。

肾脏的表面自内向外被纤维膜、肾周脂肪层、肾筋膜三层包绕（图 8-2）。此外，在肾筋膜外尚有大量脂肪包绕肾脏，称肾旁脂肪，为腹膜后脂肪的一部分。肾周脂肪层、肾筋膜及肾旁脂肪共同对肾脏起固定作用，若上述固定结构不健全则可能导致肾下垂或游走肾。

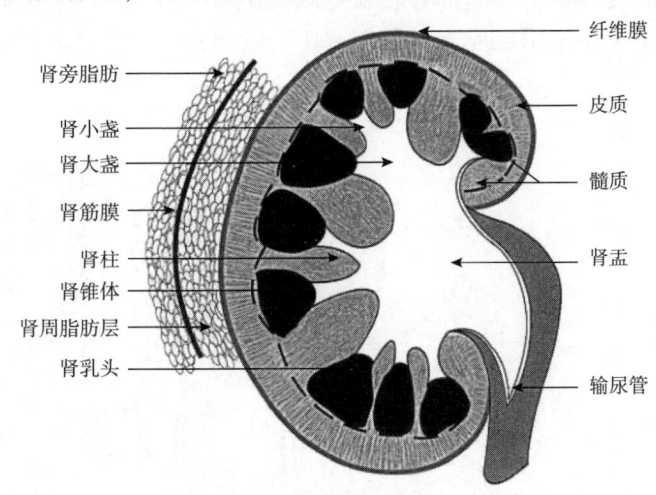

图 8-2　肾脏剖面图

在肾脏的冠状切面上，肾实质分为皮质和髓质两部分：肾皮质位于浅层，占 1/3（约 1cm 厚），富于血管，是肾小球、近曲小管和部分远曲小管分布部位。肉眼观察肾组织剖面可见的粉红色细小颗粒，即为肾小球。肾髓质位于深部，占 2/3，主要由小管结构组成。肾髓质又继续划分为靠近皮质的外髓质区和内髓质区。肾皮质、外髓质区及内髓质区所占比例分别为70%、27%和3%。肾髓质的管道结构有规律的组成向皮质呈放射状的条纹，称髓放线，向内则集合组成锥形体称为肾锥体。髓放线间的皮质部分称皮质迷路。肾锥体的基底朝向皮质，尖端钝圆，朝向肾窦，称为肾乳头。每个肾脏有 7~15 个肾乳头，平均为 8 个。有时邻近的 2~3 个肾锥体合成一个肾乳头，称为复合肾乳头。复合肾乳头是肾内反流所累及的主要部位。肾乳头顶端有许多小孔，称为乳头孔，是尿液流入肾盏的通道。肾皮质包绕肾髓质，并伸入肾锥体之间，称为肾柱。肾脏的结构单位为肾叶，每个肾叶由一个肾锥体及围绕其周围的肾实质所组成。在肾窦内有 7~8 个呈漏斗状的肾小盏，肾小盏的边缘附着于乳头基部的周围，并包绕肾乳头，接收由乳头孔排出的尿液，2~3 个肾小盏合成一个肾大盏。2~3 个肾大盏集合形成一个前后扁平的漏斗状的肾盂，肾盂出肾门后，逐渐变细形成下行的输尿管。

二、肾脏的组织结构

肾脏是实质性器官，每个肾脏由约 23 万至 180 万个肾单位组成。肾单位生成的尿液经集合管在肾乳头处的开口进入肾小盏、肾大盏和肾盂，最后经输尿管进入膀胱。肾盏、肾盂和输尿管壁内含有平滑肌，其收缩运动推动尿液流向膀胱。

1. 肾单位

肾单位是组成肾脏结构和功能的基本单位，包括肾小球和与之相连的肾小管（图 8-3）。肾小管包括近端肾小管、髓袢和远端肾小管。由于肾小球在皮质分布的位置深浅不一，肾单位的髓袢长短也有差异。肾单位可以分成两类，即短袢肾单位和长袢肾单位。短袢肾单位的肾小球主要分布在肾脏皮质的浅表和中部区域，髓袢在外髓的内带折回至皮质，部分极其浅表的肾小球其髓袢位置甚至不超过皮髓交界，完全局限于皮质区域；而长袢肾单位的肾小球主要分布在肾脏皮质的深部靠近皮髓交界处，其髓袢有较长的降支细段和升支细段，其位置深达内髓，它对肾脏的浓缩功能发挥了重要作用。成人肾脏有 (0.4~1.2)×10^6 个肾单位，长、短袢肾单位的比例约为 1∶71。

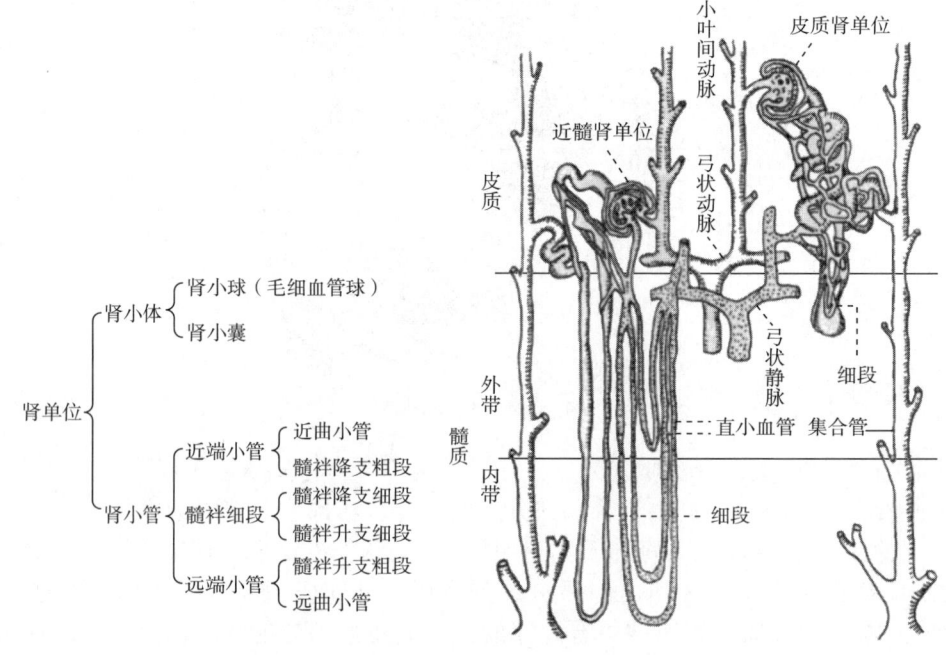

图 8-3　肾单位和集合管的分布图

（1）**肾小球**　呈球形，由肾小球毛细血管丛和包曼囊、肾小球旁器组成，肉眼可见。

① 肾小球毛细血管丛：实际上是一团蟠曲成球状的动脉性毛细血管网，由系膜支持。一条入球小动脉进入肾小球后，分出 4~5 个分支，每支又继续分成袢状毛细血管小叶，各小叶毛细血管相互汇合成一条出球小动脉，离开肾小球。入球小动脉比出球小动脉短而粗，从而使肾小球内保持较高的血压。肾小球有小动脉出入的一端，称为血管极，对侧是与肾小管相连的尿极。肾小球毛细血管的结构较其他部位的毛细血管复杂，由内皮细胞、基底膜和上皮细胞组

成，构成肾小球特有的滤过屏障，是产生原尿的重要结构。

此外，滤过屏障还具有电荷屏障和机械屏障两种作用（图8-4）。电荷屏障是指肾小球滤过结构对血浆中带负电荷的蛋白质具有电荷排斥作用，从而阻止其穿过滤过屏障，这主要是由于在内皮细胞表面、基底膜内和足突的顶膜区广泛分布有带负电荷的物质。机械屏障是指肾小球滤过结构对超过一定分子质量的蛋白质具有阻挡作用而不被滤过，内皮窗孔基底膜的电子致密层和足突间的裂孔膜，是发挥机械屏障的主要结构基础。足细胞的功能对维持肾小球滤过屏障的完整性至关重要。足细胞参与滤过屏障的选择性通透作用，主要通过一系列足细胞相关蛋白质的相互作用来实现。任何一类足细胞相关蛋白质发生变化，都将破坏滤过屏障的结构完整性，导致足突融合或足细胞脱落，最终形成蛋白尿。

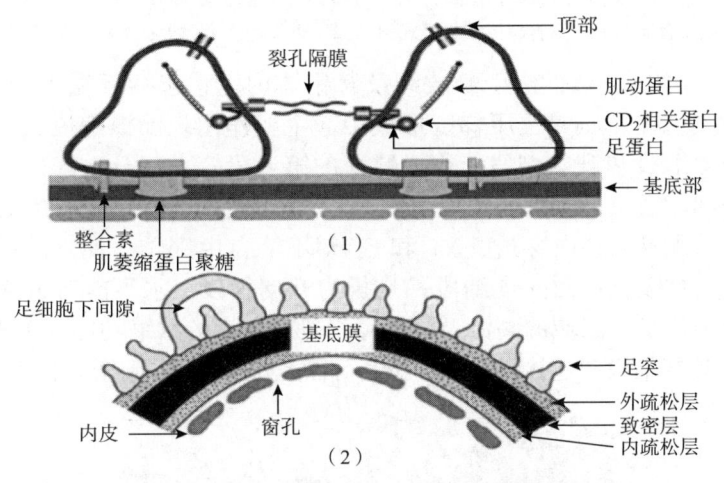

图8-4　肾小球足突及肾小球滤过屏障示意图

② 包曼囊：又称为肾小囊，是肾小管盲端凹陷成杯状的双层囊，两层之间的狭腔称为包曼囊腔。黏附于毛细血管襻表面者为脏层，由足细胞构成，外层为壁层，由包曼囊壁和壁层上皮细胞构成。

③ 肾小球旁器：又称为球旁复合体，由球旁细胞、致密斑和球外系膜细胞组成，可参与肾脏的病理生理过程。

（2）肾小管　肾小管是肾单位的另一个重要组成部分，与肾小球一起构成完整的功能单位。肾小管包括近端小管、髓襻和远端小管3部分，管壁由单层上皮细胞和基底膜组成。各段肾小管的管径长度和上皮细胞的形态结构，随功能差异而有所不同。

① 近端小管：起始于肾小球尿极，是肾单位中最长、最粗的一段，管径为50~60μm，长约14mm，占肾单位总长度的1/2左右，按其行程可分为曲部和直部（图8-5），根据近端小管上皮细胞形态特征，可分为S1、S2和S3三段。S1段包括近曲小管起始部和曲部前的2/3，S2段包括曲部的后1/3和直部的起始部，S3段是直部余下部分。

近端小管曲部蟠曲于肾小球附近，故又称为近曲小管。近曲小管上皮细胞最大特点是细胞的游离面、侧面和基底面均形成复杂的结构，从而增加了细胞表面积，以利于重吸收。细胞腔面有大量密集的凸向管腔的指状细长突起，称为微绒毛，即光镜下的刷状缘。

近端小管直部为近端小管自髓放线垂直进入髓质的部分，与细段相接，构成髓襻的第一段。管壁结构与近曲小管基本相似，但上皮细胞较矮，刷状缘不如曲部发达。

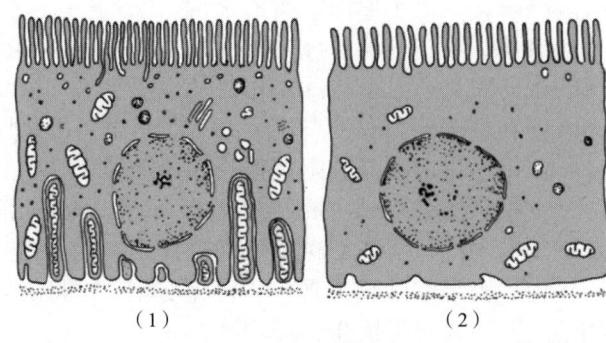

图 8-5 近端小管曲部和直部上皮细胞超微结构模式图
(1) 近端小管曲部上皮细胞超微结构模式图　(2) 近端小管直部上皮细胞超微结构模式图

②髓袢：又称为 Henle 袢，位于髓放线及肾锥体内，它包括近端小管直部、降支细段、升支细段和升支粗段，在髓质渗透压梯度形成中起主要作用。髓袢细段又称为中间段，呈 U 形，包括了髓袢降支细段和升支细段，构成髓袢的第二段，大部分在降支侧，小部分在升支侧。皮质肾单位的细段很短、很细或缺如，仅达髓质内带；近髓肾单位的细段较长，可伸达内髓。髓袢降支细段，水可以自由穿透，Na^+ 和 Cl^- 却不能自由穿透，使管腔内的水分在经过内髓的高渗区时被迅速重吸收；而降支细段一旦折为升支细段，水不能自由穿透，Na^+ 和 Cl^- 却能自由穿透，从而维持髓质区域的高渗，故髓袢细段对尿液的浓缩功能至关重要。

③远端小管：连接细段和连接管之间，按其行程可分为直部、致密斑和曲部 3 段（图 8-6）。

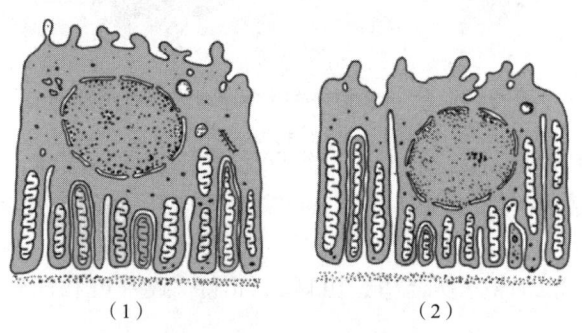

图 8-6 远端小管各段上皮细胞超微结构图
(1) 远曲小管　(2) 远直小管

远端小管直部又称为升支粗段，是构成肾小管髓袢的第三段，为远端小管起始部，经髓质和髓放线直行又返回所属肾小球附近的皮质内，移行于远曲小管。管壁为单层矮立方形细胞，细胞界限不明显，细胞核圆形或卵圆形，靠近管腔面，细胞质呈弱酸性，着色较近曲小管浅。细胞的管腔面无刷状缘，基底部有纵纹。管腔直径约 35mm。位于此处的线粒体丰富，大而长，与细胞内褶平行，垂直于基底膜，但线粒体内有较多的基质颗粒和成丝状或结晶状的内含物等。远端小管曲部又称为远曲小管，它与近曲小管共同位于皮质迷路内。每个肾单位的远曲小管蟠曲于所属肾小球附近，末端移行于连接管。远曲小管的形态除致密斑外，基本与直部相同，均为单层矮立方上皮，管腔直径为 20~50mm，细胞游离面无刷状缘。

2. 连接管

连接管为远曲小管和集合管之间的过渡小管，呈弓形，在皮质区开始上升，然后下行进入髓放线，最后汇入集合管的起始段。一般细胞呈立方形，细胞表面有少量短小的微绒毛，具有细胞侧突和基底褶。连接小管的主要作用是参与 K^+ 排泌。此外，此处细胞能合成激肽释放酶，并可分泌到小管腔内和肾间质。

3. 集合管

集合管全长为 20~22mm，最长可达 30~38mm。按其所处肾实质的部位，可分为皮质集合管、外髓集合管和内髓集合管 3 部分。其管径由起始段到乳头管逐渐变粗，上皮细胞亦逐渐增高，由立方形逐渐转变为高柱状。集合管的上皮细胞可分为主细胞和闰细胞两种类型，在集合管的不同部位，这两种细胞的数量比例不同，在皮质和外髓集合管中主细胞占 60%~65%，以后其比例逐渐增加，至内髓的上 1/3 段约占 90%，而其余部分内髓集合管已无闰细胞。

（1）主细胞 细胞器较少，其特征是细胞基底部内褶无线粒体，细胞器也很少（图 8-7）。因此，形成光镜下的亮边，也称为亮细胞。主细胞的侧突和细胞内的指状交叉、镶嵌结构亦消失，线粒体小而散在分布，仍有少量的溶酶体、自噬体和胞饮体存在，可见粗面内质网、滑面内质网和游离的核糖体。

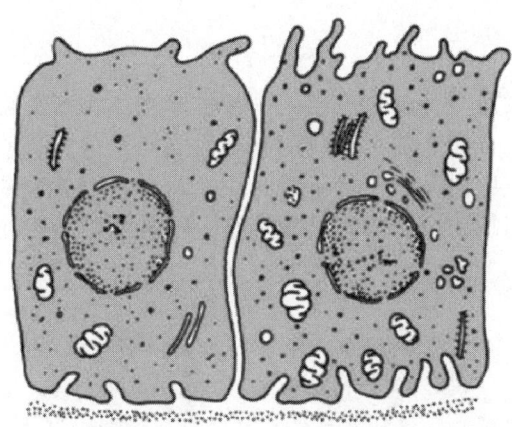

图 8-7 集合管主细胞和闰细胞

（2）闰细胞 又称为暗细胞，数量少，夹杂于亮细胞之间，其特征是存在多种管状囊状膜结构和细胞管腔面有较多的微绒毛。细胞质内可见大量线粒体、多聚核糖体，还可见发达的高尔基复合体。

4. 肾间质

肾间质由间质细胞和疏松的细胞外基质构成。它在肾内分布不均匀，由皮质向髓质逐渐增加，尤以乳头管间含量较多。肾间质内有多种类型的间质细胞、纤维和基质。纤维由 Ⅰ 型、Ⅲ 型和Ⅳ型胶原蛋白组成；基质主要由糖胺多糖和组织液组成，髓质内含量高于皮质，在渗透压的调节中起重要作用。间质内基质和细胞数量、种类，在肾脏的不同部位差异很大，根据部位和结构的差异，可将肾间质分为皮质间质和髓质间质。皮质间质又可分为宽区和窄区两部分，前者位于相邻的两个或多个肾小管之间，后者位于肾小管基底膜和相邻管周毛细血管之间，大部分重吸收的水和溶质经宽区间质入毛细血管。髓质间质可明显区分出 3 个区域，即外髓外带、外髓内带和内髓。与皮质相比，髓质中除上述细胞外，内髓中含有一种特殊表型的细胞，内含较多的脂滴。此种细胞形态不规则而呈星形，通常在髓襻和直小血管之间成排地排列，其细胞长轴与相邻的肾小管、直小血管垂直，表现为"阶梯结构"。脂滴中含有甘油三酯和少量的胆固醇酯以及磷脂等，由于髓质是肾脏产生前列腺素的主要部位，所以推测此种细胞可能是肾脏前列腺素的主要来源，受刺激后导致前列腺素生成，继而对抗血管紧张素的缩血管作用。

第二节　肾脏血流灌注

肾脏的血液供应非常丰富，在静息状态下，肾血流量约占每搏量的20%，远远高于心脏、肝脏和脑等血液供应丰富的脏器。肾脏如此高的血流量，并非自身的代谢需要，而与尿液的形成过程密切相关。与此功能相适应，肾脏的血液循环具有独特的结构基础，其血液循环并不是一种单一的、均匀的微循环，而是由几个不同的微循环网组成，特别是存在两级毛细血管网，与肾脏的超滤和重吸收作用密切相关。

一、肾动脉

肾脏一般由单支动脉供血。肾动脉位于第1腰椎水平，在肠系膜上动脉稍下方直接从腹主动脉分出。肾动脉在进入肾实质之前，分成前支和后支两个分支。前支又分成4支段动脉，分别供应肾脏尖段，腹侧上、中段及整个肾下级；后支则供应其余肾组织（图8-8）。偶尔肾尖段由后支供应。肾动脉之间缺乏血管吻合，故当某一段动脉阻塞时，其供血区域肾组织将发生梗死。

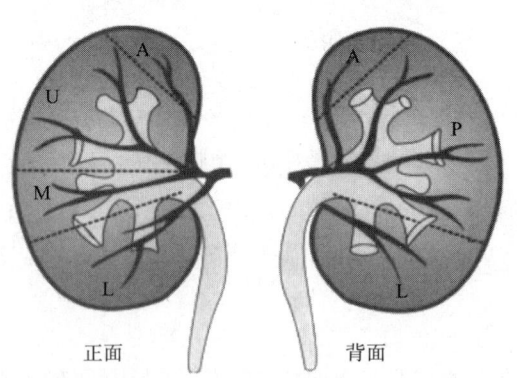

图8-8　肾动脉段动脉的分布（右肾）
A—上段　U—上前段　M—下前段　L—下段　P—后段

肾动脉可有2支或3支动脉变异，额外的肾动脉称为"副肾动脉"，可直接从腹主动脉分出，供应肾的下极。20%~30%的正常人可有"副肾动脉"。自肾段动脉分出叶间动脉，叶间动脉在肾柱内向皮质走行，至皮质与髓质交界处再发出弓形动脉。弓形动脉与肾脏表面平行，小叶间动脉自弓形动脉发出，呈垂直前行至肾皮质表面，并不断分出入球小动脉。除入球小动脉终端外，肾内动脉及入球小动脉管壁的结构与其他部位同等大小血管的结构基本一致。

二、肾静脉

肾浅表血流首先进入浅表静脉，这些静脉位于肾皮质内，与同名动脉伴行的小叶间静脉，引流大部分肾皮质血液，汇入弓形静脉。小叶间静脉与弓形静脉汇合成几支大静脉支，并最终汇合形成肾静脉。与肾动脉不同的是，肾静脉不分段，而且肾静脉在不同分支水平上均有吻合现象，因而当某一静脉阻塞时，血液可向其他静脉支分流。

三、两级毛细血管

1. 肾小球微循环

肾小球毛细血管襻的内部结构非常复杂，至今仍不完全清楚。研究大鼠的肾小球发现，入球小动脉进入包曼囊后，管腔膨大并立即分成3~8支。浅表毛细血管向肾小球尿极方向走行，称为入球毛细血管；在尿极，这些血管又折返向肾小球血管极，称为出球毛细血管，并组成出球小动脉球内段而离开肾小球（图8-9）。每一入球小动脉的初级分支形成一个小叶，每一小叶的出球毛细血管汇合形成出球小动脉内段。在肾小球内，入球毛细血管占血管襻的绝大部分，入球毛细血管与出球毛细血管间有丰富的毛细血管吻合网，各小叶间亦有毛细血管吻合。出球毛细血管及出球小动脉球内段完全被系膜包围，易受系膜内压的影响，这个结构在调节肾血流及肾小球滤过率的过程中有着重要意义。

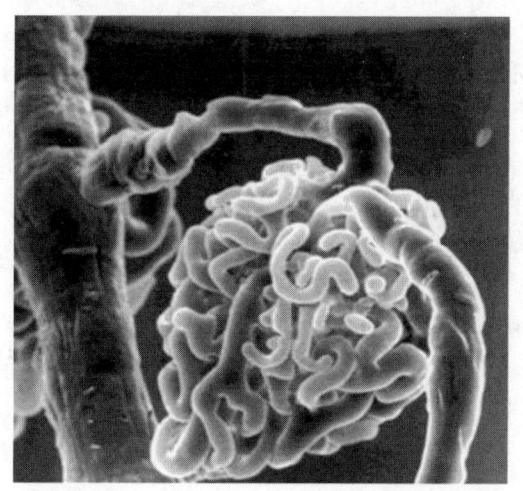

图8-9 肾小管毛细血管襻结构图

2. 肾小球后微循环

（1）球后皮质微循环 在肾皮质不同部位，出球小动脉及其形成的管周毛细血管网差异非常显著，这种结构上的差异与生理功能之间存在密切的联系。在皮质最外层或囊下区域内，出球小动脉形成密集的毛细血管网，分布于相应的或相邻的肾单位的曲部小管（图8-10）。这种血管分布对近端小管重吸收大量水及电解质具有十分重要的作用，而数量较少的近髓肾小球的出球小动脉，延伸至髓质形成髓质微循环。皮质内层的毛细血管网则较局限，也可由近髓肾小球的出球小动脉形成。

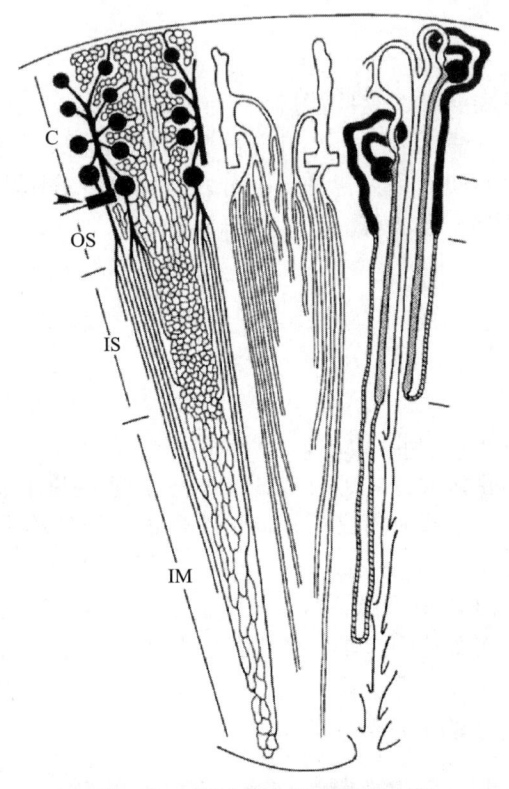

图 8-10 肾血管和肾小管分布图

C—皮质　OS—外髓外带　IS—外髓内带　IM—内髓　左 1/3—皮质肾小球后肾小管周围微循环和髓质微循环　中 1/3—髓质的静脉回流　右 1/3—短襻及长襻肾单位和集合管

肾小球滤过所形成的原尿，绝大部分被重吸收入血，此过程由肾小管及管周毛细血管网共同完成。管周毛细血管壁的通透性很高，仅次于肾小球毛细血管壁，而管周毛细血管壁的通透屏障，由窗孔隔膜及血管基底膜组成，后两种组成成分均带有负电荷可以限制带负电荷的血浆蛋白穿过。

（2）髓质微循环　结构复杂，与肾脏的浓缩稀释功能有密切联系。髓质的血液供应主要来源于近髓肾小球的出球小动脉。直小血管降支在进入髓质深部过程中，不断分出侧支，形成毛细血管丛，供应外髓内带及内髓。

第三节　肾小球滤过功能及影响因素

一、肾小球滤过概念

肾脏的主要功能之一是通过肾小球滤过排出由体外摄入或由代谢产生的废物，维持内环境的稳定。一个体重 70kg 的成年人，其肾小球滤过率大约是 120mL/min，其每天滤过的血浆大约是 180L，约是全身血浆量的 60 倍，意味着其全身血浆每天经由肾脏滤过达 60 次之多。肾小球滤过膜由内皮细胞、基底膜及上皮细胞组成，血浆经此滤过膜后形成几乎无细胞及蛋白质的超滤液。

1. 结构基础

肾小球毛细血管的特征是肾小球滤过得以实现的结构基础。肾小球毛细血管压力高，约为60mmHg，较其他器官毛细血管压高1倍左右，这是因为肾小球毛细血管远端有阻力小动脉，即出球小动脉，但肾小球毛细血管近端和远端的压力相差不大。此外，肾小球毛细血管内皮的窗孔结构使其通透性非常高，可达其他器官毛细血管的50~100倍，肾小球的滤过屏障包括肾小球毛细血管有孔内皮，拥有3层结构的基底膜，包绕在毛细血管周围毗邻的足细胞足突之间的裂隙，及覆盖在裂隙孔上的裂隙膜。滤过屏障的存在防止了大分子物质特别是蛋白质的漏出，毛细血管血液中分子半径小于20Å（1Å=0.1nm）的物质，如水、电解质、氨基酸、葡萄糖等可自由通过滤过屏障进入肾小囊（Bowmans）腔，而分子半径大于50Å则无法滤过。

2. 肾脏血流

肾脏的血液供应非常丰富，在静息状态下，正常人每分钟有1000~1200mL血液流经肾脏，肾血流量相当于心输出量的20%~25%。两侧肾脏的重量仅占体重的0.4%，因此若以每克组织计算，肾脏是全身血流量最多的器官。这样高的血流量远远超过肾脏的代谢所需，过剩的血流量主要是为了维持肾小球的滤过，以达到及时清除代谢废物、稳定内环境的目的。肾脏如此高的血流量，并非自身的代谢需要，而与尿液的形成过程密切相关。肾脏的血液循环具有独特的结构基础，是由几个不同的微循环网组成。肾脏的血管网包括肾小球微循环、肾小管管周微循环以及独特的肾髓质微循环。肾血流量的变化会影响肾脏功能，如肾小球滤过、肾小管重吸收、血压调节等。

肾脏具有肾小球毛细血管网和管周毛细血管网。肾脏动脉在进入肾实质前分为不同的肾段动脉分支，支配相应的肾组织，肾段动脉的缺血或梗阻导致接受该动脉支配的肾组织缺血损害。肾动脉由腹主动脉分出后，经叶间动脉、弓形动脉、小叶间动脉和入球小动脉，进入肾小球，组成第一个毛细血管网，即肾小球毛细血管网，它决定肾小球的滤过功能。肾小球毛细血管网再汇集成出球小动脉，离开肾小球后分支形成第二个毛细血管网，即肾小管周围毛细血管网，它包绕于不同区域的肾小管影响其重吸收的功能。肾小管周围毛细血管网汇合成静脉，经小叶间静脉、弓形静脉、叶间静脉和肾静脉，进入体循环。

3. 肾小球滤过率

肾小球滤过率（glomerular filtration rate，GFR）是指单位时间内（一般指每分钟）两肾生成的超滤液量，是衡量肾功能的重要指标。临床上常用菊粉清除率或内生肌酐清除率来反映GFR。正常人的GFR约是120mL/min，这个数值受年龄、性别的影响。一般来讲，40岁之后GFR开始下降，每10年约减少10%，80岁之后GFR将减少40%左右，但这并不影响正常生活。通常男性的GFR略高于女性。GFR是体内约200万个肾单位的肾小球滤过率的总和。GFR（120mL/min）除以肾小球数量（200万）即是单个肾单位的肾小球滤过率，大约60mL/min，此推算数值和动物实验检测数值非常接近，在狗和大鼠中检测的肾单位肾小球滤过率相差无几，因此一般认为不同种属哺乳动物GFR的差别主要是由肾小球的数量而不是由肾单位肾小球滤过率决定。

滤过分数是指GFR与肾血浆流量的比值，也是衡量肾功能的重要指标。成年男性的GFR为120mL/min，肾血流量约为1110mL/min，即肾血浆流量约为600mL/min，因此滤过分数为20%（120/600），表明流经肾脏的血浆约有20%由肾小球滤过形成原尿，即血浆的超滤液。

相比之下，肌肉毛细血管的滤过分数只有1%左右。肾小球的高滤过分数由肾小球毛细血管的高静水压及高渗透性决定，也是维持肾小球的滤过功能所必需的。

二、肾小球滤过影响因素

血浆在肾小球的滤过和其他器官的毛细血管一样，由施塔林（Starling）力驱动。Starling力由跨毛细血管膜静水压差（ΔP）和胶体渗透压梯度（$\Delta \pi$）共同决定。肾小球毛细血管静水压（P_{GC}）及肾小囊内胶体渗透压（π_B）驱使血浆滤过，而肾小球毛细血管胶体渗透压（π_{GC}）及肾小囊内静水压（P_B）对抗血浆滤过。净滤过压（P_{net}）可用式（8-1）表示（图8-11）。

$$P_{net} = \Delta P - \Delta \pi = (P_{GC} - P_B) - (\pi_{GC} - \pi_B) \tag{8-1}$$

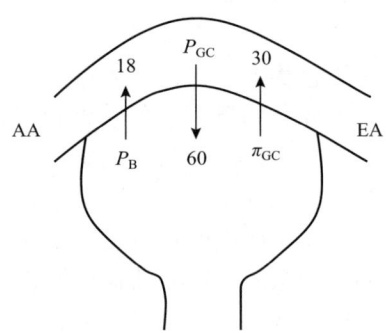

图8-11 肾小球滤过的影响因素

P_B—肾小囊内静水压　P_{GC}—肾小球毛细血管静水压　π_{GC}—肾小球毛细血管胶体渗透压　AA—入球小动脉　EA—出球小动脉

肾小球毛细血管静水压约为60mmHg，肾小囊内静水压约为18mmHg，肾小球毛细血管胶体渗透压约32mmHg，肾小囊内原尿基本不含蛋白质，所以肾小囊内胶体渗透压近似于0。将这些参数代入式（8-1）可以计算净滤过压。即：$P_{net} = (60-18) - (32-0) = 10$ mmHg。

单个肾单位GFR（SNGFR）可以式（8-2）计算。

$$SNGFR = K_f \times P_{net} \tag{8-2}$$

式中　K_f——毛细血管的超滤系数。

K_f由滤过屏障的静水通透性k以及超滤面积S决定，如式（8-3）所示。

$$K_f = k \times S \tag{8-3}$$

三、大分子滤过功能

肾小球超滤液中小分子溶质（如电解质、葡萄糖及尿素）的浓度与血浆中的浓度几乎相同，而超滤液中大分子溶质如蛋白质的浓度很低。正常血浆白蛋白的浓度约45g/L，而超滤液中白蛋白的浓度约0.01g/L。肾小球毛细血管对不同分子质量物质的滤过具有不同滤过率的特点，称为选择性滤过作用。肾小球滤过屏障对大分子溶质的滤过取决于分子大小（孔径屏障）及电荷性质（电荷屏障）。

1. 孔径屏障

肾小球滤过屏障由内皮细胞、基底膜以及足突细胞组成。内皮细胞的窗孔为70~100nm；

基底膜为胶原纤维形成的可变凝胶，滤过的物质在一定压力下可变形通过；足突之间的裂孔膜形成很多平行的丝状结构，丝状结构的间距约为 4nm。

2. 电荷屏障

应用相同半径的葡聚糖对肾小球选择滤过情况进行研究时，发现在同等半径情况下带正电荷的葡聚糖（即二乙酰氨乙酰葡聚糖）清除分数较中性葡聚糖更高，而带负电荷的葡聚糖（即盐酸葡聚糖）清除分数较中性葡聚糖更低，说明电荷屏障存在。

第四节　肾小管和集合管泌尿功能

肾脏是机体最重要的排泄器官，通过尿的生成和排出，肾脏能够排出机体代谢终产物、进入机体过剩的物质和异物，调节水、电解质和酸碱平衡，调节动脉血压等，从而维持机体内环境的稳态。尿生成包括 3 个基本过程：①血液经肾小球毛细血管滤过形成超滤液。②超滤液被肾小管和集合管选择性重吸收到血液。③肾小管和集合管的分泌，最后形成终尿。肾脏形成尿液受神经、体液及肾脏自身的调节。

一、溶质转运功能

超滤液进入肾小管成为小管液。小管液经肾小管和集合管的重吸收和分泌形成终尿。由于肾小管和集合管各段的结构和功能（各种转运体的分布）不同，小管液的成分也不同，肾小管各段的物质转运方式、转运量和转运机制亦不相同。以下讨论几种重要溶质在肾小管和集合管的转运。

1. 对钠、氯转运及调节

Na^+ 和 Cl^- 是细胞外液最主要的阳离子和阴离子，它们的精密调控对于维持机体水电解质稳态以及血压稳定起着至关重要的作用。肾小球每天滤过的 Na^+ 约 500g，而每天从尿中排出的 Na^+ 仅 3~5g，表明滤过的 Na^+ 中约 99% 被肾小管和集合管重吸收。小管液中 65%~70% 的 Na^+、Cl^- 和水在近端小管被重吸收，约 20% 的 NaCl 和约 15% 的水在髓袢被重吸收，约 12% 的 Na^+ 和 Cl^- 和不等量的水在远曲小管和集合管被重吸收。肾小管和集合管对 Na^+ 和 Cl^- 的重吸收具有高度选择性，重吸收能力从近端小管到集合管逐渐降低。

在不同肾小管和集合管节段，基底侧面的 Na^+-K^+-ATP 酶为重吸收提供持续的动力。而在管腔膜面，有多种不同的高效能 Na^+ 和 Cl^- 转运体和通道存在，包括：①近端小管的钠氢交换体。②髓袢升支粗段的钠钾二氯共转运体。③远端小管的钠氯共转运体。④集合管上皮细胞 Na^+ 通道等。而 Cl^- 主要通过细胞旁途径进行重吸收。肾小管和集合管 Na^+、Cl^- 转运概况如图 8-12 所示。

（1）近端小管　近端小管是 Na^+ 重吸收的主要部位，其中约 2/3 经跨细胞途径被重吸收，主要发生在近端小管的前半段（图 8-13），约 1/3 经细胞旁途径被重吸收，主要发生在近端小管的后半段。葡萄糖、氨基酸、磷酸等能与 Na^+ 共转运重吸收至上皮细胞内。反之，H^+ 通过与 Na^+ 交换分泌至小管液中，导致 HCO_3^- 的重吸收。

（2）髓袢　髓袢降支细段、升支细段和升支粗段 3 个节段功能不同。髓袢降支细段和升

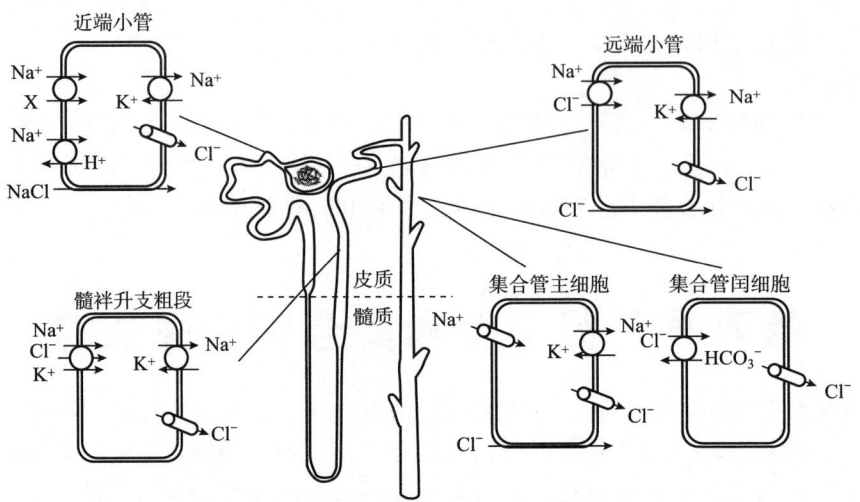

图 8-12 肾小管和集合管 Na⁺和 Cl⁻转运概况

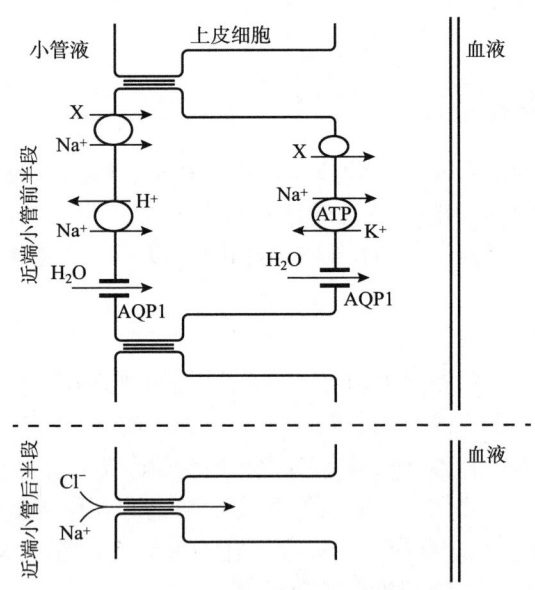

图 8-13 近端小管的物质转运示意图

X—葡萄糖、氨基酸、磷酸盐和 Cl⁻　AQP1—水通道蛋白 1

支细段有很薄的上皮细胞层，无刷状缘，细胞内几乎没有线粒体，代谢水平低。髓袢降支细段对溶质的通透性很低，这段小管上皮细胞的顶端膜和基底外侧膜存在大量水通道蛋白 1（aquaporin1，AQP1），促进水的重吸收，使水能迅速地进入组织液，小管液渗透浓度不断地增加（图 8-14）。髓袢升支细段对水不通透，对 Na⁺和 Cl⁻易通透，NaCl 不断通过被动的易化扩散进入组织间液，小管液渗透浓度逐渐降低。髓袢升支粗段上皮细胞厚，有很高的代谢活性，对 Na⁺和 Cl⁻具有主动重吸收作用。髓袢升支粗段对水不通透，故小管液在沿升支粗段流动时，渗透压逐渐降低，而管外渗透压却逐渐升高。这种水盐重吸收分离的现象是尿液稀释和浓缩的重要基础。

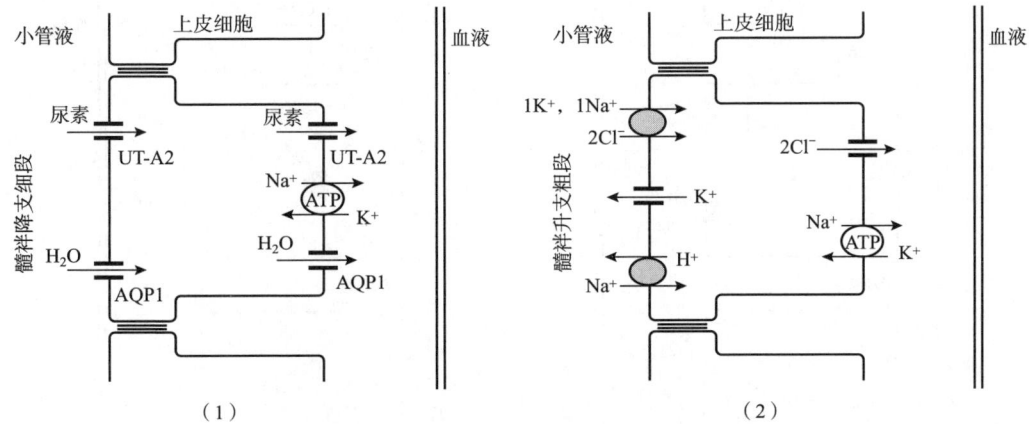

图 8-14　髓袢对物质重吸收机制示意图
(1) 髓袢降支细段对水和尿素的重吸收机制示意图　(2) 髓袢升支粗段对 Na^+ 和 Cl^- 的重吸收机制示意图
AQP1—水通道蛋白 1　UT-A2—尿素通道蛋白 A 亚家族 2

(3) 远曲小管和集合管　此处对 Na^+、Cl^- 和水的重吸收可根据机体水和盐平衡的状况进行调节。Na^+ 的重吸收主要受醛固酮的调节，水的重吸收主要受抗利尿激素的调节。

① 远曲小管：在远曲小管上皮细胞顶端膜存在 Na^+-Cl^- 同向转运体（Na^+-Cl^- cotransporter，NCC），主动重吸收 NaCl，小管液中的 Na^+ 和 Cl^- 进入细胞内，细胞内的 Na^+ 由钠泵泵出（图 8-15）。噻嗪类利尿剂可抑制 NCC 产生利尿作用。远曲小管对水仍不通透，因而随着 NaCl 的重吸收，小管液渗透压继续降低。

② 集合管：集合管上皮细胞有主细胞和闰细胞两种细胞类型。主细胞重吸收 NaCl 和水，分泌 K^+。闰细胞主要分泌 H^+，也涉及 K^+ 的重吸收。主细胞基底侧膜中的钠泵活动可造成和维持细胞内低 Na^+，并成为小管液中 Na^+ 经顶端膜上皮钠通道（epithelial sodium channel，ENaC）进入细胞的动力。而 Na^+ 的重吸收又造成小管液呈负电位，可驱使小管液中的 Cl^- 经细胞旁途径而被动重吸收，也成为 K^+ 从细胞内分泌入小管腔的动力。集合管对水的重吸收量取决于主细胞对水的通透性。

(4) 对 NaCl 重吸收的调节　近年来随着人们对肾脏，特别是肾小管以及集合管上 Na^+ 和 Cl^- 转运系统研究的深入，发现多种调节机制作用于这些肾小管，包括球管平衡、管球反馈、神经调节和体液调节等，精细调控 NaCl 的重吸收以维持机体钠和氯水平的内环境稳定。

① 球管平衡：肾小管对 Na^+ 和水的重吸收可随肾小球滤过率的变化而进行相应调节。近端小管中 Na^+ 和水的重吸收率总是占肾小球滤过率的 65%~70%，这种定比重吸收的现象被称为球管平衡。定比重吸收产生的机制主要与肾小管周围毛细血管内血浆胶体渗透压的变化有关。近端小管周围毛细血管内的血液直接来源于肾小球的出球小动脉，如果肾血流量不变而肾小球滤过率增加（如出球小动脉阻力增加而入球小动脉阻力不变），则进入近端小管周围毛细血管的血量就会减少，毛细血管血压下降，而血浆胶体渗透压升高，这些改变都有利于近端小管对 Na^+ 和水的重吸收；当肾小球滤过率减少时则发生相反的变化，近端小管对 Na^+ 和水的重吸收量便减少。所以，无论肾小球滤过率增加还是减少，近端小管对 Na^+ 和水重吸收的百分率基本保持不变。球管平衡有助于保持尿量和尿钠的相对稳定。

② 管球反馈：致密斑细胞能感应小管液中 Na^+ 和 Cl^- 的浓度，通过可能由腺苷和前列腺素

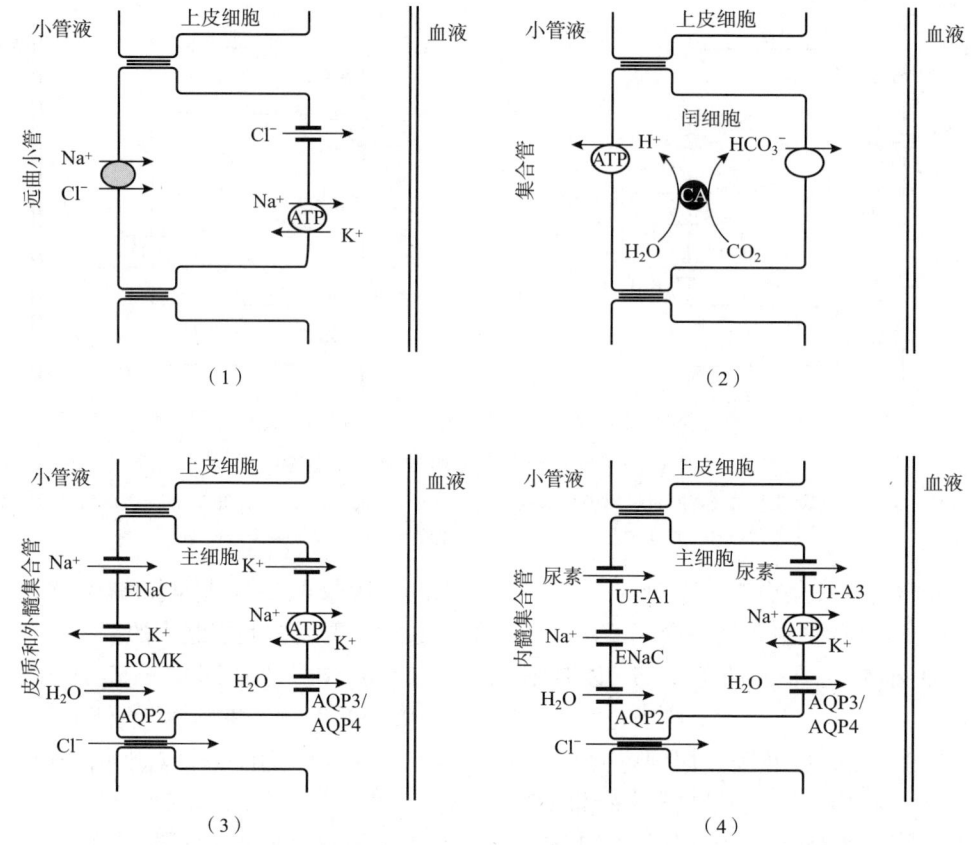

图 8-15 远曲小管和集合管重吸收 NaCl、分泌 K 和 H^+ 示意图
(1) 远曲小管 NaCl 的重吸收机制 (2) 集合管闰细胞的物质转运 (3) 皮质部和外髓部集合管主细胞的物质转运 (4) 内髓部集合管主细胞的物质转运
CA—碳酸酐酶 AQP1/2/3/4—水通道蛋白 1/2/3/4 UT-A3—尿素通道蛋白亚家族 A 成员 3 ROMK—肾外髓钾通道

介导的信号通路由所谓的管球反馈（tubuloglomerular feedback，TGF）机制实现对 Na^+ 和 Cl^- 重吸收水平的调节。当小管液中 Cl^- 的浓度升高时，单个肾单位滤过率下降，从而减少 NaCl 的滤过和重吸收。

③ 肾交感神经：肾交感神经在肾脏内不仅支配肾血管，还支配近端小管、髓袢升支粗段和远端小管等肾小管上皮细胞和球旁器。当肾脏去神经化时，肾脏对水盐重吸收能力显著下降。肾交感神经主要释放去甲肾上腺素，其兴奋时可通过收缩肾脏血管平滑肌的 α 受体、小动脉 β 受体使球旁器的颗粒细胞释放肾素，从而减少肾血流量从而影响肾脏功能。

④ 血管升压素：血管升压素也称为抗利尿激素（antidiuretic hormone，ADH）或精氨酸血管升压素（arginine vasopressin，AVP）。血管升压素在下丘脑视上核和室旁核神经元胞体内合成，沿下丘脑-垂体束的轴突被运输到神经垂体储存，需要时释放入血。

⑤ 肾素-血管紧张素-醛固酮系统：肾素由肾脏的球旁器合成、储存和释放。肾素作用于肝脏合成的血管紧张素原，生成血管紧张素 I，血管紧张素 I 在血管紧张素转换酶的作用下生成血管紧张素 II，血管紧张素 II 能进一步促进肾上腺皮质球状带细胞释放醛固酮。血管紧张素

Ⅱ能直接影响肾血流动力学,在血管紧张素Ⅱ浓度升高时,入球小动脉强烈收缩,肾小球滤过率减少。血管紧张素Ⅱ还能够增加渴觉、刺激醛固酮的生成、促进抗利尿激素的释放并引起肾脏血管的收缩。当机体 Na^+ 浓度降低时,会刺激肾素的合成释放,使循环血量增加。此外,在入球小动脉,血管紧张素Ⅱ可变血管平滑肌生成前列环素和一氧化氮,这些物质又能减弱血管紧张素Ⅱ的缩血管作用。醛固酮在肾脏主要作用于远曲小管和集合管的上皮细胞,可增加 Na^+、水的重吸收,同时促进 K^+ 的排泄。醛固酮进入远曲小管和集合管上皮细胞后,与盐皮质激素受体结合,通过基因转录调节机制增加上皮钠通道(ENaC)基因转录,从而促进 NaCl 重吸收。此外,醛固酮也被证实能同样影响髓袢的 NaCl 重吸收和远端小管 Na^+-Cl^- 同向转运体(钠氯通道,NCC)的表达水平。

⑥ 其他因素:肾脏可生成多种局部激素,影响肾自身的血流动力学和肾小管和集合管的重吸收功能,如缓激肽、一氧化氮、前列腺素和甲状旁腺激素等。

上述调控机制在维持肾脏 Na^+ 和 Cl^- 的正常重吸收过程中发挥重要作用(图 8-16),是保持机体 Na^+ 和 Cl^- 内环境稳态的重要环节。肾脏结构和功能的改变以及调节机制的破坏,均会导致机体水盐代谢平衡的失调及血压的变化,从而有害健康,甚至危及生命。

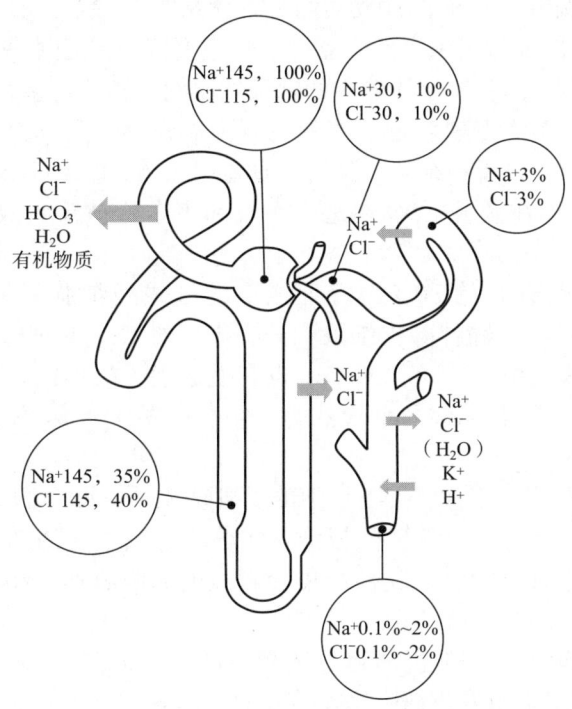

图 8-16 Na^+ 和 Cl^- 沿肾单位和集合管的滤过和重吸收
注:数字后面单位为 mmol/L。

2. 对钾转运及调节

K^+ 是人体内最丰富的阳离子,直接参与细胞内的代谢活动,维持神经、肌肉的静息电位和兴奋性,发挥着重要的生理功能。健康成年人含钾量约为 50mmol/kg,人体每日食物中摄入大量的钾,平均每天从食物中摄入人体内的钾约 100mmol(3.9g),血 K^+ 浓度通常在 3.5~5.5mmol/L,超过生理需要量的钾通过尿液、粪便、汗液等形式排出,其中肾脏对钾的排出及钾平衡的调节起主导作用。肾脏对钾的调节包括滤过、重吸收和再排泌。肾脏每日滤过原尿

180L，每日原尿中滤过的 K^+ 为 600~800mmol（23.5~31.3g），经过肾小管的重吸收，原尿中的 K^+ 浓度明显下降；肾小管对 K^+ 的再排泌，成为调节钾平衡的重要过程，最终从尿中排出的 K^+ 只有肾小球滤过量的 1/8 左右。通过肾脏的调节，血 K^+ 浓度得以维持在正常水平。

小管液中的 K^+ 有 65%~70% 在近端小管被重吸收，25%~30% 在髓袢被重吸收，K^+ 在这些部位的重吸收比例是比较固定的，但目前对 K^+ 重吸收的机制未完全了解。远端小管和皮质集合管可重吸收 K^+，也能分泌 K^+，并受多种因素的调节而改变其重吸收和分泌的量。远端小管和集合管上皮细胞内的 K^+ 浓度较高，顶端膜对 K^+ 有通透性，K^+ 可顺化学梯度通过肾脏钾通道进入小管液（即 K^+ 的分泌）。这是因为基底侧膜中的钠泵在泵出 Na^+ 的同时，将 K^+ 泵入细胞，形成细胞内高 K^+。此外，由于远端小管和集合管重吸收 Na^+ 造成小管液呈负电位，也为 K^+ 向小管液中扩散提供电位梯度。

3. 对钙、磷、镁转运及调节

钙、磷、镁是机体不可缺少的无机元素，对许多生物和细胞功能都很重要，它们的稳态平衡是人体生理功能稳定的前提。肾脏作为重要的代谢器官，对于钙、镁的代谢稳定起至关重要的作用。

（1）对钙的转运及调节　一个正常成人的总钙含量为 1~2kg，其中 99% 钙存在于骨组织中，剩余的 1% 溶解于体液及软组织中。骨骼中的钙主要以结晶羟磷灰石的形式存在，部分可溶解于结晶外表的水层中。而存在于体液中的钙虽然比例小，但在多种生理过程中发挥重要作用，其中用以监测和调节人体多项生理功能的主要为血浆钙，又称血钙。约 50% 的血浆 Ca^{2+} 呈游离状态，其余部分与血浆蛋白结合。经肾小球滤过的 Ca^{2+}，约 70% 在近端小管被重吸收，与 Na^+ 的重吸收平行；20% 在髓袢，9% 在远端小管和集合管被重吸收，小于 1% 的 Ca^{2+} 随尿排出。

近端小管对 Ca^{2+} 的重吸收约 80% 由溶剂拖曳的方式经细胞旁途径进入细胞间液，约 20% 经跨细胞途径被重吸收。髓袢降支细段和升支细段对 Ca^{2+} 不通透，仅升支粗段能重吸收 Ca^{2+}。升支粗段小管液为正电位，该段对 Ca^{2+} 也有通透性，故可能存在被动重吸收，也存在主动重吸收。在远端小管和集合管，小管液为负电位，故 Ca^{2+} 的重吸收是跨细胞途径的主动转运。

（2）对磷的转运及调节　正常状态下血中的无机磷 80%~90% 可以被肾小球滤过，90% 的磷可以经肾小管重吸收，仅小部分的磷随尿液排出体外。其中，约 70% 磷在近端肾小管被重吸收，约 10% 在远端肾小管重吸收。髓袢和集合管对磷的吸收作用很小。肾小管对磷的重吸收是一个可饱和的过程（图 8-17）。

（3）对镁的转运及调节　正常机体每日需要 300~350mg 镁，主要通过饮食摄入，其中 40%~60% 的镁在小肠经细胞旁或跨细胞途径被吸收。膳食中磷酸盐、乳糖含量、肠腔内镁浓度及肠道功能状态均可以影响镁的吸收。经小肠吸收的镁大部分储存于骨骼。由食物摄入的镁 60%~70% 从粪便排出，血浆中可扩散镁仅 5%~10% 随尿排出，汗液亦可以排泄少量镁。肾是调节体内镁平衡的主要器官，肾阈高低决定于血清镁水平。每日约有 2500mg 的镁可经肾小球自由滤过，但 90%~95% 的镁在肾小管重吸收。Mg^{2+} 在肾小管重吸收主要是在管腔电化学梯度的驱动之下经细胞旁途径进行。肾小球滤过的镁的 10%~30% 在近端小管节段被重吸收。髓袢升支粗段作为镁重吸收的主要部位，原尿中 40%~70% 镁在此重吸收（图 8-18）。

虽然只有 5%~10% 镁在远端小管重吸收，但是远端小管对镁排泄调节作用直接影响了尿镁水平（图 8-19）。

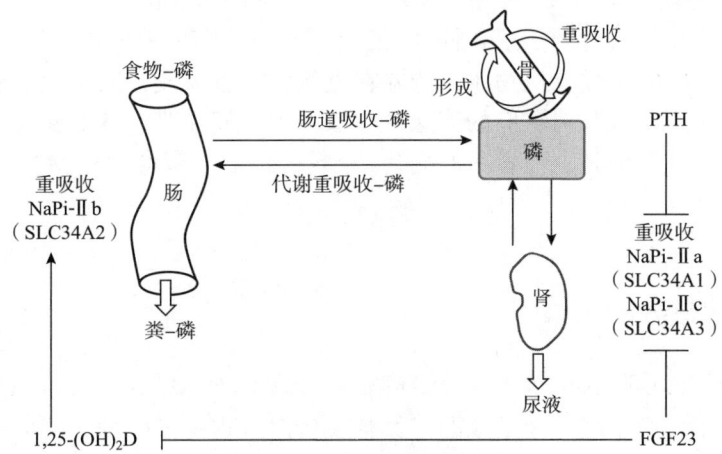

图 8-17 机体磷的吸收和排泄

PTH—甲状旁腺激素　SLC34A1/2/3—溶质载体家族 34 成员 1/2/3

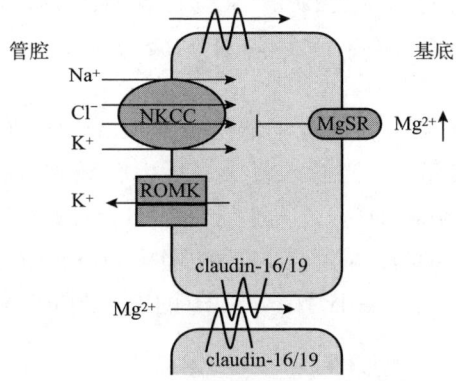

图 8-18 髓袢升支粗段 Mg^{2+} 的重吸收

NKCC—钠钾氯共转运通道　ROMK—肾外髓钾通道　claudin-16/19—闭合蛋白-16/19

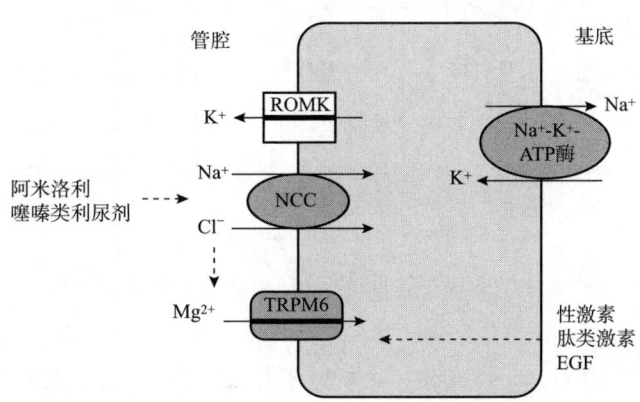

图 8-19 远端小管 Mg^{2+} 的重吸收

NCC—钠氯通道　ROMK—肾外髓钾通道　TRPM6—瞬时受体电位阳离子通道亚家族 M 成员 6

(4) 对有机物的转运及调节　有机物质可以由机体外部和内部产生，它们能以有机阳离子如胆碱四乙胺等，或以有机阴离子如柠檬酸、磺酸、对氨基马尿酸、二/三羧酸甲酰琥珀酰胺酸等，存在于体内。大多数有机物质的清除在近端肾小管完成，其机制是通过有机阴离子或阳离子的跨膜转运实现。肾脏对它们的清除效率取决于它们在肾小球的滤过率以及肾小管的分泌和重吸收的综合效应。细胞外液容积的变化、小管液 pH、激素和药物等多种因素都能影响肾脏对它们的清除。

二、酸化功能

肾脏的酸化功能为重吸收由肾小球滤过的相当一部分 HCO_3^- 及再生大量的 HCO_3^-，后者用以补充体内缓冲液中，由于缓冲大量来源于饮食及代谢过程中产生的酸性物质而被消耗的碱储备，从而保证体内酸碱处于相对恒定状态。肾脏的排酸由氨的泌出、可滴定酸的排泌以及 HCO_3^- 的重吸收 3 个部分组成。

1. 对 $NaHCO_3$ 的转运与调节

在一般膳食情况下，由代谢产生的酸性产物多于碱性产物。机体产生的挥发性酸（CO_2）主要经肺排出。肾脏通过重吸收 HCO_3^- 和分泌 H^+ 以及分泌氨，在排出固定酸和维持机体的酸碱平衡中起重要作用。

（1）近端小管　在正常情况下，从肾小球滤过的 HCO_3^- 约 80% 由近端小管重吸收。血液中的 HCO_3^- 以 $NaHCO_3$ 的形式存在，当滤入肾小囊后，解离为 Na^+ 和 HCO_3^-。前已述，近端小管上皮细胞通过 Na^+-H^+ 交换分泌 H^+。进入小管液的 H^+ 与 HCO_3^-，结合为 H_2CO_3 又很快解离成 CO_2 和水，这一反应由上皮细胞顶端膜上的碳酸酐酶（CA）催化。近端小管重吸收 HCO_3^- 的细胞机制示意图如图 8-20 所示。近端小管是分泌 H^+ 的主要部位，并以 Na^+-H^+ 交换的方式为主。

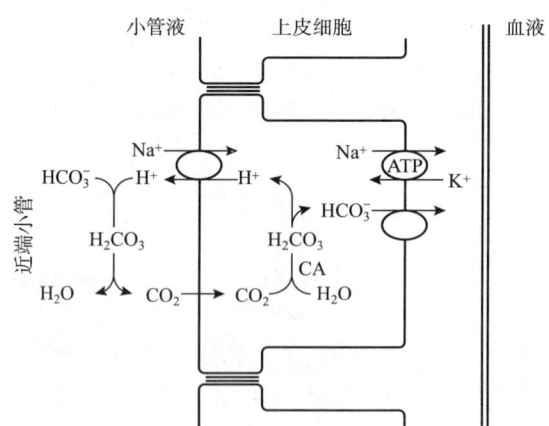

图 8-20　近端小管重吸收 HCO_3^- 的细胞机制示意图
CA—碳酸酐酶

（2）髓袢　髓袢对 HCO_3^- 的重吸收主要发生在升支粗段，其机制与近端小管相同。

（3）远曲小管　远曲小管上皮细胞通过 Na^+-H^+ 交换，参与 HCO_3^- 的重吸收。

（4）集合管　集合管的闰细胞可主动分泌 H^+，细胞的顶端膜中存在两种质子泵，一种是氢泵（H^+-ATP 酶），另一种为 H^+-K^+ 交换体（H^+、K^+-ATP 酶），两者均可将细胞内的 H^+ 泵入小管液中。泵入小管液中的 H^+ 可与 HCO_3^- 结合，形成 H_2O 和 CO_2；也可与 HPO_4^{2-} 反应生成 $H_2PO_4^-$；还可与 NH_3 反应生成 NH_4^+，从而降低小管液中的 H^+ 浓度。肾小管和集合管分泌的 H^+ 量与小管液的酸碱度有关。小管液 pH 降低时，H^+ 的分泌减少。闰细胞的质子泵可逆 1000 倍左右的 H^+ 浓度差而主动转运，故当小管液 pH 降至 4.5 时，H^+ 的分泌便停止。

肾小管和集合管上皮细胞的碳酸酐酶活性受 pH 的影响，当 pH 降低时，其活性增加，可生成更多的 H^+，有利于肾的排 H^+ 保碱。

2. 对其他酸碱物质的转运与调节

人体内的酸性物质主要来自细胞的分解代谢。糖、脂肪、蛋白质氧化代谢的最终产物是 CO_2 和 H_2O，在碳酸酐酶的作用下进行可逆的结合反应，产生大量 H_2CO_3。H_2CO_3 可释放 H^+，也可形成气体 CO_2 从肺排出体外，称为挥发酸。而乳酸、丙酮酸、羟基丁酸、乙酰乙酸、硫酸、磷酸、尿酸等物质代谢的中间产物，不能以气体形式呼出，只能通过肾脏由尿液排出，称为固定酸。摄入酸性食物（如乙酸）或是服用酸性药物（如水杨酸），也是体内固定酸的另一来源，但量较少。体内的碱性物质则主要来自食物，特别是蔬菜、瓜果中的有机酸盐，如柠檬酸盐、苹果酸盐、草酸盐，均可接收 H^+ 转化为柠檬酸、苹果酸和草酸，进一步代谢为 CO_2 和 H_2O，金属盐离子则可与 HCO_3^- 结合生成碱性盐。普通膳食条件下，体内产生的酸性代谢产物远多于碱性代谢产物。

机体内环境必须在适宜的酸碱度下才能维持正常的代谢和生理功能。肾脏功能的正常是保证酸碱平衡的关键。一方面，肾脏将非挥发性的酸性物质主要以 H^+ 及 NH_4^+ 的形式通过尿液排出体外；另一方面，肾脏通过重吸收及新生 HCO_3^- 至血液，补充体内缓冲酸性物质的消耗。其中，肾小管和集合管通过调节 NH_3/NH_4^+ 的分泌以维持机体酸碱平衡至关重要（图 8-21）。

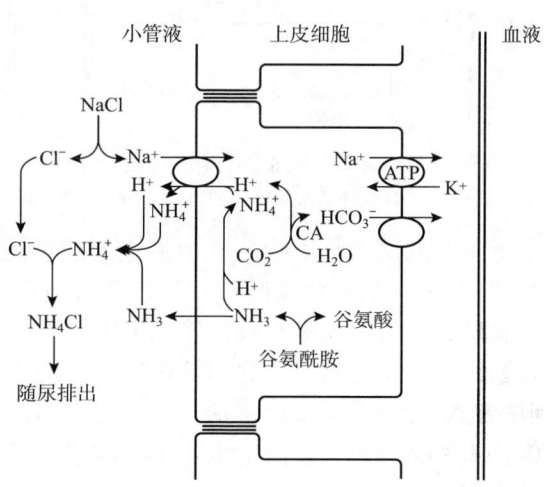

图 8-21　肾小管分泌 H^+ 和调节 NH_3/NH_4^+ 的机制和作用示意图

三、肾脏的浓缩与稀释功能

尿液的浓缩和稀释是与尿液的渗透压和血浆渗透压相比而言的。尿液的渗透压可随着体内液体量的变化而大幅变动。当体内缺水时，尿液被浓缩，排出的尿渗透压明显高于血浆渗透压，即高渗尿；当体内液体量过多时，尿液被稀释，排出尿液的渗透压低于血浆渗透压，为低渗尿。正常人尿液的渗透压在 50~1200mOsm/(kg·H_2O)，表明肾脏有较强的浓缩和稀释能力。肾脏对尿液的浓缩和稀释能力在维持体内液体平衡和渗透压稳定方面起到极为重要的作用。根据机体缺水与否，正常成年人 24h 尿量变动于 1.5~2.5L。24h 尿量超过 2.5L 称为多尿；24h 尿量少于 400mL 称为少尿；如果 24h 尿量不足 100mL，则称为无尿。少尿和无尿是急性肾衰竭的重要表现。

1. 血管升压素及其受体

肾脏通过调节尿液的浓缩和稀释来维持人体的水平衡状态，血管升压素是这一过程中的最关键的调节激素。血管升压素又称抗利尿激素，是下丘脑产生的九肽激素。抗利尿激素的受体分为 V_1 和 V_2 两种，V_1 受体分布于血管平滑肌，激活后可引起平滑肌收缩，血流阻力增大，血压升高。V_2 受体主要分布在肾集合管主细胞基底侧膜，属于 G 蛋白偶联受体，激活后增加水的重吸收，浓缩尿液（图 8-22）。

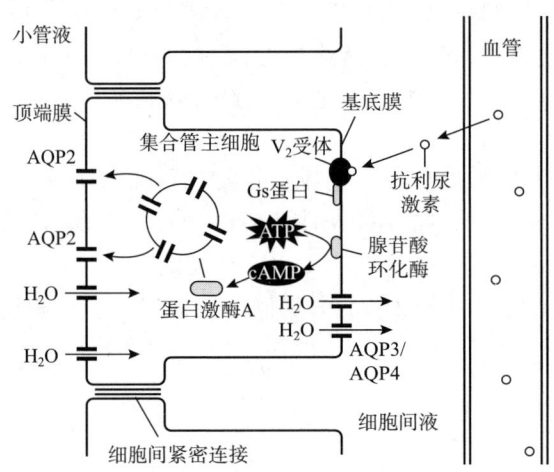

图 8-22 抗利尿激素的作用机制示意图

AQP2/3/4—水通道蛋白 2/3/4　cAMP—环磷酸腺苷　ATP—三磷酸腺苷　Gs 蛋白—刺激性 G 蛋白

抗利尿激素的释放受多重因素的调节和影响，其中最主要的刺激因素为血浆晶体渗透压。血浆晶体渗透压升高 1% 时诱导释放出的抗利尿激素就足以非常明显地改变尿液的浓缩程度及尿量。其次，血压和血容量是刺激血管升压素释放的第二大因素，但一般只有在严重低血压与低血容量时才会发生。在大量出汗、剧烈呕吐或腹泻等情况下，机体失水导致血容量减少，血浆渗透压升高，会引起抗利尿激素的分泌增多，增加对尿液的浓缩作用。而在大量饮用清水的情况下则相反，抗利尿激素分泌受到抑制，肾脏对水的重吸收减少，形成低渗尿。这种饮用清水后尿量增多的现象称为水利尿。

2. 水通道蛋白家族

水是人体生命活动的基本介质，是构成细胞内外液的主要成分。在正常情况下，人体内含水量（占体重的 50%~60%）和细胞外液渗透压 [280~295mOsm/(kg·H_2O)] 维持相对稳定。每日摄入的水和细胞代谢产生的水有 1.5~3.0L，人体通过皮肤、呼吸系统、消化系统和泌尿系统等不同途径排出水分，其中最主要的途径是尿液。因此，肾脏在维持人体水平衡中起主要作用。

水通道是一组小分子蛋白质，大约 30kDa，在机体内广泛分布，其定位在细胞膜上时可作为水或其他分子的通道允许该类分子定向出入细胞,发挥转运的功能。现已发现哺乳动物体内有 13 种水通道,分别命名为 AQP0~AQP12,表达在多种组织中如肾脏、脑、肝脏、肺等。根据水通道转运物质的不同,目前可分为 3 类:①典型的水通道,包括 AQP1、2、4、5、8,它们仅转运水分子。②水和甘油通道,包括 AQP3、7、9、10,除了水分子还对甘油、尿素等小分子溶质具有通透性。③非典型的水通道,包括 AQP6、11、12,目前其功能还不明确。水通道是肾脏水重吸收的分子基础,不同的水通道在肾小管的不同节段分布(图 8-23),使各节段对水的通透性不同,有助于肾髓质渗透梯度的形成。

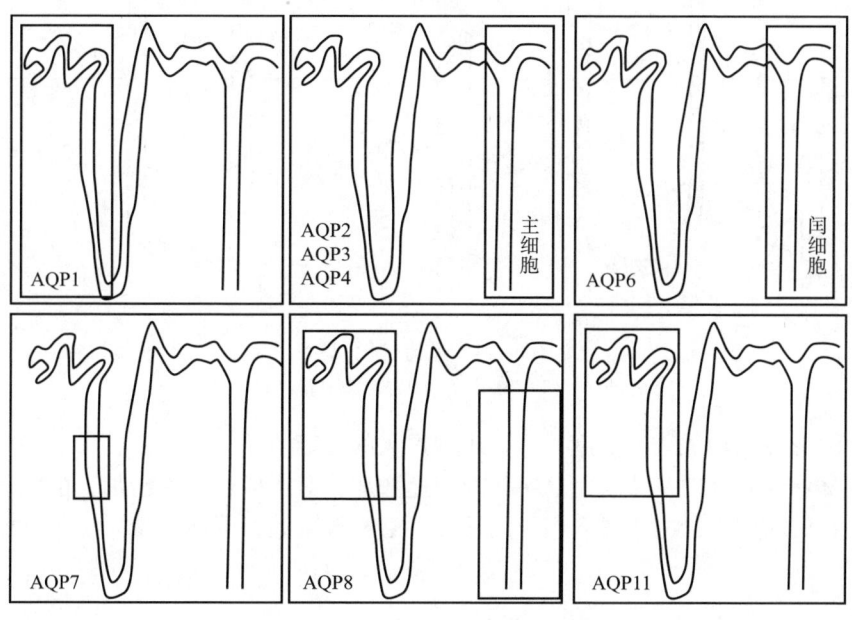

图 8-23　AQP 在肾脏的表达分布

3. 肾髓质的渗透梯度

(1) 肾脏尿液浓缩稀释功能的结构基础　肾脏的浓缩稀释功能依赖于独特的肾小管和集合管系统以及供应肾小管、集合管营养的肾血管系统。肾髓质是尿液浓缩的结构基础,肾髓质进化越发达的动物其尿液浓缩能力也越强。近髓肾单位伸入髓质的髓袢为尿液浓缩的主要结构,髓袢越长,尿液浓缩能力亦越强。髓袢分为升支和降支,是产生逆流倍增机制的重要结构。降支开始于近端小管的直段,然后是降支细段、升支细段和升支粗段,随后进入远曲小管。袢的各部分对于水和各种溶质的通透性存在一定的差异,这些差异的变化趋势与逆流倍增的机制形成密切相关(图 8-24)。肾脏的集合管系统横跨整个肾脏,从非常浅表的肾皮质到肾髓质内带的尖端。从皮质到肾乳头依次为皮质集合管、髓质外带集合管外部和内部、髓质内带集合管起始部和尾部。另外一个重要的结构是供应肾髓质的直小血管系统,它和髓袢呈 U 形伴行,升支和降支相互平行,折返部位于髓质深部,管内液体的逆向流动是髓质内渗透压梯度形成和维持的重要动力。降支的血管内皮细胞壁上,分布着 AQP1 和尿素通道蛋白 B,对于水和尿素的重吸收具有重要意义。

(2) 肾脏尿液浓缩稀释的机制　尿液的浓缩是因为小管液中的水被重吸收,而溶质仍留在小管液中造成的。机体产生浓缩尿液有两个必要因素:①肾小管特别是集合管对水的通透性。抗利尿激素可以增加肾脏集合管上皮细胞顶端膜上 AQP2 的表达,促进肾脏对水的重吸收。②肾

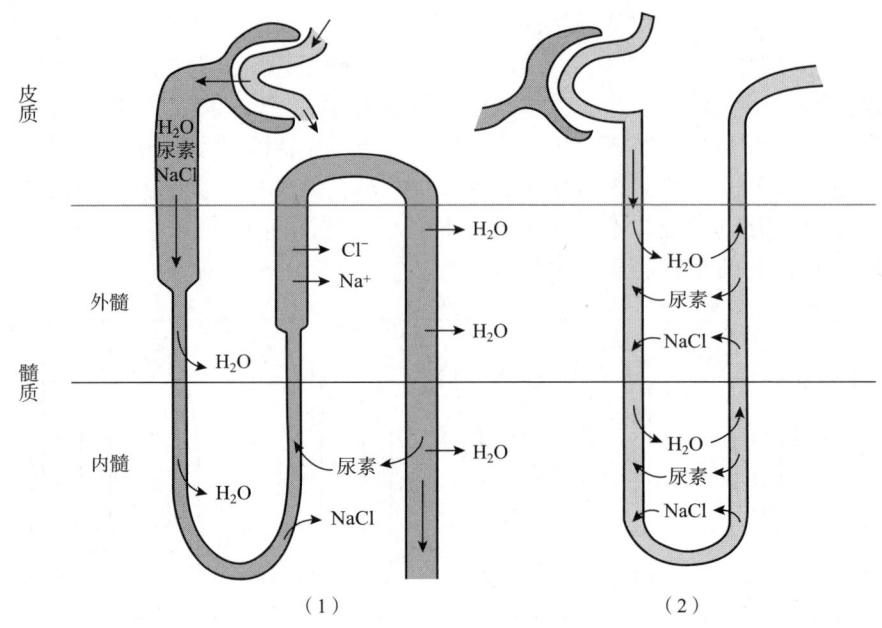

图 8-24 逆流倍增机制
(1) 肾小管 (2) 直小血管

脏髓质组织间液形成高渗透浓度梯度,进一步促进水的重吸收。

当有抗利尿激素存在时,集合管 AQP2 的表达增加,对水的通透性增加,加之周围组织液渗透浓度较高,小管液中大量的水进入组织间液,小管液被浓缩,形成高渗尿。

四、内分泌及血管活性物质与肾脏调节

1. 促红细胞生成素

促红细胞生成素(EPO)是一种调控血红细胞制造的糖蛋白质激素,骨髓中血细胞前驱的细胞因子。在人的胎儿时期 EPO 主要由肝脏产生,在出生后则主要由肾脏产生。而肾脏产生的 EPO 受肾脏皮质及外髓部组织含氧量的调节。各种肾病导致肾功能下降时,肾脏 EPO 生成减少及血浆中一些毒性物质干扰红细胞生成并缩短其寿命而导致贫血,称为肾性贫血,需要补充 EPO 来治疗。

2. 维生素 D 代谢及其相关激素

维生素 D 属于脂溶性维生素,是调节机体钙、磷平衡及骨形成的重要激素。维生素 D 通过促进钙、磷的肠道吸收以及肾脏重吸收来调节钙、磷的平衡。维生素 D 缺乏会导致循环中甲状旁腺激素(parathyroid,PTH)水平升高,进而对骨代谢带来一系列不利影响。肾脏是产生活性维生素 D 的主要场所,也是影响其代谢的重要器官;肾脏功能下降后时会出现 $1-\alpha$ 羟化酶产生减少,从而导致骨化三醇产生不足,引起各种与维生素 D 代谢异常相关的病理生理改变。

3. 肾素-血管紧张素

肾素是一种蛋白质水解酶,由球旁器的球旁细胞合成、储存和释放,可以催化血浆中的血管紧张素原转变为血管紧张素 I ,血管紧张素 I (十肽) 在血管紧张素转换酶作用下生成血

管紧张素Ⅱ（八肽），血管紧张素Ⅱ可刺激肾上腺皮质球状带合成和分泌醛固酮，这一系统称为肾素-血管紧张素-醛固酮系统（renin angiotensin aldosterone system，RAAS）。其中，血管紧张素Ⅱ主要发挥全身血管收缩和水钠潴留。因此，RAAS 的慢性激活会促进并维持充血性心力衰竭、系统性高血压和慢性肾脏病的综合征。过量循环和组织血管紧张素Ⅱ和醛固酮水平会导致促纤维化、炎症和肥大环境，从而导致心血管和肾组织重塑和功能障碍。

4. 盐皮质激素和醛固酮

哺乳动物细胞外液量和血压的控制与上皮离子转运的调节密切相关。醛固酮是调节上皮细胞离子（尤其是 Na^+、K^+ 和 Cl^-）转运的主要激素。醛固酮主要作用于肾远曲小管和集合管的上皮细胞，增加 K^+ 的排泄和增加 Na^+、水的重吸收（图 8-25）。醛固酮进入远曲小管和集合管上皮细胞胞质后，与胞质内受体结合，形成激素-受体复合物。激素-受体复合物穿过核膜进入核内，通过基因调节机制，生成多种醛固酮诱导蛋白，有利于 Na^+ 的重吸收、K^+ 的分泌以及 Cl^- 和水的重吸收。

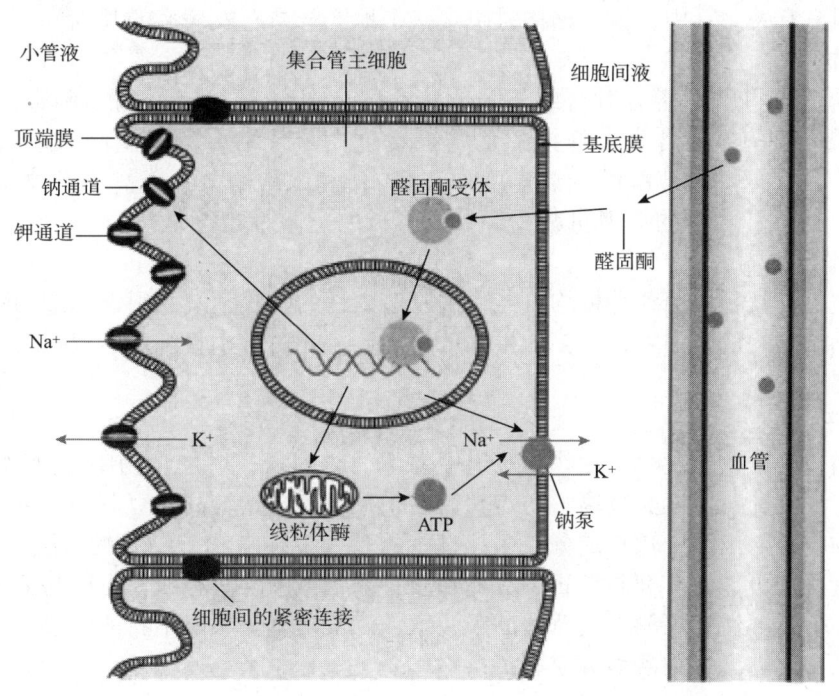

图 8-25　醛固酮作用机制示意图

肾上腺球状带醛固酮的分泌主要受血管紧张素Ⅱ和血浆 K^+ 水平的调节，以适应急性循环容量降低、慢性钠缺乏或钾负荷过多等情况。高水平的心房利钠肽，以及给予肝素、生长抑素和多巴胺可使醛固酮分泌减少。研究发现，体外脂肪细胞来源的分子可刺激醛固酮的分泌，其在代谢综合征中的作用推测与此有关。

5. 其他激素

肾脏可生成多种局部激素，影响肾自身的血流动力学和肾小管的功能。如缓激肽可使肾小动脉舒张，抑制集合管对 Na^+ 和水的重吸收；NO 可对抗血管紧张素Ⅱ（AngⅡ）和去甲肾上腺素的缩血管作用；前列腺素 E_2（PGE_2）和前列腺素 I_2（PGI_2）能舒张小动脉，增加肾血流量，抑制近端小管和髓袢升支粗段对 Na^+ 的重吸收，导致尿钠排出量增加，且可对抗抗利尿激素，使尿量增加和刺激球旁细胞释放肾素。

第五节　营养与肾脏疾病

一、饮食营养与肾结石

肾结石是指肾盂和肾盏内的结石，是一种常见问题。到 70 岁时，约 19% 的男性和 9% 的女性会确诊肾结石。形成结石的晶体成分很多，比较常见的泌尿系统结石有 4 种，含钙结石、感染性结石、尿酸结石及胱氨酸结石；其中，含钙结石比较常见的是草酸钙结石和含钙的磷酸盐结石，感染性结石常见的是各种磷酸镁铵结石。肾结石的病因及形成过程与社会环境、自然环境、种族遗传、饮食习惯、代谢异常、疾病、药物、泌尿系统梗阻、感染、异物、肾损害及尿液变化等因素有关。其中，饮食结构是决定一个地区肾结石发病率的基础。

1. 蛋白质

不同的膳食蛋白质可能会对肾结石风险产生不同的影响。流行病学调查证明，动物蛋白和精制糖摄入过多，富含膳食纤维的食物摄食过少与肾结石的发生有关。过多食用动物蛋白能使尿中钙、尿酸和草酸的排泄量增加，尿 pH 和尿枸橼酸下降。当动物蛋白摄入减少时，尿中钙、尿酸和草酸的排泄量减少，结石形成的危险性也降低。

2. 碳水化合物

口服糖类，尤其是单糖和乳糖均可能促进肠道内钙的吸收，继而引起草酸的吸收增加，增加尿内草酸钙结晶的危险因素，过多的摄入蔗糖，还可能对肾小管细胞造成损害，导致结石患病的危险性提高。

3. 膳食纤维

食物中膳食纤维含量过少，食物在肠道中停留的时间长，增加食物中各种物质的吸收量。菠菜、扁豆、西红柿、芹菜、豆腐、巧克力、浓茶中草酸含量较高，豆制品、糖、肉类中钙含量较高，动物内脏、肉类中嘌呤成分较多，过多的食入上述食物，结石的风险性均可能增加。同时，某些食物中可能含有抑制结石形成的物质，如米糠中含有籽酸，可以与钙结合减少肠道内钙的吸收，但是要注意可能引起草酸的吸收增加。素食者上尿路结石的发病率较低，可能与膳食纤维摄入多能够增加枸橼酸分泌有关。

4. 脂肪

脂肪消化不良会增加草酸盐的吸收，可能是由于未消化吸收的脂肪从结肠排出过程中与钙离子结合，阻碍了钙与草酸的结合，肠腔内可溶性的草酸盐增加，草酸盐的吸收也随之增加，过量吸收的草酸盐从尿中排出，增大了草酸盐结石形成的危险。胆固醇能够促进二水草酸钙的合成过程，高胆固醇饮食能够促进动物肾脏形成磷酸钙结石；相反，富含二十碳五烯酸的脂肪如鱼油，能够降低结石形成的危险性。

5. 嘌呤类

动物内脏、海产品、花生和菠菜等食物中富含嘌呤类物质，嘌呤代谢的最终产物是尿酸，经尿液排泄，过多地食入上述物质使尿中尿酸增加，增加了尿酸结石形成的风险，同时高尿酸尿可以促进尿中草酸盐的浓缩，加速草酸钙结石的形成。维生素 C 是体内内源性草酸的主要来源，当大剂量服用（每天 4g 以上）时，尿草酸浓度上升，形成草酸结石的可能性增大，同时可能引起尿酸排泄增加，有形成尿酸结石的风险。

6. 维生素

食物中的维生素 D 通过肝肾中羟化酶的作用，转化为 1,25-$(OH)_2$-D_3，能够促进肠道对钙的吸收。当维生素 D 摄入过多时，可导致高尿钙甚至高血钙，易导致结石的形成。维生素 B_6 为草酸代谢中不可缺少的辅酶，维生素 B_6 的缺乏，可以形成草酸钙结石。

7. 矿物质

饮食中矿物质的摄入也与结石有较密切的关系，钙质饮食摄入过多，可能导致钙吸收过多，钙排泄增加，引起高尿钙，但是过度限制饮食中的钙，会使草酸的吸收增加，形成结石风险更高。而镁在尿液中能增加钙、磷酸盐及草酸盐的溶解度，有阻止草酸结石形成的作用。一些微量元素，如锌、锶、锰、锡在体外能抑制有机物的钙化，而硅有促进钙化的作用。

8. 乙醇

嗜酒者尿钙排泄高，因此钙结石患者宜忌酒。

9. 膳食模式

膳食因素的联合作用可能也会显著影响结石风险。例如，DASH（终止高血压膳食疗法）膳食，其中富含果蔬、适量低脂乳制品及少量动物蛋白。坚持 DASH 膳食可使男性、年长女性、年轻女性、高 BMI 者和低 BMI 者的新发肾结石风险降低 40%~45%。另一种是地中海膳食，其是一种可降低心血管疾病和糖尿病等多种疾病风险的健康膳食，也可以降低肾结石风险。地中海膳食模式的依从性较高也会导致较高的尿枸橼酸盐、镁、草酸盐、磷酸盐、尿酸、尿量和 pH 以及较低的尿钠，从而总体减低草酸钙、磷酸钙及尿酸过饱和。

营养、食物对结石的影响与摄入的食物种类、数量有关。多饮水、少食刺激性食物及调味品是肾结石患者应遵循的原则。

二、膳食营养与代谢性疾病肾损害

人类通过摄取食物以维持生存和健康，保证生长发育和各种活动。机体对各种营养物质均有一定的需要量、允许量和耐受量，因此营养物质不足、过多或比例不当，都能引起营养疾病。一般按某一营养物质的不足或过多分类，主要包含蛋白质、糖类、脂类、维生素、水盐、无机元素及复合营养障碍等。

1. 营养障碍与肥胖

（1）肥胖的定义以及评估　肥胖是一种糖类、脂类营养障碍，即糖类、脂类的摄入量远远超过维持身体和支持其功能所需的食物能量，从而导致体内脂肪堆积过多或分布异常、体重增加，是包括遗传和环境因素在内的多种因素相互作用所引起的慢性代谢性疾病。目前肥胖是一种遍布全球的慢性病，在成人、青少年和儿童中患病率不断上升，我国成人超重率为22.8%，肥胖率为 7.1%。肥胖的评估包括测量身体肥胖程度、体脂总量和脂肪分布。常用测量方法如下。

① 体重指数（body mass index，BMI）：测量身体肥胖程度，如式（8-4）所示。

$$BMI(kg/m^2) = 体重(kg)/[身高(m)]^2 \qquad (8-4)$$

② 理想体重（ideal body weight，IBW）。可测量身体肥胖程度，但主要用于计算饮食中热

量和各种营养素供应量,如式(8-5)所示。

$$IBW(kg)=身高(cm)-105 \text{ 或 } IBW(kg)=[身高(cm)-100]×0.9(男性)\text{ 或 }0.85(女性) \quad (8-5)$$

③ 腰围或腰/臀比(waist/hip ratio,WHR):反映脂肪分布。

④ CT或MRI:计算皮下脂肪厚度或内脏脂肪量,是评估体内脂肪分布最准确的方法,但不作为常规检查。

⑤ 其他:身体密度测量法、生物电阻抗测定法、双能X线(DEXA)吸收法测定体脂总量等。根据所测指标与危险因素和病死率的相关程度,并参照人群统计数据而建议,目前国内外尚未统一。2003年《中国成人超重和肥胖症预防控制指南》以 BMI≥24kg/m² 为超重,≥28kg/m² 为肥胖;男性腰围≥85cm和女性腰围≥80cm为腹型肥胖。

(2)肥胖的膳食因素　肥胖症是一组异质性疾病,病因未明,被认为是包括遗传和环境因素在内的多种因素相互作用的结果。肥胖症有家族聚集倾向,但遗传基础未明,也不能排除共同饮食、活动习惯的影响。环境因素中主要是饮食和体力活动。在全球范围内,食物环境在过去70年中发生了巨大变化,人们能够获得非常美味、能量密集的食物。根据美国农业部的食物能量供应数据,美国的平均食物摄入量在过去几十年中有所增加,20世纪70年代的摄入量为每人2398kcal/d,2000年增加至每人2895kcal/d。数据还表明,美国人摄入的脂肪、糖、蛋白质和谷类高于推荐量,而摄入的水果、蔬菜和乳制品低于推荐量。研究发现,肥胖与特定食物(如薯片、炸薯条、加工肉类、红肉、糖果和甜点)摄入量增加相关,也有特定食物(如酸乳、水果、全谷物、坚果、蔬菜)摄入量增加与防止体重增加相关。此外,还发现摄入超加工食物(如经过与工业食品生产相关的多种物理、生物或化学过程的食品,通常含有食品添加剂)、饮用含糖饮料(包括果汁)也是肥胖的重要原因。同时坐位生活方式、体育运动少、体力活动不足使能量消耗减少,也容易发生肥胖症。

(3)肥胖的肾脏并发症　肥胖会显著缩短期望寿命,引起糖尿病、脂质代谢异常等代谢性风险,引起高血压、慢性心功能衰竭、冠状动脉性心脏病、心肌脂肪性变性、心房颤动等心血管风险,引起肌肉骨骼、脑血管等风险,引起泌尿生殖系统疾病。

肥胖相关性肾病是指以肾小球肥大的特定组织病理表现为特征,经常伴有局灶节段性肾小球硬化,而不是其他类型的原发性或继发性肾小球疾病。肥胖相关性肾病可能伴随IgA肾病、尿酸性肾病以及糖尿病肾病。肾小球高滤过和肾小球肥大被认为是肥胖相关性肾病的主要发病机制。Zucker肥胖鼠,由于大脑中缺乏瘦素受体而食欲过盛,发展为肥胖症及相关的高血糖症、高胰岛素血症、胰岛素抵抗、血脂异常以及高血压。这种模型有肾小球高滤过和蛋白尿的出现,且会进展到肾小球肥大乃至局灶节段性肾小球硬化和肾衰竭。一些因素参与介导肥胖相关性肾病。氧化应激很大程度上是通过脂质过氧化和肾小球系膜细胞氧化低密度脂蛋白的积累影响肾脏。脂质过氧化反应被认为是通过血管内皮损伤和诱发炎症反应,损害血管扩张,激活巨噬细胞而引起肾损伤(图8-26)。

2. 营养障碍与糖尿病

(1)糖尿病的定义与评估　糖尿病是一组以慢性血葡萄糖水平增高为特征的代谢性疾病,是由于胰岛素分泌或作用缺陷引起。长期碳水化合物以及脂肪、蛋白质代谢紊乱可引起多系统损害,导致眼、肾、神经、心脏、血管等组织器官的慢性进行性病变、功能减退及衰竭。糖尿病与肥胖密切相关,胰岛素抵抗伴高胰岛素血症是肥胖的特征性表现,在高血糖发生前就已存在。80%以上的2型糖尿病可归因于肥胖,肥胖还可能导致许多糖尿病相关死亡。在

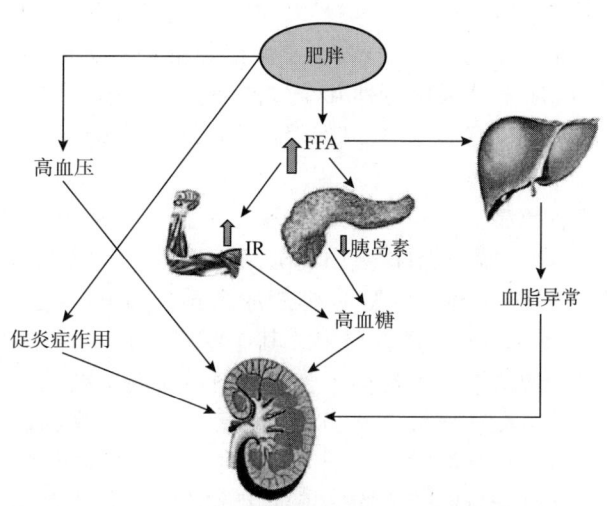

图 8-26 肥胖相关性肾病患者的肾损伤机制
FFA—游离脂肪酸　IR—胰岛素受体

糖尿病前期人群中，减重 5%~7% 与 2 型糖尿病风险降低相关，在减重达 15% 的糖尿病患者中，近半数病情缓解。糖尿病的诊断标准为：糖尿病症状加任意时间血浆葡萄糖 = 11.1mmol/L（200mg/dL），或空腹血糖（fasting plasma glucose，FPG）= 7.0mmol/L（126mg/dL），或 2h 口服葡萄糖耐量实验（OGTT 2h PG）≥11.1mmol/L（200mg/dL）。需重复一次确认，诊断才能成立。

（2）糖尿病的膳食因素　糖尿病以高血糖、胰岛素抵抗和胰岛素分泌相对受损为特征，其发病机制尚不详，但多种因素参与其中，影响胰岛素释放及应答的遗传因素和肥胖等因素均很重要。膳食模式参与 2 型糖尿病的风险，摄入红肉、加工肉食、高脂肪乳制品、糖和甜点及含糖饮料会增加糖尿病的风险，而地中海膳食（摄入富含水果、蔬菜、坚果、全谷物和橄榄油的膳食）会减少糖尿病风险。有研究显示，循环中 25-(OH)-D 水平也与 2 型糖尿病风险之间呈负相关；而使用硒的受试者、低铁膳食者的糖尿病累积发病率高于安慰剂组，同时补充铬改善了糖尿病患者血糖。此外，乳制品的摄入可能通过反式棕榈油酸介导从而改善糖尿病的风险。

（3）糖尿病的肾脏并发症　大多数糖尿病患者死于心、脑血管动脉粥样硬化或糖尿病肾病。与非糖尿病人群相比，糖尿病人群所有原因的死亡增加 1.5~2.7 倍，心血管病的死亡增加 1.5~4.5 倍，失明高 10 倍，下肢坏疽及截肢高 20 倍；此外，糖尿病肾病是致死性肾病的第一或第二位原因。糖尿病肾病的病理学特征是肾小球基底膜增厚、内皮细胞损伤、肾小球系膜扩张和结节样变以及足细胞丢失。现已明确糖尿病可导致多种肾病，包括非典型肾小球损伤和肾小管间质病变。因此，糖尿病肾病只是反映糖尿病患者出现白蛋白尿或肾小球滤过率（estimated GFR，eGFR）降低，并不特指某一特定肾脏疾病表型。糖尿病肾病最常见的临床表现是尿白蛋白排泄率持续升高或 eGFR 持续降低，严重者的尿白蛋白水平可能达到肾病综合征范围，早期临床表现一般不引起症状，因此检出通常是依靠定期常规检查。若结果异常，应在至少 3 个月期间复查确认。糖尿病肾病通常是一种临床诊断，如若怀疑其他诊断（如肾小球肾炎或原发性肾病综合征），则最常进行肾活检。

3. 营养障碍与高尿酸血症

（1）高尿酸血症的定义与评估　高尿酸血症与痛风是嘌呤代谢障碍引起的代谢性疾病，但痛风发病有明显的异质性，除高尿酸血症外可表现为急性关节炎、痛风石、慢性关节炎、关节畸形、慢性间质性肾炎和尿酸性尿路结石。男性和绝经后女性血尿酸>420μmol/L（7.0mg/dL）、绝经前女性>350μmol/L（5.8mg/dL）可诊断为高尿酸血症。高尿酸血症患者只有出现上述临床表现时，才称为痛风。临床上分为原发性和继发性两大类，前者多由先天性嘌呤代谢异常所致，常与肥胖、糖脂代谢紊乱、高血压、动脉粥样硬化和冠心病等聚集发生，后者则由某些系统性疾病或药物引起。

（2）高尿酸血症的膳食因素　人体内尿酸的稳态取决于产生和排出过程的平衡。人体尿酸来源于食物中嘌呤和人体组织内细胞核蛋白的分解。尿酸的合成过程需要一系列酶的参与。其中黄嘌呤氧化酶是关键的限速酶。肾脏是排泄尿酸最主要的器官。人体每日产生尿酸的20%~30%由肠道排出，70%~80%由肾脏排出。其中膳食组成可影响正常人、无症状高尿酸血症者和痛风患者的血清尿酸水平。大量摄入含糖饮料或含高果糖玉米糖浆的饮料会增加痛风的发生风险；此外，多食用肉类、海鲜、肉汤、啤酒等嘌呤含量高的食物会增加新发痛风的风险，而摄入大豆、其他豆类、膳食纤维、叶酸以及低脂乳制品能减少痛风的发生。有限的证据表明，整体饮食模式的调整可能有助于预防新发痛风，其中一种饮食模式是富含水果、蔬菜和低脂乳制品的防治高血压饮食法（dietary approaches to stop hypertension，DASH），还有一种地中海饮食是侧重于摄入植物蛋白、全谷物及鱼类，使用单不饱和脂肪酸含量较高的油脂（如用于烹饪和沙拉酱的橄榄油），适度饮用葡萄酒，少量摄入红肉和精制谷物。

（3）高尿酸血症的肾脏并发症　高尿酸血症是代谢综合征的一部分，代谢综合征的重要特点是胰岛素抵抗，而胰岛素抵抗的患者尿酸排泄减少。肥胖患者通常合并高尿酸血症，通过减肥，血尿酸水平可下降。高尿酸血症和高血压关系密切，也是心血管事件或与心血管导致死亡相关的危险因素。同样，高尿酸血症会引起急性高尿酸血症肾病、肾结石和慢性高尿酸血症肾病。急性高尿酸血症肾病是由于肾小管内大量的尿酸盐结晶沉积导致的急性少尿型肾损伤；典型患者在白血病和淋巴瘤开始放疗或化疗后出现。而肾脏尿酸结石占所有肾结石的5%~10%，由于尿酸在尿中溶解度不够，尿酸在集合管析出形成结石，高尿酸血症的人容易发生尿酸肾结石。尿酸肾结石的形成和尿液的pH密切相关，在酸性尿的情况下，尿酸容易析出、沉积。同样，慢性高尿酸血症引起肾损伤的机制，除了尿酸排泄增加引起肾小管间质损伤或形成肾结石，更主要的原因可能是尿酸结晶引起了一系列炎症反应，导致肾小球前动脉病变、肾脏炎症以及使肾素、血管紧张素系统和环氧化酶-2活化等。

4. 营养障碍与脂质

早在1860年，Virchow指出Brights病（慢性肾炎，1831年，因英国医生Richard Bright首次描述该病而得名）中脂质可能会破坏肾脏。1913年，Munk描述了在肾病综合征中，脂质广泛沉积在肾小球和肾小管上，并称其为"脂质肾病"。1982年，Moorhead和同事提出因尿中白蛋白丢失增多，代偿引起的肝脏合成脂蛋白增加可以加速肾脏疾病进展，该假说称为脂质肾毒性。对糖尿病肾病患者临床资料的分析显示，肾间质和肾动脉上有脂质沉积，高血压和高胆固醇血症与肾病进展呈明确正相关。在局灶节段性肾小球硬化患者的肾脏活检样本上常可见到大量的泡沫细胞。一些极度肥胖的家族性高脂血症患者以及脂蛋白胆固醇乙酰转移酶（LCAT）缺陷患者，由于胆固醇不能有效地酯化，高密度脂蛋白（HDL）不能成熟，产生不正常的大体积的HDL颗粒，其会造成肾脏大量的脂质聚集和肾脏损害，最终导致肾衰竭。

脂质引起肾损害的病理机制包括通过血管内皮增加低密度脂蛋白（LDL）沉积和氧化加速，单核-巨噬细胞浸润增加及活动病变区域内泡沫细胞的形成、系膜细胞增殖和系膜基质增多以及小管-间质病变。目前很多实验研究显示，降低血脂可以显著地改善肾功能。临床上有很多前瞻性小规模调查也表明了降低血脂能显著地延缓肾小球滤过率的降低，改善蛋白尿的水平。

第六节 营养素摄入在肾脏疾病中的管理

饮食是慢性肾脏病（chronic kidney disease，CKD）患者死亡和残疾的最大单一相关风险因素。早在140年前，Beale就提出，饮食和营养处方应是CKD患者治疗的重要组成部分。营养管理直接关系到CKD的三级预防（图8-27）。一级预防是通过合理饮食配合药物治疗预防CKD的发生，如高血压肾损伤、糖尿病肾病的发生。二级预防，一方面指延缓CKD进展和肾功能的恶化，推迟透析，如低蛋白质饮食延缓肾衰竭的进展；另一方面通过合理饮食配合药物治疗CKD各时期的并发症，如高血压、高血脂、高尿酸血症、钙磷代谢紊乱等，而这些并发症本身也是CKD进展的危险因素。三级预防即针对CKD 3期以上患者，及时检出其营养不良并给予适当的干预措施，减少因营养不良导致的死亡及各种并发症的增加。

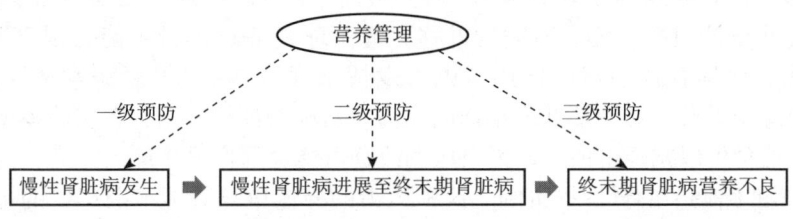

图8-27 营养管理在CKD发生和进展中的三级预防作用

一、与肾脏疾病发生发展相关的饮食

1. 与肾脏疾病相关的饮食

（1）蛋白质 对于动物和人类，高蛋白质摄入或静脉输注蛋白质可以引起肾脏体积增大、肾脏血流量和肾小球滤过率增加以及肾脏血管阻力增加，且过高的蛋白质摄入会对肾脏造成不良后果。例如，如果给动物喂食高蛋白质饮食会诱发蛋白尿、出现肾小球硬化；改成隔天喂养时，肾脏损伤的程度有所减轻。研究人员利用护士健康研究的资料观察了蛋白质摄入量对于基线 $eGFR=80mL/(min\cdot1.73m^2)$ 以及在 $55\sim80mL/(min\cdot1.73m^2)$ 之间的女性影响。该研究采用充分验证膳食频率表评价饮食蛋白质的摄入，研究结果显示，基线 eGFR 在 $55\sim80mL/(min\cdot1.73m^2)$ 的女性中，基线蛋白质的摄入与 eGFR 的下降呈现显著相关；蛋白质摄入每增加 10g，eGFR 每年多下降 $1.69mL/(min\cdot1.73m^2)$ ［95%置信区间 $0.45\sim2.93mL/(min\cdot1.73m^2)$］。在基线肾功能正常的女性中没有观察到类似的相关性。因此，改善全球肾脏病预后组织（KDIGO）关于CKD的指南明确提出，CKD患者应避免摄入高蛋白质饮食［>1.3g/(kg·d)］，进而降低肾病进展的风险。2017年，国家卫生和计划生育委员会发布的CKD患者膳食指导中指出，CKD 1~2期患者，无论是否患有糖尿病，蛋白质摄入推荐量为 0.8~1.0g/(kg·d)。研究发现，地中海式饮食，强调增加新鲜水果、蔬菜、橄榄油和鱼而减少红肉和单一的糖类能够降低CKD患者风险。植物性饮食富含膳食纤维，动物蛋白低可以降低CKD风险，部分原因是因为动物蛋白比例高的饮食会增加酸性物质的生成,并可能通过慢性高滤过而引起肾损伤;地中海式饮食含有富含 ω-3 多不饱和脂肪酸的食物能够降低 CKD 风险。

(2)脂质　前文已经介绍了脂质肾病,越来越多的实验和临床证据表明脂质可以直接损伤肾单位。虽然脂蛋白引起肾损害的病理表现与动脉粥样硬化有类似之处,但又有其与肾病相关的特殊性,表现在肾病患者血脂水平并不与肾及血管损害的程度呈正相关;主要是因为 CKD 的发病机制中有炎性因素参与,局部和全身的炎症反应会改变脂质代谢,加重脂质介导的肾及血管损害。

(3)钠　原发性高血压和正常血压的肥胖患者长期摄盐过多可能会导致肾小球滤过率下降。高血压患者摄钠增多,会引起血压升高和尿蛋白增多,提示可能其导致肾脏高滤过。在肥胖个体中,摄钠过多虽然未导致血压升高,却伴随细胞外容量的增加,也会间接导致肾脏高滤过。而长期的高滤过状态会引起肾单位硬化,后期引起肾小球滤过率下降。

2. 饮食相关肾损伤的潜在机制

(1)高滤过　实验证据表明,长期膳食蛋白质摄入量超过 1.5g/(kg·d),可能导致肾小球高滤过和促炎基因表达。为什么蛋白质摄入的数量和类型会影响 CKD 的风险?动物模型表明,低蛋白质摄入会收缩入球小动脉并降低肾小球内压力,而高蛋白质饮食会扩张入球小动脉,从而增加肾小球滤过率。随着时间的推移,肾小球高滤过本身可能会损害剩余的肾小球。因此,低蛋白质饮食具有肾小球前作用,也可发挥增强肾素-血管紧张素通路的肾小球后作用,从而扩张出球小动脉,从而降低肾小球内压力。目前的证据表明,在实验模型和人类肾脏疾病中,低蛋白质饮食可以减轻蛋白尿。蛋白尿的改善可能会降低肾小球内压力,这是一种独立于肾素-血管紧张素通路调节的肾保护机制。这种压力的降低也与其他范围产生的蛋白尿有关,特别是在肾病处于相对早期阶段,肾功能不全发展之前和以前食用高蛋白质饮食的患者中。

限制饮食中蛋白质的摄入会导致尿素生成比例减少,因为蛋白质分解后通过尿素循环生成尿素。持续高的血液尿素水平,称为氮质血症,可能会增强蛋白质氨甲酰化并产生活性氧,导致氧化应激、炎症、内皮功能障碍,最终导致心血管疾病。

(2)氧化应激　氧化代谢产生的分子可能对周围组织有害,固有免疫系统通常会清除或降解这些分子。如果这些氧相关的分子产生速度超过机体正常的排毒速度或正常的排毒机制受损,氧化应激会引起组织损伤。CKD 动物模型肾单位的减少与氧化应激相关,以动物蛋白为主的食物摄入加重氧化应激。

(3)炎症　进展性肾病的特征是炎症,包括纤维化,尤其是肾小管间质纤维化。动物蛋白含量高的饮食增加肾脏 TGF-β1 和纤连蛋白的产生,2 种物质均可以介导肾脏纤维化。此外,高摄入动物蛋白增加肾脏内皮素、醛固酮和血管紧张素Ⅱ的水平,介导 GFR 的下降和小管间质纤维化。相反,增加植物性蛋白的摄入能延缓 GFR 下降,减少小管间质纤维化。

(4)酸性物质　高酸饮食与 CKD 发生发展相关。动物研究表明,高酸饮食增加肾脏内皮素、醛固酮和血管紧张素Ⅱ的水平,所有这些均有助于介导肾小管酸化,引起肾损伤,从而导致 GFR 进行性下降。纠正 CKD 患者代谢性酸中毒从而延缓肾病的进展与减少这些物质从尿液中排泄相关。这些数据证明植物性饮食能够减少肾损伤。

二、营养素在 CKD 人群中的需求量

CKD 患者应适当限制蛋白质摄入的同时保证充足的能量摄入以防止营养不良的发生;定

时定量进餐，早、中、晚三餐的能量可占总能量 20%~30%、30%~35%、30%~32%；均匀分配三餐食物中的蛋白质，为保证摄入能量充足，还可在三餐间增加点心，占总能量的 5%~10%。

1. 能量需求

CKD 1~3 期患者，能量摄入以达到和维持目标体重为准。目标体重可以参考国际推荐适用于东方人的标准体重计算方法，男性标准体重如式（8-6）所示，女性标准体重如式（8-7）所示。

$$男性标准体重(kg) = [身高(cm) - 100] \times 0.9 \tag{8-6}$$

$$女性标准体重(kg) = [身高(cm) - 100] \times 0.9 - 2.5 \tag{8-7}$$

当体重下降或出现其他营养不良表现时，还应增加能量供给。对于 CKD 4~5 期患者，在限制蛋白质摄入量的同时，能量摄入需维持在 146kJ（35kcal）/(kg·d)（年龄≤60 岁）或 126~146kJ（30~35kcal）/(kg·d)（年龄>60 岁），再根据患者的身高、体重、性别、年龄、活动量、饮食史、合并疾病及应激状况进行调整。美国国家胆固醇教育计划的成人指南中所指的饮食建议包括：饱和脂肪酸供能不超过总能量摄入的 7%，多不饱和脂肪酸供能达到总能量 10%，单不饱和脂肪酸供能达到总能量 20%，膳食纤维 20~30g/d，胆固醇摄入低于 200mg/d。总体来讲，脂肪供能应为总能量的 25%~35%。

2. 蛋白质

CKD 1~2 期患者，不论是否患有糖尿病，蛋白质摄入推荐量为 0.8~1.0g/(kg·d)（其中包含 0.8g/kg·d）。对于 CKD 3~5 期没有进行透析治疗的患者，蛋白质摄入推荐量为 0.6~0.8g/(kg·d)。血液透析及腹膜透析患者，蛋白质摄入推荐量为 1.0~1.2g/(kg·d)，当合并高分解代谢急性疾病时，蛋白质摄入推荐量增加到 1.2~1.3g/(kg·d)。其中，至少 50% 来自优质蛋白质，可同时补充复方 α-酮酸制剂 0.075~0.12g/(kg·d)。再根据患者的体重、年龄、饮食史、合并疾病及应激状况进行调整。

3. 脂肪

CKD 患者每日脂肪供能占比 25%~35%，其中饱和脂肪酸不超过 10%，反式脂肪酸不超过 1%，可适当提高 ω-3 脂肪酸和单不饱和脂肪酸摄入量。

4. 碳水化合物

在合理摄入总能量的基础上适当提高碳水化合物的摄入量，碳水化合物供能占比应为 55%~65%。有糖代谢异常者应限制精制糖摄入。

5. 电解质

（1）钠　CKD 患者推荐钠摄入量限制在 2.3g/d（食盐 6g/d），但不推荐严格限制钠的摄入（<3g 食盐）。涉及多项临床研究的荟萃分析结果显示，长期低盐饮食可以降低血压。因糖尿病患者常伴随高血压，低盐饮食可能有助于糖尿病肾病患者的血压控制和蛋白尿减少。目前针对糖尿病肾病患者的营养指南，一致建议将饮食中钠的摄入量限制在 1.5~2.3g/d。但是，有部分研究报道，严格低钠饮食（<3g 食盐）可能降低胰岛素敏感性，影响糖代谢。过低的钠盐摄入可能会引起 RAAS 和交感神经系统的激活，进一步降低胰岛素敏感性。

（2）钾　美国医学研究所食品和营养委员会已将健康成年人的钾摄入量设定为相对较高的数值，即 4.7g/d（120mmol/d），但世界卫生组织建议膳食钾摄入量为 3.9g/d（100mmol/d）或至少 3510mg/d（90mmol/d），可降低血压、心血管损伤、中风和冠心病的风险。对于非透析依赖型 CKD 1~5 期患者，美国国家肾脏基金会建议限制钾摄入，除非血清钾水平升高。在血液透析患者中，钾摄入量应为 2.7~3.1g/d，腹膜透析患者的钾摄入量应为 3~4g/d；在这两种情况下，根据血清钾水平进行调整至关重要。有研究建议，在 CKD 早期阶段摄入钾

4.7g/d，无高钾血症风险，但在容易发生高钾血症的 CKD 患者中，饮食钾限制低于 3g/d（低于 77mmol）（血清钾水平>5.3mmol/L）。低钾饮食定义为 2~3g/d（51~77mmol/d）的膳食摄入量。

（3）磷 食物中的磷分为有机磷和无机磷。富含有机磷的主要是蛋白质类食物，又分为动物来源和植物来源，前者包括乳类、蛋、鱼和各种肉食，后者包括植物种子、谷物类、坚果和豆类。磷摄入量和蛋白质量密切相关，有学者通过摄入的蛋白质量来估算磷摄入量，磷摄入量计算如式（8-8）所示。

$$磷摄入量(mg) = 128(mg) + 蛋白质摄入量(mg) \times 14 \quad (8-8)$$

经肠道吸收的磷仅小部分通过粪便、汗液和唾液排出，而 95% 通过尿液排出。肾功能正常时肾小球滤过的磷有 70%~90% 经肾小管重吸收，这一过程由甲状旁腺激素和成纤维细胞生长因子 23（FGF23）调控；肾功能受损时肾小球滤过的磷减少，同时上述激素水平升高使得肾小管对磷的重吸收减少。可见，CKD 患者高磷血症的严重程度一方面取决于食物磷的吸收量，一方面取决于肾小球滤过率下降程度以及肾小管对磷重吸收的调控能力。推荐 CKD 3~5 期非糖尿病患者限制饮食中磷的摄入以维持血磷在正常范围。

Williams 等的研究显示，低蛋白质饮食和低磷饮食的慢性肾功能衰竭患者尿磷排泄显著减少。多项随机对照试验（RCT）研究评估了低蛋白质饮食或极低蛋白质饮食联合酮酸制剂对 CKD 4~5 期非透析患者血磷的影响，发现低蛋白质饮食或极低蛋白质饮食联合酮酸制剂的患者血磷显著降低。因此，限制饮食中磷的摄入被推荐用于预防和治疗高磷血症，CKD 3~5 期的患者可通过强化教育和个性化饮食来实现降磷治疗。

透析前的 CKD 患者推荐磷摄入<1000mg/d，而透析患者应<17mg/d 并同时服用磷结合剂。研究显示，对早期和中期 CKD 患者实施 LPD 并限磷饮食降低了 24h 尿磷排泄，同时降低血甲状旁腺激素和 FGF23 水平。限磷饮食结合磷结合剂的益处更加明显，在 CKD 3~4 期患者中，900mg/d 的限磷饮食和磷结合剂联用 3 个月，可降低血 FGF23 水平 35%。另一项研究显示，在 CKD 3~4 期患者限磷饮食合并磷结合剂可减轻冠状动脉钙化程度，延缓透析及降低总死亡率的风险。

（4）钙 在 CKD 患者中，肾组织损伤引起 1α-羟化酶降低、肠道钙重吸收减少引起的钙缺乏是 CKD 患者发生继发性甲状旁腺功能亢进和骨代谢紊乱的重要原因。此外，过量钙的摄入引起的异位钙化，可增加 CKD 患者心血管事件和死亡风险。建议 CKD 3~4 期患者（未服用活性维生素 D）元素钙（包括食物来源的钙、钙片和含钙的磷结合剂）摄入量 800~1000mg/d 以维持钙平衡。

6. 膳食纤维及微量营养素

根据每日摄入能量，推荐膳食纤维摄入量 14g/4180kJ（1000kcal）。长期接受治疗的 CKD 患者需适量补充天然维生素 D，以改善矿物质和骨代谢紊乱。必要时可选择推荐摄入量范围内的多种维生素制剂，以补充日常膳食之不足，防止维生素缺乏。

思考题

1. 尿液是人体排出的一种废物，尿液是如何形成的？它又是怎样被排出体外的？
2. 肾小球的实质是什么？血液在肾小球中的流经途径是怎样的？
3. 简述泌尿系统结石形成的原因。

延伸阅读

功与过，罪与罚——促红细胞生成素的"前世今生"

它的名字为促红细胞生成素，又称促红素，1985年生，是一群科学家应用基因重组技术创造的，在实验室赋予了其生命。回顾它从诞生到现在，一路走来，并不平坦，饱经风雨，请细细聆听它的故事。

曾经的荣耀与梦想

1985年，医学界的最大新闻莫过于人工合成的促红素问世了。促红素，它到底是何来历？其实，人体内本就有它的存在，它主要由肾脏产生，少量由肝脏产生，能促进红细胞生成。各种肾病后期会导致促红素绝对或相对生成不足，导致贫血。

1989年，又是有非凡意义的一年，安进公司将促红素的一大批"兄弟姐妹"带到了人世间，使它们能更好地为人类服务，大量慢性肾衰竭导致的贫血、恶性肿瘤或化疗导致的贫血患者得到了有效救治。鲜花、掌声和各种赞誉不断涌来，它被称为"当今最成功的基因工程药物""基因药物中的重磅炸弹"等。或许这时的它被成功冲昏了头脑，没曾想到暗流涌动。

现今的龃龉与诟病

2008年，北京奥运会中兴奋剂检查呈阳性的西班牙自行车选手玛丽亚·莫里诺，其被发现使用了促红素。国际奥委会于2008年8月11日宣布取消该选手的参赛资格，其也成为第1例因使用促红素这一违禁药品被取消奥运会参赛资格的运动员。2016年的奥运会中，33岁的保加利亚运动员达内科娃本应参加女子3000m障碍跑，在奥运会开幕前的8月1日，达内科娃接受了药检，结果显示其血液中含有促红素，故被驱逐出里约奥运会。促红素怎么与违禁药品扯上关系了？长话短说，前面曾说促红素能增加红细胞数目，而红细胞的主要作用就是携带氧。当运动员运动时，身体组织对氧的需求增加，而使用促红素能增加红细胞数目，满足身体组织对氧的需要，也就是能增加训练耐力和训练负荷。于是很多运动员为提高体育成绩而纷纷使用它，这就有悖于公平竞赛的原则，因此，包括国际奥委会在内的很多组织将它规定为违禁药物。但在各类运动比赛中，运动员使用它的风潮还是屡禁不止。

用辩证的眼光看待

任何事物都有其两面性，从不同角度看同一事物，结果是不一样的。世界上没有绝对的对与错，只有观点或观念不同，当一种观点或观念背离了人们的习惯，就会被默认为是错误的。对于促红素，应分两面来评价，在贫血的治疗上，它的确为人类健康作出了重大贡献，但它也被不少利欲熏心的人非法利用。

对于它的未来，还应寄予更多的美好愿望。希望它不断被创新，为人类健康带来福祉。相关机构应制定严格的规章制度，限制它被非法利用；同时，也呼吁人们要合理使用它、善待它。

第九章
感觉器官

学习引导

1. 感觉器官是机体与外界环境相互联系的桥梁，它们通过感受外界刺激并将信息传递给中枢神经系统，从而帮助感知周围的世界。无论是视觉、嗅觉、听觉，还是味觉与触觉，这些感觉在日常生活中发挥着至关重要的作用，它们通过感知光、气味、声音、味道及触碰等信号，使机体能够做出相应的反应，保障机体的生理功能和生存需要。

2. 感受刺激是指感觉器官通过感受外界的物理或化学变化，将相应的刺激信号转化为神经冲动。以视觉为例，眼睛中的视网膜感知光线刺激并转化为神经信号；传递信号则是通过神经通路将这些信号传输到中枢神经系统，例如，视觉信号通过视神经传输到大脑的视觉皮层；大脑处理则是指大脑对这些信号进行解码和分析，从而产生相应的感知，如颜色、形状等的辨识。这一系列过程协同工作，使人们能够准确地感知并响应外界环境的变化，维持机体的正常生活活动。

3. 中国传统饮食文化中，菜肴讲究色香味俱佳，人们在享用美味佳肴的过程中，感觉器官起到了重要的作用。人的视觉是怎么形成的？为什么有些营养素的缺乏会影响夜间视力？嗅觉与视觉哪个对食欲影响更大？为什么久置芝兰之室而不闻其香？舌头的不同位置对味觉的感受相同吗？

第一节　感　受　器

一、感受器的定义与分类

感受器（sensory receptor）是指分布在体表或组织内部的一些专门感受刺激的结构或组织。感受器可以是感觉神经元的一部分，如游离感觉神经末梢，也可以是一些高度分化的感受细胞，如视网膜中的感光细胞和内耳中的毛细胞等。

感受器的分类方法多种多样。根据感受器的分布部位可分为内感受器和外感受器，内感受器又再分为本体感受器和内脏感受器；根据感受器所接受刺激的性质，可分为光感受器、机械感受器、温度感受器和化学感受器等。

二、感受器的一般生理特性

感受器的一般生理特性分为4种，感受器的适宜刺激、感受器的换能作用、感受器的编码作用和感受器的适应现象。当强度恒定的刺激持续作用于感受器时，相应传入神经纤维上的神经冲动频率将随刺激持续时间的延长而降低，这一现象称为感受器的适应（adaptation）。适应是所有感受器都具有的一个功能特点，但它出现的快慢在不同感受器有很大的差别，据此可将感受器分为快适应感受器和慢适应感受器。快适应感受器以皮肤触觉感受器为代表，当它们受到恒定的压力刺激时，只在刺激开始后的短时间内有传入冲动发放，之后虽然刺激仍在作用，但传入冲动频率很快降低到零。快适应现象有利于感受器和中枢再接受新的刺激。慢适应感受器以肌梭、颈动脉窦压力感受器为代表，它们在刺激持续作用时,一般仅在刺激开始后不久出现传入冲动频率的下降,但之后可在较长时间内维持这一水平,直到刺激撤除为止。慢适应现象有利于机体对某些功能状态进行长时间持续的监测,并根据变化随时调整机体的功能。

三、感觉器官的定义与分类

感受器连同它们的附属结构一起构成了复杂的感觉器官。感觉器官(sense organ)为机体与外界环境发送联系,感知周围事物变化的器官,主要包括眼、耳、鼻、舌、皮肤等。

第二节 眼的结构与视觉功能

眼(eye)又称视器(visual organ),是引起视觉(vision)的外周感觉器官。人眼的适宜刺激是波长为380~760nm的电磁波,在这个可见光谱的范围内,来自外界物体的光线经过眼的折光系统在眼底视网膜上形成物像。视网膜上的感光细胞将外界光刺激所包含的视觉信息转变成电信号,由视神经传入到大脑视觉中枢,从而产生视觉。据估计,在人脑获得的全部信息中,70%以上来自视觉,因而眼无疑是人体重要的感觉器官。

一、眼的结构

眼包括眼球和眼副器两部分。

1. 眼球

眼球位于眼眶内,近似球形。眼球是眼的主要部分,由眼球壁和眼球内容物组成(图9-1)。

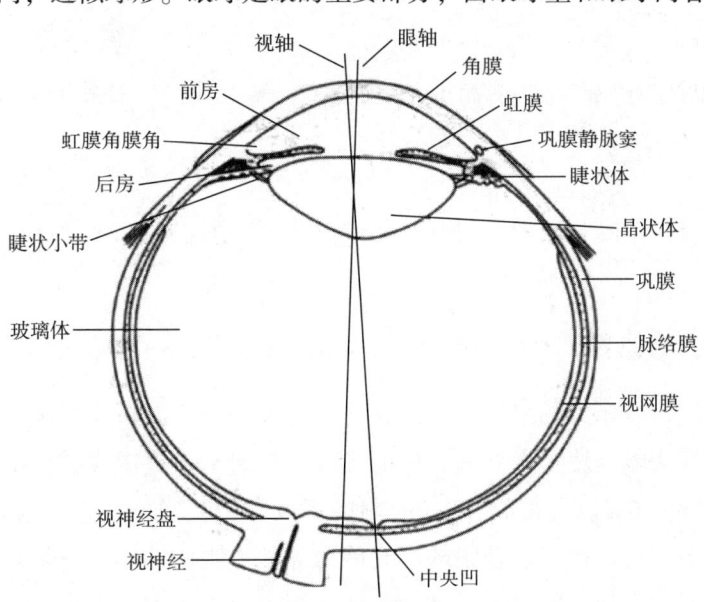

图9-1 右眼球的水平切面示意图

眼球壁由外向内分为纤维膜、血管膜和视网膜3层。视网膜（retina）在血管膜的内面，由前向后可分为虹膜部、睫状体部和视部。视部具有感光作用，其余两部分不能感光，称为盲部。经典组织学将视网膜分为10层，但按其功能特点可简化为4层，从外向内依次为色素细胞层、感光细胞层、双极细胞层和神经节细胞层。色素细胞层含有黑色素颗粒和维生素A，对与它相邻近的感光细胞起营养和保护作用。感光细胞层有视杆细胞和视锥细胞两种特殊分化的神经上皮细胞，它们都含有特殊的感光色素（图9-2）。视杆细胞和视锥细胞在形态上均可分为4部分，由外向内依次为外段、内段、胞体和终足（图9-3）。其中外段是感光色素集中的部位，在感光换能中起重要作用。视杆细胞和视锥细胞的区别主要在外段，它们不仅外形不同，所含的感光色素也不同。视杆细胞外段呈长杆状，含有1种感光色素，即视紫红质（rhodopsin）；视锥细胞外段呈短圆锥状，含有3种感光色素。两种感光细胞都通过终足与双极细胞层内的双极细胞发生突触联系，双极细胞再与神经节细胞层中的神经节细胞建立突触联系由神经节细胞层发出的神经轴突向视神经盘处汇集，穿过脉络膜和巩膜后成为视神经。眼球内容物包括房水、晶状体和玻璃体。三者都是透明的，具有折光作用。

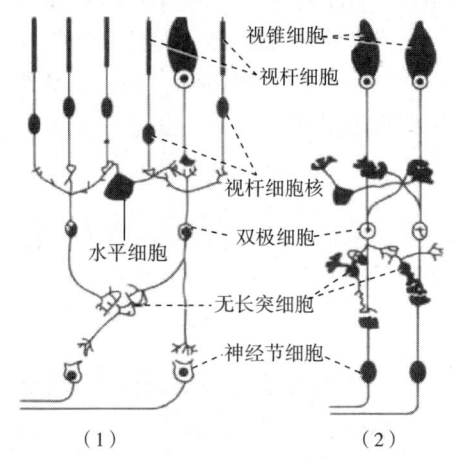

图9-2 视网膜的主要细胞及其相互联系模式图
（1）周围细胞 （2）中央凹

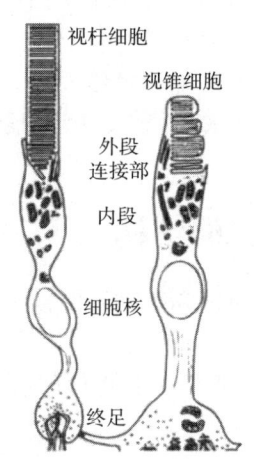

图9-3 哺乳动物感光细胞模式图

2. 眼副器

眼副器包括眼睑、结膜、泪器、眼球外肌等结构，具有保护和支持眼球的作用。

二、眼的折光系统

眼内与视觉产生直接相关的结构是眼的折光系统和视网膜。折光系统由角膜、房水、晶状体和玻璃体组成，其功能是使来自外界物体的光线经折射后最终成像在视网膜上。正常人眼无需作任何调节就能看清6m以外的物体；6m内的近物，只要离眼的距离不小于近点，经过调节也能看清，这种眼称为正视眼。若眼的折光能力异常或眼球的形态异常，即使是平行光线也不能聚焦在未经调节的眼的视网膜上，则称为非正视眼，也称屈光不正，包括近视眼、远视眼和散光眼。

三、眼的感光换能系统

视网膜的基本功能是感光换能。来自外界物体的光线，通过眼的折光系统在视网膜上形成物像，并刺激视网膜内的感光细胞，由感光细胞将其转换为视神经纤维上的神经冲动。

1. 视网膜的两种感光换能系统

目前认为，在人和大多数脊椎动物的视网膜中存在着两种感光换能系统，即视杆系统和视锥系统。视杆系统又称为暗视觉（scotopic vision）系统，由视杆细胞和与它们相联系的双极细胞和神经节细胞等成分组成，它们对光的敏感度较高，即使在昏暗的环境中也能感受光刺激而引起视觉，但视物时不能辨别颜色，只能区别明暗，对物体细节的分辨能力较差。视锥系统又称为明视觉（photopic vision）系统，由视锥细胞和与它们相联系的双极细胞和神经节细胞组成，它们对光的敏感度较低，只有在类似白昼的强光条件下才能被激活，但视物时可以辨别颜色，且对物体细节具有较高的分辨能力。视杆系统与视锥系统的比较如表9-1所示。

表9-1 视杆系统与视锥系统的比较

项 目	视杆系统	视锥系统
感光细胞分布	主要在视网膜周边部	密集于视网膜中央凹
细胞间联系	汇聚多	汇聚少（中央凹一对一）
感光色素	1种（视紫红质）	3种（红敏、绿敏、蓝敏色素）
主要视觉	暗视觉	明视觉
光敏度	高（感受暗光）	低（感受强光）
分辨能力	低	高
颜色视觉	无	有
动物种系特点	夜间活动的动物为主（如猫头鹰）	白天活动的动物为主（如鸡）

2. 视杆细胞的感光换能作用

在视杆细胞的外段部分，膜内的细胞质甚少，绝大部分空间被一些整齐的重叠成层的圆盘状结构所占据，这些圆盘状结构称为膜盘。每个膜盘是一个扁平的囊状物，囊膜的结构和细胞膜类似，具有一般的脂质双分子层结构，其中镶嵌着视紫红质（图9-4）。该色素在暗处呈紫红色，光照时发生一系列光化学反应，是产生视觉的物质基础。

视紫红质由一分子视蛋白（opsin）和一分子视黄醛（retinene）组成。视黄醛以11-顺型异构体（一种较为弯曲的分子构象）的形式存在，是视紫红质的生色基团。

光照时，视紫红质分子中视黄醛发生分子构象的改变，由11-顺型转变为全反型视黄醛（一种较为直的分子构象），由此导致视蛋白分子构象也发生改变。再经过复杂的信号转导过程，诱发视杆细胞产生感受器电位。

在亮处分解的视紫红质，在暗处又可重新合成，这是一个可逆反应，反应的平衡点决定于

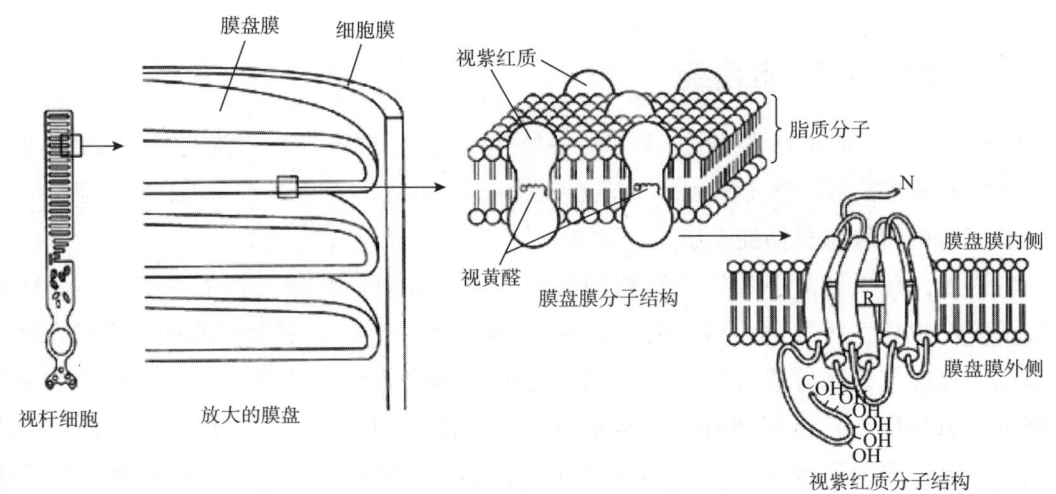

图 9-4 视杆细胞的感光换能作用

光照的强度。视紫红质再合成是在色素上皮细胞中异构酶的催化下,全反型视黄醛转变为 11-顺型视黄醛,然后 11-顺型视黄醛再进入视杆细胞中与视蛋白结合成视紫红质。在视紫红质的分解和再合成过程中,有一部分视黄醛被消耗,需要靠食物中的维生素 A 来补充。储存在视网膜色素细胞层中的维生素 A(全反型视黄醇),在耗能的情况下转变成 11-顺型视黄醇,再氧化成 11-顺型视黄醛,参与视紫红质的合成和补充。如果长期摄入维生素 A 不足,会影响人类的暗视觉,引起夜盲症(nyctalopia)。

视杆细胞自身没有产生动作电位的能力,但由光刺激所引起的外段膜上的超极化型感受器电位能以电紧张的形式扩布到细胞的终足部分,影响终足处的递质释放,从而引起下一级细胞产生电位变化,这就是视杆细胞的感光换能作用。

3. 视锥细胞的感光换能作用和颜色视觉

视锥细胞具有感光换能作用。视锥细胞的外段也具有与视杆细胞类似的盘状结构,并含有特殊的感光色素,称为视锥色素。已知大多数脊椎动物含有 3 种不同的视锥色素(红敏、绿敏、蓝敏色素),分别存在于不同的视锥细胞中。3 种视锥色素均含有同样的 11-顺型视黄醛,只是视蛋白的分子结构略有不同。视锥细胞的主要功能特点是辨别颜色,颜色视觉(color vision)是一种复杂的物理心理现象,是由不同波长的光线作用于视网膜后在人脑引起的主观感觉。正常人眼可分辨波长在 380~760nm 的约 150 种颜色,每种颜色都与一定波长的光线相对应。

四、与视觉有关的若干生理现象

1. 暗适应和明适应

人从亮光处进入暗室时,最初看不清楚任何东西,经过一定时间,视觉敏感度才逐渐增高的现象称为暗适应(dark adaptation)。暗适应的时间较长,需 25~30min,其产生机制与暗处视网膜中感光色素特别是视紫红质再合成增强导致感光色素量增多有关。相反,人从暗处来到亮光处时,最初感到一片耀眼的光亮,不能看清物体,稍待片刻后才能恢复视觉,这种现象称为明适应（light adaptation）。明适应的时间较短，约需几秒钟即可完成。耀眼的光感是由于在暗处蓄积的视紫红质在亮光下迅速分解所致，稍后由对光敏感度较低的视锥色素感光而恢复视觉。

2. 视野

单眼固定地注视前方一点不动，该眼所能看到的空间范围，称为视野（visual field）。视野的最大界限以它和视轴所成夹角的大小来表示。在同一光照条件下，用不同颜色的目标物测得的视野大小不一样，白色视野最大，其次为黄色、蓝色，再次为红色，而绿色视野最小。

第三节 耳的结构与听觉功能

耳（ear）又称为前庭蜗器（vestibulocochlear organ），是听觉和位觉（平衡觉）的外周感觉器官，含有听觉感受器（蜗器）和位觉感受器（前庭器）。听觉感受器是感受声波刺激的感受器，位觉感受器是感受头部空间位置和运动速度刺激的感受器，二者的功能不同，但在结构上关系密切。耳按部位可分为外耳、中耳和内耳。外耳和中耳是收集和传导声波的装置，内耳是听觉感受器和位觉感受器的所在部位（图9-5）。

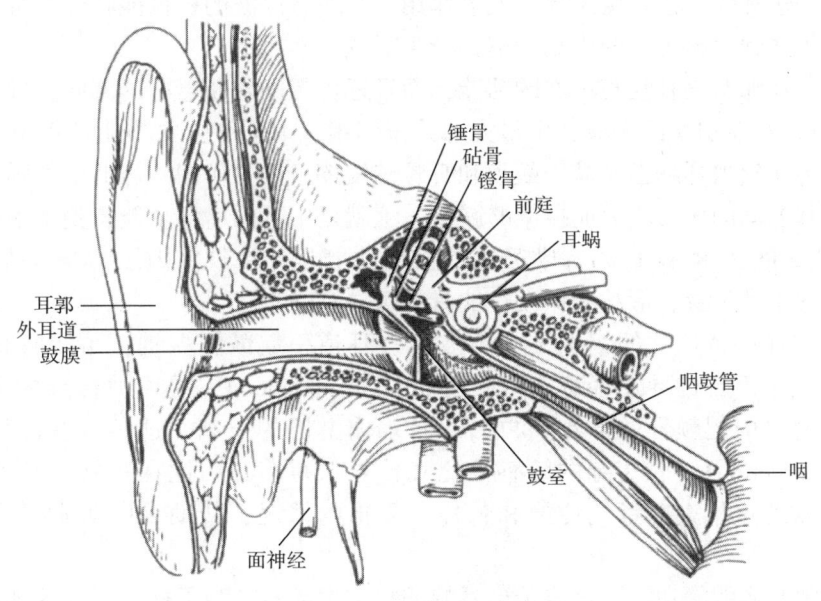

图9-5 耳的结构示意图

一、耳的结构

1. 外耳

外耳包括耳郭（auricle）和外耳道（external acoustic meatus）。耳郭以弹性软骨为支架，外面被覆皮肤而构成。外耳道是从外耳门至鼓膜的管道，成人长2~2.5cm。

2. 中耳

中耳由鼓膜（tympanic membrane）、鼓室（tympanic cavity）、听骨链（ossicular chain）和咽鼓管（auditory tube）等组成。

3. 内耳

内耳又称迷路，位于颞骨岩部的骨质内，分为骨迷路和膜迷路。骨迷路为骨性管道，膜迷路为膜性结构，位于骨迷路之内，形状与之相似。骨迷路与膜迷路之间的腔隙内充满外淋巴，膜迷路内含有内淋巴，内、外淋巴互不相通。

4. 前庭蜗神经

前庭蜗神经（vestibulocochlear nerve）又称位听神经，是第Ⅷ对脑神经，由前庭神经和蜗神经组成。前庭神经节内神经元的周围突分布于球囊斑、椭圆囊斑和壶腹嵴中的毛细胞，其中枢突组成前庭神经，传递位觉的神经冲动。螺旋神经节内神经元的周围突分布于螺旋器的毛细胞，其中枢突组成蜗神经，传递听觉的神经冲动。

二、听觉功能

听觉（hearing）是人耳的主要功能之一。由声源振动引起空气产生的疏密波，通过外耳和中耳的传递到达耳蜗，经耳蜗的感音换能作用，最终将声波的机械能转变为听神经纤维的神经冲动，后者传送到大脑皮质的听觉中枢，产生听觉。

外耳的功能耳郭不仅有收集声波的功能，而且还可帮助判断声源的方向。外耳道是声波传导的通道，可对约3800Hz的声波产生最大的共振作用。中耳的主要功能是将空气中的声波振动能量高效地传递到内耳淋巴，其中鼓膜和听骨链发挥了重要作用。声波由鼓膜经听骨链传到前庭窗膜时，其振动的压强增大而振幅略减小，这就是中耳的增压功能，整个中耳传递过程中声压增高了24.2倍（18.6×1.3）。咽鼓管的主要功能是保持鼓室内压力与外界大气压平衡，对于维持鼓膜的正常位置、形状和振动性能具有重要意义。

声波传入内耳途径正常的情况下，声波经外耳道引起鼓膜振动，再经听骨链和前庭窗膜进入耳蜗，这条声音传导途径称为气传导（air conduction），是声波传导的主要途径。此外，声波还可直接引起颅骨的振动，再引起耳蜗内淋巴的振动，这条声音传导途径称为骨传导（bone conduction）。骨传导的敏感性比气传导低得多，因此在正常听觉的引起中作用很小。临床上常通过检查患者气传导和骨传导受损的情况，帮助诊断听觉异常的病变部位和性质。

耳蜗具有感音换能的功能，可将传到耳蜗的机械振动转变为听神经纤维的神经冲动。在这一转变过程中，耳蜗基底膜的振动是一个关键因素，它的振动使螺旋器中的毛细胞受到刺激，继而产生感受器电位，并最终形成听神经纤维的动作电位。

三、平衡觉功能

内耳中的3个半规管、椭圆囊和球囊合称为前庭器官，是人体感知自身运动状态和头部空间位置的感受器，对维持身体平衡起重要作用。

第四节 鼻的结构与嗅觉功能

一、鼻的结构

鼻腔的三维结构是维持其正常生理功能的基础,鼻腔的外侧壁结构复杂。每侧的鼻腔均为不规则的腔隙,借助隐蔽的鼻窦开口分别与4组鼻窦相交通。鼻窦分别与眶、颅前窝底、颅中窝底(颈内动脉颅骨段和海绵窦)等重要结构构成复杂的关系。

1. 外鼻

外鼻(exteral nose)以鼻骨和鼻软骨为支架,外被皮肤、内衬黏膜。外鼻呈三棱锥体状,上部与额相连的狭窄部称鼻根,向下延续为鼻梁,末端称鼻尖,鼻尖两侧扩大称鼻翼。

鼻尖、鼻翼及鼻前庭皮肤较厚,且与皮下组织及软骨膜粘连紧密,并富有皮脂、汗腺,为粉刺、痤疮和酒渣鼻的好发部位,当疖肿、炎症时,稍有肿胀,疼痛就较为剧烈。

2. 鼻腔

鼻腔(nasal cavity)由骨和软骨及其表面被覆的黏膜和皮肤共同构成。鼻中隔将其分为两半,向前通外界处称鼻孔(nostril),向后通鼻咽处称鼻后孔(choanae)。每侧鼻腔以鼻阈(limennasi)为界,分为鼻前庭(nasal vestibule)和固有鼻腔(nasal cavityproper)。鼻阈也是皮肤与黏膜的分界标志,鼻前庭壁内衬皮肤,生有鼻毛,有滤过和净化空气功能。鼻前庭富含皮脂腺和汗腺,是疖肿的好发部位;因其缺少皮下组织,故在发生疖肿肿胀时疼痛剧烈。

(1) 固有鼻腔 通称鼻腔,前界为鼻前孔,后界为鼻后孔,有内侧、外侧、顶、底四壁。

① 内侧壁:即鼻中隔,由筛骨垂直板、犁骨和鼻中隔软骨构成支架,表面覆盖黏膜而成。其前下方血管丰富、位置浅表,外伤或干燥刺激均易引起出血称为易出血区(little区或kiesselbach区)。

② 外侧壁:鼻腔外壁由上颌骨、泪骨、下鼻甲和筛骨、腭骨垂直板、蝶骨翼突等组成。从上到下有上、中、下鼻甲,大小依次扩大且前端依次前移。各鼻甲的下方分别有一空隙称为上、中、下鼻道。

③ 顶壁:呈狭小的拱形,前部由额骨鼻突及鼻骨构成,中部是筛骨筛板,后部为蝶骨。其中筛骨筛板分隔颅前窝和鼻腔,薄而脆,有嗅神经穿过筛孔进入颅前窝。

④ 底壁:即硬腭,前3/4由上颌骨腭突构成,后1/4由腭骨水平部构成,分隔口腔和鼻腔。

(2) 鼻腔黏膜 按其组织学构造和生理功能的不同,分为嗅区黏膜和呼吸区黏膜两部分。嗅区黏膜分布于上鼻甲及部分中鼻甲内侧面及相对应的鼻中隔部分。除嗅区黏膜外,鼻各处均由呼吸区黏膜覆盖,黏膜内含有丰富的浆液腺、黏液腺、杯状细胞以及丰富的静脉丛,为调节空气温度与湿度的主要部分。

(3) 鼻腔血管、淋巴和神经 鼻腔的动脉主要来自颈内动脉系统的分支眼动脉和颈外动脉系统的分支上颌动脉。鼻腔前部、后部和下部的静脉汇入颈内、外静脉,鼻腔上部静脉经眼静脉汇入海绵窦,亦可经筛静脉汇入颅内的静脉和硬脑膜窦。

鼻腔前1/3的淋巴管与外鼻淋巴管相连,汇入耳前淋巴结、腮腺淋巴结及下颌下淋巴结。鼻腔后2/3的淋巴汇入咽后淋巴管及颈深淋巴结上群。鼻部恶性肿瘤可循上述途径发生转移。

鼻腔的神经包括嗅神经、眼神经、上颌神经、交感神经和副交感神经。

3. 鼻窦

鼻窦（nasal sinuses）为鼻腔周围颅骨含气空腔，按其所在颅骨命名为额窦、筛窦、上颌窦及蝶窦，共4对。各鼻窦的发育进度不一致，初生儿只有上颌窦和筛窦，到3岁时额窦和蝶窦才开始出现，各鼻窦形状、大小随着年龄、性别和发育状况而有所不同。鼻窦内的腔衬以黏膜，其黏膜与鼻腔黏膜相移行，有温暖、湿润吸入空气和对发声起共鸣作用，鼻腔与鼻窦的炎症也因此可相互蔓延。

二、嗅觉感受器和嗅觉

1. 嗅觉感受器及其适宜刺激

嗅觉（olfaction）是人和其他高等动物对有气味物质的一种感觉。嗅觉感受器位于上鼻道及鼻中隔后上部的嗅上皮中，两侧总面积约 5cm^2。嗅上皮由嗅细胞、支持细胞、基底细胞和鲍曼腺（Bowman）组成。整个鼻腔均被黏膜所覆盖。平静呼吸时，大部分空气通过中、下鼻道吸入肺内，只有少量通过上鼻道。因此，人们在辨别一些不太显著的气味时常常要用力吸气，才能使气味分子到达上鼻道和鼻中隔后上部的嗅上皮以刺激嗅细胞。嗅神经是纯粹的感觉神经，初级神经元是双极神经元，存在于鼻腔上部黏膜中；其周围部分穿出鼻腔顶部、鼻中隔上部和鼻上甲内侧的黏膜，形成带纤毛的感受器，其上行轴突组成嗅神经，人类一侧的嗅神经约含20余条嗅丝。嗅神经把嗅觉冲动传至嗅球，再经嗅三角、前穿质、透明隔传至嗅觉中枢。

鼻腔中有一类易被气味分子激活的神经元——嗅觉感受神经元（olfactory sensory neurons，OSNs）。气味分子激活特定嗅觉神经元后会被转化为电信号，从而引起特定的电传导模式，然后通过嗅球传递到大脑，产生嗅觉。其中，位于嗅觉神经元中识别气味分子的膜受体即为嗅觉受体（olfactory receptor）。

嗅觉受体通过"组合编码"的方式来识别气味分子，即一个嗅觉受体能识别多种气味分子，且一种气味分子能激活多个嗅觉受体。大量的嗅觉受体结合"组合编码"的气味识别方式，使得动物能识别并辨别数以万亿计的气味分子。除了基本的嗅觉感知以外，嗅觉受体还与动物摄食、交配、育婴、躲避天敌等生存攸关的行为息息相关。嗅觉受体可以分为3个家族，第Ⅰ类是气味受体（odorant receptor，OR）家族；第Ⅱ类是痕量胺相关受体（trace amine-associated receptor，TAAR）家族。OR和TAAR都属于A类G蛋白偶联受体（GPCR）家族。第Ⅲ类是非GPCR嗅觉受体，主要包括四次跨膜蛋白A（membrane-spanning 4-pass A，MS4A）家族等。

日常闻到的气味，是空气中一组不同种类的分子刺激鼻黏膜上嗅觉感受器后所产生的反应，这些分子被称为嗅分子或嗅质（odorants）。嗅质需与鼻腔嗅黏膜上的嗅受体结合后方可启动嗅觉反应。嗅质与嗅受体结合后诱发的神经冲动由嗅神经传到嗅球，再将嗅觉信息进行编码和加工处理后再传到嗅皮层，在嗅皮层解码后形成不同的气味感觉（图9-6）。

2. 嗅觉立体化学理论

（1）主香理论　1952年，约翰·阿穆尔（John E·Amoore）提出了嗅觉立体化学理论（stereochemical theory）。该理论首次提出主导气味（primary odor）的概念，因此该理论也称主香理论。Amoore认为不同物质的气味实际上是有限几种主导气味的不同组合，而每种主导气

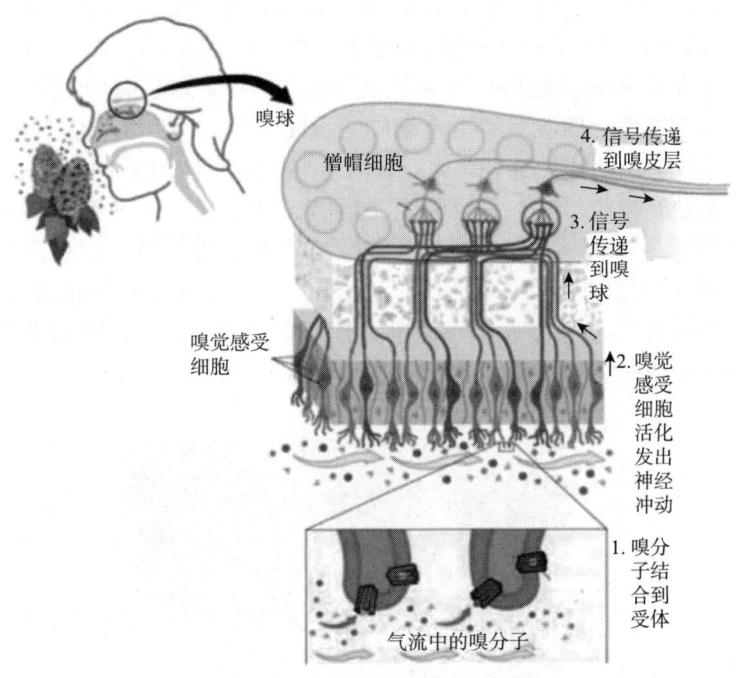

图 9-6　嗅觉受体和嗅觉系统组成示意图

味与鼻腔内特异的主导气味受体（primaryodor receptor）结合。Amoore 提出了 7 种主导气味，包括清淡气味（ethereal）、薄荷气味（minty）、樟脑气味（camphoraceous）、花香气味（floral）、辛辣气味（pungent）、发霉气味（musty）和腐烂气味（putrid）。Amoore 通过"特定嗅觉缺失症（pecifianosmia）"实验证明了主导气味的存在及区别方法，发现对某特定气味识别能力缺失的"特定嗅觉缺失症"患者是由于其体内缺乏其中某一主导气味受体所致。为证明确实存在主导气味以及如何区别它们，嗅觉立体化学理论从一定程度上解释了分子形状相似的物质气味差别很大的原因，可能是它们具有不同的功能基团。

不同呈香物质的分子大小、立体形状、电荷分布不同，在人嗅觉受体上也存在与之结合的特定位置；一旦呈香分子嵌入特定的受体，就会产生相应的刺激信号，对应的特征风味就会被人捕捉。有 5 个嗅觉感受器位点是根据香味化合物的大小和形状同香味化合物作用，有 2 个嗅觉感受器位点是基于电荷面产生作用。

（2）嗅觉振动理论　嗅觉振动理论（vibrationaltheory），由乔治·戴森（George Dyson）于 1937 年首次提出，接着在 1950—1960 年罗伯特·莱特（Robert H·Wright）将该理论进一步发展。该理论认为嗅觉受体分子能与气味分子发生共振。这是基于对光学异构体（opticalisomer）和同位素取代物质（isotopicsubstitution）气味的对比研究的结果。对映异构体（enantiomer）具有相同的远红外光谱，但它们的气味差别很大。用氘取代气味分子虽能改变分子的振动频率，但对该物质的气味影响很小。

（3）膜刺激理论　膜刺激理论（membrane stimulus theory）认为在受体的柱状神经脂膜界面上吸附有呈香物质分子，神经周围有水分子，呈香物质分子的亲水基团向水排列，并使水形成空穴，若有离子进入此空穴，便会产生信号。

3. 嗅觉的特点

自然界中的嗅质有 2 万余种，其中约 1 万种可被人类分辨和记忆。美国科学家理查德·阿克塞尔（Richard Axel）和琳达·巴克（Linda B·Buck）通过研究发现，人类约有1000个基因（约占人类基因总数的3%）用来编码嗅细胞膜上的不同嗅受体。由于每个嗅受体基因在结构上均有所不同，并且每个嗅细胞几乎只表达这1000种嗅受体基因中的一种，这样，人的嗅上皮中大约有1000种嗅细胞。嗅觉具有群体编码的特性，即一个嗅细胞能对多种嗅质发生反应，而一种嗅质又可激活多种嗅细胞（图9-7）。因此，虽然嗅细胞只有1000种，但它们可以产生大量的组合，形成大量的嗅质模式，这就是人类能分辨和记忆1万种不同嗅质的基础。需要说明的是，虽然嗅细胞可对多种嗅质发生反应，但反应程度有所不同。例如，某种嗅细胞可对嗅质A有强烈反应，而对嗅质B只有微弱反应。此外，嗅觉系统也同其他感觉系统相类似，不同性质的基本气味刺激有其专用的感受位点和传输线路，非基本气味则由于它们在不同线路上引起不同数量的神经冲动的组合，在中枢引起特有的主观嗅觉。

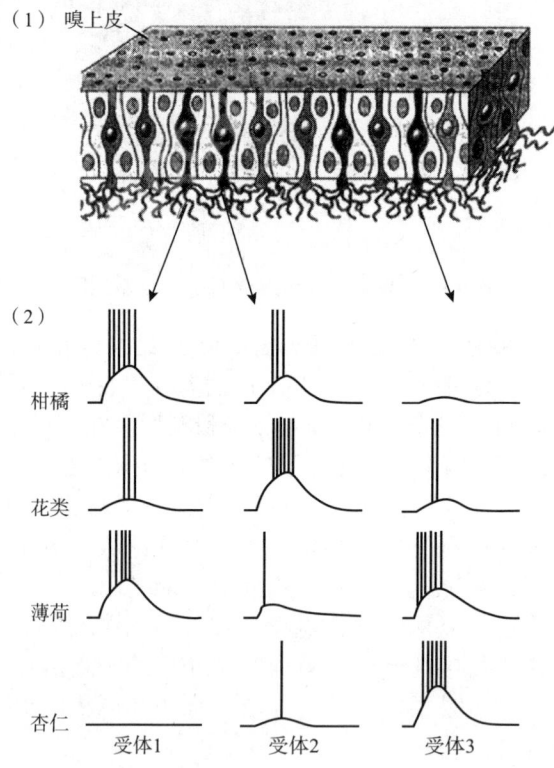

图9-7 单个嗅觉感受器细胞的反应特性

嗅觉具有以下特点。

① 嗅阈值低：人类嗅觉的生理特性之一是嗅阈值低，嗅觉十分灵敏。不同种族及不同个体之间存在较大差异，通常女性嗅阈值低于男性，儿童低于成人。人类嗅阈值的大小也随气味物质种类不同而有很大差异，如粪臭素为4×10^{-10}mg/L，人工香为$5\times10^{-10}\sim5\times10^{-9}$mg/L，乙醚为6mg/L。有些人缺乏一般人具有的对某种化学物质的嗅觉能力，称为嗅盲或嗅觉缺损。嗅觉功能可因嗅上皮损伤或嗅细胞减少而降低；温度和湿度等环境因素对嗅阈值也有一定影响；嗅觉功能也可随机体不同条件的变化而改变，如感冒、鼻炎、烟者的嗅灵敏度均可降低。此外，随着机体处于不同的行为状态，同一种嗅物质会具有不同的意义，例如，在饱腹或饥饿不同状态时，人们对食物的芳香的感受会完全不同。

② 敏锐：人的嗅觉是相当敏锐（acuity）的，某些气味化合物即使在低浓度下也会被感知甚至个别训练有素的专家能辨别 4000~10000 种不同的气味。人类的嗅觉细胞在 500 万个左右，而狗的嗅觉细胞数量则可以达到 2 亿~3 亿个，狗的鼻子能够辨别超过 200 万种不同气味。

③ 个体差异大：不同的人，嗅觉差异很大，即使是嗅觉敏锐的人，敏锐性也会因气味而异。对气味极端不敏感的情况便是嗅盲，这与遗传有关。有人认为女性的嗅觉比男性敏锐，但有人却持相反意见。

④ 适应较快：嗅觉受体属于快适应受体，因此，在某种嗅质连续刺激下，可迅速引起嗅觉减退。"入芝兰之室，久而不闻其香；入鲍鱼之肆，久而不闻其臭"就是嗅觉适应的典型例子。不同的刺激，嗅觉适应的时间不同，有的只需 1~2min，有的需要十几分钟甚至更长。嗅觉的适应也具有选择性，即对某种气味适应后，此时对其他嗅质仍有正常的嗅觉。嗅觉还有一种和心情有关的特点，即能引起情绪活动，有些气味可引起愉快的情绪，有些气味则引起不愉快或厌恶的情绪。

现已证实，嗅觉受体在受刺激后，1s 左右已适应 50%，但此后，它们产生适应非常少且非常慢。当人们进入一个较强的气味环境时，1min 左右几乎完全适应了，这是因为人们的心理适应程度比受体本身适应要强。有学者推测，适应的机制可能发生在中枢神经系统内。当一个嗅刺激开始后，中枢神经逐渐产生一个强的反馈抑制，发自脑部嗅觉中枢的大量神经纤维终止于嗅小球内颗粒细胞（抑制细胞），抑制信号通过嗅小球传递信息。

4. 嗅觉的分类

嗅感物质种类甚多，有人估计约有 40 万种，它们引起的感觉也千差万别，十分复杂。嗅觉分类的关键是如何度量两种气味之间的相似性（similarity），也就是类别划分的标准。目前，尚无权威性的嗅觉分类方法。

Amoore 的分类最有名。他根据对 600 多种物质气味的描述、分析、归纳，将气味分为 7 种包括清淡气味、薄荷气味、樟脑气味、花香气味、辛辣气味、发霉气味和腐烂气味。后来他又增加了第 8 种称为甜香味。他认为这几种气味是主导气味，其他众多的气味可能是由这些基本气味的组合产生的复合气味。

哈珀（Harper）等根据气味的品质，将嗅觉详细分成 44 类，如水果味、柠檬味、杏仁味、薄荷味、甜味、花味、肥皂味、醚味、樟脑味、芳香味、香料味、麝香味、蒜味、鱼腥味、腐臭味、腐败味、粪味、焦味、石炭酸味、汗味、草味、树脂味、油味等。

也有人在结构-气味关系的研究中，将气味划分为龙涎香气味、苦杏仁气味、麝香气味和檀香气味。布伦斯（Boelens）在研究了 300 种香味物质后发现气味物质可以归属为 14 类基本气味，而阿部圭一（Keiichi Abe）通过聚类分析法，将 1573 种气味物质分为 19 类。

第五节　舌的结构与味觉功能

一、乳头与味蕾

在哺乳动物中，味觉是滋味感受的主要方式。不同种属的哺乳动物通过口腔能分辨出的基本味觉种类差异明显，但通过基因组数据分析发现，包括人在内的哺乳动物，目前只能区分 5 种基本味觉：甜觉、苦觉、酸觉、咸觉和鲜味。已有关于第六种味觉的研究，如浓厚味、脂肪味等，会在本章进行简要介绍。尽管由于物种差异，与大多数哺乳动物相比，人类对味觉的辨别能力似乎不高，但是味觉已经为人们提供了很多有价值的感官信息以评估食物，从安全性到愉悦感。味觉引起的反应范围很广，从天生的行为举止如母婴关系，到后天社会行为如美食创新、饮食乐趣、美味的吸引力，都在提醒人类一个问题，人类是如何感知滋味的？

舌头的背侧面（表面）的黏膜上分布着叫作乳头的突起，乳头中感知味道的是味蕾。叶状乳头是一种褶皱乳头，位于舌体的外侧，前后平行排列。菌状乳头是一种针头大的乳头，广泛分布在舌体上，上段稍微有些突起，形状很像蘑菇。儿童的菌状乳头上分布着味蕾，长大成人后，味蕾数量变少。味蕾分布在黏膜上皮上，宽 20~40μm，长约 70μm 的纺锤形构造，前端的味孔打开后，就可与口腔相连接。一个味蕾有 30~80 个味细胞，其寿命一般约 10d。味细胞前端生长着微绒毛，这是细胞膜中感知味觉的感受器或通道（是离子通过的地方）。味觉刺激从味细胞传导至味觉神经纤维。此外，除了舌乳头，味蕾还分布在其他的黏膜上。

（1）Ⅰ型细胞　Ⅰ型细胞形状细长，其特征是包裹在其他细胞周围，表明它们具有神经胶质样功能。Ⅰ型细胞还包含细细的绒毛，延伸到味觉孔，在上皮细胞的凹陷处，味觉活性分子与受体接触。一般认为，味觉分子仅能进入味蕾细胞的微毛顶端。紧密的连接屏蔽了基底外侧细胞部分与口腔的接触。Ⅰ型细胞可以表达兴奋性神经递质。此外，一部分Ⅰ型细胞表达功能性上皮钠通道（epithelial sodium channel，ENaC）被认为与咸味的转导有关，因此导致这种细胞类型在味觉中起积极作用。

（2）Ⅱ型细胞　Ⅱ型细胞是电子透明的，使它们在电子显微镜图像中呈现明亮感（Ⅱ型细胞又称"光细胞"），并且显示出它们细长的形状。Ⅱ型细胞一般位于味蕾的上部，并不总是延伸到其基部，它们具有几个钝的微绒毛，延伸到味觉孔中，这些细胞也称为受体细胞。大量研究表明，它们以相互排斥的方式表达甜味、鲜味或苦味刺激的味觉受体，从而形成 3 个功能子集。从生化实验到导源细胞实验中发现，Ⅱ型细胞似乎只适合于甜味、苦味或鲜味的单一一种滋味的刺激。苦味受体（TAS2RS 或 T2R）不与 TR 受体在同一细胞中共表达。表达 TR1（鲜味受体特异性 TR 亚基）的细胞不同于表达 TR2（甜味受体特异性 TR 亚基）的细胞，但是有实验表明，甜味、鲜味、苦味受体通过同一信号最终导致神经递质三磷酸腺苷（ATP）释放细胞内蛋白质。该信号不是通过经典的突触机制释放的，是通过泛连接蛋白（pannexin）或连接蛋白（connexin）半通道排出的。

（3）Ⅲ型细胞　通过电子显微镜显示的Ⅲ型细胞与Ⅰ型细胞和Ⅱ型细胞相比，具有中等的电子密度，并且只有一个细长的微绒毛，与味觉孔接触。它们表达各种神经蛋白，如神经细胞黏附分子（neuraleell adhesionmolecule，NCAM）。Ⅲ型细胞在味蕾上形成常规突触和显示出突触前特，也是唯一表达突触蛋白的细胞。因此，Ⅲ型细胞也称为突触前细胞。这种细胞类型不对甜味、鲜味或苦味刺激做出反应。Ⅲ型细胞中特异性表达瞬时受体电位家族的某些成员称为脊椎动物酸味受体基因（polycystic kidney disease 2-like1 protein，PKD2L1）。经过基因工程改造的小鼠，专门在 PKD2L1 细胞中表达白喉毒素，不仅缺乏其 PKD2L1 细胞，而且失去了对酸性味觉刺激的神经反应，从而证明Ⅲ型细胞是酸味细胞。

（4）Ⅳ型细胞和Ⅴ型细胞　两种细胞显示出与分层鳞状上皮细胞相似的形状。他们存在于味蕾的基底部，不具有滋味孔。这些细胞表达发育信号蛋白，表明它们正在增殖，并暗示它们具有成为其他味细胞前体的可能性。味细胞寿命很短，大约10d就能更换。原始Ⅴ型细胞的外观与Ⅳ型细胞相似，但是当它们延伸到味蕾中时，它们呈Ⅰ型细胞状。在味蕾外围层中发现Ⅴ型细胞，其形成角蛋白束网络。Ⅴ型细胞不接触味觉孔，被认为可以支撑味蕾或形成扩散屏障，从而通过横向扩散穿过周围的上皮细胞来限制小分子的进入。

味蕾由3个颅神经传入，这些神经存在于3个周围神经节中：膝状神经节（Ⅶ）、岩质神经节（Ⅸ）和结节神经节（Ⅹ）。神经节神经元的纤维终止于髓质的一个小区域，称为味觉核。味觉信息从味觉核沿下降路径传输到控制下颌运动和唾液分泌的各种口运动核和唾液中枢神经核。因此，味觉信息在局部感觉运动反射通路中用于控制咀嚼、吞咽、可口食物的唾液分泌或张开嘴以排出有害的有毒（苦味）化合物。

甜味、鲜味和苦味受体（以及酸性受体候选物PKD2L1）在不同亚群的受体细胞中表达，观察到的受体细胞在体外仅对一类味觉刺激做出反应，表明味细胞形成独立的群体，这些群体致力于仅检测和转导一种味觉刺激。针对性地敲除 *T1R1* 基因或 *T1R2* 基因的小鼠选择性地失去了对甜味或鲜味物质的感受和反馈效应，而对其他基本味觉刺激的反应却未受影响。缺少 *T1R3* 基因的小鼠失去了对甜味和鲜味的感受和反馈效应，但对咸味、酸味和苦涩味刺激的反应正常。在一系列复杂的研究中，具有 *PLC-β2* 基因靶向缺失的小鼠被证明对甜味、苦味和鲜味化合物缺乏反应，这与该信号分子在这3种味觉的转导中的核心作用相符，酸味和咸味的感受和反馈效应是正常的。当这些小鼠被设计为在其苦味细胞中选择性表达 PLC-β2 活性时，可以选择性地恢复其对苦味的感受，同时对鲜味和甜味刺激无反应。

二、味觉和味觉受体

1. 味觉

味觉（gustation）是人和动物对有味道物质的一种感觉。动物与人都是通过味觉系统来评价食物的营养价值，并防止摄入对机体不利的物质。尽管组成物的成分有多种，但现在普遍认为都是5种基本味觉组合，它们分别是酸味（sour）、甜味（sweet）、苦味（bitter）、咸味（salty）和鲜味（umami）。人们所说的各种滋味均由这5种基本味觉组合而成。某种味觉物质（即味质）溶解于唾液、作用于味细胞上的受体后，经过细胞内信号转导、神经传递把味觉信号分级传送到大脑，进行整合分析，产生味觉/滋味（taste）。苦味被认为是识别摄入毒物，许多毒物是苦的；甜味是碳水化合物的信号；鲜味是由L-氨基酸及核苷酸引起的；咸味是由钠产生的；酸味是由有机酸提供的。

2. 味觉受体

味觉受体（taste receptor，TASR）属于一组特殊的G蛋白偶联受体。味觉受体第一家族（T1Rs）是一类能感知甜味和鲜味的受体家族，它包括T1R1、T1R2、T1R3三个成员。T1R2+T1R3以异二聚体形式共表达参与甜味识别，而T1R1+T1R3也以异二聚体形式共表达参与鲜味识别，*T2R* 基因为苦味受体基因，*PKD1L3* 和 *PKD2L1* 基因是候选的酸味受体基因，*ENaC* 和 *TRPV1* 基因是咸味受体基因。

味觉感受器是味蕾。舌头表面有很多乳头状的突起，味蕾就藏在这些突起之中。每个人约有 10000 个味蕾，每个味蕾包含 30~80 个味细胞，每个味细胞上含有酸、甜、苦、咸和鲜这五种基本味觉的受体。

味蕾的适宜刺激是食物中有味道的物质，即味质（tastant）。静息时，味细胞的膜电位是 -60 ~ -40 mV。当给予味质刺激时，可使不同离子的膜电导发生变化，从而产生去极化感受器电位。

在 II 型细胞中，甜味、苦味及鲜味分子配基与味觉 GPCR 结合，活化了一个磷酸肌醇途径，使细胞质中 Ca^{2+} 浓度升高，并通过阳离子通道 TrpM5 使（细胞）膜去极化。Ca^{2+} 浓度升高与膜去极化这两者的加和将缝隙连接半通道（很可能由 Panx1 组成）打开了一个大的孔径，导致了 ATP 的释放。T2R 味觉 GPCR（苦味）没有广泛的胞外区域，而且 T2R 是否具有多聚体还不知晓。突触前细胞（Ⅲ型细胞）中，有机酸（HAc）透过原生质膜酸化细胞质，使其质壁分离，然后酸化细胞质。细胞内质子敏感的 K^+ 通道受到阻碍，并使细胞膜去极化，然后 Ca^{2+} 门控通道电压提升 Ca^{2+} 浓度引起了突触泡的胞外分泌。Na^+ 的咸味是 Na^+ 渗透出膜离子通道（包括 ENaC）的结果，使膜去极化。咸味传导的细胞类型还未被确定。

（1）甜味受体　糖的甜味和它带来的愉悦感是人们非常熟悉的一种感受，以至于甜味是蔗糖的物理特性。感官、享乐等行为接受度之间的紧密关系充分说明了甜味检测和知觉如何演变以帮助识别代谢能量的最基本来源。甜味的诱人味觉形式是由 3 个 G 蛋白偶联受体（GPCR）介导的 T1R1、T1R2 和 T1R3 与细胞外钙感测、γ-氨基丁酸 B 型受体构成。这些 GPCR 组装成同型二聚体或异型二聚体受体复合物，其特征是存在长的氨基末端胞外域，可介导配体识别和结合。

T1R 在 TRC 中的表达模式定义了 3 种细胞类型：共表达 T1R1 和 T1R3 的 TRC（T1R1/T1R3 细胞）、共表达 T1R2 和 T1R3 的 TRC（T1R2/T1R3 细胞）和仅含 T1R3 的 TRC8。对小鼠甜味基因相关研究确定了单一基因会受到多个甜味物质的刺激，该基因被称为 *Sac* 基因。在微生物研究中还发现，某些菌株借助 *Sac* 基因具备从水中区分出含蔗糖和糖精溶液值差异的能力。通过连锁分析和遗传数据，显示了 *Sac* 基因座编码 T1R3，从而暗示了甜味检测中 TR 基因家族的一个成员。异源细胞的功能表达研究发现，T1R3 与 T1R2（T1R2/T1R3）结合形成了一种甜味受体，该甜味受体对所有种类的甜味剂都有反应，包括天然糖、人造甜味剂、D-氨基酸和强烈的甜味蛋白。这些结果证实了 T1R2/T1R3 异聚体是甜味受体，并暗示 T1R2/T1R3 细胞是甜味的 TRC。

人类和小鼠在品尝某些人造甜味剂和强烈甜味蛋白的能力上表现出一些显著差异，例如，小鼠无法品尝到阿斯巴甜或莫奈林。最近，对人类和啮齿类动物 T1R2/T1R3 受体的生化研究表明，不同种类的甜味受体配体实际上需要受体复合物的不同域才能识别。总之，这些功能实验和生化研究充分验证了 T1R2 和 T1R3 在甜味识别中的作用，并证实了异构化在受体功能中的重要性。在敲除 T1R2 和 T1R3 小鼠的研究中，发现 T1R2/T1R3 是哺乳动物主要的甜味受体。有研究发现，猫（从普通家猫到老虎的所有猫科动物）的 T1R2 基因都带有天然缺失，证实了 T1R 对甜味的基本作用。猫对甜食无反应，一些猫科动物对冰激凌的喜爱，可能与其中含有的油脂有关，此外大部分猫患乳糖不耐症，因此一旦摄入乳糖，会引发腹泻，而乳糖又是牛乳冰激凌的成分。

（2）鲜味受体　大多数哺乳动物被多种 L-氨基酸的滋味强烈吸引。然而，在人类中，只有谷氨酸钠（MSG）和天冬氨酸，可以唤起一种独特的咸味，被称为鲜味。另外，嘌呤核苷酸［如肌苷酸（IMP）和鸟苷酸（GMP）］可以增加鲜味，这已被食品工业用作增强多种产品风味的一种手段。基于细胞的研究表明，T1R1/T1R3 异聚 GPCR 复合体为哺乳动物的鲜味受体，而表达 T1R1/T1R3 的细胞是候选的鲜味感测细胞。T1R1/T1R3 复合物可选择性地响应谷氨酸钠和天冬氨酸（以及谷氨酸类似物 L-AP4）。T1R1/T1R3 在体内作为氨基酸（鲜味）味觉受体起作用的最终证据来自对敲除 T1R1 和 T1R3 小鼠的研究。缺乏 T1R1 或 T1R3 亚基的纯合突变体显示鲜味完全丧失，包括对 IMP、谷氨酸和 L-氨基酸的所有反应和对钠的行为吸引。

（3）苦味受体　甜味和鲜味有助于寻找食物，而苦味有助于防止摄入有毒性化合物。这类化合物非常丰富，统称为"苦味"。这些观察结果表明，苦味受体可能是由一个大家族的基因编码的，且苦味逐渐演变为可以识别多种化学物质，但不一定要区分它们。苦味是由大约 30 个不同的 GPCR（T2R）家族介导的。T2R 基因在不同于含甜味和鲜味受体的 TRC 中选择性表达。在异源表达测定中，大量的 T2R 被用作苦味受体，其中一些具有独特的多态性，这些多态性与小鼠、黑猩猩和人类对选择性苦味的敏感性的显著变化有关。

（4）咸味受体和酸味受体　许多研究表明，咸味和酸味通过细胞顶端表面的 Na^+ 和 H^+ 特异性膜通道直接进入细胞，从而来调节味细胞的功能。在有离子的情况下，TRC 活化被认为至少部分地通过阿米洛利敏感的 Na^+ 通道进入 Na^+ 介导。但是，盐"受体"的身份仍然是推测性的，并且存在很大争议。

学界已经提出了引起酸味的多种细胞类型、受体和机制，包括超极化激活的环核苷酸门控通道（cyclic nucleotide-gate cation channel，HCN）、酸敏感离子通道（acid-sensingion channels，ASICs）、K^+ 通道和 H^+ 门控钙通道的激活以及 Na^+/H^+ 交换剂和 K^+ 通道的酸失活。但是，最近的遗传和功能研究表明，TRP 离子通道家族成员 PKD2L1 具有酸敏感的 TRCs78，从而大大简化了对酸受体的追求。PKD2L1 在 TRC 群体中选择性表达，而 TRC 群体不同于介导甜味、鲜味和苦味的 TRC，进一步证实了周围味觉形态的细胞分离。PKD2L1 表达细胞在味觉系统中充当酸受体的证据来自结论性的基因消融实验。将白喉毒素靶向 PKD2L1 表达细胞可产生特定且完全丧失酸味的动物个体。

三、影响味感的主要因素

影响味感的主要因素包括呈味物质的结构、温度、浓度、溶解度，人的年龄、性别和生理状态以及呈味物质的相互作用和味觉的中枢分析。

1. 呈味物质的结构

呈味物质的结构是影响味感的内在因素。一般来讲，羧酸（如醋酸、柠檬酸等）多呈酸味，糖类（如葡萄糖、蔗糖等）多呈甜味，生物碱、重金属盐多呈苦味，而盐类（如氯化钠、氯化钾等）多呈咸味。但也有例外，如糖精、醋酸铅等非糖有机盐也有甜味，碘化钾呈苦味而不呈咸味等。总之，物质结构与其味感间的联系较为紧密，有时分子结构上的微小变化也会使其味感发生极大的变化。

2. 温度

同一物质在质量不变的前提下，往往因温度的不同其阈值有差异。味觉一般在 10~40℃ 较为敏锐，其中以 30℃ 最为敏锐。低于 10℃ 或高于 50℃ 时，各种味觉变得迟钝。在基本味觉中，甜味和酸味的最佳感觉温度是 35~50℃，咸味的最佳感觉温度是 18~35℃，而苦味是 10℃。

各种味感阈值因温度变化而异，但在一定温度范围内这种变化具有规律性。不同的味感受温度影响的程度也不相同，盐酸受温度的影响最小，糖精甜度受温度的影响最大。

3. 浓度和溶解度

适当浓度的味感物质常会使人有愉快感，而浓度不适当的味感物质会使人感到不愉快。不同味感受浓度的影响差异显著。一般来讲，酸味和咸味在低浓度时使人产生愉快感，在高浓度时使人感到不愉快；甜味在任何浓度下都会给人带来愉快的感受；单纯的苦味总是令人不愉快。

只有溶解后的呈味物质才能刺激味蕾。因此，溶解度大小及溶解速度也会影响味感产生的快慢及味感维持的时间。例如，蔗糖易溶解，故产生甜味快，维持的时间较短；而糖精较难溶，则味觉产生较慢，维持的时间较长。由于呈味物质只有在溶解状态下才能产生味觉，因此味觉也会受呈味物质所在介质的影响。介质的黏度能影响可溶性呈味物质向味感受器扩散，介质的性质会影响呈味物质的溶解性或呈味物质有效成分的释放。

4. 年龄

年龄对味觉敏感性是有影响的。60 岁以下的人味觉敏感性没有明显变化，但 60 岁以上的人群对咸、酸、苦、甜 4 种味的敏感性会显著降低。究其原因，一是年龄增长到一定程度后，舌乳头上味蕾数目会减少；二是老年人自身所患的疾病也会阻碍对味觉感觉的敏感性。

5. 性别

有关性别对味觉的影响有两种观点。一种观点是在感觉基本味觉的敏感性上无性别差异；另一观点是对咸味和甜味，女性要比男性敏感，对酸味则恰好相反，但性别对苦味敏感性没有影响。

6. 生理状况

身体患某些疾病或发生异常时，会导致失味、味觉迟钝或变味。例如，患黄疸的病人，对苦味的感觉明显下降甚至丧失；糖尿病人的舌头对甜味刺激的敏感性显著下降。由于疾病引起的味觉变化有些是暂时性的，待疾病恢复后味觉可以恢复正常，有些则是永久性的变化。

在某种意义上，味觉的敏感性取决于身体的需求状况。长期缺乏抗坏血酸的人对柠檬酸的敏感性明显增加；当人的血糖升高后，会降低对甜味的敏感性；人处在饥饿状态下会提高味觉敏感性。研究显示，4 种基本味觉的敏感性在上午 11：30 最高，在进食后 1h 内敏感性显著下降，下降程度与所食用食物的热量值有关。进食前味觉敏感性高，是由于体内生理需求较大。而进食后味觉敏感性下降，一方面是所摄入的食物满足了生理需求，另一方面是饮食过程造成味觉感受器疲劳所致。

7. 呈味物质的相互作用

两种（或两种以上）相同或不同的呈味物质进入口腔时会使呈味味觉改变的现象，称为呈味物质的相互作用。

（1）对比作用　指两种或两种以上的呈味物质适当调配，可使其中某种呈味物质的味觉更加协调可口的现象。如在蔗糖中添加少量食盐使蔗糖的甜味更加甜爽，在醋酸中添加一定量的食盐可使酸味更加突出，在味精中添加食盐会使鲜味更加饱满。

（2）相乘作用　指两种具有相同味感的物质，其味觉强度超过两者单独使用的味觉强度之和，也称味的协同作用。如味精与核苷酸共同使用使鲜味倍增，甘草酸铵本身的甜度是蔗糖的 50 倍，但与蔗糖共同使用时甜度是蔗糖的 100 倍。

（3）消杀作用　指一种呈味物质能够减弱或抑制另外一种呈味物质味觉强度的现象，也称味的拮抗作用。如蔗糖、食盐、奎宁和柠檬酸，若将其中任意两种以适当比例混合，都会使其中一种的味感比单独使用时弱。

（4）变调作用　指两种呈味物质先后进入口腔后，导致味感发生改变的现象。如吃过苦味的东西，接着喝水觉得水是甜的，吃甜食后饮酒有苦味产生。

（5）疲劳作用　当长期受到某种呈味物质的刺激后，再吃相同的味感物质时感觉刺激量或刺激强度减小的现象。如常吃山珍海味，即使美味佳肴也不感觉鲜美。

8. 味觉的中枢分析

味觉信息的处理可能在孤束核、丘脑和味皮层等不同区域进行。味皮层位于中央后回底部（43区），其中有些神经元仅对单一味质发生反应，有些神经元还对别的味质或其他刺激发生反应，表现为一定程度的信息整合。

思考题

1. 古人云："与善人居，如入芝兰之室，久而不闻其香，即与之化矣。与不善人居，如入鲍鱼之肆，久而不闻其臭，亦与之化矣。"这里面蕴含嗅觉的什么生理学特点？
2. 舌头的不同位置对味觉的感受相同吗？

延伸阅读

嗅觉与视觉哪个对食欲影响更大？

人们决定是否想吃食物，也就是食欲，基本依赖于两个主要的感觉器官：视觉与嗅觉，这两个感觉器官各自或组合都能使人产生进食欲望，而这种欲望又同时受到生理状态（如饥饿或饱腹）和一些心理变量的影响（如对食物的偏好）。

在产生食物欲望方面，视觉与嗅觉是否有同等的作用呢？有人做了这样的研究，让受试者进行"嗅觉阶段"与"视觉阶段"的任务，报告出他们闻到或看到的零食名称，并评价当下有多想吃它们。其次，所有的零食会被摆放在受试者面前，此时他们需要品尝这些小零食，并评价自己对食物的喜爱程度以及还想吃多少。接着，在受试者吃饱后，前面两个程序会再重复一次，以测量人在饥饿状态与饱腹状态下两种感官通道对食物的评价是否存在不一致性。

结果发现，基于嗅觉的欲望比基于视觉的欲望更强烈。所以，一盘香喷喷的炸鸡可能比一盘金灿灿的炸鸡更令人垂涎。此外，还发现视觉与嗅觉的感觉通道会随着生理状态的变化而做出不同反应。在饱腹状态下，视觉通道带来的进食欲望比嗅觉通道的下降更多。也就是说，即便已经吃饱了，嗅觉对人们进食欲望的影响仍然更大。

第十章
神经系统

学习引导

1. 想象一下,你正在期末考试的备考阶段,很多的考试课程压得你喘不过气来。虽然每天都在很认真的背书,但是总记不住。压力越来越大,以至于到了深夜一两点,依旧无法入睡。学习的吃力与失眠双重压力快让你崩溃。该如何通过饮食的调整,改善记忆与失眠呢?

2. 晚饭时段,你走进食堂准备就餐,发现一群人围着一个学生,走近一看,你发现学生躺倒在地、身体抽搐、头向后仰、口吐白沫。对于患有癫痫的患者来说,饮食与癫痫发作有关联吗?平时饮食中应该注意些什么?

3. 下丘脑区域因外伤、肿瘤、感染等因素受损后,为什么有的患者会控制不住食欲,增加饮食摄入导致肥胖,而有的患者会发生厌食而消瘦?

第一节 神经系统功能活动基本原理

神经系统(nervous system)是由众多的神经细胞组成的庞大而复杂的信息网络,具有联络和调节机体的各系统和器官的功能,通过将内外环境变化的信息由传入纤维传送到脑和脊髓,经过复杂的处理后,转变为传出信号,经传出神经传到全身各系统和器官,调节功能活动。

一、神经元和神经胶质细胞

神经系统内主要含神经细胞和神经胶质细胞两类细胞。神经细胞(neurocyte)又称神经元(neuron),是神经系统的基本结构与功能单位。它们通过突触联系形成复杂的神经网络,完成神经系统的各种功能活动。神经胶质细胞简称胶质细胞(glial cell),具有支持、保护和营养神经元等功能。

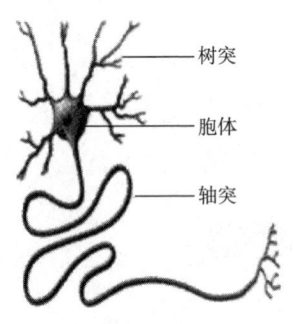

图 10-1 神经元结构模式图

1. 神经元

(1)神经元的结构 神经元结构大致分为胞体和突起两部分,突起又分树突(dendrite)和轴突(axon)两种(图 10-1)。以脊髓运动神经元为例,一个神经元可有多个树突,但只有一个轴突。胞体和树突在功能上主要是接受信息的传入,轴突则主要是传出信息。轴突的末端有许多分支,每个分支末梢的膨大部分称为突触小体(synaptic knob),它与另一个神经元相接触而形成突触(synapse)。

(2)神经元的功能 神经元的主要功能是接受和传递信息,中枢神经元可通过传入神经接受体内、体外环境变化的刺激信息,并对这些信息加以处理,再经过传出神经把调控信息传给相应的效应器,产生调节和控制效应。

(3)影响神经元功能的物质 酒精,即乙醇,具有脂溶性,可以迅速透过大脑神经细胞膜,并作用于膜上的某些酶而影响神经细胞的功能。乙醇对中枢神经系统的抑制作用随着剂量的增加由大脑皮层向下,通过边缘系统、小脑、网状结构到延髓。小剂量出现兴奋作用,是由于乙醇作用于大脑细胞突触后膜 γ-氨基丁酸受体,从而抑制 γ-氨基丁酸对脑的抑制作用。血中乙醇浓度增高作用于小脑可引起共济失调，作用于网状结构可引起昏睡和昏迷，极高浓度乙醇可抑制延髓中枢引起呼吸或循环衰竭。

多种营养素已被证实与神经系统功能维持和疾病发生有关。如磷脂酰丝氨酸参与构成大脑神经元的构成部分，增加神经元的连接密度。阿尔茨海默病患者存在不同程度的营养障碍，包括 B 族维生素的异常。其中，代谢和营养障碍所致的低血清叶酸被认为是痴呆的可能原因之一。流行病学研究显示低叶酸水平是认知障碍、阿尔茨海默病和抑郁的潜在危险因素。动物研究显示，叶酸可通过减少 $A\beta$ 的产生和修饰脑基因的表达改善空间学习，发挥神经元保护作用。叶酸已被作为育龄女性在备孕期和孕早期的常规营养补充剂，预防胎儿神经管畸形的发生，促进成人中枢神经系统神经轴突再生和神经元再生，改善神经退行性疾病和神经精神疾病，可能通过其表观遗传机制调节 DNA 甲基化，促进中枢神经系统（CNS）神经轴突的再生和促进损伤神经元的修复。因此，叶酸和膳食甲基供体可能为中枢神经损伤的治疗开辟新的途径。

2. 神经胶质细胞

神经胶质细胞（简称胶质细胞）广泛分布于中枢和周围神经系统中。在人类的中枢神经系统中，胶质细胞主要有星形胶质细胞、少突胶质细胞和小胶质细胞 3 类，其总数达 $(1\sim5)\times10^{12}$ 个，为神经元的 10~50 倍。在周围神经系统，胶质细胞主要有形成髓鞘的施万细胞和位于神经节内的卫星细胞等。

（1）胶质细胞的特征　胶质细胞虽也有突起，但无树突和轴突之分；细胞之间不形成化学性突触，但普遍存在缝隙连接。它们也有随细胞外 K^+ 浓度改变而改变的膜电位，但不能产生动作电位。在星形胶质细胞膜上还存在多种神经递质的受体。此外，胶质细胞终身具有分裂增殖能力。

（2）胶质细胞的功能

① 支持和引导神经元迁移：中枢内除神经元和血管外，其余空间主要由星形胶质细胞充填，它们以其长突起在脑和脊髓内交织成网，形成支持神经元胞体和纤维的支架。

② 修复和再生作用：当脑和脊髓受损而变性时，小胶质细胞能转变成巨噬细胞，与来自血中的单核细胞和血管壁上的巨噬细胞，共同清除变性的神经组织碎片。碎片清除后留下的缺损主要依靠星形胶质细胞的增生来充填。

③ 免疫应答作用：星形胶质细胞是中枢内的抗原呈递细胞，其质膜上存在特异性主要组织相容性复合分子 Ⅱ，后者能与经处理过的外来抗原结合，将其呈递给 T 淋巴细胞。

④ 形成髓鞘和屏障的作用：少突胶质细胞和施万细胞可分别在中枢和外周形成神经纤维髓鞘。星形胶质细胞的血管周足是构成血-脑屏障的重要组成部分，构成血-脑脊液屏障和脑-脑脊液屏障的脉络丛上皮细胞和室管膜细胞也属于胶质细胞。

⑤ 物质代谢和营养作用：星形胶质细胞一方面通过血管周足和突起连接毛细血管与神经元，对神经元起运输营养物质和排除代谢产物的作用；另一方面还能产生神经营养因子，以维持神经元的生长、发育和功能的完整性。

⑥ 稳定细胞外 K^+ 浓度：星形胶质细胞膜上的钠泵可将细胞外过多的 K^+ 泵入胞内，并通过缝隙连接将其分散到其他胶质细胞，以维持细胞外合适的 K^+ 浓度，有助于神经元电活动的正常进行。

⑦ 参与某些活性物质的代谢：星形胶质细胞能摄取神经元释放的某些递质，如谷氨酸和 γ-氨基丁酸，再转变为谷氨酰胺而转运到神经元内，从而消除这类递质对神经元的持续作用，

同时也为氨基酸类递质的合成提供前体物质。此外，星形胶质细胞还能合成和分泌多种生物活性物质，如血管紧张素原、前列腺素、白细胞介素以及多种神经营养因子等。

二、神经纤维

在周围神经系统，形成髓鞘或神经膜的细胞是施万细胞，在中枢则为少突胶质细胞。根据髓鞘的有无，神经纤维可分为髓神经纤维和无髓神经纤维。神经纤维末端称为神经末梢。神经纤维具有兴奋传导和轴浆运输的双重动能。

1. 神经纤维的兴奋传导

在神经纤维上传导着的兴奋或动作电位称为神经冲动，简称冲动。神经纤维传导兴奋的特征如下。

① 完整性：神经纤维只有在其结构和功能都完整时才能传导兴奋；如果神经纤维受损、被切断或局部应用麻醉剂，兴奋传导将受阻。

② 绝缘性：一根神经干内含有许多神经纤维，但神经纤维传导兴奋时基本互不干扰。

③ 双向性：人为刺激神经纤维上任何一点，只要刺激足够强，引起的兴奋可沿纤维向两端传播。

④ 相对不疲劳性：连续电刺激神经数小时至十几小时，神经纤维始终能保持其传导兴奋的能力，表现为不易发生疲劳。

2. 影响神经纤维传导速度的因素

不同类型的神经纤维传导兴奋的速度有很大的差别，这与神经纤维直径的大小、有无髓鞘、髓鞘的厚度以及温度的高低等因素有关。维生素 B_1 缺乏导致神经细胞代谢障碍，影响神经纤维的传导速度。糖尿病可导致神经营养血管病变，引起神经损伤，出现感觉减退、刺痛等症状。长期大量饮酒引起中枢神经系统损害、神经元死亡和神经递质失衡，导致神经传导异常。因此，患者出现相应症状应定期进行神经生理测试、监测神经传导速度的变化，必要时遵医嘱采用维生素 B_1、维生素 B_6、维生素 B_{12} 等营养素补充剂以辅助治疗。

3. 神经纤维的轴浆运输

轴浆运输是指借助于轴突内轴浆流动而进行的物质运输，可分为自胞体向轴突末梢的顺向轴浆运输和自末梢到胞体的逆向轴浆运输两类。缺锌影响神经轴浆运输和神经传导过程，可能与视神经相关缺陷导致的弱视形成有关。

4. 神经营养效应

① 神经对效应组织的营养性作用：神经纤维末梢经常释放一些神经营养因子来作用于所支配的组织，持续地调节被支配组织的代谢活动，影响其持久性的结构、生化和生理的变化。神经的这种作用称为营养性作用。

② 神经营养因子对神经元的调控作用：除神经元能释放神经营养因子维持所支配组织的正常代谢和功能外，神经元所支配的效应组织和星形胶质细胞也能产生神经营养因子，它们在神经末梢由受体介导进入细胞，再经逆向运输从末梢至胞体，促进胞体合成有关的蛋白质，它们在神经元的发生、迁移、分化和凋亡等过程中起到非常重要的作用。

脑源性神经营养因子（brain-derived neurotrophic factor，BDNF）在神经元发育、维持、修复和防止神经退行性病变中发挥关键作用，食物中丰富的多酚类物质可提高其脑内水平。

第二节　神经元之间信息传递

外周神经的神经冲动传至中枢或中枢的兴奋传至外周的效应细胞,都要经过神经元的接替。神经系统通过神经元之间、神经元与效应细胞之间的联系,从而实现其调节功能。这种神经元之间的紧密接触并进行信息传递的部位,称为突触(synapse),神经元与效应细胞之间的接触部位称为接头(junction)。神经元之间的信息传递方式大体可分为化学性突触(chemical synapse)传递和电突触(electrical synapse)传递。前者信息传递媒介物是神经递质,后者传递媒介物是局部电流。化学性突触传递是神经系统信息传递的主要形式。

一、突触传递

1. 经典的突触传递

(1) 突触结构　经典的突触由突触前膜(presynaptic membrane)、突触间隙(synaptic cleft)和突触后膜(postsynaptic membrane)3部分组成。

以经典的轴突-胞体突触或轴突-树突突触为例,一个神经元的轴突末梢首先分成许多小支,每个小支的末梢脱掉髓鞘后膨大呈球形,称为突触小体,贴附在另一个神经元的胞体或树突表面形成突触联系。突触前膜即是神经末梢突触小体的膜,与突触前膜相对的胞体膜或树突膜称为突触后膜。两膜之间为宽20~40nm的缝隙,称为突触间隙,其间有黏多糖、糖蛋白和一些离子。突触前膜内侧的轴质含有较多的线粒体和大量的囊泡,后者称为突触小泡,内含高浓度的神经递质。突触小泡一般分为3种:①小而清亮透明的小泡,内含乙酰胆碱或氨基酸递质。②小而有致密中心的小泡,内含儿茶酚胺类递质。③大而有致密中心的小泡,内含神经肽类递质。

(2) 突触分类　主要的突触组成可分为3类(图10-2):①轴-体型。轴突和细胞体相接触,它的作用主要是使神经元发生兴奋或抑制。②轴-树型。轴突与树突相接触,它的作用主要是改变神经元的兴奋性。③轴-轴型。轴突与轴突相接触,这种突触可以影响突触后神经元膜电位的高低,从而影响递质释放量。此外,还有结构上较少见的树突

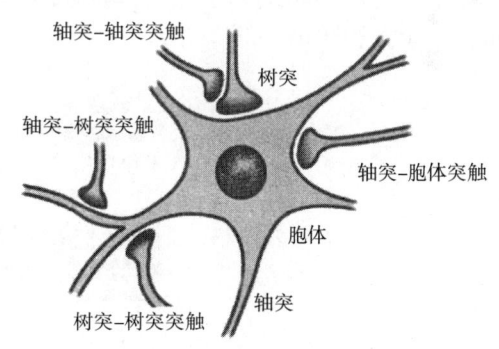

图10-2　突触的类型

-树突型、树突-胞体型、树突-轴突型、胞体-胞体型、胞体-树突型、胞体-轴突型突触。根据突触对下一个神经元功能活动的影响,突触又可分为兴奋性突触和抑制性突触。

(3) 突触传递的过程　定向突触是神经元间信息传递主要的方式。其传递过程有以下步骤:突触前轴突末梢的动作电位促发Ca^{2+}内流,轴浆内Ca^{2+}浓度瞬时升高触发递质释放须经历突触小泡的动员、摆渡、着位、融合和出胞等复杂步骤。递质释入突触间隙后,经扩散抵达突触后膜,作用于后膜上的特异性受体或化学门控通道,引起后膜对某些离子通透性的改变,使某些带电离子进出后膜,突触后细胞膜内外的电位差发生改变,突触后膜即发生一定程度的去极化或超极化,从而形成突触后电位。

当神经冲动抵达突触前膜时，突触前膜释放的递质是兴奋性递质，作用于突触后膜相应受体，提高了后膜对 Na^+、K^+ 的通透性。特别是 Na^+ 的通透性，由于 Na^+ 的内流大于 K^+ 的外流，故发生净内向电流，从而使突触后膜发生局部去极化，这种电位变化称为兴奋性突触后电位（excitatory postsynaptic potential，EPSP）（图 10-3）。EPSP 是局部电位，可以总和，若突触前神经元活动增强或参与活动的突触数量增多，EPSP 总和后幅度增加，如果达到突触后神经元的阈电位水平，则可在突触后神经元的轴突始段爆发动作电位；若总和后的幅度不够阈电位水平，虽不能引发动作电位，但仍可使突触后神经元的膜电位接近阈电位水平而易于爆发动作电位，这种现象称为易化。

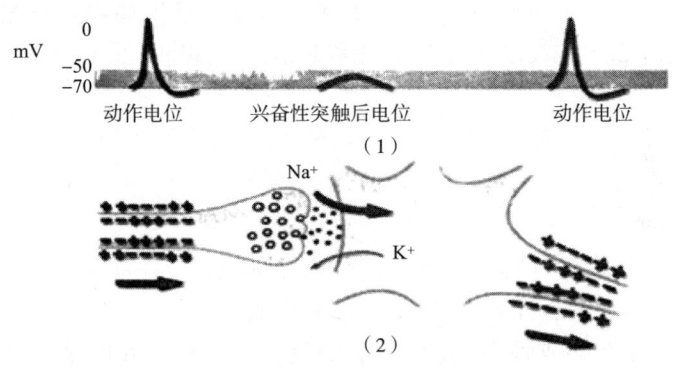

图 10-3　兴奋性突触后电位产生机制示意图
(1) 电位变化　(2) 突触传递

当神经冲动抵达突触前膜时，突触前膜释放的递质是抑制性递质，作用于突触后膜相应受体，提高了后膜对 Cl^- 和 K^+ 的通透性，主要是 Cl^- 的通透性，由于 Cl^- 的内流和 K^+ 的外流，使突触后膜产生局部超极化，这种电位变化称为抑制性突触后电位（inhibitory postsynaptic potential，IPSP）（图 10-4）。

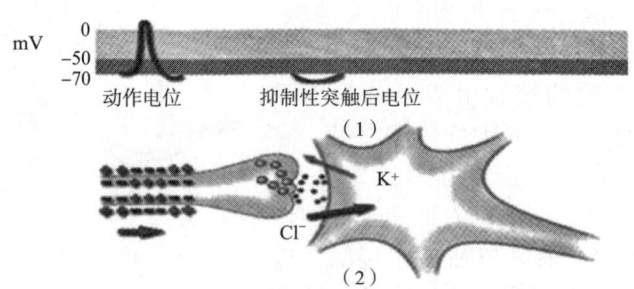

图 10-4　抑制性突触后电位产生机制示意图
(1) 电位变化　(2) 突触传递

（4）突触后神经元的兴奋与抑制　在中枢神经系统中，由于突触后神经元常与其他多个突触前神经末梢构成突触，其中有的产生 EPSP，有的产生 IPSP，它们在突触后神经元的胞体上进行整合。突触后膜上的电位改变的总趋势取决于同时产生的 EPSP 和 IPSP 的代数和。

（5）突触传递的可塑性　从生理学的角度看突触传递的可塑性是指突触的反复活动引起的突触传递的效率发生较长时程的增强（易化）或减弱（压抑）特性。

① 强直后增强：指突触前末梢在接受一短串高频刺激（也称强直刺激）后，突触效能增强的现象，持续的时间为数分钟到数小时。

② 习惯化和敏感化：当重复给予较温和的刺激时，突触对刺激的反应逐渐减弱甚至消失，这种可塑性称为习惯化。重复性刺激（尤其是伤害性刺激）可使突触对原有刺激的反应性增强或延长，传递效率增加，这种可塑性称为敏感化。

③ 长时程增强和长时程抑制：长时程增强（long-term potentiation，LTP）是指突触前神经元受到短时间快速重复刺激后，在突触后神经元快速形成的、持续时间较长的突触后电位增强的现象。长时程抑制（long-term depression，LTD）与长时程增强相反，是指突触传递效率的长时程降低。

（6）突触传递的特征　兴奋在反射弧中枢部分的传导往往需要通过一个以上的突触接替。兴奋通过突触的传递明显不同于神经纤维上的冲动传导，其特点主要表现在以下几个方面。

① 单向传递：信息只能从突触前膜向突触后膜单方向传递，而不能逆传。

② 突触延搁：突触传递主要以电-化学-电信号形式进行，涉及递质的释放、弥散及与突触后相应受体结合等过程，故耗时相对长，这种现象称为突触延搁。

③ 总和作用：兴奋性突触传递过程中，所产生的突触后电位是一种局部电位，去极化幅度较小，一般不能引起突触后神经元产生动作电位，而需要多个 EPSP 总和后，才能使膜电位的变化达到阈电位的水平，从而爆发动作电位。兴奋的总和包括空间总和和时间总和。总和如果未达到阈电位，虽然不能引起动作电位，但它可提高突触后神经元的兴奋性，使它对原来不易激发其产生兴奋的刺激的敏感性增高，这种现象称为易化作用。此外，在抑制性突触传递中，IPSP 也可产生总和，使突触后膜进一步超极化，从而导致突触后神经元更难兴奋。

④ 兴奋节律的改变：在一个反射活动中，同时分别记录传入与传出神经的放电频率可发现，两者的频率不同，这一现象说明兴奋通过神经中枢后，其兴奋节律发生了改变。

⑤ 后发放：在反射活动中，当刺激停止后，传出神经仍能继续发放神经冲动，使反射活动持续一段时间，这个现象称为后发放。

⑥ 对内外环境变化敏感和易产生疲劳：在反射活动中，突触是反射弧中最易疲劳的环节，疲劳的产生可能与神经元内递质的耗竭有关；同时，由于突触间隙对内环境的开放性，突触部位对内外环境变化十分敏感，如 pH、O_2 过低、CO_2 过多、麻醉剂及有关药物均可影响其传递能力，从而影响神经系统的兴奋性。

生酮饮食产生的酮体通过增加神经系统的能量储备稳定突触功能，防止神经元的过度兴奋，进而提高大脑癫痫发作阈值。生酮饮食是儿童顽固性癫痫的主要治疗方法，59.4%的顽固性癫痫患儿经生酮饮食治疗后癫痫发作频率减少>50%。12 个月的生酮饮食添加治疗能明显改善顽固性癫痫患儿的躯体功能和社会行为，治疗有效率是药物治疗的 2 倍。生酮饮食对成人顽固性癫痫同样效果显著，2 个月的改良阿特金斯饮食能明显减少顽固性癫痫成人患者的发作频率，与抗癫痫药物治疗相比降低了 2.19 倍。生酮饮食也显示出治疗难治性癫痫持续状态的前景，患者接受生酮饮食治疗后，癫痫持续发作停止，症状得到缓解，6 个月后存活率为 67%，恢复至病前功能基线。

2. 电突触传递

电突触的结构基础是缝隙连接，是两个神经元膜紧密接触的部位。两层膜间的间隔只有 2~3nm，连接部位的神经元膜没有增厚，其旁轴浆内无突触小泡存在。连接部位存在沟通两细胞胞质的通道，带电离子可通过这些通道而传递电信号，这种电信号传递一般是双向的。电突触的功能可能是促进不同神经元产生同步性放电。电信号传递的速度快，几乎不存在潜伏期，也无前膜、后膜之分。电突触可存在于树突与树突、胞体与胞体、轴突与胞体、轴突与树突之间。

二、神经递质和受体

化学性突触传递以神经递质为信息传媒。神经递质作用于相应的受体才能完成信息传递作用。

1. 神经递质

神经递质是指由突触前神经元合成，在末梢处释放，经突触间隙扩散，特异性地作用于突触后神经元或效应器细胞膜上的受体，进行信息传递的化学物质。它们是实现神经元之间、神经元与效应细胞之间信息传递的物质基础。根据存在和释放的部位不同，可分为外周神经递质与中枢神经递质两大类。

（1）外周神经递质

① 乙酰胆碱：最早发现的神经递质。目前知道，所有副交感神经的节前纤维和节后纤维、交感神经的节前纤维和支配汗腺的交感神经节后纤维及骨骼肌血管的交感舒血管纤维、躯体运动神经末梢都可释放乙酰胆碱。这些末梢释放乙酰胆碱的神经纤维称为胆碱能纤维。

② 去甲肾上腺素：除支配汗腺的交感节后纤维和骨骼肌的交感舒血管纤维外，绝大部分交感神经节后纤维末梢释放的递质都是去甲肾上腺素。凡是释放去甲肾上腺素作为递质的神经纤维均称为肾上腺素能纤维。

③ 肽类递质：外周神经能释放 ATP 或肽类递质。

（2）中枢神经递质

① 乙酰胆碱：以乙酰胆碱作为递质的神经元称为胆碱能神经元。其主要分布于脊髓前角运动神经元、丘脑后腹核、脑干网状结构上行激活系统、纹状体、边缘系统等部位。中枢内胆碱能神经元对感觉功能、运动功能、心血管活动、呼吸运动、体温、摄食、饮水、觉醒和睡眠及学习、记忆等生理活动均起重要的调节作用。此外，还参与镇痛和应激反应。

② 单胺类递质：包括去甲肾上腺素、肾上腺素、多巴胺、5-HT 和组胺等。

a. 去甲肾上腺素。以去甲肾上腺素为递质的神经元称为去甲肾上腺素能神经元。其胞体主要位于低位脑干，尤其是中脑网状结构、脑桥的蓝斑及延髓网状结构的腹外侧部分。去甲肾上腺素对脑电觉醒具有兴奋作用，同时有调节腺垂体分泌、心血管活动和体温的功能，此外还与中枢镇痛作用有关。

b. 肾上腺素。以肾上腺素为递质的神经元称为肾上腺素能神经元，主要参与血压、呼吸及神经内分泌的调节。

c. 多巴胺。脑内的多巴胺主要存在于黑质-纹状体系统、中脑-边缘系统和结节-漏斗部分。脑内的多巴胺主要由黑质产生，沿黑质-纹状体系统分布，在纹状体内储存，其中以尾核含量最多。该系统有调节肌紧张和躯体运动的作用。

d. 5-HT。递质系统的神经元胞体主要位于低位脑干的中缝核内。5-HT 在中枢神经系统的主要功能是调节痛觉与镇痛、精神情绪、睡眠、体温、性行为、垂体内分泌、心血管活动和躯体运动。

e. 组胺。在中枢神经系统，组胺能神经元的胞体集中分布于下丘脑后部的结节乳头核内，其纤维几乎可到达中枢神经系统的所有部分。中枢组胺系统可能与觉醒、性行为、腺垂体激素的分泌、血压、饮水和痛觉等调节有关。

③ 氨基酸类递质：分为兴奋性氨基酸和抑制性氨基酸两类。

a. 兴奋性氨基酸。兴奋性氨基酸主要包括谷氨酸和天冬氨酸。谷氨酸（glutamate，Glu）是脑内最主要的兴奋性递质，在中枢内分布极为广泛，以大脑、小脑、纹状体和脊髓的背侧含量较高。天冬氨酸（aspartic acid，Asp）主要分布于视皮质的锥体细胞和多棘星状细胞。

b. 抑制性氨基酸。抑制性氨基酸主要包括 γ-氨基丁酸和甘氨酸。γ-氨基丁酸在大脑皮层的浅层和小脑皮层的浦肯野细胞层含量较高。在脑内几乎对所有神经元都有抑制作用，表明 γ-氨基丁酸是抑制性递质。γ-氨基丁酸有调节内分泌功能、维持骨骼肌正常的兴奋和镇痛等作用。甘氨酸主要分布在脊髓和脑干中。此外，β-丙氨酸、牛磺酸和 γ-氨基乙酸也属于抑制性氨基酸。

④ 肽类递质：肽类递质包括下丘脑调节肽和神经垂体肽、阿片肽、脑肠肽和其他神经肽。下丘脑调节肽是由下丘脑合成、释放并调节腺垂体功能的肽类激素。其包括促性腺激素释放激素、生长抑素等。神经垂体肽是由下丘脑视上核和室旁核合成、释放的肽类激素，主要有催产素和血管升压素等。

⑤ 嘌呤类神经递质：嘌呤类神经递质主要有腺苷和 ATP。腺苷既有抑制性效应，也有兴奋性效应，但以抑制性效应为主。ATP 具有广泛的突触传递作用。在自主神经系统中通常与其他递质共存和共释放，参与对心肌、血管、肠道和膀胱活动的调节。在脑内常共存于含单胺类或氨基酸类递质的神经元中。

⑥ 其他可能的递质：气体分子 NO 和 CO 具有某些神经递质的特征。

(3) 神经递质共存　一个神经元内可以存在两种或两种以上的递质（包括调质），并且它们还可以共存于一个囊泡内，该现象称为神经递质共存。神经递质共存的意义在于协调某些神经功能。

(4) 神经调质　由神经元释放，由 2~40 个氨基酸组成的大分子，又称为神经肽，在胞体的内质网和高尔基体中合成，通过轴浆运输至轴突末梢。它们本身不具有递质活性，并不在神经元之间直接起信息传递作用，大多与 G 蛋白偶联受体结合诱发突触前或突触后电位，不直接引起突触后生物学效应，但能调节神经递质在突触前的释放及突触后细胞的兴奋性，发挥增强或减弱递质信息传递效率的效应，这类对递质信息传递起调节作用的物质称为神经调质。

2. 神经递质的受体

位于细胞膜上的受体称为膜受体，细胞内有胞质受体及核受体，与神经递质结合的受体一般为膜受体，且主要分布在突触后膜上。膜受体在与递质发生特异性结合后被激活，然后通过一定的跨膜信号传导途径，使突触后神经元活动发生改变或效应细胞产生效应。位于突触前膜的受体称为突触前受体。通常，突触前受体的激活能抑制递质的释放，从而实现负反馈调控。受体也可根据其存在的部位，分为外周递质受体和中枢内递质受体。

(1) 外周递质受体

① 胆碱受体：以乙酰胆碱为配体并产生生物学效应的受体称为胆碱受体。

② 肾上腺素受体：能与去甲肾上腺素或肾上腺素结合的受体，称为肾上腺素受体。肾上腺素受体分布于大部分交感神经节后纤维支配的效应器细胞膜上。

(2) 中枢内递质受体　在中枢神经系统内，递质种类多而复杂，因此相应的受体也多。除胆碱 M 型和 N 型受体、肾上腺素 α 和 β 受体外，还有多巴胺受体、5-HT 受体、γ-氨基丁酸受体、阿片受体、组胺受体等。

第三节　反射活动基本规律

一、反射与反射弧

1. 反射

反射（reflex）是指在中枢神经系统的参与下，机体对内、外环境刺激的规律性、适应性应答反应。例如，异物刺激角膜即引起眨眼反应。神经系统对机体各种功能活动的调节以反射活动为基础。反射活动按其形成过程可分为非条件反射和条件反射两类。

2. 反射弧

反射活动的结构基础是反射弧（reflex arc），它通常包括5个基本环节，即感受器、传入神经、反射中枢、传出神经和效应器。在自然条件下，反射活动需要经过反射弧来实现，反射弧中任何一个环节中断，反射就不能完成。

（1）感受器　指分布在体表或身体内部的神经末梢的特殊结构和装置。它能感知机体内、外界环境的变化，并以神经冲动的形式传入反射中枢。

（2）传入神经　指将感受器接受适宜刺激后产生的神经冲动向中枢传导的神经纤维。

（3）反射中枢　中枢神经系统内调节某一特定生理功能的神经元群。完成某一反射活动的中枢结构称为该反射的中枢。例如，参与瞳孔对光反射的中枢结构称为对光反射中枢。

（4）传出神经　指将中枢的兴奋传导至效应器的神经纤维。

（5）效应器　实现反射活动最终的外在表现。种类很多，机体内许多器官、组织都受中枢神经系统传出神经的支配，成为某种反射活动的效应装置，如骨骼肌、心肌、平滑肌、各种外分泌腺和一些内分泌腺等。

3. 反射的基本过程

内、外环境的各种刺激作用于相应的感受器，其通过换能作用转化为电信号，并以神经冲动（动作电位）的形式沿着传入神经抵达中枢，在这里经过分析、整合后，仍以神经冲动的形式通过传出神经到达效应器（如平滑肌、心肌、骨骼肌、腺体等），从而引起被支配的器官或组织活动的改变。因此，一个反射活动的完成需要有完整的反射弧，如果反射弧的某一部分发生障碍，则反射活动不能正常进行。

二、中枢神经元的联系方式

中枢神经元依其在反射弧中所处的不同地位分为传入神经元、中间神经元和传出神经元，其中以中间神经元的数量最多。中枢神经元之间的联系主要有以下几种方式。

1. 单线式联系

单线式联系指一个突触前神经元仅与一个突触后神经元发生突触联系。例如，视网膜中央凹处的一个视锥细胞只与一个双极细胞、一个双极细胞只与一个神经节细胞形成突触联系。这种联系方式使视锥系统具备较高的分辨能力。

2. 辐散式联系

辐散式联系指一个神经元的轴突可以通过其轴突末梢分支与多个神经元形成突触联系。这种联系方式在传入通路上较多见，从而使得一个神经元的兴奋可引起许多神经元同时兴奋或抑制。

3. 聚合式联系

聚合式联系指一个神经元与多个神经元的轴突末梢形成的突触联系。聚合式联系在传出通路上较多见，是中枢神经系统实现整合作用的基础。

4. 链锁式联系

链锁式联系指中间神经元在扩布冲动的同时，通过其轴突侧支直接或间接地将冲动扩布到其他神经元的联系方式。链锁式联系能加强和扩大空间作用范围，延长兴奋作用的时间。

5. 环路式联系

环路式联系指一个神经元通过轴突侧支与中间神经元发生联系，该中间神经元又直接或间接地返回作用于原先发生兴奋的神经元，从而构成闭合环路的联系方式。环路式联系的意义在于实现反馈性调节。

三、中枢抑制

在反射活动中，中枢内既有兴奋活动又有抑制活动。某一反射进行时，某些其他反射即受抑制，如吞咽时呼吸停止。中枢抑制使各种反射协调进行。根据抑制现象发生在突触后还是突触前，一般将中枢抑制分为突触后抑制和突触前抑制两类。

1. 突触后抑制

在反射活动中，由于突触后神经元出现抑制性突触后电位而产生的中枢抑制，称为突触后抑制。这种抑制效应是通过兴奋性神经元，必须先兴奋抑制性中间神经元，由后者释放抑制性递质，引起突触后膜产生 IPSP，因而使突触后神经元受到抑制。根据抑制性中间神经元的联系方式，突触后抑制又分为以下两种类型。

（1）传入侧支性抑制　传入神经纤维兴奋一个中枢神经元的同时，经侧支兴奋一个抑制性中间神经元，进而使另一个中枢神经元抑制，这种现象称为传入侧支性抑制。这种抑制可使不同中枢之间的活动相互制约、相互协调，故也称为交互抑制。

（2）回返性抑制　一个中枢的兴奋活动可通过兴奋一个抑制性中间神经元而返回抑制原先发动兴奋的神经元的活动，称为回返性抑制。回返性抑制是由于在反射的传出途径中，有抑制性神经元与原先发动兴奋的神经元发生环路式联系的原因。某一中枢的神经元兴奋时，一方面经其轴突外传，另一方面经轴突侧支去兴奋一个抑制性中间神经元，由它返回抑制原来神经元的活动，使其活动及时中止。

2. 突触前抑制

突触前抑制是由于某些机制使突触前神经元释放的兴奋性递质数量减少，导致突触后神经元 EPSP 幅度降低，致使突触后神经元不易甚至不能发生兴奋，从而呈现抑制性效应。突触前抑制的结构基础是轴-轴型突触（图 10-5）。

四、中枢易化

中枢易化（central facilitation）即突触的易化，可分为突触前易化和突触后易化两类。通

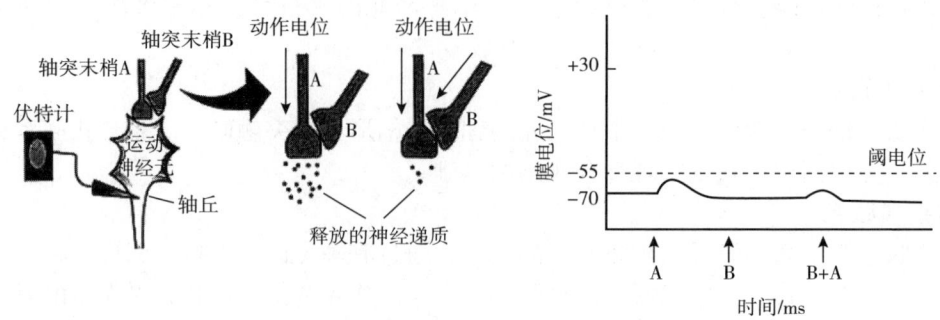

图 10-5 突触前抑制示意图

常一个突触后膜接受来自多个神经元传递来的信息，经过总和使 EPSP 接近于阈电位水平，有利于兴奋发生，称此现象为突触后易化；而突触前易化与突触前抑制具有的结构基础相同（图 10-6），发生在突触前膜，最终导致突触后神经元的 EPSP 增大，使之容易产生兴奋，即发生突触前易化。

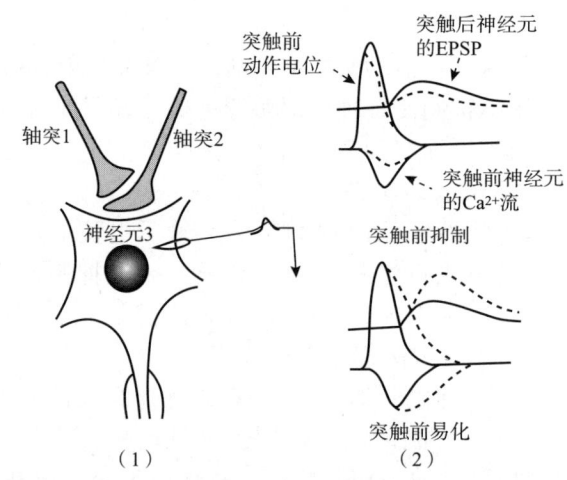

图 10-6 突触前抑制和突触前易化的神经元联系及机制

第四节 神经系统感觉功能

刺激由感受器感受，被转换成传入神经上的神经冲动，并通过特定的神经通路传向特定的中枢加以分析，产生相应的感觉。

一、脊髓的感觉传导功能

由脊髓上传到大脑皮质的感觉传导路径可分为浅感觉传导通路和深感觉传导通路（图 10-7）。

浅感觉传导通路传导痛觉、温度觉和粗触觉，其传入纤维由后根的外侧部进入脊髓，在后角更换神经元，再发出纤维在脊髓中央管前进行交叉到对侧，分别经脊髓丘脑侧束（痛觉、

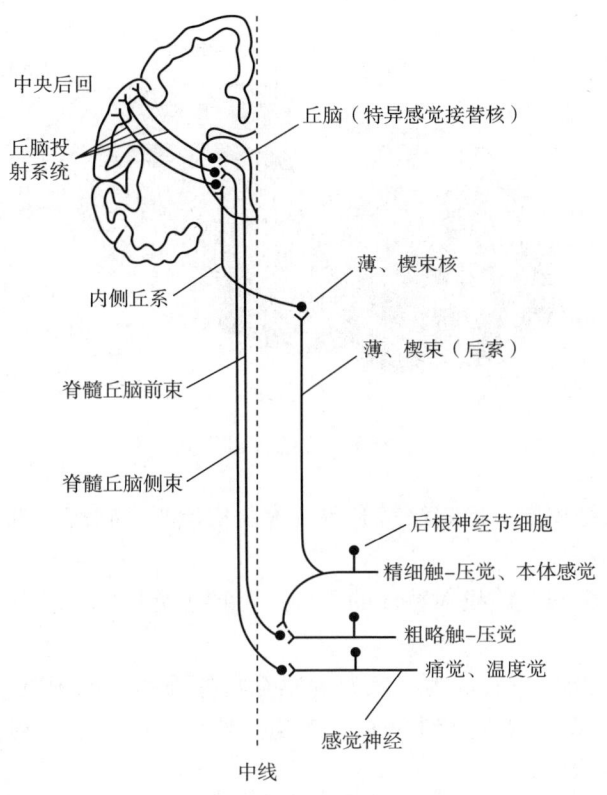

图 10-7　躯体感觉传导通路

温度觉)和脊髓丘脑前束(粗触觉)上行抵达丘脑。

深感觉传导通路传导肌肉本体感觉和精细触压觉,其传入纤维由后根的内侧部进入脊髓后,沿同侧后索的薄束和楔束上行,抵达延髓下部薄束核和楔束核后更换神经元,再发出纤维交叉到对侧,经内侧丘系至丘脑。

浅感觉传导通路是先交叉再上行,而深感觉传导通路是先上行再交叉。

二、丘脑及其感觉投射系统

1. 丘脑核团的分类

丘脑的核团是除嗅觉外的各种感觉传入通路的重要中继站,并能对感觉传入进行初步的分析和综合。丘脑的核团或细胞群可分为三大类(图 10-8)。

(1) 感觉接替核　感觉接替核是接受感觉的投射纤维,并经过换元进一步投射到大脑皮质感觉区的细胞群,如内侧膝状体、外侧膝状体等。

(2) 联络核　联络核接受丘脑感觉接替核和其他皮质下中枢的纤维,经过换元,发出纤维投射到大脑皮质的某一特定区域。联络核与各种感觉在丘脑和大脑皮质水平的联系协调有关。

(3) 非特异性核群　非特异性核群是指靠近中线的髓板内的各种结构,主要是髓板内核群,包括中央中核、束旁核、中央外侧核等。这些核群可以间接地通过多突触接替换元后,然

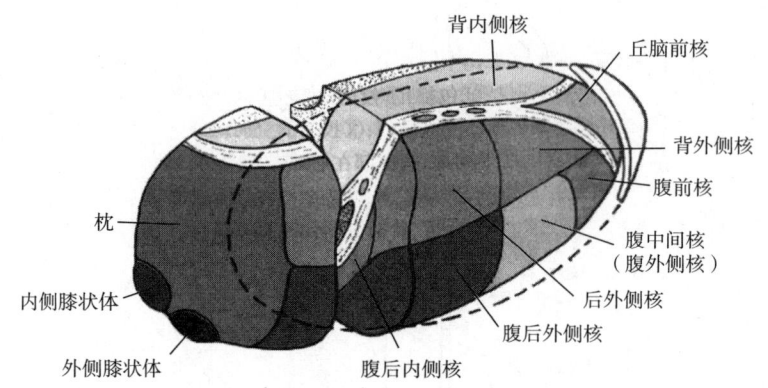

图 10-8 丘脑核团分类

后弥散地投射到整个大脑皮质，起着维持和改变大脑皮质兴奋状态的重要作用。

2. 感觉投射系统

根据丘脑各部分向大脑皮质投射特征的不同，可把感觉投射系统分为特异性投射系统与非特异性投射系统。

（1）特异性投射系统 一般认为，经典的感觉传导通路，如视觉、听觉、躯体感觉（嗅觉除外）的传导路径是从脊髓投射到丘脑的感觉接替核，换元后投射到大脑皮质特定区域。其主要功能是引起特定的感觉。

（2）非特异性投射系统 丘脑非特异性核群及其投射至大脑皮质的神经通路称为非特异投射系统。该系统通过脑干网状结构，间接接受来自感觉传导通路第二级神经元侧支的纤维投射，经网状结构多次换元并弥散性投射到大脑皮质的广泛区域。该系统不能引起各种特定感觉。

三、大脑皮质的感觉分析功能

大脑皮质是产生感觉的最高级中枢。从丘脑后腹核或嗅球携带的躯体感觉信息经特异投射系统投射到大脑皮质的特定区域，经过对传入信息的分析加工，产生不同的感觉。这些区域包括体表感觉区、本体感觉区、内脏感觉区、视觉区、听觉区、味觉区、嗅觉区等（图 10-9）。

四、痛觉

痛觉是机体受到伤害性刺激时产生的一种复杂的感觉，常伴有不愉快的情绪变化和防御反应，是机体受到伤害的报警信号。

1. 痛觉感受器

一般认为，痛觉的感受器是游离的神经末梢，它广泛存在于皮肤、肌肉、关节和内脏等处。任何外界的或体内的伤害性刺激只要达到一定的强度，均可引起组织损伤并释放内

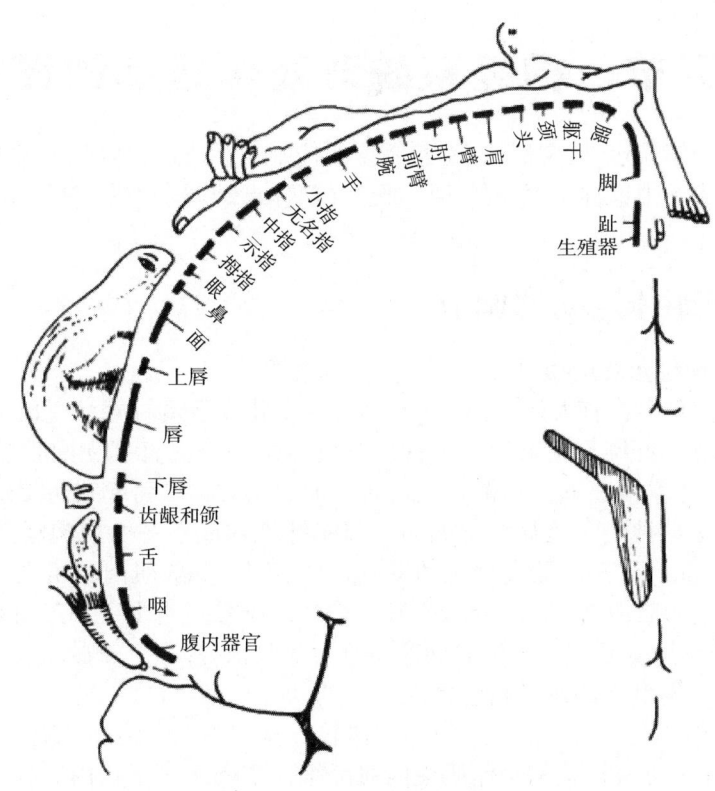

图 10-9 大脑皮质感觉区示意图

源性致痛物质,这些物质作用于游离神经末梢,产生传入冲动,上传至中枢神经系统,引起痛觉。

2. 躯体痛

躯体痛可分为体表痛和深部痛。发生在体表某处的疼痛称为体表痛。当伤害性刺激作用于皮肤时,可先后引起两种不同性质的痛觉,即快痛和慢痛。发生在躯体深部,如骨、关节、骨膜、肌腱、韧带和肌肉等处的痛称为深部痛。深部痛一般表现为慢痛。快痛主要经特异性投射系统投射到大脑皮质的第一感觉区和第二感觉区,慢痛主要投射到扣带回。

3. 内脏痛与牵涉痛

(1)内脏痛　内脏痛是内脏组织因牵拉、缺血、炎症、平滑肌痉挛或化学刺激等引起内脏的疼痛。内脏痛可分为以下两种。

① 真内脏痛:真内脏痛是脏器本身的功能状态或病理变化引起的疼痛,如胆囊痛、心绞痛、胃肠绞痛等。

② 体腔壁痛:体腔壁痛是内脏疾患引起的邻近体腔壁浆膜受刺激或骨骼肌痉挛而产生的疼痛,如胸膜炎或腹膜炎时发生的体腔壁痛。

(2)牵涉痛　牵涉痛指内脏疾病往往引起一些特定的体表部位发生疼痛或出现痛觉过敏的现象,这是内脏痛的一个特征。例如,心绞痛、心肌梗死可发生心前区、左肩和左上臂的疼痛;胆囊病变可引起右肩胛部疼痛;阑尾炎时,发病开始时常感上腹部或脐区疼痛。

第五节　神经系统对躯体运动的调节

人和动物的各种躯体运动，都是在神经系统的控制下，通过骨骼肌的收缩和舒张，牵动骨和关节的运动来完成。中枢神经系统的不同部位在躯体运动调节中所起的作用不同。

一、脊髓对躯体运动的调节

1. 脊髓的运动神经元及运动单位

在脊髓的灰质前角存在有大量的神经元，即 α、β 和 γ 运动神经元。α 运动神经元轴突经前根传出，称为 α 传出纤维，其末梢分出许多分支，每一分支直接支配骨骼肌一条普通肌纤维（梭外肌纤维）。正常情况下，一个 α 运动神经元兴奋时，可引起它所支配的全部肌纤维收缩。这样由一个 α 运动神经元及其所支配的全部肌纤维构成了一个肌肉运动的功能单位，称为运动单位（motor unit）。不同肌肉的运动单位大小不同，一般肌肉越粗大，运动单位所含肌纤维数也越多；反之，肌肉越细小，运动单位所含肌纤维数也越少。如三角肌的运动神经元所支配的肌纤维数目可达 2000 根，收缩时能产生巨大的肌张力；一个眼外肌运动单位仅支配 6~12 根肌纤维，因此，有利于眼球的精细运动。

γ 运动神经元散在 α 运动神经元之间，胞体较 α 运动神经元小。其轴突经前根传出称为 γ 传出纤维，其末梢分支直接支配骨骼肌梭内肌纤维，主要终止于梭内肌纤维的两端。γ 运动神经元的兴奋性较高，常以较高的频率持续放电，其主要功能是调节肌梭对牵张刺激的敏感性。β 运动神经元发出的肌纤维对骨骼肌的梭内肌和梭外肌都有支配，其功能尚不清楚。

热量限制是一种饮食干预方式，在无营养不良的前提下减少卡路里的摄入，其抗炎和神经保护作用已在脑卒中、颅脑损伤的动物模型以及伴有系统性炎症的患者中证实。加拿大不列颠哥伦比亚大学采用隔日限食干预颈段脊髓损伤大鼠后，发现其显著减少了脊髓病变体积，增加了皮质脊髓束轴突的发芽，改善了大鼠的运动功能。同时他们在胸段脊髓损伤大鼠中也进行了隔日限食干预，发现预先隔日限食和脊髓损伤后即刻隔日限食干预均具有显著的神经保护作用。国内研究结果显示，隔日限食预先 4 周干预和脊髓损伤后即刻隔日限食干预均促进了大鼠运动功能的恢复，并减轻了脊髓组织的病理损害程度。

2. 脊髓对躯体姿势的调节

中枢神经系统通过调节骨骼肌的紧张度或产生相应的运动，以保持或改正身体在空间的姿势，这种反射活动称为姿势反射。脊髓能完成的姿势反射有屈肌反射与对侧伸肌反射和牵张反射等。

（1）屈肌反射与对侧伸肌反射　脊椎动物在其皮肤接受伤害性刺激时，受刺激一侧肢体关节的屈肌收缩而伸肌舒张，肢体屈曲，称为屈肌反射。若加大刺激强度，则可在同侧肢体发生屈肌反射的基础上出现对侧肢体伸直的反射活动，称为对侧伸肌反射。对侧伸肌反射是一种姿势反射，在保持躯体平衡中具有重要意义。

（2）牵张反射　牵张反射是指有神经支配的骨骼肌受到外力牵拉时，引起受牵拉的同一肌肉收缩的反射活动。牵张反射有两种类型，分别是腱反射和肌紧张。腱反射是指快速牵拉肌腱时发生的牵张反射。例如，叩击髌骨下方的股四头肌肌腱时，股四头肌即刻会发生一次收缩，这称为膝反射。肌紧张是指缓慢持续牵拉肌腱时发生的牵张反射。其表现为受牵拉的肌肉能发生紧张性收缩，阻止被拉长。人体为克服重力作用而保持一定的姿势，就需要全身各种肌肉保持一定的紧张性。因此，肌紧张是维持躯体姿势最基本的反射活动，是姿势反射的基础。肌紧张的主要生理意义在于维持姿势，因此伸肌比屈肌的牵张反射明显符合生理需要。

二、脑干对肌紧张和姿势的调节

1. 脑干对肌紧张的调节

脑干对肌紧张的调节主要通过脑干网状结构发出的下行纤维作用于脊髓而进行，具有易化和抑制两种作用。

（1）脑干网状结构易化区和抑制区及其作用　脑干网状结构中存在有抑制或加强肌紧张及肌运动的区域。前者称为抑制区，位于延髓网状结构的腹内侧部分；后者称为易化区，主要分布于广大的脑干中央区域，包括延髓网状结构的背外侧部分、脑桥的被盖、中脑的中央灰质及被盖。此外，脑干以外的下丘脑和丘脑中线核群等部位也具有对肌紧张和肌运动的易化作用，也包括在易化区概念之中。抑制区和易化区分别发出下行纤维作用于脊髓，从而对脊髓的牵张反射产生调节作用。在肌紧张的调节中，易化区略占优势。

除脑干外，大脑皮质运动区、纹状体、小脑前叶蚓部等部位也有抑制肌紧张的作用，前庭核、小脑前叶两侧部和后叶中间部等部位则有易化肌紧张的作用。这些区域的功能可能都是通过脑干网状结构抑制区和易化区来完成的。

（2）去皮质僵直　在动物中脑上、下丘之间切断脑干后，动物出现抗重力肌（伸肌）的肌紧张亢进现象，称为去皮质僵直。其主要表现为动物四肢伸直、坚硬如柱、头尾昂起、脊柱挺硬。

去皮质僵直是由于切断了大脑皮质和纹状体等部位与脑干网状结构抑制区的功能联系，而导致易化区的活动明显占优势的结果。去皮质僵直主要是抗重力肌的肌紧张明显加强。人类的去皮质僵直，常表现为头后仰，上、下肢均僵硬伸直，上臂内旋，手指屈曲。

2. 脑干对姿势的调节

（1）状态反射　头部在空间的位置发生改变以及头部与躯干的相对位置改变时，可反射性地改变躯体肌肉的紧张性，这种反射称为状态反射。在正常人体中，由于高级中枢的存在，状态反射常被抑制而不易表现出来。

（2）翻正反射　正常动物可保持站立姿势，如将其推倒则可翻正过来，这种反射称为翻正反射。如将动物四足朝天从空中落下，可清楚地观察到动物在坠落过程中，首先是头颈扭转，然后前肢和躯干扭转过来，随后后肢也扭转，最后四肢安全着地。

三、小脑对躯体运动的调节

小脑由皮质和髓质组成，皮质可横向分为前叶、后叶和绒球小结叶；也可纵向分为中间的蚓部和外侧的半球部，半球部可再分为中间部和外侧部。小脑皮质接受来自脊髓、脑干和大脑皮质的传入投射，小脑皮质发出的传出纤维在小脑深部核中转后投向脑干有关的核团和大脑皮质。根据小脑的传入和传出纤维联系，可将小脑分为前庭小脑、脊髓小脑和皮质小脑3个主要功能部分。

1. 前庭小脑

前庭小脑由绒球小结叶构成，与调节身体平衡和眼球运动有关。前庭小脑的平衡功能与前庭器官和前庭核活动密切相关，与前庭核存在双向纤维联系。其反射路径为：前庭器官→前庭核→绒球小结叶→前庭核→脊髓运动神经元→肌肉。

2. 脊髓小脑

脊髓小脑由蚓部和半球中间部组成。其主要接受来自脊髓、三叉神经、视觉和听觉等的传入，其传出纤维下行投射到脊髓，也上行投射到运动皮质的躯体远端代表区。

脊髓小脑的主要功能是调节进行过程中的运动，协调大脑皮质对随意运动进行过程中适时的控制。脊髓小脑还具有调节肌紧张的功能，分别通过脑干网状结构抑制区和易化区而发挥抑制和易化作用。抑制肌紧张的区域是脊髓小脑前叶蚓部，其空间分布是倒置的。易化肌紧张的区域是小脑前叶两侧部和后叶中间部，前叶两侧部的空间安排也是倒置的。在进化的过程中，小脑的肌紧张抑制作用逐渐减退，而易化作用逐渐增强。因此，脊髓小脑损伤后可出现肌张力减退、四肢乏力等表现。

3. 皮质小脑

皮质小脑是指半球的外侧部，它不接受来自外周感觉传入，而是与大脑皮质感觉区、运动区和联络区构成回路。其主要功能是参与随意运动的设计和程序的编制。精细运动是逐渐在学习过程中形成并熟练起来的。在反复练习过程中，通过大脑皮质与小脑之间不断进行的环路联系活动，逐渐纠正运动中发生的偏差，使运动逐步协调完善起来。当精巧运动熟练完善之后，小脑中就储存了一整套程序。这时大脑皮质只要发动这项精巧运动，通过环路联系，就可以从小脑中提取储存的程序，并将它回输到运动皮质，再通过运动传导通路发动运动，此时所发动的运动可以非常协调准确而快速地完成。

四、基底神经节对躯体运动的调节

基底神经节是指皮质下一些核团的总称。与运动调节密切相关的核团主要有纹状体、丘脑底核和中脑黑质。纹状体由尾核、壳核和苍白球组成，其中苍白球是较古老部分，称旧纹状体；而尾核和壳核进化较新，称新纹状体。基底神经节与大脑皮质和其他脑区以及基底神经节之间都有广泛的纤维联系。新纹状体是基底神经节接受传入的部位，而苍白球和黑质是基底神经节的传出部位，它们与丘脑和大脑皮质构成环路，从而对躯体运动产生调节作用。黑质和纹状体之间也有环路联系，黑质的多巴胺能神经元的轴突上行抵达纹状体，能控制纹状体内的胆碱能神经元的活动，转而改变纹状体内 γ-氨基丁酸能神经元的活动，然后 γ-氨基丁酸能神经元的轴突下行抵达黑质，反馈控制多巴胺能神经元的活动。

基底神经节可参与运动的设计和程序的编制，并将一个抽象的设计转换为一个随意运动过程；在随意运动的产生和稳定、肌紧张的调节、本体感受器传入等过程中发挥重要的调节功能。此外，基底神经节中某些核团还参与自主神经的调节、感觉传入、心理行为和学习记忆等功能活动。

五、大脑皮层对躯体运动的调节

一个随意运动包括设计和执行两个阶段。运动的设计在大脑皮质和皮质下的两个运动脑区之间不断进行信息交流；而运动的执行需要脊髓小脑的参与，后者利用其与脊髓、脑干和大脑皮质之间的纤维联系，将来自肌肉、关节等处的感觉传入信息与大脑皮质发出的运动指令进行反复比较，并修正大脑皮质运动区的活动。

第六节 神经系统对内脏活动的调节

一、自主神经系统对内脏活动的调节

自主神经系统指调节内脏功能活动的神经系统，也称为内脏神经系统。自主神经系统包括传入神经和传出神经两部分，但通常仅指支配内脏器官的传出神经。自主神经分为交感神经和副交感神经两部分，它们分布至各内脏器官、平滑肌和腺体，调节器官的活动。

1. 自主神经系统的结构特征

中枢发出的自主神经不直接支配效应器，而必须先进入一个外周神经节进行换元。由中枢发出的纤维称为节前纤维，由神经节内的神经元发出的纤维称为节后纤维。交感神经离效应器官较远，因此多数交感神经节前纤维短而节后纤维长；副交感神经节通常位于效应器官壁内，因此节前纤维长而节后纤维短。

交感神经分布广泛，几乎全身所有脏器都受其支配。副交感神经分布比较局限，某些器官如皮肤和肌肉血管、一般的汗腺、竖毛肌、肾上腺髓质和肾只受交感神经支配。交感神经的节前纤维往往和多个节内神经元发生突触联系，交感神经的节前纤维与节后纤维之比较大，可高达1：20，所以刺激其节前纤维，反应比较弥散，而副交感神经节前纤维与节后纤维之比较小，有的只有1：2。因此，交感神经兴奋时产生的效应比较广泛，而副交感神经兴奋时的效应相对比较局限。

2. 自主神经系统的功能及其特征

（1）自主神经系统的功能　主要是调节心肌、平滑肌和腺体（消化腺、汗腺和部分内分泌腺）的活动，使其适应整体环境变化的需要，从而维持机体内环境的稳定。自主神经系统主要的递质是乙酰胆碱和去甲肾上腺素。此外，自主神经系统还存在少量其他种类的递质，如血管活性肠肽、脑啡肽、生长抑素、5-HT 和 NO 等，这些递质均通过结合相应的受体发挥作用。

（2）自主神经系统的功能特征

① 紧张性活动：在安静状态下，自主神经持续发放一定频率的冲动，使所支配的效应器官处于一定的活动状态，称为自主神经的紧张性。

② 神经支配：自主神经系统调控的组织器官一般都接受交感神经和副交感神经的双重神经支配，但作用往往是相反的，称为拮抗作用。有时两者对某一器官的作用并不表现为拮抗，而是一致的，如交感神经和副交感神经都能促进唾液腺的分泌。

③ 效应器所处功能状态的影响：自主神经对某些效应器官的作用还与该器官的功能状态有关。例如，刺激交感神经可抑制非妊娠子宫的运动，但同时可加强妊娠子宫的运动。

④ 对整体生理功能的调节：机体作为一个统一的整体应对内外环境的变化，自主神经系统在协调各系统的活动中发挥重要的作用。

二、中枢神经系统对内脏活动的调节

1. 脊髓对内脏活动的调节

脊髓是交感神经和部分副交感神经的初级中枢，通过脊髓能完成血管张力反射、发汗反射、排尿、排便反射以及勃起反射等初级水平调节，其特点是调节能力差，不能很好地适应正常生理功能的需要。

2. 低位脑干对内脏活动的调节

由脑桥和延髓发出的副交感神经传出纤维，支配头部的所有腺体、心、支气管、喉头、食管、胃、胰腺、肝和小肠等。同时，脑干网状结构中存在许多与内脏活动功能有关的神经元，其下行纤维支配脊髓，调节着脊髓的自主神经功能，许多基本生命现象（如循环、呼吸等）的反射调节在延髓水平已经能初步完成，所以延髓被称为生命中枢。

3. 下丘脑对内脏活动的调节

下丘脑与边缘前脑及脑干网状结构在形态和功能上联系紧密，共同调节内脏的活动。进入下丘脑的传入冲动可来自边缘前脑、丘脑、脑干网状结构，其传出冲动也可抵达这些部位。下丘脑还通过垂体门脉系统和下丘脑-垂体束分别调节腺垂体和神经垂体的活动。下丘脑被认为是较高级的内脏活动调节中枢，刺激下丘脑产生自主神经反应，但大多为更复杂的生理活动（体温、营养摄取、水平衡、内分泌、情绪反应、生物节律）的组成部分。

4. 大脑皮质对内脏活动的调节

（1）边缘叶和边缘系统　大脑半球内侧面皮质与脑干连接部和胼胝体旁的环周结构，称为边缘叶。边缘叶与其密切相关的岛叶、颞极、眶回，以及杏仁核、隔区、下丘脑、丘脑前核等皮质下结构统称为边缘系统。它的调节作用较为复杂，除嗅觉功能外，主要参与性行为、摄食行为、情绪反应、内脏活动和记忆的调节等。

（2）新皮质　新皮质与内脏活动有关，电刺激新皮质既可以引起躯体运动等反应，也可引起内脏活动的变化。如刺激皮质内侧面4区一定部位，会产生直肠与膀胱运动的变化；刺激皮质外侧面一定部位，会产生呼吸、血管运动的变化；刺激皮质内侧面4区底部，会产生消化道运动及唾液分泌的变化。

第七节　脑的高级功能

一、学习与记忆

学习是指人和动物依赖于经验来改变自身行为以适应环境的神经活动过程。记忆是将学习到的经验或行为习惯贮存一定时期并能回忆或"读出"的神经活动过程。学习和记忆是两个有联系的神经活动过程，学习是记忆的前提，是基础，而记忆是学习的结果。

1. 学习的形式

（1）简单学习　发生在对单个重复刺激发生反应时，它不需刺激和反应之间形成某种明确的联系，又称非联合型学习。

（2）联合型学习　联合型学习是两个事件在时间上很靠近地重复发生，最后在脑内逐渐形成联系，从而使人或动物学会在两个刺激间或刺激与行为之间建立联系。如经典条件反射和操作式条件反射属于这种类型的学习。操作式条件反射是一种比经典条件反射更为复杂的条件反射，它要求人或动物通过学习而完成一系列操作，在此过程中获取经验，从而建立能得到奖励或逃避惩罚的条件反射。这种条件反射是要求动物在执行一定的操作后才能建立起来的。

2. 记忆的形式

根据记忆的贮存和回忆的方式分类，可分为以下两类。

（1）陈述性记忆　是对自身经历和学习的事件进行编码、贮存并回忆、再现的过程，是将片段信息进行加工、重组，有意识地回忆、读出，并表达出来。它与认知或意识有关，依赖于记忆在海马、内侧颞叶及其他脑区内的滞留时间，往往只经过一次测试或一次经验即能建立起来。

（2）非陈述性记忆　形成和认知或意识无关，也不涉及在海马的滞留，但需要经过多次重复测试才能逐步形成，其表现主要是反复操作某些作业时，使动作具有连续性并逐渐掌握其步骤和程序，操作更加完善。

陈述性记忆与非陈述性记忆是既有区别又有联系的两种记忆形式，前者必须通过意识，用语言表达出来，而后者只用一系列行为来表达，两者可以相互转化。

3. 人类的记忆过程

人类的记忆过程可以分成 4 个阶段（图 10-10），即感觉性记忆、第一级记忆、第二级记忆和第三级记忆，前两个阶段相当于短时程记忆。感觉性记忆是指通过感觉系统获得信息后，首先在脑的感觉区内贮存的阶段，这阶段记忆贮存的时间很短，一般不超过 1s，如果没有经过注意和处理就会很快消失。如果信息在这阶段经过加工处理，把那些不连续的、先后进来的信息整合成新的连续的印象，就可以从短暂的感觉性记忆转入第一级记忆。这种转移一般可通过两种途径来实现，一种是通过把感觉性记忆的资料变成口头表达性的符号（如语言符号）而转移到第一级记忆，这是最常见的；另一种是非口头表达性的途径。但是，信息在第一级记忆中停留的时间仍然很短暂，平均约几秒钟。通过反复运用学习，信息便在第一级记忆中循环，从而延长信息在第一级记忆中停留的时间，这样就使信息容易转入第二级记忆之中。第二级记忆是一个大而持久的贮存系统。发生在第二级记忆内的遗忘可能由于先前的或后来的信息的干扰造成，这种干扰分别称为前活动性干扰和后活动性干扰。有些记忆的痕迹，如自己的名字和每天都在进行操作的手艺等，通过长年累月的运用，是不易遗忘的，这一类记忆贮存在第三级记忆中。

词语材料被引入第一级记忆，在那里被重复（练习）或被遗忘，一部分被练习的材料进入第二级记忆，练习可使第一级记忆过渡到第二级记忆变得容易。

4. 遗忘

遗忘是指部分或完全失去回忆和再认的能力，包括生理性遗忘和病理性遗忘两类。生理性遗忘是一种正常的生理现象。遗忘在学习后就开始，最初遗忘的速率很快，之后逐渐减慢。遗忘并不意味着记忆痕迹的消失，通常复习已经遗忘的材料总比学习新的材料容易。产生遗忘的

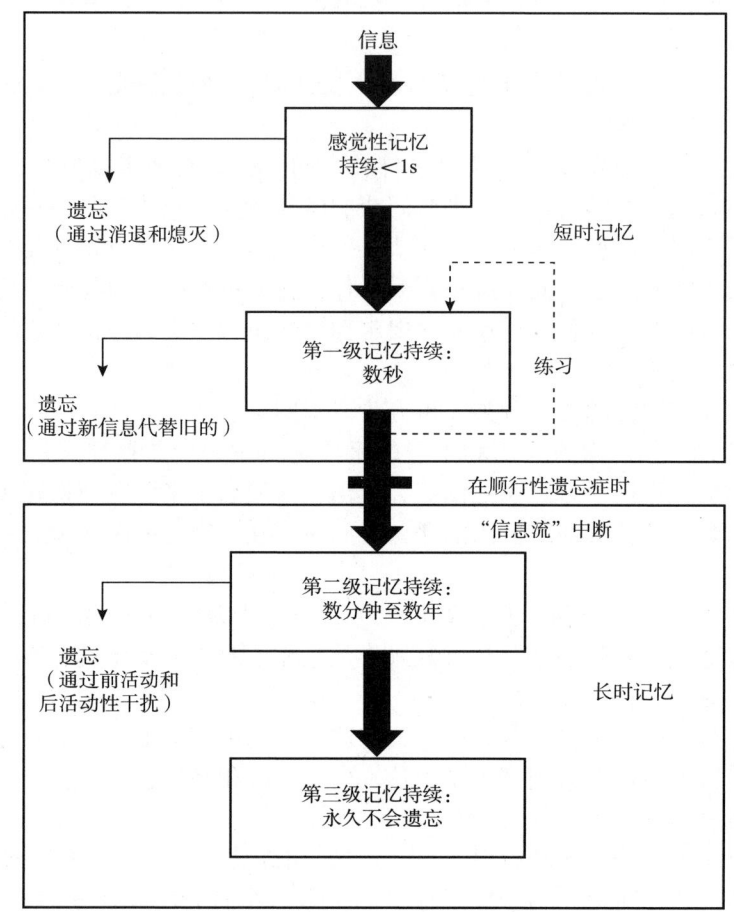

图 10-10　从感觉性记忆到第三级记忆的信息流图解

原因，一是条件刺激久不强化、久不复习引起的消退抑制，二是后来信息的干扰。

病理性遗忘是脑疾患的常见症状，称为记忆障碍或遗忘症，并分为顺行性遗忘症和逆行性遗忘症两类。顺行性遗忘症表现为不能保留新近获得的信息。该症多见于慢性酒精中毒，其发生机制可能是由于信息不能从第一级记忆转入第二级记忆。逆行性遗忘症表现为不能回忆脑功能障碍发生之前一段时间内的经历，多见于脑震荡，其发生机制可能是第二级记忆发生了紊乱，而第三级记忆却未受影响。

5. 学习和记忆的机制

（1）神经生理学机制　近年来对突触可塑性的研究发现，突触发生习惯化、敏感化、强直后增强、长时程增强和长时程抑制等现象存在于中枢神经系统的许多区域，尤其在海马等与学习记忆有关的脑区内。许多学者认为突触的可塑性改变可能是学习和记忆的神经生理学基础。

（2）神经生物学机制　从神经生物学角度来看，较长时间的记忆必然与脑内的物质代谢有关，尤其与脑内的蛋白质合成有关。蛋白质的合成和基因的激活通常发生在从短时程工作记忆起到长时程记忆的这段时间。

（3）神经解剖学机制　从神经解剖学角度来看，永久性记忆可能与建立新的突触联系及脑的形态学改变有关。

6. 营养因素对学习和记忆的影响

吡咯喹啉醌作为一种线粒体优化剂，可促进大脑神经细胞的线粒体产生，为大脑提供能量，从而改善神经功能，如认知、学习和记忆力。针对日本老年人的干预研究显示，吡咯喹啉醌可显著提高记忆力和注意力。

二、大脑皮质的语言功能

语言是人类特有的交流手段，人类通过语言交流思想进行思维和推理。在人群中的大多数右利者，语言功能区定位于大脑左半球，而理解和表达能力定位于左半球大脑皮质的不同区域，这些区域受损将导致不同形式的失语症。

1. 大脑皮质的语言中枢

与语言有关的脑区位于大脑侧裂附近，与额中回及额下回的后部、颞上回后部及角回等区域关系密切。人类大脑皮质一定区域的损伤可引起各种特殊的语言活动功能障碍，成为失语症。

2. 大脑皮质功能的一侧优势

大脑皮质与语言有关的一组功能，包括理解说出的话、印出的文字以及说话、写字所表达的意思，偏重一侧半球是很明确的事实，此半球和分类及符号有关，并常称为优势半球（dominant hemisphere）。然而，另一半球并不是不发展或"不占优势"，而是特化成时空关系的区域，例如，由形辨物及音乐主旋律的认知均和此半球有关。它还在脸孔的辨识上起重要作用。

第八节 觉醒与睡眠

觉醒与睡眠是一种昼夜周期的生理活动。从单细胞生物到人类，几乎所有生物的生命活动都存在节律性、周期性的变化，其中以觉醒与睡眠的交替最为明显。

一、觉醒状态的维持

各种感觉冲动的传入对觉醒状态的维持十分重要。觉醒状态的维持与脑干网状结构上行激动系统的作用有关。此外，大脑皮质的感觉运动区、额叶、眶回、扣带回、颞上回、海马、杏仁核及下丘脑等部位也有下行纤维到达并兴奋网状结构，因此，来自外周的感觉信息及中枢多个脑区的下行兴奋作用可激活脑干网状结构上行激动系统，从而维持觉醒状态。参与脑干网状结构上行唤醒作用的递质系统可能是乙酰胆碱。

觉醒状态可分为行为觉醒和脑电觉醒两部分，这两种觉醒状态的维持原因不同。脑电觉醒状态是指动物的脑电波由睡眠时的同步化慢波转变成觉醒时的去同步化快波，而行为上不一定呈觉醒状态。行为觉醒状态是指动物出现觉醒时的各种行为表现，可能与黑质-多巴胺递质系统的功能有关。

二、睡眠时相

睡眠是动物的一种行为状态。通过对整个睡眠过程的仔细观察，发现睡眠具有两种不同的时相（状态）。脑电波呈现同步化慢波的时相称为慢波睡眠（slow wave sleep，SWS），脑电波呈现去同步化快波的时相称为快波睡眠（fast wave sleep，FWS）。

1. 慢波睡眠

根据脑电波的特点，可将人的慢波睡眠分为Ⅰ~Ⅳ期（图10-11）。慢波睡眠Ⅰ期（SWS-Ⅰ）为入睡期（瞌睡期），α波频率、波幅及所占时间的比例逐渐减小，脑电波趋于平坦，正常人此期通常不超过数分钟。慢波睡眠Ⅱ期（SWS-Ⅱ）为浅睡期，出现睡眠梭形波，即σ波，频率较快（13~15Hz）、幅度较低（20~40μV）并有少量δ波。δ波的持续时间为0.5~1s。慢波睡眠Ⅲ期（SWS-Ⅲ）为中度睡眠期，出现高幅的δ波（>75μV），出现这种节律的时间占该时期的20%~50%，或出现δ波和σ波的复合，即κ复合波。慢波睡眠Ⅳ期（SWS-Ⅳ）为深度睡眠期，出现1.5~2Hz，幅度为75μV以上的δ波，该节律时间占比超过50%。

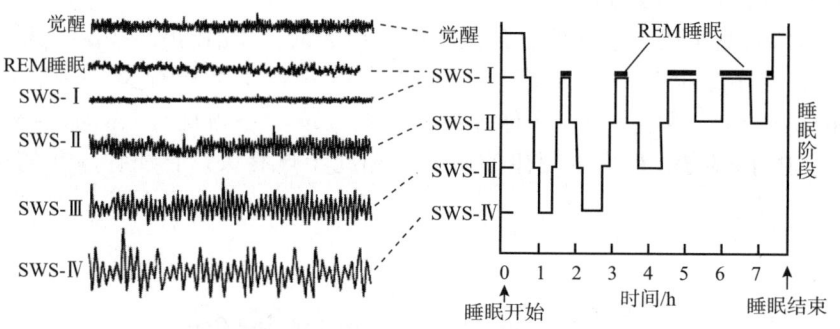

图10-11 正常成年人觉醒、快波和慢波睡眠期间的脑电波（左）及不同睡眠阶段的转变（右）
SWS—慢波睡眠 REM睡眠—快速眼球运动睡眠即快波睡眠

在8h的睡眠期间，首先进入SWS-Ⅰ，依次进入SWS-Ⅱ、SWS-Ⅲ和SWS-Ⅳ阶段，然后又返回快速眼球运动（rapid eye movements，REM）睡眠。随着睡眠的持续，REM睡眠时间越长。此期睡眠时，循环系统、呼吸系统和交感神经系统的活动水平降低（如心跳、呼吸频率、血压及基础代谢率轻度降低），且相当稳定。肌张力也轻度降低，常变换体位，较易唤醒。神经垂体生长素的分泌明显增多，有利于促进生长和体力的恢复。由于这个睡眠时期眼球不出现快速运动，故又称无眼球快速运动睡眠。

2. 快波睡眠

快波睡眠（FWS）的脑电图与觉醒时十分相似，主要呈不规则的β节律（去同步化的低振幅快波），但在行为上处于熟睡状态，因此称为异相睡眠或矛盾睡眠。

在快波睡眠时肌张力更进一步降低，呈完全松弛状，但某些肌肉出现阵发性收缩，特别是眼肌，结果引起眼球快速运动，故又称快速眼球运动睡眠，各种感觉功能进一步减退，较难以唤醒，血压、心率、呼吸出现明显的不规则的短时变化，血压上升或降低，心率加快，呼吸加快而不规则。快波睡眠期间，脑内蛋白质合成加快，脑细胞处于高度活动状态，脑代谢率增加，脑血流量增加。人在紧张的脑力劳动或精神高度紧张时，快波睡眠增加。快波睡眠有利于建立新的突触关系，促进学习记忆，促进精力恢复和幼儿神经系统发育成熟。

睡眠过程中两个时相互相交替。正常成人夜间进入睡眠后，首先是慢波睡眠，持续 80~120min 转入快波睡眠，维持 20~30min 又转入慢波睡眠；整个睡眠过程中交替 4~5 次，越近睡眠的后期，异相睡眠持续时间越长。两种睡眠状态均可直接转变为觉醒状态，但从觉醒状态只能进入慢波睡眠，而不能直接进入快波睡眠。

三、觉醒与睡眠的神经体液机制

觉醒与睡眠之间的转换呈现昼夜节律，即平均 6~8h 睡眠和 16~18h 觉醒。脑干与下丘脑一些神经核对于这两种意识状态之间的转换起重要作用。电刺激下丘脑后部也产生类似刺激中脑引起的觉醒，而电刺激下丘脑前部及其邻近的基底前脑区即引起睡眠。

脑干上行激动系统包括若干不同种类的神经元群。它们释放的神经递质有去甲肾上腺素、5-HT 和 ACh。参与睡眠-觉醒周期控制的前脑神经元，下丘脑视前区神经元释放 γ-氨基丁酸，下丘脑后部神经元释放组胺。此外，下丘脑神经元产生的增食因子（orexin），可能在睡眠与觉醒之间转换也起重要作用。

四、营养因素对觉醒与睡眠的影响

睡眠和饮食作为人类健康的重要行为因素，越来越多的研究证据表明两者之间存在密切的关联。研究表明，调节睡眠的功能因子主要分为 3 类，分别为抑制性神经递质如 γ-氨基丁酸（γ-aminobutyricacid，GABA）、褪黑素（melatonin，MT）、牛磺酸和甘氨酸（glycine，Gly）、兴奋性神经递质如谷氨酸（glutamic，Glu）、组胺、去甲肾上腺素（norepinephrine，NE）和多巴胺（dopamine，DA）、免疫细胞因子如白细胞介素-1β（interleukin-1β，IL-1β）、肿瘤坏死因子 α（tumor necrosis factor-α，TNF-α），以及肠道菌群的主要代谢产物短链脂肪酸（short chain fatty acids，SCFAs），部分饮食是这些睡眠调节因子的丰富来源。

调控神经递质的饮食来源大致可分为调节 GABA、5-HT、褪黑素以及部分抑制性和兴奋性神经递质。富含 GABA 的食品主要有谷物、蔬菜、水果、饮料以及乳制品。一项人群试验发现，口服 100mg GABA 可以增加大脑 α 波并减少 β 波，有助于缓解因焦虑导致的失眠症状。色氨酸是 5-HT 和褪黑素的前体，褪黑素又是改善睡眠的主要功能因子，通过膳食摄入富含色氨酸的食物可达到改善睡眠的目的。鲑鱼、家禽、鸡蛋、菠菜、坚果、香蕉、大豆制品等都是富含色氨酸的食物。研究发现，膳食中富含色氨酸的食物可以提高机体内 5-HT 的含量并可以有效提高睡眠效率，增加实际睡眠时间，降低夜间活动、睡眠碎片期和潜伏期。在植物性食品中，坚果、蘑菇、非精致加工谷物和发芽的豆类均含有较高的褪黑素。有研究发现，富含色素的大米中褪黑素含量较高，同时发现非糯米中的褪黑素含量几乎是糯米的两倍，精米中的褪黑素浓度比整个糯米低 1/3。可以采用发酵和萌发的手段富集食品中褪黑素的含量来达到外源摄入褪黑素改善睡眠的作用。一氧化氮、牛磺酸、甘氨酸等抑制性神经递质也可以通过外源摄入发挥改善睡眠的作用。肉类、乳酪制品、鱼类以及谷类制品都是精氨酸食物的主要来源。相比其他神经递质而言，牛磺酸一般在海洋动物、坚果和豆科植物如黑豆、蚕豆、扁豆中含量较高。甘氨酸来源非常广泛，如花生、黄豆、芋叶、葵花籽、芥菜叶、菜豆、鱼、肉类、牛乳和奶酪等高蛋白质食物。姜黄素、槲皮素、维生素 C、维生素 B_2、维生素 B_6 和维生素 B_{12}、镁都可以作为降低体内兴奋性神经递质的功能因子。姜黄素通过组胺 H_1 受体阻断增加小鼠的非快速眼动睡眠，显著增加小鼠的睡眠时长，缩短睡眠潜伏期。从食物中提取的多酚类物质如槲皮素和维生素 C 的抗组胺作用为开发改善睡眠的功能性食品提供了一些思路。维生素 B_{12} 可以增加大鼠视交叉上核中 GABA 的含量，并降低谷氨酸的含量。

膳食也是调节机体免疫炎症水平的重要因素，在日常饮食中可以通过摄入膳食纤维、膳食多酚、膳食脂肪酸以及高蛋白质食物来调控机体内 IL-1β、TNF-α 等免疫细胞因子的含量。全谷物、大豆、水果、蔬菜都富含膳食纤维和膳食多酚，鱼、鸡蛋、低脂乳制品、大豆食品、坚果类都属于高蛋白质食物，膳食脂肪酸中以食用不饱和脂肪酸为主，如水果、蔬菜、鱼类、坚果类。这些能够调控机体免疫细胞因子的食物都可以起到抗炎、抗癌的作用，激活机体免疫功能，进而促进免疫调节物质作用于中枢神经系统，间接发挥调控睡眠的功能。研究表明，膳食纤维和膳食多酚含量较高的食品中也富含维生素和矿物质，同时这些活性成分也可以作为降低机体兴奋性神经递质如 Glu 的辅酶，最终发挥改善睡眠的作用。高脂肪、精制谷物和肉类与全谷物、水果和蔬菜相比，食用前者患上睡眠障碍的概率大幅度提高，可能是因为大量食用高脂肪、精制谷物更易导致机体内不良的抗氧化状态和炎症标志物水平升高，进而增加睡眠障碍的风险。

膳食中起调控肠道菌群作用的主要为膳食纤维和膳食多酚，一般为全谷物、大豆、水果、蔬菜，如苹果、柑橘、香蕉、卷心菜、油麦菜等都是很好的膳食纤维来源。膳食纤维是影响肠道菌群内环境的重要因素之一，它经由肠道益生菌发酵后可生成 SCFAs，SCFAs 可以作为益生元通过肠-脑轴将神经递质与免疫细胞因子联系，共同发挥改善睡眠的作用。膳食多酚中能够改善睡眠的功能因子以茶多酚、槲皮素、黄酮为主，谷薯类、蔬菜和水果都是多酚较好的食物来源。茶多酚是从茶叶中提取出的天然抗氧化物。茶多酚可以通过调节机体肠道菌群的丰度，促进机体内多种具有抗炎活性的生物活性代谢物的产生，对神经系统起到免疫作用，进而间接改善睡眠。膳食多酚可以与肠道菌群双向作用调控睡眠，其机制主要是膳食多酚可以通过增加肠道内有益菌的相对丰度，抑制有害菌的生成，同时提高免疫细胞因子的水平并刺激神经递质（如 GABA、5-HT、Glu、NE、DA 等）作用于中枢神经系统产生信号，由此对睡眠调节产生影响。

思考题

1. 轴突外的髓鞘有何生理作用？若失去髓鞘可对神经系统产生什么影响？
2. 某患者因外伤引起脊髓半断离，会出现什么感觉障碍？为什么？
3. 区分特定感觉和非特定感觉，是否所有特定的感觉都是通过特异投射系统完成的？
4. 女运动员，17 岁，运动会赛前训练时失误，头先着地，造成第 6 颈椎和第 7 颈椎开放性、粉碎性骨折，75% 错位。四肢和胸以下躯体失去知觉和运动功能。诊断结果为高位截瘫。
    （1）脊髓的功能有哪些？
    （2）脊髓休克期间患者整体功能活动有哪些改变？
    （3）脊髓休克后有哪些功能可恢复或部分恢复？为什么？

5. 为什么小儿麻痹症患者下肢活动障碍，并且同时会发生患肢肌肉萎缩？

延伸阅读

哺乳动物的昼夜节律

从植物的光合作用到人类的睡眠与觉醒，生物钟严密精准地调控着生物界的活动。其中，昼夜节律代表着生命从始至今对环境逐渐适应的进化过程。在哺乳动物中，昼夜节律是一个从基因表达到行为表现的完整系统。早期研究发现，在切断视交叉上核与下丘脑摄食中枢之间的纤维联系后，大鼠白天的摄食量由正常情况下全天摄食量的 10% 增至 50%，得出昼夜节律的起搏点位于下丘脑视交叉上核，并负责调控摄食、体温、活动与休息以及激素节律，后来由于相关基因的发现使人们注意到细胞水平的昼夜节律。机体内几乎所有的细胞都表现出昼夜节律，并受到神经中枢（下丘脑视交叉上核）的调控，但多数器官和组织可以不依赖中枢而表现出自发的昼夜节律。哺乳动物的昼夜节律系统由一系列振荡器（由昼夜节律基因及其编码的蛋白质组成）构成。每个细胞内的昼夜节律振荡器在对信号作出应答、调控生理功能的过程中各司其职，而各个振荡器间、振荡器与系统间又有复杂的相互作用，这一系列活动共同构成了昼夜节律的生理过程。大量资料表明，细胞自主的昼夜节律钟与新陈代谢途径紧密相关，昼夜节律的一些振荡器（如体温、摄食）的输出信号可以作为其他振荡器的输入信号，影响昼夜节律钟的发条结构，引起昼夜节律系统与其控制的生物输出信号间产生复杂的交互联系。最新研究，显示昼夜节律的突变与代谢表型的改变相关，营养的摄取可以调节昼夜节律。昼夜节律钟对神经、消化、循环等生理系统的调控功能已经明确，但其中的机制有待阐明。

第十一章
内分泌

学习引导

1. 研究显示，我国 19 岁男孩平均身高在 1985—2019 年增加了 8cm，女孩平均身高增加了 6cm，平均身高均为东亚第一，体现我国儿童饮食营养条件的提升，也反映了经济的快速发展。但是，我国儿童肥胖率也持续攀升，性早熟现象也日趋增多。这些现象与日常饮食的摄入和营养结构是否有关？饮食为什么既可以促进儿童的发育，也能造成儿童肥胖和性早熟？

2. 1994 年，国务院颁布了《食盐加碘消除碘缺乏危害管理条例》，1995 年我国开始普遍实施食盐加碘措施，到 2000 年基本消除了碘缺乏病。然而，我国部分地区存在水源性高碘问题，这些地区的居民长期食用加碘盐会面临高碘危害。因此，《中国居民膳食指南》建议根据不同地区、不同人群的碘摄入量进行科学的调整。为什么碘对于我国居民的生活如此重要？人体摄入碘盐后又是如何进行利用呢？

3. 骨科医生可能会面临这样的情况：个别患者年纪较轻却患上了老年人常见的骨质疏松症，而且这些患者通常有长期过量饮用碳酸饮料的习惯。研究表明，长期过量饮用碳酸饮料会影响人体对钙质的吸收，导致钙质异常流失，从而引发骨骼病理性变化。是饮料中的糖、碳酸还是其他成分导致了骨质疏松症呢？与这些因素相关的生理过程是怎样的？

4. 更年期（绝经期）综合征是许多女性在中年阶段都可能经历的，处于这个阶段的女性往往情绪不稳定、经常突然发脾气、晚上难以入睡。医生通常建议更年期的女性调整心态、改变生活方式和必要时进行药物治疗。当然，健康饮食在更年期的管理中也起着关键作用。更年期综合征是如何产生的？日常饮食与更年期综合征又有什么关系？

第一节　概述

一、内分泌与激素的概念

内分泌系统（endocrine system）是机体的功能调节系统，由内分泌腺和分布在某些组织器官中的内分泌细胞组成。内分泌系统通过分泌各种激素全面调控机体各种基础功能活动，如调节生长、发育、生殖和衰老等过程，与机体的神经系统、免疫系统等其他系统共同维持机体内环境稳态。

内分泌（endocrine）是指内分泌腺或内分泌细胞产生激素通过血液等体液为媒介对靶细胞产生调节效应的一种分泌形式。激素（hormone）是由内分泌腺或器官组织的内分泌细胞合成与分泌，以体液为媒介，在细胞间递送调节信息的高效生物活性物质。内分泌系统以分泌激素、发布调节信息的方式行使其生物学功能。

激素传递信息途径包括远距分泌（血液）、旁分泌（组织液）、神经内分泌（神经细胞分泌）、自分泌（组织液）、内在分泌（细胞内液）等方式。

激素按分子结构和化学性质可分为含氮激素（胺类激素、肽类激素和蛋白质类激素）和脂类激素（类固醇激素、脂肪酸衍生物）。激素在发挥调节作用时，表现以下共同作用特点。

1. 信使作用

激素是携带某种特定含义的信号，在细胞间传递某种信息的信使分子。在完成信息传递后，激素被分解灭活。

2. 特异作用

激素通过靶细胞相应受体发挥其调节作用。各种激素只可选择性作用于与其亲和力高的特定目标，受体决定其作用的相对特异性。

3. 高效作用

激素在生理状态下的浓度很低，但因其具有高度生物活性，可在信号转导环节逐级放大，产生瀑布式级联效应。

4. 相互作用

各种激素之间可相互影响，相互作用包括协同作用、拮抗作用和允许作用。多种激素联合作用可产生倍增效应，表现为协同作用，但有时也产生拮抗作用。例如，生长激素、糖皮质激素和胰高血糖素均有升高血糖作用，它们在升糖效应上表现为协同作用；胰岛素降低血糖，与上述激素的升糖效应相反，具有拮抗作用。允许作用是指激素本身并不直接对某种器官、组织或细胞产生生理效应，但其存在是另一种激素发挥生理效应的必备基础，即起支持性作用。例如，糖皮质激素本身没有收缩血管的作用，但其存在使儿茶酚胺类激素充分发挥心血管的调节作用。

二、激素的作用机制

激素作用实质是与靶细胞相应受体结合，启动靶细胞内信号转导过程，最终产生该细胞固有的生物学效应。激素的受体可分为细胞膜受体和细胞内受体两大类。含氮激素（除甲状腺激素外）的受体均为细胞膜受体，类固醇激素和甲状腺激素的受体为细胞内受体。

1. 含氮激素作用机制——第二信使学说

大多数含氮激素（即第一信使）首先作用于细胞膜上的特异性受体（如G蛋白偶联受体、酶联型受体等），激活细胞膜内产生第二信使的酶（如腺苷酸环化酶、鸟苷酸环化酶等），催化相应物质产生第二信使［如环磷酸腺苷（cAMP）、环磷酸鸟苷（cGMP）等］，继续使胞质中相应蛋白质发生改变，从而引起细胞的生物效应。除了cAMP、cGMP以外，第二信使还包括三磷酸肌醇、甘油二酯、Ca^{2+}、NO等。

2. 类固醇激素作用机制——基因表达学说

类固醇激素和甲状腺激素等分子质量小，呈脂溶性，可直接透过细胞膜进入细胞内和受体结合发挥其生物学效应。细胞内受体可分为胞浆内受体和核内受体两类，胞浆内受体最终也要转入细胞核内发挥作用，因此其可被视为核受体。核受体实质是由激素调控的一大类转录因子。当激素与核受体结合后，激素-核受体复合物作用于DNA的特异位点，调节靶基因转录，通过其蛋白质表达产物调节细胞生物功能，此过程需要较长时间。

三、激素分泌的调节

1. 激素分泌具有节律性分泌特征

许多激素具有节律性分泌的特征。一些腺垂体激素是以分钟或小时为周期的脉冲式分泌，且与下丘脑调节肽的分泌同步。多数激素表现为昼夜节律性分泌，如生长激素、褪黑素、皮质醇。女性的性激素呈月周期性分泌。甲状腺激素存在季节性周期波动。这种节律性分泌受机体内生物钟的控制,下丘脑视交叉上核可能是生物钟的核心核团。

2. 激素分泌调控主要受体液调节和神经调节

(1) 体液调节　体液调节包括轴系反馈调节（下丘脑-腺垂体-靶腺轴）、代谢物调节、激素间相互调节等方式。轴系反馈调节方式包括长反馈（靶腺或组织分泌激素对上位腺体活动的影响）、短反馈（腺垂体激素对下丘脑活动的影响）和超短反馈（下丘脑肽能神经元受其自身分泌的下丘脑调节肽的影响）（图11-1）。代谢物调节如血糖水平调节胰岛素、胰高血糖素的分泌。激素间相互调节包括协同作用、拮抗作用和允许作用。

(2) 神经调节　下丘脑是内分泌系统和神经系统活动联系的重要枢纽,其传入通路和传出通路复杂广泛,可接受来自内、外环境刺激而影响其神经元的兴奋性和分泌活动,发挥对机体内分泌系统和功能活动的高级整合作用。靶腺接受神经纤维支配,如交感神经纤维兴奋、肾上腺髓质分泌儿茶酚胺类激素增加。

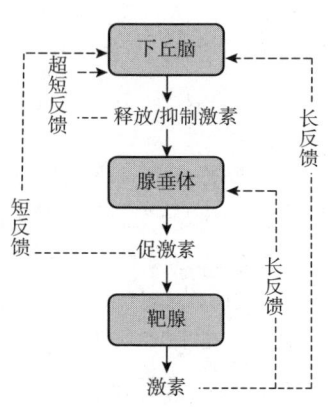

图11-1　下丘脑-腺垂体-靶腺轴

三、激素与营养的关系

体内的腺体和激素很多,每一种腺体监控一种身体状态,并且分泌一种或多种激素来调节这种状态。每一种激素都是一种信使,会刺激不同的器官产生适当的反应。例如,当胰腺（pancreas）感受到血糖（葡萄糖）浓度高的时候,它会释放胰岛素（insulin）,刺激肌细胞和其他细胞从血液中汲取葡萄糖并储存起来;当血糖浓度下降时,胰腺会分泌另一种激素——胰高血糖素（glucagon）,肝对胰高血糖素做出反应,把它储存的一些葡萄糖释放到血液中,以维持正常的血糖水平。

营养会影响激素系统,饥饿、进食和运动都会改变激素平衡。例如,对于身体消瘦的人群,改变激素平衡会导致他们的骨骼失去矿物质,变得脆弱。反过来,激素也能影响营养状态,它们与神经系统一起调节饥饿感,并且能够影响食欲。激素会通过传递信息来调节消化系统,告诉消化器官已经吃了什么食物,相应的每种消化液应该分泌多少。激素还会调节女性的月经周期,它们影响月经周期和孕期中食欲的变化。生病的人没有食欲也可能部分源于激素水平的变化。激素还能调节人体对压力的反应、饥饿感、营养素的消化和吸收。如果想知道一个人的营养状况或健康状态,这个人的激素系统的状态通常能提供一部分答案。

第二节　下丘脑-垂体及松果体

一、下丘脑-垂体概述

下丘脑（hypothalamus）位于丘脑的下部、第三脑室周围,被第三脑室分为左右两半,两侧对称。垂体（hypophysis, pituitary body）位于大脑下部的垂体窝内,体积小、质量轻。下丘脑与垂体在结构和功能上密切联系，二者可形成下丘脑-垂体功能单位，不仅是内分泌系统的调控中枢，也是神经内分泌功能的高级枢纽。它包括下丘脑-神经垂体系统和下丘脑-腺垂体系统两部分。

垂体由腺垂体（垂体前叶）和神经垂体（垂体后叶）两部分组成。下丘脑与腺垂体之间没有直接神经结构联系，但存在独特的血管网络，即垂体门脉系统。垂体门脉系统可经局部血流直接实现下丘脑与腺垂体双向沟通。下丘脑内侧基底部的小细胞神经元可分泌下丘脑调节肽调节腺垂体分泌活动（图11-2）。神经垂体是下丘脑视上核和室旁核部位大细胞神经元轴突的延伸结构，不含腺细胞，主要储存下丘脑视上核和室旁核分泌的血管升压素和缩宫素（图11-3）。

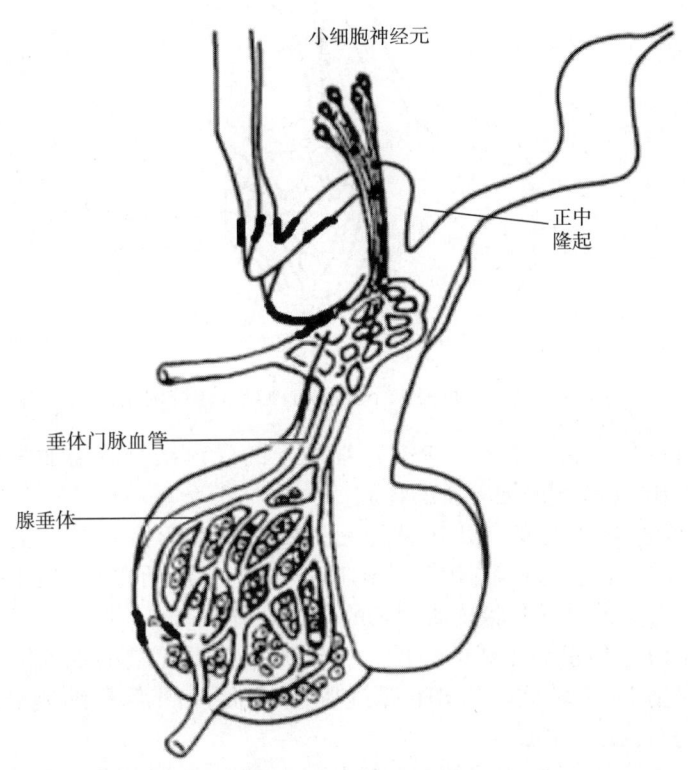

图11-2　下丘脑与腺垂体结构联系

下丘脑内侧基底部有一个功能区，称为下丘脑促垂体区。它的小细胞神经元能产生多种调节腺垂体活动的肽类物质，称为下丘脑调节肽（hypothalamic regulatory peptides，HRP）。下丘脑调节肽从功能上可分为两类：促释放激素和释放抑制激素（又称抑制激素）。至今已明确功能和化学结构的下丘脑调节肽有5种：促甲状腺激素释放激素（thyrotropin releasing hormone，TRH）、促肾上腺皮质激素释放激素（corticotropin releasing hormone，CRH）、促性腺激素释放激素（gonadotropin releasing hormone，GnRH）、生长激素释放激素（grow hormone releasing hormone，GHRH）、生长抑素（somatostatin，SS，又称生长激素释放抑制激素，growth hormone releasing-inhibiting hormone，GHRIH）。尚没有明确化学结构的下丘脑调节肽有两种：催乳素释放因子（prolactin releasing factor，PRF）、催乳素释放抑制因子（prolactin release inhibiting factor，PIF）。

TRH是由3个氨基酸组成的最小的肽类激素。TRH神经元主要位于下丘脑中间基底部。

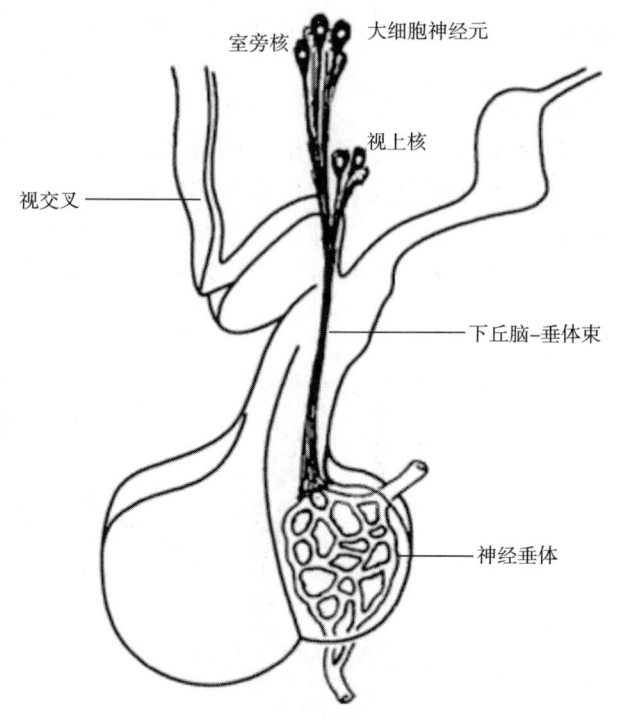

图 11-3 下丘脑与神经垂体结构联系

TRH 与垂体前叶的促甲状腺激素（TSH）细胞上的受体结合，增加细胞内 Ca^{2+} 浓度，从而引起 TSH 释放。TRH 还能促进催乳素的释放。

CRH 由 41 个氨基酸组成。CRH 神经元主要位于室旁核。CRH 的分泌呈昼夜节律。CRH 作用于垂体前叶的促肾上腺皮质激素（ACTH）细胞，激活 I 型 CRH 受体，增加细胞内第二信使 cAMP 水平，促进促肾上腺皮质激素的合成和释放。

GnRH 是由 10 个氨基酸组成的多肽，主要分布在下丘脑的视前区、弓状核和结节区。青春期后 GnRH 呈脉冲式释放。GnRH 促进腺垂体促性腺激素细胞合成和释放卵泡刺激素（FSH）和黄体生成素（LH）。

GHRH 是由 44 个氨基酸组成的多肽。分泌 GHRH 的神经元主要位于弓状核，少量位于腹内侧核。GHRH 呈脉冲式释放。SS 的分子式多样，主要有 14 肽（SS14）和 28 肽（SS28），SS28 又称为大生长抑素。这些多肽来源于含有 116 个氨基酸的前体。SS 神经元主要位于室周核和弓状核，也有一些分布于视交叉上核和下丘脑外侧区。GHRH 和 SS 共同调控生长激素的分泌。SS 特异性不高，对其他激素的分泌也有一定的抑制作用。

二、下丘脑和腺垂体

下丘脑调节肽（HRP）通过垂体门脉系统的运输，达到腺垂体，调节腺垂体分泌。腺垂体分泌的激素包括促甲状腺激素（thyroid-stimulating hormone，TSH）、促肾上腺皮质激素（adrenocorticotropic hormone，ACTH）、卵泡刺激素（follicle-stimulating hormone，FSH）、黄体生成素（luteinizing hormone，LH）、生长激素（growth hormone，GH）、催乳素（prolactin，PRL）。

在腺垂体中部含有阿黑皮素原（pro-opiomelanocortin，POMC），它是腺垂体多种激素的共同前体，包括 ACTH、β-促脂素（β-lipotropin，LPH）和促黑激素（melanocyte-stimulating hormone，MSH）等。

1. 生长激素

生长激素（GH）又称躯体刺激素（somatotropin）是腺垂体中含量最多的激素，属于蛋白质类激素。人生长激素（hGH）由 191 个氨基酸组成，大部分 hGH 分子质量为 22.65kDa，又称 22k hGH。利用 DNA 重组技术可大量生成 GH 供临床使用。GH 作用于靶细胞 GH 受体和诱导产生胰岛素样生长因子（insulin-like growth factor，IGF）间接刺激靶细胞产生生理效应。

（1）生长激素的生理作用

① 促进生长：GH 对人体各组织和器官的生长都有促进作用，对骨骼、肌肉及内脏器官的作用尤为明显。GH 分泌量在青春期达到高峰，它促进骨纵向和直径增加。成年时，GH 可调节骨形成和骨吸收。如果人幼年期 GH 分泌不足，则生长发育缓慢、身材矮小，称为侏儒症（dwarfism）。如果幼年期 GH 分泌过多，则导致巨人症（gigantism）。如果成年人 GH 分泌过多，由于长骨不再生长，但肢端的短骨、颅骨及软组织增生，出现手足粗大、鼻大唇厚、下颌突出及内脏器官增大，称为肢端肥大症（acromegaly）。

② 调节代谢：GH 能调节糖、脂肪和蛋白质等营养物质的代谢。GH 抑制外周组织摄取和利用葡萄糖来减少葡萄糖消耗，升高血糖水平，削弱胰岛素效应。GH 分泌过多时，可造成垂体性糖尿病，表现出糖尿病患者多饮、多食、多尿、体重减轻等典型症状。GH 抑制脂肪细胞分化，减少甘油三酯蓄积；促进脂肪分解，脂肪酸氧化，提供能量；可使组织尤其是肢体的脂肪量减少；促进糖代谢向脂肪代谢转移；有利于促进生长发育和组织修复。GH 促进蛋白质代谢，总效应是合成大于分解，特别是促进肝外组织合成蛋白质。此外，GH 可促进胸腺素的分泌，可刺激 B 淋巴细胞产生抗体，提高 NK 细胞和巨噬细胞的活性，广泛参与机体免疫系统功能调节。GH 还有抗衰老、调节情绪和行为活动等效应，同时参与机体的应激反应。

（2）生长激素分泌的调节

① 下丘脑对 GH 分泌的调节：GH 的分泌主要受 GHRH 和 SS 的双重调控，以 GHRH 促进分泌占主导地位。同时 GH 对下丘脑和腺垂体具有负反馈调节作用。胰岛素样生长因子-1（IGF-1）对 GH 分泌也有负反馈调节作用，它可刺激下丘脑释放 SS 抑制垂体 GH 分泌，也可直接抑制腺垂体分泌 GH。SS 不仅抑制 GH 的基础分泌，还能抑制其他因素（如运动、胰岛素导致的低血糖、低 GHRH、低精氨酸等）引起的 GH 分泌，但没有直接抑制 GH 细胞增殖的作用。

② 睡眠的影响：夜间 GH 分泌量约占全天分泌量的 70%。人在觉醒时，GH 分泌较少。睡眠尤其是慢波睡眠可使 GH 分泌明显增加。入睡后 60min，GH 分泌达到高峰；转入快波睡眠后，GH 分泌减少。这种现象在青春期尤为明显；50 岁以后，该现象消失。

③ 代谢因素的影响：饥饿、运动、低血糖、应激等使能量供应缺乏或消耗增加时，均可引起 GH 分泌增多，其中以急性低血糖对 GH 分泌的刺激作用最为显著。反之，高血糖通过促进 SS 和抑制 GHRH 分泌而使 GH 分泌水平降低。高蛋白质饮食、血中氨基酸和游离脂肪酸浓度升高可刺激 GH 分泌。

④ 激素的影响：甲状腺激素、雌激素、睾酮、胰高血糖素等均能刺激 GH 分泌。在青春

期，血中雌激素和睾酮水平升高，GH 的分泌也增加。糖皮质激素可抑制 GHRH 引起的 GH 分泌。

2. 催乳素

催乳素（PRL）是由 199 个氨基酸组成的蛋白质，它分子序列与 GH 有 92%相同，因此两者的作用有交叉。GH 有较弱的泌乳始动作用，PRL 有较弱的促生长作用。成人垂体中的 PRL 含量极少，是 GH 的 1%。妊娠期和哺乳期女性外周血中 PRL 水平显著升高。PRL 具有和 GH 类似的昼夜节律和分泌脉冲。

（1）催乳素的生理作用

① 调节乳腺的生长和活动：PRL 可促进乳腺发育。从分娩后随即开始，PRL 启动和维持乳腺泌乳。分娩后血浆 PRL 降至妊娠前的水平。由于此时血中雌激素和孕激素水平显著降低，且 PRL 受体的数量明显增加，PRL 能发挥始动和维持泌乳的作用。PRL 作用于成熟的乳腺小叶，使腺体向腺泡腔内分泌乳汁。PRL 还能促进淋巴细胞进入乳腺，向乳汁中释放免疫球蛋白。

② 调节性腺：PRL 对性腺的作用错综复杂，对卵巢活动有双向调节作用，卵巢本身可合成 PRL。高剂量 PRL 可抑制卵巢活动，低剂量 PRL 可促进卵巢分泌雌激素和孕激素。PRL 对男性生殖腺也有影响。在睾酮存在的情况下，PRL 促进前列腺和精囊腺的生长，增加睾丸间质细胞 LH 受体的数量，提高睾丸间质细胞对 LH 的敏感性，增加睾酮的生成量，促进雄性性成熟。

③ 参与应激反应：在应激状态下，如麻醉、手术、电休克、剧烈运动等，血中 PRL 水平升高，且往往与 ACTH 和 GH 同时升高浓度。应激停止后数小时，上述激素的浓度逐渐恢复至正常水平。

④ 免疫调节作用：PRL 对体液免疫和细胞免疫都有促进作用。单核细胞、淋巴细胞、胸腺上皮细胞和红细胞表达 PRL 受体。PRL 可促进淋巴细胞增殖，直接或间接促进 B 淋巴细胞分泌 IgM 和 IgG。一些淋巴细胞和单核细胞能产生 PRL。当机体疏导免疫刺激时，T 淋巴细胞和垂体释放 PRL 增加。

（2）催乳素分泌的调节 PRL 受下丘脑 PRF 与 PIF 双重调节，两者分别起促进和抑制 PRL 分泌的作用，以 PIF 的抑制作用为主。动物实验已明确，PIF 主要是多巴胺。给予动物 L-多巴（多巴胺的前体）或多巴胺受体激动剂（如阿扑吗啡）都可以减少 PRL 的分泌，多巴胺受体阻断剂（如吩噻嗪）可促进 PRL 分泌。某些下丘脑受伤的病人血液中 PRL 水平升高，可能与 PIF 抑制作用减弱有关。但是，人体中 PIF 的确切化学结构还不清楚。

哺乳期妇女，婴儿吸吮乳头可促进 PRL 分泌，这是经典的神经-内分泌反射。哺乳开始 30min，血中 PRL 水平上升 10~100 倍，哺乳结束后恢复至原来水平。应激、紧张、剧烈运动、睡眠、胸部创伤、大手术、麻醉等均可使 PRL 分泌增加。

三、下丘脑和神经垂体

神经垂体不含腺细胞，是下丘脑的延伸结构，不能合成激素。神经垂体激素由下丘脑视上核、室旁核等处大细胞神经元合成并通过轴浆运输，到达神经垂体，在神经垂体储存并可适时释放，包括血管升压素（vasopressin，VP）和缩宫素（oxytocin，OT）。它们的化学结构都是由六肽环和三肽侧链组成的九肽，只是第 3 位与第 8 位的氨基酸残基不同，如人

VP 肽链第 8 位为精氨酸残基，故称为精氨酸血管升压素（AVP）。

VP 和 OT 不仅存在于下丘脑-神经垂体系统中，也存在于下丘脑正中隆起和第三脑室附近的神经元轴突中。在大鼠和猴的垂体门脉血液中发现有 VP，其浓度远高于外周血液。

1. 血管升压素

血管升压素（VP）又称抗利尿激素（antidiuretic hormone，ADH），在生理浓度下，几乎没有收缩血管、升高血压的作用，主要是抗利尿作用。VP 调节机体水平衡、维持循环血量和血压稳定。在高浓度下，能使血管收缩、血压升高；大量脱水或失血时，大量释放 VP，使血管收缩，特别是使内脏血管收缩，对维持血压有一定意义。VP 缺乏可导致尿崩症，VP 还具有增强记忆、调节痛觉等作用。

促进 VP 分泌的因素包括血浆晶体渗透压升高、细胞外液量降低、疼痛、运动、情绪、应激刺激、恶心、呕吐、直立体位、血管紧张素Ⅱ等。其中，血浆晶体渗透压升高对 VP 分泌调节的作用最强。抑制 VP 分泌的因素包括血浆晶体渗透压降低、细胞外液量增多、动脉血压升高、心房钠尿肽等。

2. 缩宫素

缩宫素（OT）又称催产素（oxytocin，OXT），其主要作用是在妇女分娩时刺激子宫强烈收缩，哺乳期促进乳汁排出。此外，OT 在体液渗透压调节、心血管活动调节、机体的神经内分泌、促进胃液分泌、遗忘效应、提高痛阈、调节体温等方面也发挥一定作用。

OT 的分泌受神经-内分泌调节。最有力的刺激因素是分娩时胎儿头部对子宫颈的机械扩张刺激，通过正反馈机制引起 OT 大量释放，加强子宫收缩，促进胎儿分娩。此外，能刺激 VP 分泌的因素也可促进 OT 分泌；忧虑、恐惧、剧痛、高温、噪声、肾上腺素等能抑制 OT 分泌。

四、松果体

松果体位于丘脑后上部，其表面由软脑膜延续而来的结缔组织被膜包裹，被膜随血管伸入实质内，将实质分为许多不规则小叶，小叶主要由松果体细胞、神经胶质细胞和神经纤维等组成。松果体可分泌褪黑素、精氨酸缩宫素、抗促性腺激素等。褪黑素（melatonin，MT）是松果体分泌的主要激素，与调节生物钟、睡眠有关。MT 化学结构是 N-乙酰-5-甲氧基色胺，由色氨酸经过羟化、脱羧、酰化和甲基化生成。

MT 生物作用广泛，对神经系统表现为镇静、镇痛、催眠、抗抑郁、抗惊厥等；其能显著抑制下丘脑-垂体-性腺轴的活动，参与机体生物节律调节、免疫调节；其也可影响肺、肾、心脏等器官功能。临床上，MT 可用于辅助治疗失眠症，但使用过多可能产生副作用。有学者认为，MT 的减少可减弱对中枢神经系统的抑制作用，从而引起大脑的异常放电，与某些癫痫的发生有关。MT 对内分泌系统有一定抑制作用。MT 能降低血清中 FSH 和 LH 含量。MT 分泌过多，会出现青春期延迟。MT 还具有细胞保护功能，包括心肌细胞、脑组织细胞、肾脏细胞、肠黏膜细胞和血管内皮细胞等。

光照是调节 MT 分泌的主要因素，光照刺激通过视网膜与松果体之间的神经联系，引起 MT 分泌，使人体生物节律与自然环境的昼夜节律同步。MT 分泌具有极典型的"昼低夜高"的节律，分泌量从青春期开始随年龄增加逐渐递减。视上核是控制 MT 合成和分泌昼夜节律的中枢。

第三节 甲状腺

甲状腺是人体最大的内分泌腺,是唯一将激素大量储存在细胞外的内分泌腺,由几百万个腺泡组成。腺泡是甲状腺结构和功能单位。甲状腺激素(thyroid hormones,TH)由腺泡上皮细胞合成,并以胶质形式储存于腺泡腔中。甲状腺腺泡旁细胞,又称甲状腺 C 细胞,能合成和分泌降钙素(calcitonin,CT)。

一、甲状腺激素的合成、分泌、运输和代谢

甲状腺激素(TH)主要有甲状腺素(thyroxin,或称四碘甲腺原氨酸,3,5,3',5'-tetraiodothyronine,T_4)和三碘甲腺原氨酸(3,5,3'-triiodothyronine,T_3)两种。T_4 约占 TH 分泌总量的 90%,活性弱于 T_3。T_3 约占 TH 分泌总量的 9%,T_4 经脱碘可转化为 T_3。人体内还有不具备生物活性的含碘化合物,如一碘酪氨酸、二碘酪氨酸、逆-三碘甲腺原氨酸(rT_3)。

1. 甲状腺激素的合成

甲状腺球蛋白(TG)和碘元素是合成 TH 的必需原料,前者是合成 TH 的载荷体,甲状腺中 90%~95% 的碘都用于 TG 上酪氨酸残基的碘化。TH 合成过程包括腺泡聚碘、碘的活化(活化碘取代 TG 中酪氨酸残基苯环上的氢)和缩合(一碘酪氨酸和二碘酪氨酸偶联形成 T_4 或 T_3)过程。其中,甲状腺过氧化物酶(thyroid peroxidase,TPO)具有促使碘活化(催化碘离子转化为碘原子)、酪氨酸残基碘化以及碘化酪氨酸的偶联等重要作用,是 TH 合成过程中的关键酶。先天缺乏 TPO,将使 TH 合成发生障碍,机体缺乏 TH。抑制 TPO 酶活性的药物(如硫脲嘧啶)可阻碍 TH 合成,用于治疗甲状腺功能亢进。

2. 甲状腺激素的分泌

TH 的分泌主要受 TSH 控制。在 TSH 作用下,TG 被腺泡细胞通过吞饮作用进入腺泡内,然后在溶酶体蛋白酶作用下,将 T_4 及 T_3 从 TG 上水解下来,释放入血。

3. 甲状腺激素的运输

分泌入血液的 TH,99% 以上和血浆蛋白结合,游离 TH 不到 1%。只有游离型 TH 才能进入组织和细胞发挥其生理功能。

4. 甲状腺激素的代谢

TH 主要在肝、肾和骨骼肌等部位降解。血液中 T_4 半衰期是 7d,T_3 半衰期是 1.5d。在外周组织中,T_4 在脱碘酶作用下转变为 T_3 或 rT_3。T_3 或 rT_3 再经脱碘失活,产物随尿液排出体外。

二、甲状腺激素的生物学作用

TH 为亲脂性激素,绝大多数生物效应由靶细胞核内的 TH 受体介导。其作用十分广泛,主要作用有如下几类。

1. 促进生长与发育

TH 具有促进神经元增殖、分化、突触形成、髓鞘形成等作用，诱导神经生长因子和某些酶合成，促进神经元骨架发育。TH 与 GH 协同调控幼年期的生长发育。TH 可刺激骨化中心发育成熟，加速软骨骨化，促进长骨和牙齿生长。

在胚胎期缺碘造成 TH 合成不足，或出生后甲状腺功能减退的儿童，脑发育出现明显障碍，表现为以智力迟钝和身材矮小为特征的呆小症（又称克汀病，cretinism）。但胚胎期胎儿骨的生长不必需要 TH，所以先天性甲状腺发育不全的胎儿，出生时身高基本正常，在出生后数周至 3~4 个月，才表现出明显的智力迟钝和长骨生长停滞。所以，在缺碘地区应预防呆小症发生，因胎儿 11 周之前甲状腺不具备合成 TH 能力，孕妇应在妊娠期注意补充碘，治疗呆小症必须及时，应在生后 3 个月以前补给 TH，过迟则难以起到明显效果。

2. 调节新陈代谢

（1）增强能量代谢 TH 可使大多数组织的耗氧率增加，基础代谢率（BMR）增加，产热量增加。甲状腺功能亢进（甲亢）患者，BMR 可提高 60%~80%，喜凉怕热，极易出汗；甲状腺功能减退（甲减）患者，BMR 显著降低，喜热恶寒。

（2）调节物质代谢 生理水平 TH 对蛋白质、糖和脂肪的合成和分解代谢均有调节作用，但分泌过量时促进分解代谢的作用更明显。

生理情况下，TH 可促进肝、肾、肌肉蛋白质合成，表现正氮平衡，同时也能刺激蛋白质降解，实际效应取决于 TH 分泌量。过量 TH 促进蛋白质分解，尤其骨骼肌蛋白分解加强。TH 分泌不足时，蛋白质合成减少，同时组织间黏蛋白沉积，使水滞留于皮下，引起黏液性水肿。

TH 能提高糖代谢速率，促进小肠黏膜对糖的吸收，促进糖原分解，肝糖异生增强，升高血糖，但也可促进外周组织利用糖。所以甲亢时，餐后血糖升高，甚至形成糖尿，但又能很快降低。甲亢患者的血糖可能在正常范围内，甲减患者的血糖降低。

TH 可促进脂肪的合成和分解，进而加速脂肪代谢速率。它可促进脂肪酸氧化分解，协同儿茶酚胺的脂解作用；减少脂肪的贮存，降低血脂浓度。TH 可加强胆固醇合成，但也可增强胆固醇降解，有助于胆固醇从血中清除。

3. 影响器官系统功能

TH 对各器官系统功能几乎都有不同程度的影响，主要作用如下。

（1）中枢神经系统 TH 促进中枢神经系统的发育，对已分化成熟的神经系统活动也有作用。甲亢患者的中枢神经系统兴奋性增高，主要表现为注意力不集中、多愁善感、喜怒无常、烦躁不安、睡眠不好且多梦、肌肉纤颤等。甲减患者的中枢神经系统兴奋性降低、记忆力减退、说话和行动迟缓、淡漠无情、终日嗜睡、肌肉无力等。

（2）循环系统 TH 对循环系统有明显影响，增强心脏正性变时、正性变力作用，如心率增快，心脏收缩力增强，心输出量与心脏做功增加，促进血管平滑肌舒张，舒张压降低，脉压增大。甲亢患者心动过速，血容量增加，脉压明显增大，心肌可因长期负荷过重而致心力衰竭。甲减患者的心输出量降低，血压降低。

（3）消化系统 TH 对消化系统的作用主要表现为促进肠蠕动、增强食欲。甲亢患者食欲旺盛、进食增加、胃肠蠕动加快，但肠吸收能力下降、肝功能下降。甲减患者食欲降低、进食量降低，出现腹胀、便秘。

(4)其他　此外，TH可加强肌肉活动，对内分泌系统和生殖系统等也有作用。如促进激素分泌与代谢，维持正常性欲、性功能等。

三、甲状腺功能的调节

甲状腺功能活动直接受腺垂体分泌的TSH调控，形成下丘脑-腺垂体-甲状腺轴调节系统。此外，还存在神经、免疫以及甲状腺自身调节机制等。

1. 下丘脑-腺垂体-甲状腺轴调节系统及负反馈效应对甲状腺功能的调节

下丘脑释放TRH通过垂体门脉系统刺激腺垂体TSH细胞分泌TSH，TSH是调节甲状腺功能的主要激素，其作用是促进TH的合成与释放，维持甲状腺腺泡细胞的生长发育。

当血液中游离TH达到一定水平可产生负反馈效应，抑制TSH和TRH分泌，进而形成TRH-TSH-TH分泌的自动控制环路。当饮食中缺碘造成TH合成和分泌减少时，TH对腺垂体的负反馈作用减弱，使TSH分泌增多，TSH刺激甲状腺细胞增生肥大，导致甲状腺肿大。

2. 甲状腺的自身调节

甲状腺自身可根据血碘水平调节对碘的摄取和合成TH的能力。过量的碘可抑制碘的活化，使TH合成减少。当血碘含量不足时，甲状腺"碘捕获"机制和碘的利用率增强，TH合成增多。与下丘脑-腺垂体-甲状腺轴调节系统相比，自身调节的范围较小，且速度缓慢。

3. 神经对甲状腺活动的影响

甲状腺受交感神经纤维和副交感神经纤维的双重支配。交感神经纤维直接支配甲状腺腺泡，兴奋时使TH合成增加；副交感神经纤维兴奋可抑制TH的分泌。

4. 免疫系统对甲状腺活动的影响

B淋巴细胞可合成TSH受体抗体，表现类似于TSH阻断或激活的效应。自身免疫性甲亢患者体内存在TSH受体刺激抗体，萎缩性甲状腺炎患者体内存在TSH受体阻断抗体。

此外，多种甲状腺刺激物或抑制物如降钙素（calcitonin，CT）、降钙素基因相关肽、IGF-1、前列腺素等也能影响甲状腺细胞的生长和激素的产生。

第四节　甲状旁腺和甲状腺C细胞

直接参与钙、磷与骨代谢的激素有3种：甲状旁腺分泌的甲状旁腺素（parathyroid hormone，PTH）、甲状腺腺泡旁细胞（甲状腺C细胞）分泌的降钙素（CT）和最终在肾脏合成的$1,25\text{-}(OH)_2\text{-}D_3$（钙三醇）。这3种激素统称为钙调节激素，共同调节钙、磷与骨代谢，维持血钙和血磷水平的稳定。

一、甲状旁腺素

人类甲状旁腺素（PTH）由84个氨基酸组成，分子质量9.5kDa，活性区域位于N端第1~34位氨基酸。PTH由甲状旁腺主细胞合成和分泌，其总效应是升高血钙和降低血磷，靶器官主要是肾与骨。甲状腺手术中，如不慎将甲状旁腺摘除，可导致严重的低血钙，发生手足抽挛，严重时可引起呼吸肌痉挛而造成窒息。

1. 甲状旁腺素的生理作用

（1）对骨的作用　PTH 动员骨钙入血，使血钙浓度升高，其作用包括快速效应和延缓效应两个时相。快速效应在 PTH 作用后数分钟即可发生，把骨中的游离钙转运到血液中。延缓效应在 PTH 作用后 12~14h 出现，几天甚至几周后达到高峰。此效应通过刺激破骨细胞活动，使破骨细胞的溶骨活动增强，从而使血钙水平长时间升高。溶骨过程中释放的无机磷进入血液后，主要以游离形式存在，可迅速经肾脏清除。

PTH 可直接或间接对各种骨细胞发挥作用，调节骨转换，既促进骨形成又促进骨吸收，取决于应用的方式和剂量。持续大量应用主要诱导破骨细胞活动，动员骨钙入血，升高血钙水平。小量间歇应用则以骨形成为主。

（2）对肾脏的作用　PTH 主要促进肾小管对钙的重吸收，减少钙排泄，起升高血钙作用。在肾小球被滤过的 Ca^{2+} 约 70% 在近端小管、20% 在髓袢、9% 在远曲小管和集合管被重吸收，1% 随终尿被排出体外。PTH 对 Ca^{2+} 重吸收的调节主要发生在远曲小管和集合管，PTH 通过调节 Ca^{2+}-ATP 酶和 Na^+-Ca^{2+} 逆向转运体的活动促进远曲小管和集合管对 Ca^{2+} 的重吸收，使终尿排泄的钙减少，血钙水平升高。

PTH 抑制肾小管对磷的重吸收，促进磷的排泄，可降低血磷。PTH 可通过降低 Na^+ 和磷酸盐的同向转运体抑制近端小管对磷酸盐的重吸收，使终尿排泄的磷增加，血磷水平降低。PTH 可激活肾脏 1α-羟化酶，催化 25-(OH)-D_3 羟化为活性更高的 1,25-$(OH)_2$-D_3，后者可刺激小肠细胞钙结合蛋白形成，促进钙、磷、镁等的吸收。1,25-$(OH)_2$-D_3 能增强 PTH 对骨的作用，在缺乏 1,25-$(OH)_2$-D_3 时，PTH 的作用明显减弱。

2. 甲状旁腺素的调节

（1）血钙浓度的调节作用　血钙水平是调节 PTH 分泌的最主要因素。血钙水平轻微下降时，可刺激甲状旁腺释放 PTH，PTH 通过动员骨钙入血，增强肾小管对 Ca^{2+} 的重吸收，使血钙水平迅速回升。当血钙水平升高时，PTH 分泌减少。PTH 分泌的调定点约在血清 Ca^{2+} 浓度为 90mg/L 处，当血清 Ca^{2+} 浓度降低到 80mg/L 时，PTH 分泌达到高峰。当血清 Ca^{2+} 浓度升到 100mg/L 时，PTH 分泌停止。长期高血钙可使甲状旁腺萎缩，长期低血钙则使甲状旁腺增生。

（2）其他因素的调节　1,25-$(OH)_2$-D_3 可直接作用于甲状旁腺，降低 PTH 基因的转录，调节 PTH 分泌。血镁降低时，体内的能量代谢受抑制，进而间接抑制 PTH 分泌。血磷升高、CT 大量释放时，血钙降低，进而促进 PTH 分泌。生长抑素也能抑制 PTH 分泌。

二、降钙素

甲状腺 C 细胞分泌 CT，它由 32 个氨基酸组成，分子质量为 3.4kDa。健康成年人血中 CT 是 1~50ng/L，半衰期<1h，主要在肾脏降解并排出。人体的其他组织（如神经系统）也能分泌 CT。在人的循环血液中存在降钙素基因相关肽（calcitonin gene-related peptide，CGRP），可能来自外周血管的神经末梢，具有强烈的舒张血管作用。CT 主要通过抑制破骨细胞骨吸收，减少骨转换，产生降低血钙和血磷的效应，其主要靶器官是骨和肾。

1. 降钙素的生理作用

（1）对骨的作用　CT 可抑制破骨细胞活性，减少溶骨过程。CT 抑制溶骨反应的发生很快，大剂量 CT 在 15min 内即可使破骨细胞活动减弱 70%。在 CT 给药 1h 后，成骨活动增强，骨组织释放钙、磷减少，且能维持数天。CT 可以提高碱性磷酸酶的活性，促进骨的形成和钙化过程。健康成年人 CT 对血钙的调节作用较小，因为 CT 引起的血钙浓度下降可强烈刺激 PTH 释放，而 PTH 升高血钙的作用完全抵消了 CT 降低血钙的效应。儿童骨的更新速度很快，CT 对儿童血钙的调节非常重要。在某些破骨活动加速的疾病状态下，CT 对骨质溶解有很强的抑制作用。

（2）对肾脏的作用　CT 能减少肾近端小管对钙、磷、钠、氯等离子的重吸收，使这些离子从尿中排出的量增多。

2. 降钙素分泌的调节

CT 分泌主要受血钙水平的负反馈调节。当血钙水平超出正常水平时，CT 分泌开始增加。CT 与 PTH 对血钙的作用相反，它们共同调控体内钙代谢的平衡。CT 对血钙的调节快速但短暂，而 PTH 对血钙的调节是长期效应。此外，进食和一些胃肠激素如促胃液素、促胰液素、胰高血糖素等都可促进 CT 分泌。

三、钙三醇

机体能以维生素 D_3 为前体合成具有激素活性的钙三醇 $[(1,25-(OH)_2-D_3)]$。维生素 D_3 主要来源于食物和皮肤，皮肤中 7-脱氢胆固醇在日光中的紫外线作用下，可转化为维生素 D_3。维生素 D_3 在肝内经过 25-羟化酶的催化形成 $25-(OH)-D_3$，然后在肾脏的 1α-羟化酶的催化下生成生物活性更高的 $1,25-(OH)_2-D_3$。

第五节　肾上腺

肾上腺包括中央的髓质和周围的皮质两个部分，两者在结构与功能上均不相同，实际上是两种内分泌腺。

一、肾上腺皮质

肾上腺皮质起源于中胚层，约占肾上腺体积的 80%。肾上腺皮质激素是维持生命所必需的，两侧肾上腺摘除的动物往往在数天内死亡。肾上腺由外向内依次分为球状带、束状带和网状带。肾上腺皮质激素包括盐皮质激素、糖皮质激素和性激素，它们合成的原料是胆固醇。球状带细胞分泌盐皮质激素，主要是醛固酮（aldosterone）。束状带细胞分泌糖皮质激素（glucocorticoid，GC），主要是皮质醇（cortisol）。网状带细胞主要分泌性激素，以雄性激素为主，也能分泌少量雌激素。

1. 糖皮质激素的生物学作用

人体的 GC 主要为皮质醇，通过结合靶细胞的胞质受体发挥作用，几乎对全身所有细胞均有作用。

（1）调节物质代谢　GC 对体内糖、脂肪和蛋白质代谢均有明显影响。

① 对糖代谢的影响：GC 主要通过减少组织对糖的利用和加速肝糖异生使血糖升高。

② 对脂肪代谢的影响：GC 主要促进四肢部分脂肪分解，使血中脂肪酸浓度增加，进而增加其在肝内的氧化，以利于肝糖异生。肾上腺皮质功能亢进或服用此类激素药物过多时，机体脂肪重新分布，主要沉积于面、颈、躯干和腹部，但四肢脂肪组织分解增强，呈现面圆（满月脸）、背厚（水牛背）、躯干部发胖而四肢消瘦的特殊体形。

③ 对蛋白质代谢的影响：GC 抑制肝脏以外的细胞对氨基酸的利用，抑制蛋白质合成，加速其分解，减少氨基酸进入肌肉等肝外组织，为肝糖异生提供原料；但可促进肝外氨基酸进入肝脏合成蛋白质。GC 过多时，出现肌肉消瘦、骨质疏松、皮肤变薄等特征。

（2）参与应激反应　应激（stress）是机体受到各种有害刺激时，如缺氧、创伤、手术、饥饿、疼痛、寒冷以及精神紧张和焦虑不安等，腺垂体释放大量 ACTH，使 GC 大量快速分泌，引起机体发生一系列非特异的防御性反应。应激表现为交感活动增强，血中 ACTH 和 GC 浓度增高，血中儿茶酚胺含量增加；β-内啡肽、GH、PRL、VP、胰高血糖素、醛固酮等激素水平升高，同时伴有众多组织和器官的功能变化。应激反应有利于机体对抗应激刺激，提高机体对有害刺激的耐受力，减轻不良反应，对维持机体生命活动具有重要意义。

（3）对其他物质及组织器官的影响

① 对水、电解质的作用：GC 可较弱地促进肾远曲小管和集合管保钠和排钾作用，其作用是醛固酮的 1/500。皮质醇可降低肾小球入球小动脉阻力，增加肾血浆流量和肾小球滤过率，抑制血管升压素分泌，有利于水的排出。肾上腺皮质功能不足者，排水能力明显降低，可出现"水中毒"，补充适量的 GC 即可得到缓解。大量服用 GC 抑制小肠黏膜吸收钙，也抑制肾近端小管对钙、磷的重吸收，增加其排泄量。

② 对血细胞的影响：GC 可使骨髓造血功能增强，红细胞、血小板数量增加；可使附着在血管壁及骨髓中的中性粒细胞进入血液循环增多，导致中性粒细胞的数量增加；但使淋巴细胞和嗜酸性粒细胞减少。GC 还能破坏淋巴细胞与嗜酸性粒细胞，长期服用 GC 可导致机体免疫功能低下，易发生感染。

③ 对循环系统的影响：GC 增强心肌、血管平滑肌对儿茶酚胺类激素的敏感性，即允许作用；加强心肌收缩力，增加血管紧张度，参与正常血压的维持。GC 可抑制具有血管舒张作用的前列腺素的合成，降低毛细血管的通透性，有利于维持循环血量。

④ 对消化系统的影响：GC 可促进胃腺分泌盐酸和胃蛋白酶原，也可以增高胃腺细胞对迷走神经与促胃液素的反应性，长期应用 GC 易诱发或加重消化性溃疡。此外，GC 能促进胎儿肺泡发育及肺表面活性物质的生成，防止新生儿呼吸窘迫综合征；维持中枢神经系统正常兴奋性，促进胎儿和新生儿脑发育。药理剂量的 GC 还具有抗炎、抗病毒、抗过敏和抗休克等作用。

2. 糖皮质激素分泌的调节

GC 的分泌表现为正常生理状态下的分泌和应激分泌两种情况，两种分泌均受下丘脑-腺垂体-肾上腺皮质轴的调节，尤其是 ACTH 对 GC 的调节非常重要。

（1）下丘脑-腺垂体-肾上腺皮质轴的调节　下丘脑分泌 CRH 促进腺垂体分泌 ACTH。ACTH 促进肾上腺皮质的束状带与网状带细胞生长发育，还能促进 GC 的合成与分泌。

（2）反馈调节　当血中 GC 浓度增大时，可反馈抑制 CRH 和 ACTH 合成和释放，且腺垂体 ACTH 细胞对 CRH 敏感性下降，导致血中 GC 降低，这种调节属于长反馈调节，有利于维持血中 GC 浓度稳定。ACTH 还可反馈抑制下丘脑 CRH 神经元，这是短反馈调节。

（3）应激性调节　当机体受到应激原刺激时，CRH 分泌增加进而刺激 ACTH 分泌，导致肾上腺皮质激素大量分泌，以提高机体对伤害性刺激的耐受能力。该调节不受负反馈调节的影响。临床长期大剂量使用 GC，可长反馈抑制 CRH 和 ACTH 的合成和分泌，导致患者肾上腺皮质束状带与网状带萎缩，分泌功能减退或终止。若突然停药，会因体内 GC 突然减少而出现急性肾上腺皮质功能减退的严重后果，应逐渐减量停药或治疗过程中间断补充 ACTH，防止肾上腺萎缩。

3. 盐皮质激素的生物学作用

盐皮质激素主要是醛固酮。醛固酮能促进肾远曲小管和集合管上皮细胞重吸收钠、水和排出钾，即保钠、保水和排钾作用，对维持细胞外液量和循环血量的相对稳定具有重要意义。醛固酮分泌过多可致机体 Na^+、水潴留，引起高血钠、低血钾、碱中毒甚至是顽固性高血压；若其分泌过少可使 Na^+、水排出过多，出现低血钠、高血钾、酸中毒和低血压。

4. 盐皮质激素分泌的调节

醛固酮分泌主要受肾素-血管紧张素系统调节。肾球旁细胞分泌肾素，进而增加血管紧张素 II 的生成。血管紧张素 II 除强烈收缩小动脉、微动脉外，还可以促进肾上腺皮质球状带细胞合成和分泌醛固酮，因此该系统被称为肾素-血管紧张素-醛固酮系统（RAAS）。血中 K^+ 浓度升高或血 Na^+ 浓度降低可直接作用于肾上腺皮质球状带，刺激醛固酮分泌，血 K^+ 浓度更敏感。应激反应时，ACTH 也可促进醛固酮分泌。

二、肾上腺髓质

肾上腺髓质嗜铬细胞主要分泌肾上腺素（epinephrine，E）、去甲肾上腺素（norepinephrine，NE）以及少量多巴胺。以肾上腺素为主，血液中去甲肾上腺素主要来自肾上腺素能神经纤维末梢，肾上腺素主要来自肾上腺髓质。

1. 肾上腺髓质激素的生物学作用

NE 和 E 的作用相似，但稍有区别，如 NE 能使所有的血管都发生收缩，E 则使骨骼肌和肝脏的血管舒张。

（1）调节物质代谢　骨骼肌活动增强时，E 激活 β_2 受体加强肌肉糖原分解，为肌肉收缩提供能量；激活 β_3 受体可加强脂肪组织的脂肪分解为游离脂肪酸，为肌肉持久活动供能。E 可激活肝细胞内 α_1 受体促进糖异生，维持血糖浓度。

（2）参与应急反应　应急学说（emergency reaction hypothesis）认为机体遭遇特殊紧急情况时，如畏惧、焦虑、剧痛、失血、脱水、缺氧、暴冷、暴热以及剧烈运动等刺激，会通过传入神经到达中枢相应部位，使支配肾上腺髓质嗜铬细胞的交感神经兴奋，促进 NE 和 E 的分泌量增加，使中枢神经系统兴奋性增强，机体反应极为机敏，处于警觉状态，尽量动员机体多器官潜能，提高应对能力，如心率加快、血压升高、心输出量增加、全身血流量重新分布优先保证心、脑、肌肉的血液供应，呼吸加强，血糖升高，脂肪分解，葡萄糖、脂肪氧化增强以满足能量急增需求。值得注意的是，引起应急反应的各种刺激，也是引起应激反应的刺激，当机体受到应激刺激时，可同时引起应急反应与应激反应，两者相辅相成，共同维持机体的适应能力。一般而言，应急反应可提高机体对环境突变的应变能力，应激反应是增强机体对伤害性刺激的耐受能力。

2. 肾上腺髓质激素分泌的调节

（1）肾上腺髓质激素分泌主要受交感神经胆碱能节前纤维支配，交感神经兴奋时，节前纤维末梢释放乙酰胆碱，作用于肾上腺髓质嗜铬细胞上的 N 型受体，引起 E 与 NE 的释放。若交感神经兴奋时间较长，可促进儿茶酚胺的合成。

（2）ACTH 和 GC 可增强相关合成酶活性而促进儿茶酚胺的合成。

（3）NE 或多巴胺在肾上腺髓质嗜铬细胞内的浓度增加到一定程度时，能抑制儿茶酚胺的合成。低血糖时可促进肾上腺髓质嗜铬细胞释放 E 与 NE 增加。

第六节　胰岛

人类胰岛细胞按其形态学特点和分泌的激素主要分为 α（A）细胞、β（B）细胞、δ（D）细胞、F（PP）细胞等。α 细胞占胰岛细胞的 20%～25%，分泌胰高血糖素（glucagon）；β 细胞占胰岛细胞的 60%～70%，分泌胰岛素（insulin）；δ 细胞占胰岛细胞的 5%～10%，分泌生长抑素（SS）。

一、胰岛素

胰岛素是含有 51 个氨基酸残基的小分子蛋白质，分子质量 5.8kDa，是促进合成代谢、调节血糖稳定的主要激素。健康成年人空腹状态下血清胰岛素浓度是 35～145pmol/L。胰岛素原在高尔基复合体经加工最后剪切形成胰岛素和连接肽（C 肽），后者可随胰岛素一起释放入血，二者分泌量呈平行关系，故检测 C 肽含量可反映 β 细胞的分泌功能。多种动物胰岛素的结构和人类相似，生理功能也相同，因此动物胰岛素广泛应用于临床治疗。游离的胰岛素具有生物活性，胰岛素通过其靶细胞膜上的酪氨酸激酶受体发挥生理效应。

1. 胰岛素的生物学作用

（1）调节糖代谢　胰岛素主要作用于肌肉、肝脏和脂肪组织，通过增加葡萄糖转运体促进肌肉、肝脏对葡萄糖的摄取、储存和利用，并将葡萄糖合成为糖原，贮存于肝和肌肉中，同时在肝脏抑制糖原分解，抑制糖异生，降低血糖水平。胰岛素缺乏时，血糖浓度升高，如超过肾糖阈，将出现糖尿，称为糖尿病。部分糖尿病病人使用适量胰岛素，可使血糖维持正常浓度，但过量使用可引起低血糖，甚至发生低血糖性休克。

（2）调节脂肪代谢　胰岛素促进脂肪合成和储存，抑制脂肪分解和利用，降低脂肪酸浓度。胰岛素缺乏时，可导致脂肪代谢紊乱，脂肪的存储减少，分解加强，血脂升高。此外，由于脂肪酸分解增多，生成大量酮体，可引起酮症酸中毒，甚至昏迷。这是糖尿病患者比较严重的并发症之一。

（3）调节蛋白质代谢　胰岛素能促进氨基酸的摄取和蛋白质合成及储存，并能抑制蛋白质分解，因此有利于生长。此外，生长素发挥促进蛋白质合成的作用，必须在胰岛素存在的情况下才能体现。因此，对于人体的生长，胰岛素是必不可少的激素之一。

（4）调节电解质代谢和能量平衡　胰岛素可促进 K^+、Mg^{2+} 及磷酸盐进入细胞，参与细胞物质代谢。当脂肪合成增加到一定程度时，脂肪组织可产生瘦素，刺激胰岛素分泌。胰岛素可通过下丘脑抑制摄食活动，也可提高交感神经的兴奋性，增加能量代谢率，提高器官活动水平，提高体温，消耗多余的能量，维持机体整体能量平衡。

2. 胰岛素分泌的调节

（1）血糖的作用　血糖浓度是调节胰岛素分泌的最重要因素，当血糖浓度升高时，胰岛素分泌明显增加。

（2）氨基酸和脂肪酸的作用　在血糖浓度升高的情况下，氨基酸有刺激胰岛素分泌的作用，精氨酸和赖氨酸的作用尤为明显。血中脂肪酸和酮体大量增加时，也可促进胰岛素分泌。

（3）激素的作用　促胃液素、促胰液素、缩胆囊素和抑胃肽（或称葡萄糖依赖性促胰岛素多肽），可促进胰岛素分泌。生长素、皮质醇、甲状腺激素、胰高血糖素等可通过升高血糖浓度间接刺激胰岛素分泌。生长抑素可通过旁分泌作用，抑制胰岛素分泌。

（4）神经调节　胰岛 β 细胞受迷走神经与交感神经双重支配。刺激迷走神经可直接促进胰岛素分泌。交感神经兴奋时，抑制胰岛素分泌。

3. 胰岛素的生产

传统的胰岛素生产方式主要是从猪或牛的胰腺中提取，存在供应不足、交叉感染风险、成本高昂和稳定性差等缺点，特别是随着糖尿病患者数量的增加，这种供应方式变得越来越不可持续。1965 年，中国科学院上海生物化学研究所、中国科学院上海有机化学研究所和北京大学化学系 3 个单位联合率先人工合成牛胰岛素，这是世界上第一次人工合成胰岛素。该人工合成胰岛素与天然牛胰岛素分子化学结构相同并具有完整生物活性，且生物活性达到天然牛胰岛素的 80%。这一次突破性的成就为糖尿病患者带来了新的希望，为胰岛素的生产和供应开辟了新的道路，也为生命科学领域的进步做出了重要贡献。随着科技的发展，目前胰岛素的生产主要是通过基因工程技术来进行，利用更符合现代医药工业要求的微生物来生产重组人胰岛素。

二、胰高血糖素

胰高血糖素是由 29 个氨基酸组成的直链多肽，是一种促进分解代谢的激素。其主要靶器官是肝脏。胰高血糖素的氨基酸构造在哺乳类动物中几乎完全相同。

胰高血糖素主要作用是促进糖原分解和糖异生作用，使血糖明显升高；促进脂肪分解，促进酮体生成增多；抑制蛋白质分解；促进胰岛素和生长抑素的分泌；大量胰高血糖素还具有增加心肌收缩力、抑制胃液分泌的作用。

胰高血糖素的分泌主要受血糖浓度的影响，血糖降低时，胰高血糖素分泌增加；血糖升高时，胰高血糖素分泌减少。氨基酸也能促进胰高血糖素的分泌。缩胆囊素和促胃液素可促进胰高血糖素分泌，促胰液素抑制其分泌。胰岛素可通过降低血糖间接刺激胰高血糖素的分泌，同时胰岛素和生长抑素也可直接作用于邻近的 α 细胞，抑制胰高血糖素的分泌。

第七节　营养与内分泌疾病

一、垂体功能减退症

垂体功能减退症（hypopituitarism）也称为垂体功能低下，是指位于大脑底部的垂体产生的一种或多种激素分泌减少的疾病，包括 ACTH、TSH、GH、ADH、PRL、OXT、LH 和 FSH 等激素的分泌减少。

下丘脑和垂体的病变是垂体功能减退症的主要诱因，其中垂体肿瘤更为常见，约占临床病例的 61%。大多数垂体肿瘤是良性的，包括分泌性的和非分泌性的。此外，其他部位恶性肿瘤的转移、下丘脑和垂体旁肿瘤、垂体腺的各种损伤及炎症性疾病均可能导致垂体功能减退症。

尽管营养缺乏通常不是垂体功能减退症的主要原因，但某些营养的不足可能加重这种情况或影响垂体的正常功能，包括维生素、脂肪酸和蛋白质等。此外，垂体功能减退症患者普遍存在代谢综合征，表现为脂质代谢异常、腹部肥胖、血压异常和胰岛素抵抗，进行营养干预有利于患者生化参数的改善，如胆固醇等。

二、甲状腺疾病

甲状腺主要负责分泌甲状腺激素（TH），在调节人体新陈代谢、心率和体温等方面发挥关键作用。甲状腺疾病包括甲亢、甲减、甲状腺炎和甲状腺癌等。这些甲状腺疾病与日常饮食中的营养密切相关，包括碘、硒、铁等。

碘是 TH 合成的必需元素，缺碘会导致甲状腺肿大（甲状腺肿）和甲减，而碘摄入过多可能引发甲亢或甲状腺炎。硒是 TH 代谢的重要微量元素，硒酶（如谷胱甘肽过氧化物酶）在 TH 的活化和降解过程中起重要作用，因此硒缺乏会影响 TH 的代谢过程。铁是甲状腺过氧化物酶的辅因子，参与 TH 的合成，铁缺乏也会影响甲状腺功能。此外，锌、维生素 D 和维生素 A 的缺乏也与甲状腺疾病的产生有关。

三、肾上腺皮质疾病

肾上腺皮质疾病包括肾上腺皮质功能亢进、肾上腺皮质功能减退和肾上腺皮质肿瘤等。这些疾病可能导致一系列不同的症状，如肾上腺皮质功能亢进（库欣综合征，Cushing's syndrome）常表现为肥胖、紫纹、高血糖和高血压，肾上腺皮质功能减退症（艾迪生病，Addison's disease）可能引发疲劳、皮肤色素沉着和低血压，原发性醛固酮增多症（康恩综合征，Conn's syndrome）的典型症状包括高血压、低钾血症和多尿。

对于肾上腺皮质疾病患者，营养摄入对于疾病的恢复至关重要。库欣综合征患者由于皮质醇水平过高，可能需要限制钠的摄入以防止水钠潴留，同时增加钾的摄入以平衡电解质。增加钠的摄入、补充钾和维生素 D 可以帮助艾迪生病患者恢复电解质平衡，改善低血压等症状。此外，减少钠摄入有助于康恩综合征患者控制高血压，而增加饮食中的钾，如香蕉、橙子、土豆等，有助于维持电解质平衡。同时，避免摄入咖啡因和乙醇也对病情管理有利。

四、糖尿病

糖尿病是一种慢性代谢性疾病，是由于胰岛素分泌不足或胰岛素作用受损而导致的高血糖状态，主要表现为多饮、多食、多尿和体重减轻。糖尿病主要类型包括 1 型糖尿病（胰岛素依赖型糖尿病）和2型糖尿病（非胰岛素依赖型糖尿病）。1型糖尿病患者自身免疫系统攻击胰岛B细胞导致胰岛素分泌显著减少，因此患者需要定期注射胰岛素来控制血糖水平。2型糖尿病最为常见，但病因、发病机制不清，一般认为与肥胖有关，可能是胰岛素相对不足以及组织对胰岛素的使用效率降低所致。

尽管营养因素通常不是糖尿病的直接原因，但不良的饮食和生活习惯可能增加患病风险。采用高膳食纤维、低糖和低脂的饮食有助于控制血糖水平。富含膳食纤维的食物，如全谷物、水果和蔬菜，不仅有助于改善胰岛素敏感性，还能减缓血糖的上升速度。此外，适量摄入富含不饱和脂肪酸的食物，如坚果和鱼类，对心血管健康也有益，有助于降低胆固醇水平，维持血管的弹性。因此，健康的饮食结构对于预防和管理糖尿病至关重要。

五、肥胖症

肥胖症是一种常见且复杂的疾病，其特征是热量摄入多于热量消耗，导致体内脂肪过多积累。通常由多种因素共同作用引起，包括遗传、环境、代谢和行为方面的因素以及内分泌功能的异常。肥胖症不仅仅是体重的增加，还伴随着多种健康问题，可能会引起高血压、糖尿病、动脉粥样硬化等多种并发症，从而显著影响患者的生活质量和预期寿命。

肥胖症的治疗方式包括生活方式的改变、药物治疗和外科手术。限制热量的摄入和增加运动量是目前最常用的治疗策略，包括减少高糖、高脂肪食物的摄入，增加富含膳食纤维的蔬菜、水果和全谷物的摄入，这将有助于控制体重和改善代谢指标；适量蛋白质的摄入则有助于维持肌肉质量，同时减少总能量摄入；适当的体力运动也有助于控制体重，提高整体健康水平。

六、骨质疏松症

骨质疏松症是由于骨密度降低和骨组织微结构退化导致骨骼脆弱性增加的一种疾病，其发病机制通常涉及多种因素，包括年龄、性别、遗传因素、生活方式、饮食习惯、药物使用和慢性病等。其中，女性、年龄较大者、体重较轻者、饮食中缺乏钙和维生素D者以及缺乏运动的人群更易患上骨质疏松症。

内分泌激素和营养素在骨质疏松症的发病机制中扮演着重要角色，如女性在更年期后，卵巢功能逐渐减退导致雌激素水平下降，因此骨质流失加速、骨质疏松的风险增加；PTH刺激骨骼中的钙释放到血液中以维持血钙水平，但该激素的过度分泌或异常活动可能导致骨质疏松症；饮食中的钙、镁、维生素D和维生素K是骨骼健康的关键营养素，有助于预防和治疗骨质疏松症，维护骨骼的健康和强度。

七、其他内分泌疾病

其他常见的内分泌疾病包括多囊卵巢综合征（PCOS）、甲状旁腺功能减退症等。PCOS患者常伴有胰岛素抵抗，因此控制体重和血糖水平非常重要，采用低糖、低脂、高膳食纤维饮食以及适量的蛋白质摄入有助于改善胰岛素敏感性。此外，适当地补充锌和维生素D也有助于缓解症状。而甲状旁腺功能减退症患者需要补充足够的钙和维生素D，以维持正常的血钙水平。因此，个性化的营养干预对于内分泌疾病的管理和改善具有重要意义。

内分泌疾病患者的营养调控与管理需要个性化的营养方案，考虑患者的具体病情和代谢状态。营养师和医务人员应密切合作，制订科学的饮食计划，确保患者摄入均衡的营养，改善代谢指标，促进整体健康。通过合理的饮食和营养管理，可以有效控制疾病症状，提高患者的生活质量。定期监测营养状态和生化指标，并及时调整饮食方案，是内分泌疾病营养管理的关键。

思考题

1. 激素的作用有哪些共同特征？
2. 血糖浓度升高后的1~2h，人体内哪些激素的分泌会发生明显改变？并说明这些激素分泌量的变化趋势。
3. 结合甲状腺激素合成的原理，简述食盐加碘防治碘缺乏病的机制。
4. 人体调节钙代谢的主要激素有哪些？简述这些激素的主要生理学作用。
5. 长期高脂饮食，会影响哪些激素的分泌？简述这些激素的主要生理学作用。

延伸阅读

认识"高血糖"

高血糖（hyperglycemia）是指血液中的葡萄糖（血糖）水平高于正常范围。正常情况下，成人空腹血糖水平为3.9~6.1mmol/L，餐后两小时血糖水平应低于7.8mmol/L。当血糖水平持续高于这些范围时，即被视为高血糖。

1. 高血糖的分类

（1）生理性高血糖　生理性高血糖是由于正常的生理过程或暂时性因素导致的血糖水平升高，通常是短暂的，并且不涉及胰岛素分泌或作用的病理性异常。例如，饮食、应激反应、运动、晨间现象、胃倾倒综合征等引起的血糖升高。

（2）病理性高血糖　病理性高血糖是由于身体内部病理性变化引起的，通常涉及胰岛素分泌不足或胰岛素作用障碍，需长期管理和治疗。包括各型糖尿病、内分泌疾病、胰腺疾病、感染和慢性病以及药物的影响等。其中，糖尿病是最主要的病理性高血糖原因。

2. 高血糖的临床表现

高血糖的症状因其严重程度和持续时间的不同而有所差异。常见的症状包括多饮、多尿、多食、体重下降、疲劳和视力模糊等。

3. 高血糖的发现历史

高血糖的最早描述可以追溯到公元前1500年的埃及，在《埃伯斯纸草书》中描述了一种以"多尿"为特征的疾病。这种疾病与高血糖密切相关，但当时并没有明确区分糖尿病和其他多尿疾病。古印度的著作中也提到了一种"蜂蜜尿"，因为糖尿病患者的尿液中含有糖分，会吸引蚂蚁和蜜蜂，这种观察为后来糖尿病和高血糖的研究奠定了基础。

在中国古代医学典籍中，"消渴"被用来描述糖尿病及其症状。《黄帝内经》《金匮要略》《诸病源候论》《千金要方》和《本草纲目》等经典著作均提到了这一疾病。古代医学家将"消渴"分为上消、中消和下消，分别对应多饮、多食和多尿的症状，并提出了药物治疗和饮食调理的方法。这些早期描述为现代中医药治疗糖尿病提供了重要的历史参考。

在糖尿病和高血糖的早期诊断中,尿液的甜味是一个重要的指征。古代医生会通过品尝尿液来判断糖尿病。这虽然看起来不太卫生,但在科学工具匮乏的年代,这种方法确实有效。20世纪初,一些早期的血糖测量方法开始出现,例如,使用化学试剂与血液中的葡萄糖进行反应,并根据反应结果来估计血糖水平,虽然较之尿糖测定法更直接,但仍然存在准确性和操作难度的问题。到了20世纪70年代末期至80年代初期,第一台真正便携式的血糖仪问世,能够快速、准确地测量血糖,极大地改善了糖尿病患者的生活方式。随着时间的推移,血糖仪不断得到改进和完善,现代的血糖仪已成为糖尿病患者日常管理的重要工具。

4. 高血糖的治疗与管理

高血糖治疗的目标是通过降低血糖水平,减少并发症的发生,改善患者的生活质量。常见的治疗和管理方案包括:

(1) 药物治疗　药物治疗是控制血糖的主要手段之一,常用的药物包括口服降糖药和注射胰岛素。

(2) 饮食控制　控制饮食中的碳水化合物摄入,选择低糖、低脂、高膳食纤维的食物,并合理分配餐次和饮食量。

(3) 运动锻炼　适度的运动锻炼有助于提高身体的代谢水平,增加细胞对葡萄糖的敏感性,有助于降低血糖水平。

(4) 改变生活方式　戒烟和限制酒精摄入,可以改善整体健康状况;如果超重或肥胖,通过健康饮食和运动减重,可以显著改善血糖。

(5) 定期监测　高血糖患者需要定期监测血糖,及时调整治疗方案,确保血糖水平处于良好的控制范围内。

第十二章
运动系统

学习引导

1. 骨骼，作为人们身体的支架，承载着人们的行动与力量。那么，不同类型的骨骼是如何协同工作的？在成长过程中，骨骼又经历了怎样的变化？为什么现代青少年的身高普遍有所增加，这是否与他们的生活方式和饮食改变有关？

2. 骨骼不仅支撑人们的身体，还保护着内部的器官。但骨骼究竟有多强大？它又是如何构造的，以支撑人们各种复杂的动作？同时，为什么有些骨骼疾病，如骨折、骨质疏松等，会时常发生？

3. 人们之所以能够进行各种动作，得益于骨骼与肌肉的紧密合作。那么，不同类型的骨骼肌是如何与骨骼协同工作，使人们能够灵活运动的？肌肉在工作时有哪些特性，它们又是如何受到神经系统调控的？

4. 日常生活中，人们该如何精心维护运动系统健康呢？在现代生活的快节奏压力下，长时间的坐姿办公、高强度的锻炼等都可能对人们的运动系统造成潜在威胁。那么，这些现代生活方式究竟给人们的骨骼和肌肉带来了哪些风险？另外，为什么一个体态轻盈的年轻人能够爆发出超越其体重数倍的力量？为什么仅仅是微调预蹲姿势，便可能让立定跳远成绩获得质的飞跃？

第一节 骨骼

一、骨的分类

人体骨骼由206块形态各异的骨头构成，这些骨头可以按部位划分为颅骨、躯干骨和四肢骨（图12-1）。它们通过关节、韧带和肌肉紧密相连，共同维持人体的稳定性和活动能力。

1. 部位分类

根据骨的部位可以将骨分为中轴骨和附肢骨。中轴骨和附肢骨是人体骨骼的两大组成部分。

中轴骨是人体骨骼中的关键部分，形成了人体的基本结构框架，并起到支撑、保护和运动的作用。它主要由脊柱组成，包括颈椎、胸椎、腰椎、骶椎和尾椎。此外，中轴骨还包括颅骨（表12-1）。中轴骨的柔韧性使得人体能够进行一些需要大幅度运动的活动，如柔术和舞蹈等。同时，它还能保护内脏器官，特别是脑部和脊髓。它就像是人们身体的"主干"。

附肢骨是指附着在躯干骨（即中轴骨的一部分）上的骨头，包括上肢骨和下肢骨。上肢骨由锁骨、肩胛骨、肱骨、尺骨、桡骨、腕骨、掌骨和指骨组成，共64块骨头；下肢骨包括下肢带骨和自由下肢骨，共62块骨头（表12-2）。附肢骨的主要功能是配合中轴骨，使人体能够完成各种复杂动作，并支撑身体的重量。它们像是"树枝"一样附着在"主干"上。

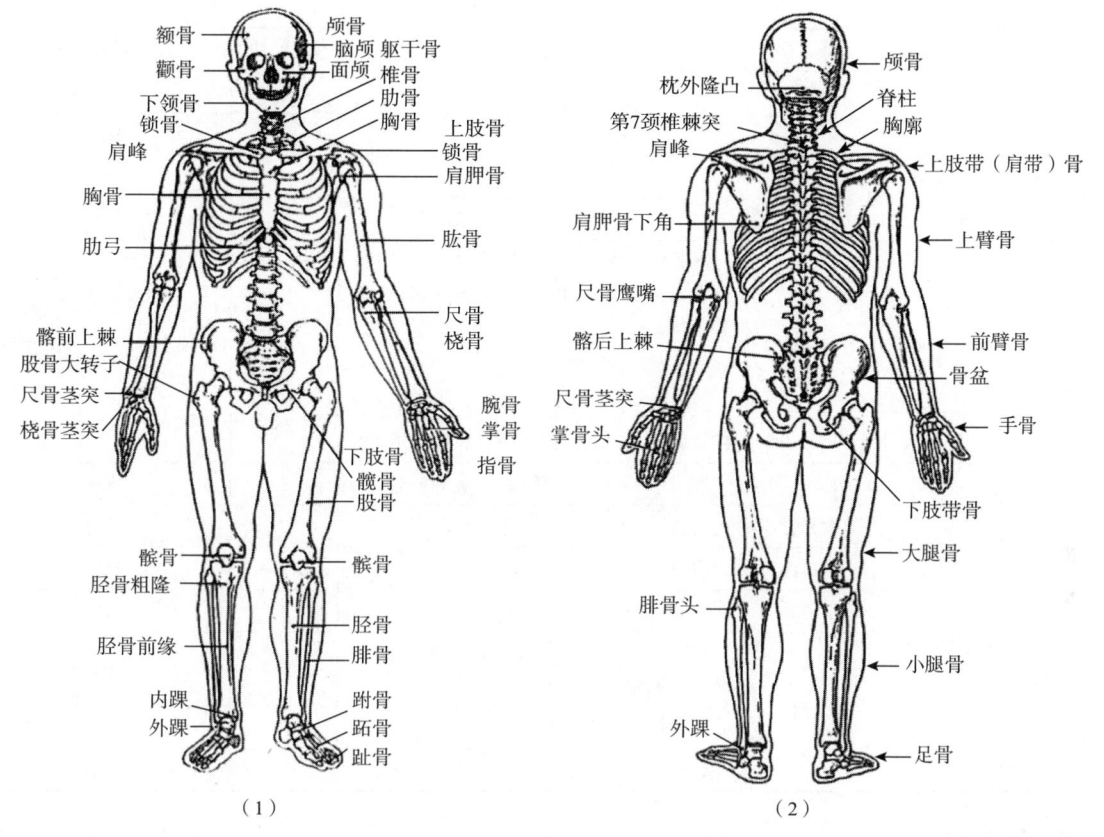

图 12-1 全身骨图
(1) 全身骨骼（前面） (2) 全身骨骼（后面）

表 12-1 中轴骨

名称		组成	数量/块	形态分类
颅骨	脑颅骨	成对：顶骨、颞骨 不成对：额骨、枕骨、蝶骨、筛骨	8	扁骨或不规则骨
	面颅骨	成对：鼻骨、泪骨、颧骨、下鼻甲骨、腭骨、上颌骨 不成对：犁骨、下颌骨、舌骨	15	不规则骨
	听小骨	成对：锤骨、砧骨、镫骨	6	不规则骨
躯干骨	椎骨	颈椎（寰椎、枢椎、第 3~7 颈椎） 胸椎（第 1~12 胸椎） 腰椎（第 1~5 腰椎） 骶骨（幼年时为 5 块骶椎） 尾骨（幼年时为 3~4 块尾）	26	不规则骨
	胸骨	胸骨	1	扁骨
	肋骨	肋骨（第 1~12 对肋骨）	24	扁骨

表 12-2 附肢骨

名称			组成	数量/块	形态分类
上肢带骨			锁骨	2	长骨
			肩胛骨	2	扁骨
上臂骨			肱骨	—	长骨
前臂骨			尺骨、桡骨	—	长骨
上肢骨(64)	自由上肢骨	手骨	腕骨(近侧:手舟骨、月骨、三角骨和豌豆骨;远侧:大多角骨、小多角骨、头状骨和钩骨)	16	短骨
			掌骨(第1~5掌骨)	10	长骨
			指骨(第1~5指骨:拇指为近节和远节指骨,其余各指为近节、中节和远节指骨)	28	长骨
下肢骨(62)	下肢带骨		髋骨(幼年时分为髂骨、耻骨和坐骨)	2	不规则骨
	自由下肢骨	大腿骨	股骨	2	长骨
		髌骨	髌骨	2	籽骨
		小腿骨	胫骨、腓骨	4	长骨
		足骨	跗骨(距骨、跟骨、足舟骨、内侧、中间和外侧骨骰骨)	14	短骨
			跖骨(第1~5跖骨)	10	长骨
			趾骨	28	长骨

2. 形态分类

骨骼是人体的支架,根据形态不同,可以将骨分为长骨、短骨、扁骨和不规则骨(图12-2)。

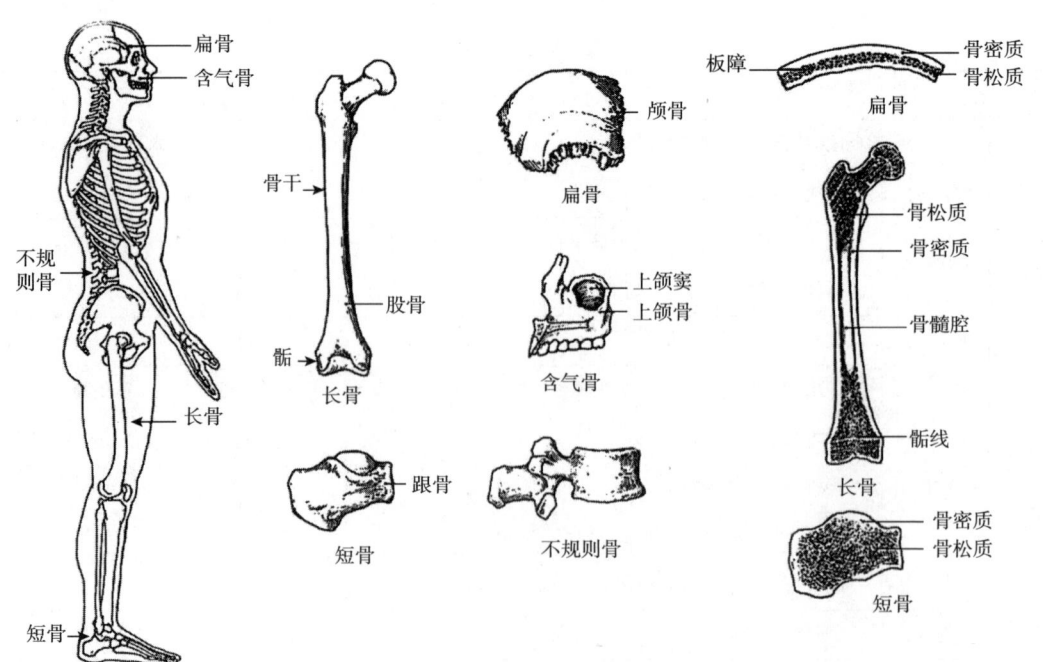

图 12-2 骨的形态分类

长骨一般呈长管状,中部为骨干,内有骨髓腔,两端膨大部分为骨骺。这类骨骼主要存在于四肢,如股骨、胫骨等,不仅起着支撑身体的作用,还在运动中发挥关键作用。同时,骨干内的骨髓具有造血功能,对于维持身体生理机能至关重要。

短骨呈现出立方体形态,通常较小。它们主要分布在手腕和脚踝等部位,是构成复杂关节的重要部分,如腕关节和踝关节。短骨使这些关节能够进行灵活的运动,多个短骨之间紧密相连,共同实现复杂的运动功能。

扁骨形态较为扁平且宽。颅骨、胸骨和骨盆等均属于典型的扁骨。它们的主要功能是保护大脑、心脏等重要器官,并参与构成骨髓腔,同样具有造血功能。其坚固而轻便的结构特点使得扁骨在保护器官的同时,不会给身体带来过重的负担。

此外,从骨的发生角度来讲人体内还有一种特殊的小骨头——籽骨。籽骨通常位于较大的骨骼或关节附近。与其他骨头不同,籽骨通常较小,形状各异,而且它们并不是在所有人身上都能找到。籽骨可以起到减少摩擦、保护肌腱和增加关节稳定性的作用。在人体内,一些常见的籽骨包括膝盖骨(髌骨)和手腕上的一些小骨头。这些籽骨对于人体的正常运动和关节功能都非常重要。

二、骨骼的总体构成

1. 颅骨

颅骨由29块骨头组成,主要负责保护大脑和其他重要的神经系统结构(图12-3)。

(1)脑颅骨 包括额骨、筛骨、蝶骨和枕骨等,这些骨头共同形成了颅腔,为大脑提供了安全的保护环境。

(2)面颅骨 包括上颌骨、下颌骨、鼻骨、颧骨等,构成了面部的轮廓,并支撑着眼、鼻、口等器官。

2. 躯干骨

躯干骨主要由脊柱和胸廓组成,保护着人体的核心器官。

(1)脊柱 由颈椎、胸椎、腰椎、骶骨和尾骨组成,不仅支撑着上半身的重量,还允许人体进行各种灵活的动作。

(2)胸廓 由胸椎、肋骨和胸骨构成,形成了一个保护胸腔内重要器官的笼状结构,如心脏和肺。

3. 四肢骨

四肢骨包括上肢骨和下肢骨,使人体能够进行各种运动和操作。

(1)上肢骨 由锁骨、肩胛骨、肱骨、尺骨、桡骨以及手骨组成,这些骨头协同工作,使人类能够完成精细的手部动作。

(2)下肢骨 包括髋骨、股骨、髌骨、胫骨、腓骨和足骨,它们支撑着人体的重量,并允许人类进行行走、跳跃等运动。

三、骨的构造

活体骨的构造主要包括骨质、骨膜和骨髓3部分。而枯骨主要是由骨质构成(图12-4)。

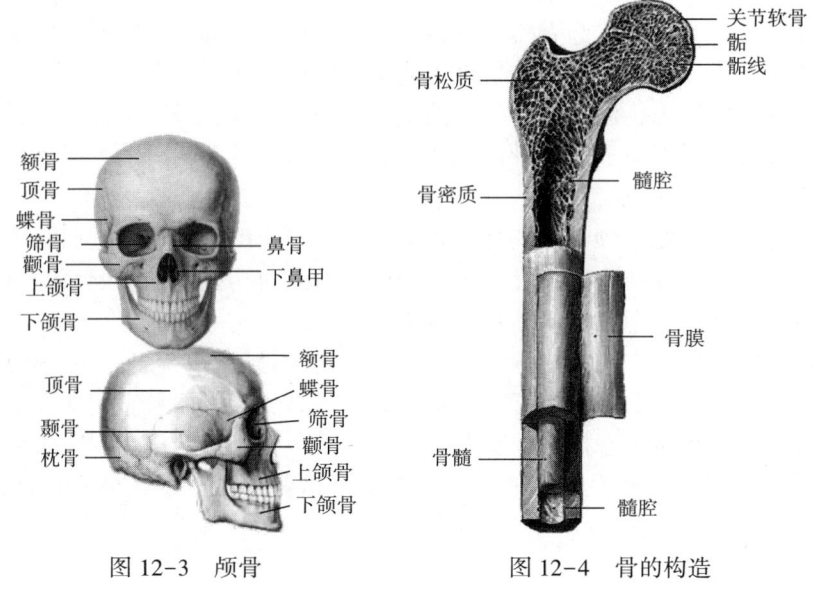

图 12-3　颅骨　　图 12-4　骨的构造

1. 骨质

骨质作为骨的主体，可以分为骨密质和骨松质两种类型。

（1）骨密质　骨密质是骨骼中最坚硬部分，主要分布于长骨骨干和短骨表面。它由紧密排列的骨板和骨细胞构成，具有高抗压和承重能力，能支撑身体重量和保护内脏。其紧密结构还具备良好的抗冲击性，抵御外界损伤。在影像学上，骨密质通常呈现为高密度的白色影像。

（2）骨松质　骨松质结构疏松，由大量针状或片状骨小梁交织而成，既保证强度又减轻骨骼重量。它主要分布在长骨两端、短骨、扁骨及不规则骨内部，排列方向与骨骼承受的压力和张力方向一致，能有效承受和分散外力。尽管骨松质结构疏松，但其独特排列方式仍赋予其较高承重能力。在影像学上，骨松质与骨密质表现不同。

骨密质和骨松质在骨骼中各自扮演重要角色。骨密质坚硬耐用，为骨骼提供主要支撑和保护；骨松质轻便且承重，在骨骼内部发挥重要辅助作用。两者共同协作，使骨骼既坚固又轻便，适应人体各种复杂运动和活动需求。

2. 骨膜

骨膜是覆盖在骨表面的一层结缔组织包膜，它紧密地贴合在骨面上，除了关节面以外，几乎覆盖了整个骨骼。骨外膜和骨内膜是骨膜的两个部分，它们在结构和功能上有所不同，但都对骨骼的健康和完整性起着重要作用。

（1）骨外膜　骨外膜紧贴骨密质外，由成骨细胞和破骨细胞构成。成骨细胞生成新骨，破骨细胞清除老化、损坏的骨结构。两者协同工作，适应生物力学需求。骨外膜还富含神经和血管，对骨骼营养、再生和感知至关重要。骨折时，成骨细胞迅速响应，促进新骨痂形成，启动愈合过程。

骨外膜外层由致密结缔组织构成，含丰富胶原纤维束，排列不规则，具强韧性和拉力，为骨骼提供额外保护。外层还富含血管和神经，为骨骼提供营养并传递感觉信息。骨外膜内层与骨质紧密相连，相对疏松，含较多细胞和少量纤维。这些细胞具有成骨潜力，能分化为成骨细胞参与新骨形成。因此，骨外膜内层在骨骼生长、发育和修复中起至关重要作用。

（2）骨内膜　骨内膜是位于骨髓腔内壁和松质骨腔隙内的一层薄而细腻的结缔组织膜。它主要包含血管、神经以及骨细胞组织，对于骨骼的营养供给、生长发育以及损伤后的修复具有不可或缺的作用。与骨外膜不同的是，骨内膜中并不包含破骨细胞。

3. 骨髓

骨髓位于骨的内部，是一种由多种细胞与网状结缔组织构成的重要组织。它主要分为红骨髓和黄骨髓两种。

（1）红骨髓　红骨髓是主要的造血组织，能够产生红细胞、血小板和各种白细胞，不仅为我们的血液系统提供源源不断的新生力量，还在免疫防御和创伤修复中发挥着关键作用。

（2）黄骨髓　黄骨髓主要由脂肪组织构成，并不直接参与造血，但在机体需要时，它可以转化为红骨髓，展现出其潜在的造血能力。

四、骨的功能

1. 支撑和保护功能

骨与骨连结构成了骨骼，形成了人体支架。为人体提供结构支撑，保持体形，并使身体能够维持正常的姿势和运动。同时，骨能够保护内脏器官，如头骨保护大脑，胸骨和肋骨保护心脏和肺等重要器官。

2. 造血功能

骨髓是生产红细胞的主要组织之一。红细胞携带 O_2 到身体各处，维持正常的生命活动。此外，骨髓还可以产生造血干细胞，并可转化为各种类型的血细胞，包括白细胞和血小板等。

3. 储存矿物质功能

骨中含有丰富的矿物质，特别是钙和磷，这些矿物质可以在需要时被释放出来，以维持身体的正常代谢和其他生理活动。人体90%以上的钙和85%以上的磷以羟基磷灰石的形式储存在骨组织中。

4. 参与代谢功能

骨能够参与身体的代谢过程，如维生素 D 的代谢和骨骼组织的更新等。

五、骨的物理化学特性

1. 骨的物理特性

骨的物理特性主要表现为其硬度和韧性。骨的硬度主要来源于其中所含的无机物，如钙盐，它们使得骨骼具有坚固的质地，能够承受身体的重量和外部的压力。同时，骨中的有机物，如胶原蛋白，为骨骼提供了韧性，使其能够在受到冲击时有一定的缓冲能力，不易断裂。这种硬度和韧性的平衡，使得骨骼既能够支撑和保护身体，又能够适应各种复杂的运动和活动需求。

此外，骨的物理特性还表现在其具有一定的弹性和可塑性。弹性使得骨骼在受力后能够恢复原状，可塑性则使得骨骼能够根据身体的生长和发育需求进行适应性的改变。这些特性共同保证了骨骼的功能性和稳定性。

2. 骨的化学特性

骨的化学特性主要表现在其成分构成上。骨骼是由有机物和无机物共同组成的复合材料。有机物，特别是胶原蛋白，为骨骼提供了必要的弹性和韧性，保证了骨骼在承受压力时不易断裂。无机物则主要是钙盐，这些钙盐以特定形式存在于骨骼中，增强了骨骼的硬度和支撑力。这种有机物和无机物的巧妙结合，使得骨骼在保持硬度的同时具备了足够的韧性，从而能够更好地适应和抵御外界的各种力学挑战。

六、骨的生长发育

骨的生长发育始于胚胎时期的间充质细胞，通过膜化骨和软骨化骨两种方式逐渐演化。膜化骨过程中，细胞繁殖转化为成骨细胞，构建类骨质结构，最终沉积钙盐形成骨质。软骨化骨则是先形成软骨基础，再逐渐骨化，形成骨髓腔和骨骺。在个体成熟前，骨干和骨骺间保留一层骺软骨，随发育成熟，这层软骨消失，骨干和骨骺融合。骨骼的生长发育受到多种因素的影响，包括但不限于个体的遗传背景、性别、年龄等生理特征，以及营养状况、睡眠质量、运动量等生活习惯。此外，某些病理状况如内分泌疾病、肝病或肾病等也可能对骨骼的发育产生影响。因此，在骨骼发育的关键时期，人们需要特别关注这些影响因素，通过合理的营养摄入、适量的运动以及健康的生活习惯来促进骨骼的健康发育。

骨骼矿化是骨骼形成和发育的关键过程，它指的是无机矿物质，如钙和磷，沉积到骨骼的有机质中，与有机质结合，形成骨质的过程。这一过程对于骨骼的强度和稳定性至关重要。骨骼是一个复杂且代谢活跃的组织，承载着多重生理功能。其最为核心的作用是通过自身的坚硬度来维持人们的正常身高和运动能力。这种坚硬度源于一种含有钙和磷的矿物质——羟基磷灰石，它被嵌入在主要由 I 型胶原蛋白（占比 90%）构成的蛋白质基质中。此外，基质内还富含大量非胶原蛋白质，部分蛋白质为骨骼所特有。矿物质和蛋白质的共同作用，使骨骼既坚硬又柔韧，从而降低了其脆性。

在人体的生长和发育阶段，骨骼会经历一个称为"塑造"的过程而逐渐成熟。这一过程中，骨吸收活动会重复吸收并扩大骨骼，随后通过骨形成作用在更大的模板上重新构建。当生长完成后，这两个相反的过程——骨吸收与骨形成会以耦合的方式持续运作。持续运作的目的是，通过日常生活、工作以及运动活动中所产生的重复应力，使得骨骼微损伤的区域能够不断被新的、健康的骨骼所取代。在成年人中，这一过程占据主导地位，被称为"重塑"。当废弃骨骼的吸收与健康骨骼的重塑在质量和数量上达到平衡时，骨骼便能保持其正常的强度和硬度。

七、骨质疏松症与营养干预

骨质疏松又称骨质疏松症，是一种全身性的代谢性骨病，其主要特点为单位体积内的骨组织量减少、骨皮质变薄、骨小梁数量减少、骨脆性增加，从而导致骨折风险升高。

骨质疏松症是指骨组织显微结构的改变，骨矿成分和骨基质等比例不断减少，骨质变薄，骨脆性增加和骨折危险度升高的一种疾病。它是由多种原因导致的骨密度和骨质量下降，骨微结构破坏，进而使骨骼变得脆弱，易于发生骨折。

1. 骨质流失

每当血液中的钙需要补充时，含有很多血管的骨小梁会快速且便捷地提供矿物质。不论男女，在 30 岁左右骨小梁的流失开始严重。骨皮质中的钙也可能被提取，但速度较慢。

当骨质流失继续时，骨密度下降。不久，骨骼就会处于骨质疏松症的状态，在这种情况下，骨小梁会变得过于脆弱而难以承受人体自身的重量，脊椎甚至可能突然崩裂、折断，挤压主要神经给患者造成极大痛苦。脊椎还可能会逐渐被挤压成楔状，不过通常不会引起痛觉，人们称这种情况为"驼背"，"驼背"使许多老年男性和老年女性看起来仿佛变矮了。由于骨小梁末端变脆，手腕也可能发生骨折；由于下巴的骨小梁的损失，牙齿也可能松动或脱落。当骨皮质外鞘强度变弱时，就容易发生髋骨骨折。

研究人员要寻找防治骨质疏松症的方法就必须先探明患病原因。性别和年龄与之有明显的联系，遗传基因和环境因素也有作用。表 12-3 列出了骨质疏松症的危险因素。此外，炎症与骨质疏松症之间的关联也正在研究之中。

表 12-3　骨质疏松症的危险因素

不可改变的	可改变的
女性	久坐活动少的生活方式
年龄增加	饮食中钙和维生素 D 不足
白人、亚裔或西班牙裔/拉丁美洲裔	饮食中蛋白质、钠和咖啡因摄入过多
骨质疏松症或骨折家族史	吸烟
个人骨折史	酗酒
女性缺乏雌激素（闭经或更年期，特别是早期或手术引起的），男性缺乏睾酮	体重轻
—	某些药物，如糖皮质激素和抗惊厥药

（1）**骨密度与基因**　遗传对于骨质疏松症、骨密度以及骨折风险增加有很大影响。基因影响包括：①成骨细胞和破骨细胞的活性；②制造胶原的细胞机制，胶原是一种结构性骨蛋白质；③吸收和使用维生素 D 的机制；④影响骨代谢的许多其他因素。

除了基因本身，影响基因活性的营养素对骨密度也有影响，这方面的问题正在研究之中。遗传基因对生长期间可获得的最大骨（质）量的影响最为明显。骨质疏松症的风险因种族和民族存在差异。基因为骨质的强弱设定了一个趋势，但饮食和其他生活方式的选择影响着最后的结果，任何有骨质疏松症危险因素的人都应及时采取行动来预防。

（2）**钙与维生素 D**　人晚年时的骨强度主要取决于童年和青少年期间的骨骼构筑。青春期前的儿童如果摄入足够的钙和维生素 D，他们会比钙摄入量相对较少的儿童在骨骼的结构上多沉积一些钙。当人们达到中年骨质流失年龄段时，那些在年轻时形成致密骨质的人们就有更多的骨组织供钙流失而避免负面的影响。因此，在年轻时构建强健的骨骼能够帮助防止或延缓之后的骨质疏松症。

晚年生活饮食中的钙和维生素 D 并不能弥补早期的钙损失，但有助于防止或推迟骨质疏松症发生。此外，随着年龄增大，钙吸收会下降，老年人身体制造和激活维生素 D 的效率也会降低。许多老年人摄入的钙和维生素 D 比年轻时少，从食物中吸收的钙也少；他们极少在阳光下进行户外运动，由于合成维生素 D 需要阳光，因此他们的皮肤合成维生素 D 的效率降低，这些人服用补充剂可能会受益。

（3）**性别与激素**　性别是骨质疏松症的重要预测因素。男性骨密度通常高于女性，女性骨质流失较多，尤其在绝经后 6~8 年。此后，女性骨质持续流失，但速度减缓。年轻女性若雌激素不足，骨质流失更快，早更者患骨质疏松症风险几乎翻倍。雌激素低可能由卵巢疾病、饮食失调或低体重引起。即使治疗，骨质流失仍会持续。尽管骨质流失与绝经和雌激素相关，但男性也易受骨质疏松影响。性激素如睾酮和少量雌激素有助于男性对抗骨质疏松症。激素分泌减少的男性骨质流失和骨折风险较高。

（4）体重　骨质疏松症的另一个风险因素是体重过轻或减肥。很瘦的女性，特别是那些在闭经后体重减轻 10% 以上的女性髋骨骨折概率成倍增加。与之相对的，研究人员正在探索是否身体过度肥胖而造成脂肪入侵骨髓也会对骨健康产生负面作用。

（5）体育活动　体育活动不仅有利于青春期骨生长，而且可以保护之后的骨骼健康，当与适量钙摄入结合时，这个作用更大。这种关系可能在成年后更显著。研究者已经注意到在身体的一些部位，强壮的肌肉都是与致密、强壮的骨骼同时出现的。相反，当人们懒散地躺着，卧床不起的时候，骨骼就会像肌肉一样失去力量。宇航员在失重情况下生活几天或几周，就会迅速损失大量的骨质。久坐少动的生活方式对骨骼的伤害等同于营养素缺乏或抽烟造成的危害。

预防老年人骨折最为重要的措施是预防摔倒。保持骨骼和肌肉的健康、预防摔倒最好的锻炼是负重类锻炼方式，如经常坚持慢跑、跳跃、跳绳、健步走、抗阻（力量）训练。除了坚持运动外，证据表明服用膳食参考摄入量（DRI）推荐摄入量的维生素 D 补充剂，也可帮助 65 岁以上的独居老人预防摔倒。

（6）吸烟与饮酒　吸烟有害骨骼，吸烟者骨密度较低，骨折风险增加，且愈合较慢。戒烟可消除大部分损害，使骨密度接近非吸烟者。大量饮酒和酗酒者骨密度较低，骨折风险增加。适度饮酒对绝经妇女骨密度可能有益，但需更多研究确认。酒精中毒是男性骨质疏松症的主要起因，损害骨骼健康。

（7）蛋白质　当老年人摄入蛋白质过少时，他们的骨骼会受到损害。如前所述，骨骼的矿物质结晶是在蛋白质基质胶原蛋白上形成的。恢复饮食中的蛋白质来源往往可改善骨骼状态，甚至会减少老年人髋骨骨折事故。然而，缺乏蛋白质的饮食也缺少能量和其他关键的骨营养素，如维生素 D、维生素 K 和钙，因此恢复营养饮食可能是最重要的。

一个相反的观点，即高蛋白质饮食可能引起骨质流失，也引起了人们的关注。饮食中过量的蛋白质会引起钙通过尿液流失，但高蛋白质饮食也会增加钙的吸收，相反的作用会彼此抵消，而不会发生骨骼钙的净流失。

（8）钠、咖啡因和软饮料　钠的高摄入量与钙随着尿液被排泄有关，而降低钠摄入量似乎可减少钙流失。在治疗高血压的膳食疗法（DASH）饮食的研究中发现，控制钠的饮食可减少尿钙流失，而且这种饮食也能够提供美国农业部（USDA）食物模式中的所有食物。此外，DASH 饮食中钙的含量比大多饮食中高，其突出特点是能够抗骨质流失。

嗜饮含咖啡因的饮料，如咖啡、茶和可乐的人应当注意一些证据显示，咖啡因与骨质流失有关，特别是在给予高剂量咖啡因的大鼠中表现得更为明显。其他的研究结果倾向于减轻咖啡因摄入带来的风险。从理论上讲，可乐饮料和加工食品可能通过磷酸和其他食品添加剂提供过量磷的方式加快骨骼的损耗。

（9）对骨骼重要的其他营养素　维生素 K 至少在一种骨蛋白合成中起着重要作用，这种蛋白质对骨骼的维护非常重要。髋部骨折患者平常摄入富含维生素 K 的蔬菜量少，增加蔬菜摄入量能够改善维生素 K 的状态和骨骼健康。

充足的维生素 A 是骨重建过程中所必需的；维生素 C 能够维护骨骼胶原蛋白；镁能够帮助维护骨骼矿物质密度；$\omega-3$ 脂肪酸也可以帮助保持骨骼的完整性，它们的作用还处于研究之中。显然，富含各种水果、蔬菜和全谷物食物以及完整营养素的均衡饮食对于骨骼健康是必不可少的。

2. 营养素的摄入量与推荐量

在成长过程中，充足的钙营养素是实现最佳峰值骨量必不可少的。营养学家极力推荐通过 USDA 推荐饮食模式中的食物和饮料来获取钙。对于那些食物和饮料不能满足需要的人们，可以服用补充剂。人们也可以通过表 12-4 中的对策来维持骨骼健康。

表 12-4 健康骨骼计划

年龄	目标	措施
儿童 2~12 岁或 13 岁（性成熟）	生长强壮骨骼	在可提供所有营养素的均衡饮食中，选择牛乳作为主要的饮料以满足需要的钙 积极参加体育运动及其他活动 限制看电视和其他久坐少动的娱乐活动 不要吸烟或饮酒 饮用氟化水
青少年 13 岁或 14~30 岁	获得骨质峰值	选择牛乳作为主要饮品，如果牛乳引起不适则选择其他钙源 坚持体育运动 不要吸烟或饮酒，如果已经开始的话，要戒掉 饮用氟化水
成年 31~50 岁	最大限度维持骨密度	继续像 13~30 岁那样生活 坚持增强骨强度的锻炼 从食物中获得推荐量的钙 只有当通过食物不能满足钙需要时才服用钙补充剂
51 岁和 51 岁以上	使骨质流失降至最小	继续像 13~30 岁那样生活 继续尽量从食物中获取充足的钙 继续进行增加骨强度的锻炼 进行骨密度测试，服用骨修复药物和补充剂时要谨遵医嘱

注：骨增长和骨质流失的确切年龄因人而异，但总体而言，数据显示，达到成年人身高后大约 10 年骨会继续增长，大约在 35 岁骨质开始流失。

骨流失造成的钙缺乏病不能与缺铁性贫血相比，因为单靠补钙不能阻止骨质流失，而贫血可通过摄入铁恢复。然而，对于那些不能食用充足的富含钙的食物的人们，服用钙补充剂，特别是与维生素 D 一起服用可以帮助将骨质流失降至最小，并降低骨折的风险。

自行服用钙补充剂会带来一定风险（表 12-5），而且不能取代营养全面的食品和其他的健康习惯。

表 12-5 自行服用钙补充剂的风险

风险	具体表现原因
肠胃不适	常见的有便秘、肠胀气和产生过多气体
破坏体内的铁平衡	钙抑制铁的吸收
肾结石与肾损伤	健康人每天服用量超过 2000mg，风险增加
接触污染物	一些骨粉以及白云石制剂含有危险剂量的砷、镉、汞、铅
维生素 D 中毒	很多钙补充剂中含有维生素 D，可能会引起中毒，使用者不要摄入其他的浓缩维生素 D

续表

风险	具体表现原因
血钙过高	这种情况只在钙剂量达到或超过通常处方用量的4倍才会出现
与其他营养素相互作用	钙抑制镁、磷和锌的吸收
与药物相互作用	钙与四环素形成了一种不溶性络合物，会同时影响矿物质和药物的吸收

3. 钙补充剂

钙补充剂通常以钙化合物销售，如碳酸钙（一些解酸药）、柠檬酸钙、葡糖酸钙、乳酸钙、苹果酸钙或磷酸钙以及钙与氨基酸的化合物（称为氨基酸螯合物）；其他一些补充剂是富含钙的粉状材料，如骨粉、牡蛎壳或白云石（石灰石）。表12-6提供一些钙补充剂的术语。

表12-6 有关钙补充剂的术语

名称	说明
氨基酸螯合物	矿物质(如钙)与氨基酸结合形成的化合物，这种形式有利于吸收。螯合剂是一种分子，它包围着其他的分子，从而可以促进或限制这些分子的移动
解酸药	用来治疗胃酸过多的一种抗酸试剂，其中一些配方中所含的钙可为人体利用；含有氢氧化铝或氢氧化镁的解酸药会加快钙的流失
骨粒或骨粉	经压碎或碾磨处理的骨头，目的是向食物中添加钙，但骨中的钙不易吸收，并且经常混有有毒材料如砷、汞、铅和镉
钙化合物	提纯的钙的最简单形式，包括碳酸钙、柠檬酸钙、葡糖酸钙、乳酸钙、苹果酸钙以及磷酸钙。这些补充剂的含钙量是不同的，所以要仔细阅读药品说明书，如一片500mg的葡糖酸钙仅仅提供45mg钙
白云石	石灰石及大理石中的一种矿物化合物(碳酸镁钙)。白云石被磨碎后作为钙-镁补充剂出售，但它可能含有有毒矿物质，而且不易吸收，还会妨碍其他必需矿物质的吸收
牡蛎壳	一种由牡蛎壳所制成的粉末状产品，作为钙补充剂出售，但不能被消化系统很好地吸收

第二节 骨连结

骨连结是指骨与骨之间的连接结构。这种连接是通过纤维结缔组织、软骨或骨组织来实现的，形成了骨骼的基本框架，不仅为身体提供支撑，还保护心、脑、肺、肝、脾等重要器官。

一、直接连结

直接连结是骨与骨之间通过纤维结缔组织、软骨或骨组织紧密相连，无间隙，特点为接触紧密、活动范围小。直接连结可分为纤维连结、软骨连结和骨性结合。纤维连结通过坚韧的纤维组织相连，具有弹性和韧性；软骨连结通过软骨组织连接，能缓冲冲击并提供灵活性；骨性结合则是骨组织直接相连，形成坚固连接。直接连结在人体中起支撑和保护作用，维持骨骼稳定性和整体性，但不适用于需大范围活动的关节。

二、间接连结

间接连结,又称滑膜关节,是骨连结的高级形式。骨与骨之间不直接接触,存在关节腔,充满滑液,起润滑和减摩作用,使关节灵活运动。关节周围由结缔组织构成的关节囊包裹,增强稳定性和保护。关节囊内层是滑膜,分泌滑液,保持关节灵活,减少磨损。间接连结允许骨间相对运动,具有很大活动性,使人们能进行复杂动作。人体中广泛存在间接连结,如肘关节、膝关节、踝关节等,支撑日常活动和运动能力。

关节是人体骨骼结构中的重要部分,它允许骨骼之间的相对运动,从而实现身体的各种动作。关节由两块或多块骨骼构成,这些骨骼之间并非直接接触,而是通过一个充满滑液的腔隙,即关节腔,相互连接。这种结构有利于减少骨骼之间的摩擦,确保运动的顺畅性(图12-5)。

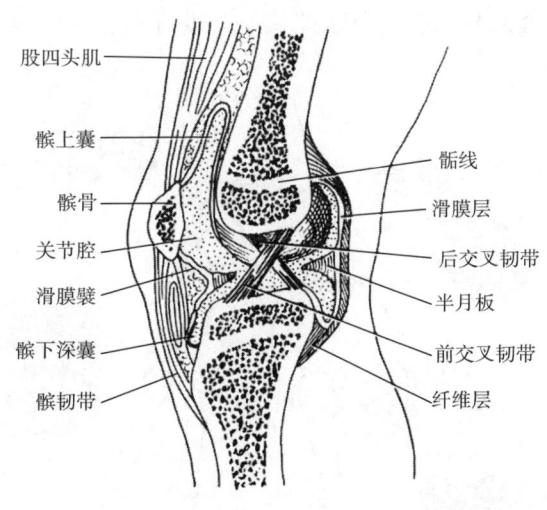

图 12-5 膝关节

(1) 关节的构造 关节的构造主要包括 3 个基本部分:关节面、关节囊和关节腔。关节面是相邻骨骼的接触面,它们通常呈现一凸一凹的形态,这样的设计有助于骨骼之间的稳定连接。关节面上还覆盖有一层光滑的软骨,这层软骨在运动时能够减少摩擦,并且由于其良好的弹性,还能有效缓冲运动带来的冲击。

关节囊是一种强韧的结缔组织,紧密地将相邻的骨骼连接在一起,增强了关节的稳定性。关节囊由两层组成。外层是坚韧的纤维层,由致密的结缔组织构成,其厚度和紧密性随着关节位置和移动而变化。这一层富含血管、神经和淋巴管,为关节提供必要的营养和感知功能。内层是滑膜层,薄而柔软,主要功能是向关节腔内分泌滑液。这种滑液在关节活动时起到润滑作用,减少软骨之间的摩擦和损伤,保护关节免受磨损。

关节腔是由关节软骨和关节囊共同围成的狭窄间隙,它通常只含有少量的滑液,这些滑液对于保持关节的灵活性和减少磨损至关重要。关节腔的辅助结构主要包括韧带、关节盘(或称关节内软骨垫)、关节盂缘、滑膜皱襞等。

① 韧带:韧带是连接骨与骨之间的致密纤维结缔组织束,它可以加强关节的稳固性。

韧带分为囊内韧带和囊外韧带，分别位于关节囊的内外，共同维护关节的稳定。

② 关节盘：关节盘由纤维软骨构成，常呈圆盘状或半月状，位于两关节面之间。它能够增大关节腔，调整关节面，并起到缓冲关节力量的作用，从而稳定关节并匹配关节面。

③ 关节盂缘：关节盂缘是附着在关节窝周围的纤维软骨环，它可以增大关节面并加深关节窝，使关节更加稳固。

④ 滑膜皱襞：滑膜皱襞起着补充关节空隙和分泌润滑液的作用，有助于减少关节运动时的摩擦。

(2) 关节的分类

① 根据构成关节的骨数目：根据构成关节的骨数目，关节可分为单关节和复关节。单关节由两块骨组成，如肩关节和髋关节；复关节由两块以上的骨构成，如肘关节。

② 根据关节运动轴的数目：从关节运动轴的角度来看，关节又可以分为单轴关节、双轴关节和多轴关节。单轴关节，只能围绕一个轴进行运动的关节，如滑车关节和车轴关节。双轴关节则能围绕两个轴运动，包括椭圆关节和鞍状关节。至于多轴关节，它们具有3个或更多的运动轴，如球窝关节和平面关节，这使得这类关节能进行多方向的运动（图12-6）。

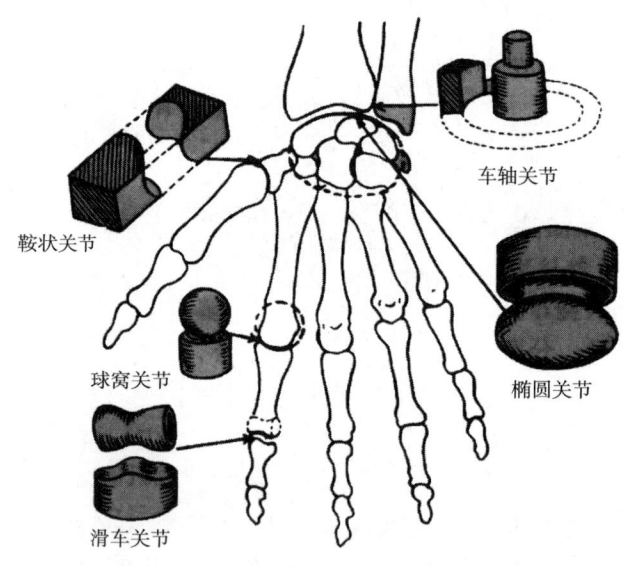

图12-6 手部关节示意图

③ 根据关节的运动方式：根据关节的运动方式，将其划分为单动关节和联动关节。单动关节在运动时，仅有1个关节在动，如肘关节。而联动关节，也称联合关节，在运动时会有多个关节同时运动，如下颌关节。

(3) 关节的运动 人体的运动由身体不同部分在关节处的活动组合而成。将能够绕关节活动的人体部位（如躯干、上肢、下肢等）或部分肢体（如上臂、前臂、大腿等）定义为运动环节，简称环节。

关节的活动与其形状紧密相关，这决定了关节运动轴的数量和位置，进而影响关节的运动方式和范围。所有的关节运动都是环节绕着关节的3个互相垂直的基本轴进行旋转。基于关节运动轴的朝向，关节的基本运动形式包括以下几种。

① 屈和伸：通常指的是环节在矢状面内绕着额状轴的运动。在标准的解剖学姿势下，向

前的运动被定义为屈,向后的运动被定义为伸。但值得注意的是,在膝关节及其以下关节,这一定义是相反的。

② 外展和内收:指环节在额状面内绕着矢状轴的运动。运动时,如果环节向身体的中线靠拢,这种运动被称为内收;相反,如果环节远离身体的中线,这种运动被称为外展。

③ 回旋:指环节在水平面内绕着垂直轴,或绕着环节自身的长轴进行的旋转运动。当环节从前面向内侧旋转时,称为内旋;当环节从前面向外侧旋转时,称为外旋。

④ 水平屈伸:当上臂在肩关节外展90°的位置,在水平面内绕着垂直轴运动时,定义向前的运动为水平屈,向后的运动为水平伸。

⑤ 环转:指环节以其近端为支点进行原地转动,绕着额状轴、矢状轴以及这两轴之间的中间轴进行连续的运动。这种运动形式下,环节的远端做圆周运动,整个环节的运动轨迹形成一个圆锥体,称为环转(图12-7)。

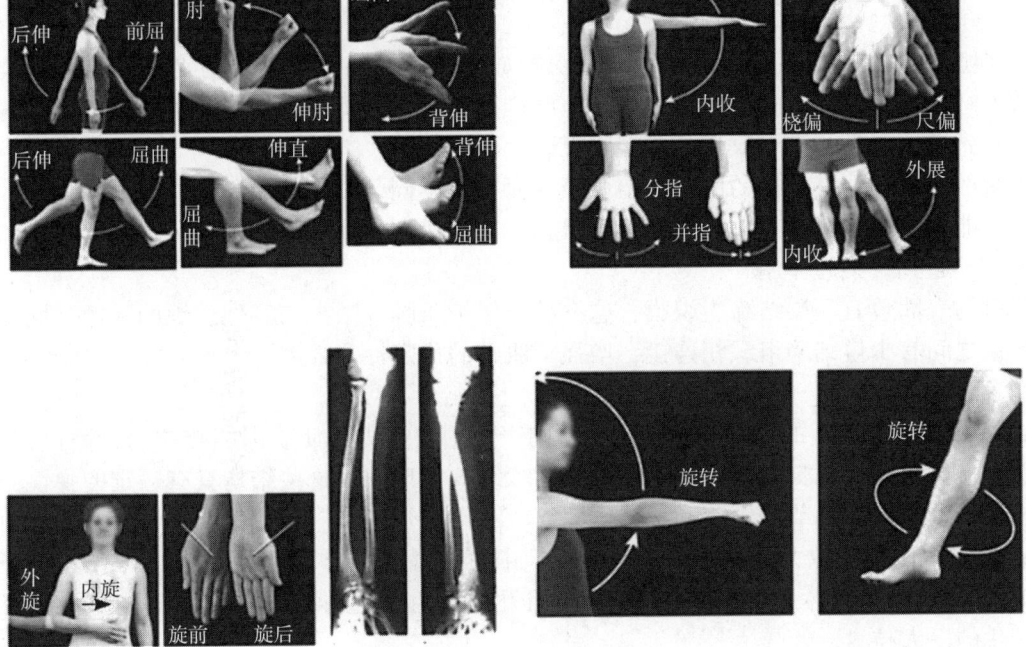

图 12-7　关节基本运动形式

第三节　骨骼肌

一、骨骼肌的构造

1. 基本结构

骨骼肌的基本结构主要包括肌腱和肌腹两部分(图12-8)。

(1) 肌腱

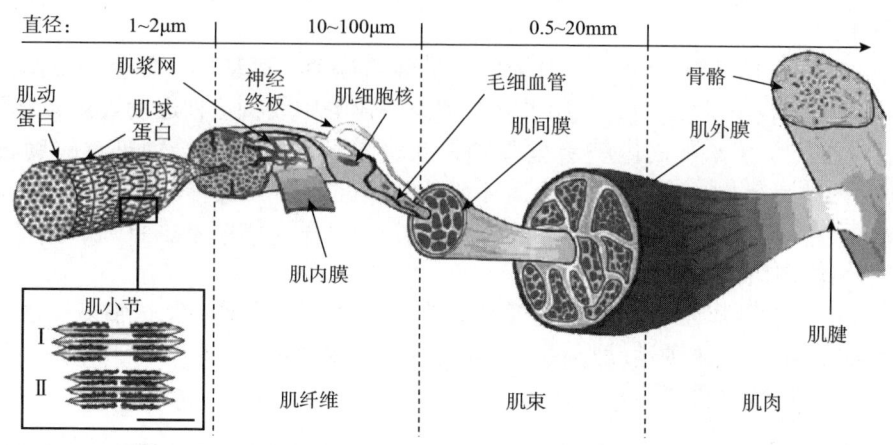

图 12-8　骨骼肌的基本结构

① 肌腱的结构：肌腱由致密的结缔组织构成，这些结缔组织主要由平行的胶原纤维束组成。胶原纤维束彼此平行排列，但每个胶原纤维束又互相交织，这样的结构使得肌纤维的拉力能够传布到整个肌腱，而不仅仅是单根腱束。

肌腱的形状根据其连接的肌肉类型和位置而有所不同。长肌的肌腱通常呈圆索状，而阔肌的肌腱可能更宽阔且呈膜状，称为腱膜。肌腱一端连接在肌肉的末端，另一端附着在骨骼或其他结构上，起到桥梁的作用。

肌腱的表面包有一层结缔组织膜，这有助于保护肌腱并减少与其他组织的摩擦。同时，胶原纤维束之间有少量结缔组织相连接，增强了肌腱的稳定性和强度。

② 肌腱的功能

a. 传导力量。肌腱的主要功能是传导肌肉产生的收缩力，使肌肉能够拉动骨骼进行运动。这种传导作用是通过肌腱内部的微卷曲或波浪状结构实现的，这些结构具有一定的弹性，能够有效传递力量并促使关节发生运动。

b. 承受肌肉收缩拉力。肌腱是机体软组织中具有最高拉伸强度的组织之一。其扩张强度为 $611 \sim 1265 kg/cm^2$，显示了其惊人的坚韧性和耐拉伸性。这种特性使得肌腱能够承受肌肉收缩时产生的巨大拉力。

c. 血液运输与营养供应。肌腱的血液运输来源多样，包括肌腱-肌腹移行部的血管、肌腱附丽部邻近骨或骨膜的血管分支以及腱周组织等。这些血管为肌腱提供必要的营养和 O_2，以维持其正常功能和修复能力。

③ 肌腱的相关疾病：由于过度使用或年龄退变等因素，肌腱可能会产生不同程度的损伤。这些损伤可能包括炎症、撕裂或断裂等，严重时可能导致关节活动受限或疼痛等症状。针对这些损伤，治疗方法包括缝合、韧带重建手术（自体移植物、同种异体移植物）以及生长因子疗法、干细胞疗法等先进生物技术手段。

（2）肌腹

① 肌腹的结构：肌腹主要由肌纤维组成，这些肌纤维是肌肉收缩的基本单位。肌腹通常呈现为红色，质地柔软，这是由于其中含有丰富的血管和肌红蛋白。

肌腹的外面由结缔组织形成的肌外膜包被，这层膜对肌肉起到保护和支撑的作用。由肌外膜发出若干纤维隔进入肌内将其分割为较小的肌束，每个肌束又被结缔组织的肌束膜包围。

在更微观的层面上，每条肌纤维还被一层薄的结缔组织膜包裹，被称为肌内膜。这些结缔组织不仅保护肌纤维，还为血管、神经和淋巴管提供了通道，使它们能够深入肌肉内部。

② 肌腹的功能

a. 收缩功能。肌腹的主要功能是收缩，这是通过肌纤维内的肌原纤维在神经系统的控制下进行有序的滑动来实现的。这种收缩能力使得骨骼肌能够产生力量，从而驱动身体的各种动作。

b. 红白肌纤维。肌腹中通常包含两种类型的肌纤维——红肌纤维和白肌纤维。红肌纤维富含线粒体，主要用于有氧代谢，适合进行持久的活动；而白肌纤维主要用于无氧代谢，能够快速产生力量，适合进行爆发性的活动。不同肌肉中红、白肌纤维的比例不同，这决定了肌肉的主要功能特性。

c. 保持形状和结构稳定性。由于肌纤维和结缔组织的特殊排列方式，肌腹具有一定的弹性和结构稳定性。这使得肌肉在收缩和舒张过程中能够保持一定的形状和结构稳定性。

③ 肌腹的病理与生理

a. 病理变化。在某些病理情况下，如肌肉萎缩症或肌营养不良等，肌腹可能会发生萎缩或功能障碍。这些疾病通常会导致肌肉力量减弱、运动能力下降等症状。

b. 生理变化。在正常情况下，肌腹会随着身体的生长和发育而逐渐增大和强壮。通过锻炼和训练，肌腹的收缩能力和耐力可以得到显著提高。

(3) 肌肉神经

① 肌肉神经的结构：肌肉神经主要由神经元和肌肉纤维组成。神经元包括细胞体、树突和轴突，其轴突称为运动神经纤维。在肌肉中，运动神经纤维与肌肉纤维形成突触连接。

② 肌肉神经的功能：肌肉神经的主要功能是控制肌肉的运动。当中枢神经系统发送神经冲动到肌肉神经时，释放神经递质使肌肉纤维收缩。肌肉纤维的收缩是通过肌球蛋白和肌动蛋白的相互作用来实现的。

③ 肌肉神经的调节：除了控制肌肉运动外，肌肉神经还能感知肌肉的张力和长度，从而实现对肌肉的精细调节和协调。

④ 肌肉神经的分类

a. 运动神经。这类神经负责传递来自中枢神经系统的指令，控制肌肉的收缩和舒张。运动神经通过释放神经递质，激活肌肉纤维，从而产生力量和运动。

b. 感觉神经。感觉神经负责感知肌肉的状态，包括张力、长度、疼痛等。这些信息被传递回中枢神经系统，用于调节和控制肌肉的运动，以及保护肌肉免受过度使用或损伤。

c. 交感神经。交感神经属于植物性神经的一部分，主要分布在内脏、血管、心脏和腺体等部位，但也与肌肉功能相关。交感神经通过调节血管的收缩和舒张，影响肌肉的血液循环，从而间接影响肌肉的功能和状态。在肌肉中，交感神经的作用可能不那么直接，但它对于维持肌肉的正常生理功能具有重要意义。

2. 辅助结构

(1) 筋膜

① 筋膜的结构：筋膜主要由胶原蛋白组成，是一种胶状的、黏稠的细胞基质。胶原蛋白在筋膜中占有很高的比例，是构成筋膜弹性和结构强度的关键物质。筋膜内的胶原蛋白可以分为 5 种不同的类型（Ⅰ型至Ⅴ型），每种类型在身体的不同部位和结构中发挥特定作用。例

如，Ⅰ型胶原蛋白在身体中肌腱、软骨、肌肉等部位占比达到90%，是筋膜中最主要的胶原蛋白类型。

② 筋膜的结构特点

a. 分层结构。筋膜根据位置的不同，可以分为浅筋膜和深筋膜（图12-9）。浅筋膜位于真皮层下，主要由疏松结缔组织构成；深筋膜由致密结缔组织组成，包括肌筋膜、肌腱、腱膜等，它包裹了相关的组织和器官，为它们提供支持和保护。

b. 网络状组织。构成筋膜的胶原蛋白呈波浪形组织，这些组织能抵抗拉伸和剪切的负荷。筋膜就像是一个黏稠组织的交织网，将身体各部分紧密地连接在一起。

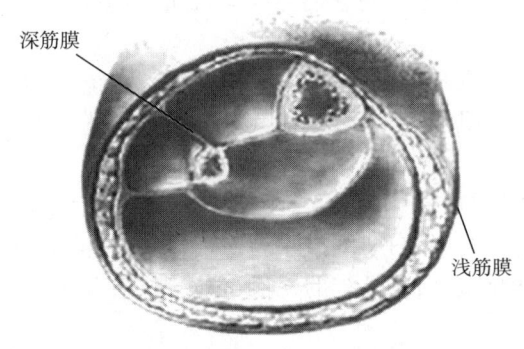

图 12-9　浅筋膜与深筋膜

③ 筋膜的功能

a. 筋膜的保护作用。筋膜具有深层组织保护作用。筋膜作为坚韧的结缔组织，能够保护深层的血管、神经、肌肉以及内脏等重要结构。当身体受到外部打击或压迫时，筋膜起到缓冲作用，减少损伤。

b. 防止感染扩散。在发生感染时，筋膜能限制感染病灶的进一步扩散。

c. 肌腱延续。部分筋膜是肌腱的延续部分，因此在肌肉收缩时，筋膜可以在一定程度上传导肌肉收缩的力量，增强运动效果。

d. 关节与肌肉支持。筋膜，尤其是关节周围或肌肉周围的筋膜，能有效增强这些结构的强度，防止其产生扭挫伤或不稳定的情况。

e. 提供营养物质。在某些软组织较少的部位，相关血管只能通过筋膜附着在骨的表面，从而为骨骼提供必要的营养物质。

f. 连接肌肉。筋膜作为一个整体，连接着身体的各块肌肉，帮助协调动作，使日常运动更加协调、平衡。

g. 维持肌肉功能。筋膜包裹肌肉，使其维持一定的形状，从而保持肌肉的功能。在肌肉收缩时，筋膜配合收缩，提高肌肉功能。

h. 信号传导。在运动过程中，筋膜负责肌肉之间的信号传导，及时协调动作，进而提高整体运动能力。

④ 筋膜的生理特性

a. 黏性。筋膜具有较高的黏性，这主要得益于其富含的胶合物，如肝磷脂、纤维连接蛋白等。这些物质使得筋膜在受到外力作用时，能够产生一定的内部阻力，表现为黏性特性。黏性有助于筋膜在受到快速拉伸或压缩时，能够平稳地吸收和分散能量，从而保护周围的肌肉和骨骼结构。

b. 弹性。筋膜具有良好的弹性，这得益于其内含紧密规则排列的胶原纤维结构。胶原纤维的方向顺着拉力的方向，赋予筋膜很强的单向抗拉性能。当筋膜受到拉伸时，它能够伸展并在去除外力后恢复原始形状，这种弹性特性有助于身体在运动过程中的灵活性和稳定性。

c. 可塑性。筋膜具有一定的可塑性，即它可以根据外界环境和负荷的变化而发生相应的形变。这种可塑性使得筋膜能够适应不同的运动需求和姿势变化。在长期的运动训练过程中，筋膜的可塑性使得它能够通过调整纤维和胶合物的排列来适应运动习惯，从而提高运动表现。

d. 重塑性。筋膜具有重塑性，意味着在受到持续或强烈的刺激时，它能够发生结构性的改变。这种重塑性有助于筋膜在受伤后进行修复和再生。通过适当的训练和刺激，筋膜的重塑性还可以被用于增强其强度和韧性，从而提高身体的整体运动能力。

（2）腱鞘

① 结构与组成：腱鞘主要由纤维层和滑膜层两部分构成（图 12-10）。

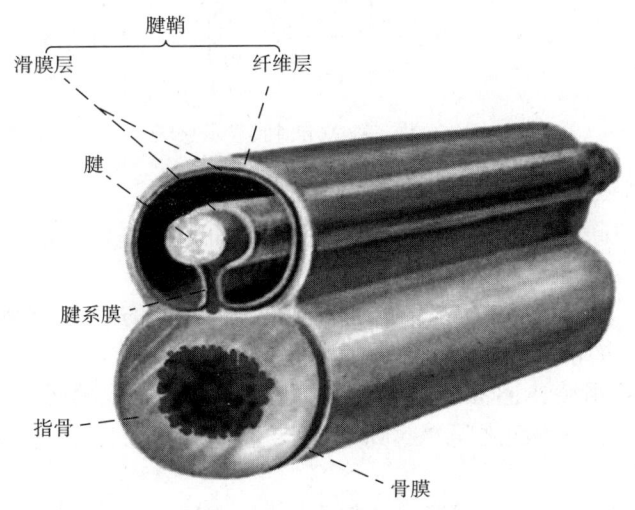

图 12-10 腱鞘示意图

a. 外层结构。腱纤维鞘，也被称为纤维层，是腱鞘的外层部分。这一层是由深筋膜增厚形成的骨纤维性管道，对肌腱起到约束和保护作用。

b. 内层结构。腱滑膜鞘，也被称为滑膜层，实际上是一个双层圆筒形鞘，位于腱纤维鞘内部。内层结构紧贴在肌腱的表面，与肌腱直接接触。外层结构紧贴在腱纤维鞘的内面。

c. 滑液。脏层和壁层之间存在少量滑液，这些滑液起到关键的润滑作用，能够显著减少肌腱在鞘内运动时的摩擦，保护肌腱免受损伤。

② 位置与功能：腱鞘广泛存在于活动性较大的部位，如腕、踝、手指和足趾等，这些部位经常需要进行复杂的动作。腱鞘的主要功能是固定肌腱，并通过滑液的作用减少肌腱与周围骨面之间的摩擦，确保肌腱能够高效且顺畅地在鞘内滑动，从而维持和协调人体的各种精细动作。

（3）滑膜囊 滑膜囊也称滑液囊，是一种关节囊的滑膜层穿过纤维层向外呈囊状的膨出结构（图 12-11）。

① 滑膜囊的结构：滑膜囊的囊壁由两层组成，内层为滑膜层，由扁平的结缔组织细胞（滑膜细胞）覆盖，这些细胞能分泌滑液；外层为纤维层，较为坚韧，为囊壁提供结构支持。

滑膜囊内含有少量的滑液，这种黏液状物质主要由透明质酸、黏多糖和其他蛋白质组成。滑液的主要作用是润滑和滋养关节，同时帮助减少相邻组织之间的摩擦。

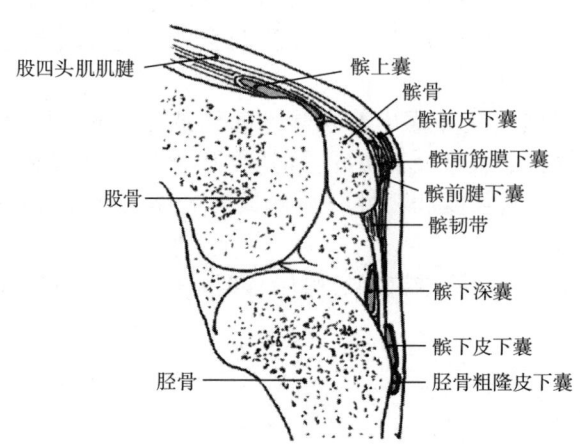

图 12-11　膝关节滑膜囊示意图

② 滑膜囊的结构特点

a. 形状与大小。滑膜囊的形状和大小因所在位置和功能而异。它们可以是圆形、椭圆形或不规则形状，大小从数毫米到数厘米不等。

b. 与关节的关系。有些滑膜囊与关节囊相通，参与关节的润滑和保护作用。然而，并非所有滑膜囊都与关节直接相关。

③ 滑膜囊的位置：滑膜囊通常位于结构摩擦面之间，在人体中分布广泛。它们多存在于皮肤、肌肉、肌腱、韧带与骨面之间，起到增加滑润、减少摩擦、促进运动灵活性的作用。可以在以下位置找到滑膜囊。

肌腱与骨、软骨之间，如腱下滑膜囊。韧带之间，即韧带间滑膜囊。骨与筋膜之间，称为筋膜下滑膜囊。关节凸面和骨、韧带受压迫、摩擦部位与皮肤之间，如皮下滑膜囊，常见于膝关节前面的髌前皮下滑膜囊等。肌肉与坚硬组织之间，如肌下滑膜囊。

此外，在关节部位也有滑膜囊的存在，它们功能上类似于关节腔，如枢椎齿突与寰椎横韧带之间的滑膜囊。

④ 滑膜囊的分类：根据滑膜囊的位置与周围组织的相对关系，可以将其分为以下几类。

a. 腱下滑膜囊。位于肌腱与骨、软骨之间，多见于四肢，有的与关节囊相通。

b. 韧带间滑膜囊。位于韧带与韧带之间。

c. 筋膜下滑膜囊。位于骨与筋膜之间。

d. 皮下滑膜囊。位于关节凸面和骨、韧带受压迫、摩擦部位与皮肤之间，如膝关节前面的髌前皮下滑膜囊。

e. 肌下滑膜囊。位于肌肉与坚硬组织之间，如三角肌下滑膜囊。

f. 关节滑膜囊。功能上类似关节腔，如枢椎齿突与寰椎横韧带之间的滑膜囊。

⑤ 滑膜囊的生理作用

a. 润滑效果。滑膜囊内的滑液能够增加关节与关节之间的润滑度，确保运动时的顺畅性。这种润滑作用对于维持关节的正常运动和减少磨损至关重要。

b. 减少摩擦。滑膜囊中的滑液具有减少相邻组织间摩擦的作用。在运动过程中，各组织结构之间会产生相对运动，滑液的存在能够大幅度降低这些运动产生的摩擦力，从而保护组织结构不受损伤。

c. 营养供给。滑液还为关节软骨提供营养，有助于维持关节的健康。

d. 促进运动灵活性。由于滑膜囊的润滑和减摩作用，它能够促进运动的灵活性。这使得人体在进行各种动作时能够更加流畅和自如，提高了运动效率和舒适度。

e. 缓冲与保护作用。滑膜囊还能够对关节和肌腱起到缓冲作用，减轻外力对它们的冲击。在剧烈运动或受到外力作用时，滑膜囊能够吸收部分冲击力，从而降低关节和肌腱受伤的风险。

（4）籽骨　籽骨是一些位于肌腱或韧带内的卵圆形结节状小骨。大多位于手指和脚趾的关节处，但也可能在其他部位出现，如膝关节。

① 籽骨的结构特点：籽骨是坚硬的骨质结构，外部被肌腱或韧带紧密包裹。其内部结构与普通骨骼相似，由骨组织构成，但体积较小。籽骨通常呈现卵圆形或结节状。其直径大多只有几毫米，相对较小，但也有例外，如髌骨是人体中最大的籽骨。

② 常见籽骨

a. 髌骨。位于膝关节，是人体最大的籽骨。

b. 第1跖骨头下的籽骨。位于脚部，有两个籽骨关节面，被籽骨嵴分开，对步行和跑步等运动起到关键作用。

（5）滑车关节　滑车关节是人体骨骼系统中的一种重要关节，由滑车、滑车槽、肌腱和韧带等组成。它主要存在于某些特定部位，如肘关节中的肱骨滑车关节。

① 滑车关节的结构：在关节中，滑车通常指的是一个凸起的骨质结构，它与对应的凹槽（滑车槽）相匹配，使关节能够进行屈曲和伸展运动。与滑车相配合的凹槽结构成为滑车槽，确保了关节在运动时的稳定性。

② 滑车关节的功能与生理意义

a. 实现屈伸运动。滑车关节，作为一种单轴关节，主要允许人体在一个运动轴上进行屈伸运动。这种运动方式在人体多个部位均有体现，如手指关节、肘关节和膝关节等。

滑车结构是人体关节中的重要组成部分，特别是在肘关节等处。它的设计使得关节能够进行灵活的屈伸运动。这种灵活性对于人体的日常活动和各种复杂动作的执行至关重要。例如，肘关节中的滑车结构使得前臂能够进行精确的弯曲和伸展，从而实现手部在空间中的精确定位和操作。

b. 确保运动平稳性。滑车关节的设计使得骨头之间的运动更加平稳。一侧关节头的滑车结构与另一侧关节窝的矢状骨嵴相匹配，这种结构确保了关节在运动时能够保持稳定性和平稳性。

滑车结构与关节窝的密切配合不仅保证了运动的灵活性，还有助于维持关节的稳定性。这种稳定性在进行快速运动或承受重物时尤为重要，因为它可以防止关节脱位或损伤。

c. 增加运动范围。由于滑车关节的特殊结构，它允许关节在一定范围内进行灵活的屈伸运动，使得人体能够完成各种复杂动作。

在肌肉收缩时，滑车结构有助于将肌肉产生的力量有效地传递到骨骼上，从而实现高效的运动。这种力量传递的效率直接影响到人体运动的协调性和力量输出。

d. 保护关节组织。滑车关节的形状和结构有助于保护关节内的软组织，如肌腱和韧带，防止它们在运动中受到过度磨损或损伤。

滑车结构的存在也在一定程度上保护了关节内部的软组织，如肌腱、韧带和关节囊等。通过确保关节运动的平稳性和准确性，滑车结构减少了不必要的摩擦和冲击，从而降低了软组织受伤的风险。

二、骨骼肌的分类

1. 根据肌肉形态分类

（1）长肌　肌腹呈梭形，两端的肌腱较为细小，整块肌肉呈索条形，多分布于四肢，负责四肢运动（图12-12）。例如，掌长肌和腓骨长肌等。

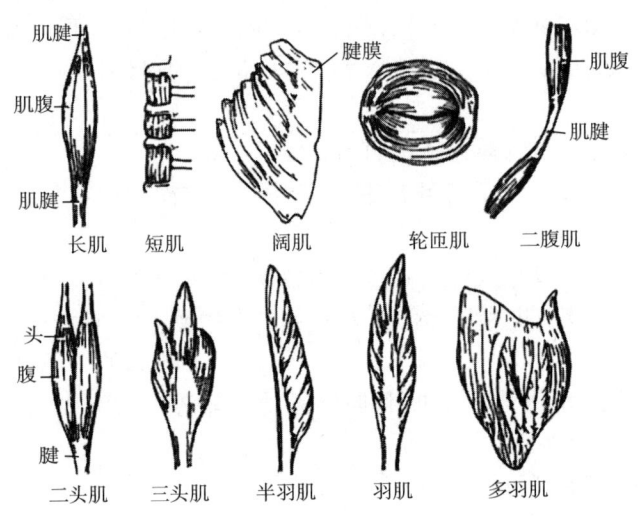

图12-12　不同形态肌肉

（2）短肌　肌肉短小，多分布于躯干部的深层，如棘突间肌、横突间肌等，主要作用是维持脊柱的正常形态，协助脊柱运动（图12-12）。

（3）扁肌（阔肌）　呈板状，多分布于胸腹壁，如腹外斜肌、腹内斜肌、腹横肌等。它们的主要功能是保护腹腔内脏器和协助运动（图12-12）。

（4）轮匝肌　由环形肌纤维构成，位于孔、裂的周围。收缩时可以关闭孔、裂，如眼轮匝肌、口轮匝肌等（图12-12）。

2. 根据肌纤维排列方式分类

（1）直肌　肌纤维走向呈垂直方向，如股直肌和腹直肌。

（2）斜肌　肌纤维走向呈倾斜状，如腹内斜肌、腹外斜肌等。

（3）横肌　肌纤维走向呈水平状，如腹横肌。

根据肌束与肌肉长轴的关系，还可以将骨骼肌分为梭形肌、单羽肌、双羽肌和多羽肌。

3. 根据肌肉功能分类

（1）屈肌　这类肌肉主要负责关节屈曲，即减少关节角度。例如，在肘关节处，肱二头肌是典型的屈肌，它能使肘关节屈曲。

（2）伸肌　与屈肌相反，伸肌的作用是伸展关节，即增加关节角度。以膝关节为例，股四头肌是重要的伸肌，它能使膝关节伸展。

（3）展肌　这类肌肉的功能是使肢体或身体部位向外侧运动，如外展肩关节的三角肌中束。

（4）收肌　与展肌相反，收肌使肢体或身体部位向内侧运动，如大腿内侧的耻骨肌、长收肌、短收肌等负责髋关节的内收。

（5）旋前肌与旋后肌　这些肌肉能够使肢体或关节进行旋转动作。例如，前臂的旋前圆肌和旋前方肌能使前臂旋前，而肱二头肌和旋后肌则能使前臂旋后。

（6）上提肌与下降肌　上提肌如斜方肌和肩胛提肌能使肩胛骨上提，而下降肌如胸小肌能使肩胛骨下降。

4. 根据肌肉跨过关节的数量分类

（1）单关节肌　这类肌肉只跨过1个关节。它们在运动时主要对单一关节产生影响，使得该关节产生运动。由于只涉及1个关节，因此这类肌肉的控制相对简单，对于特定关节的运动范围和稳定性有重要作用。

（2）多关节肌　这类肌肉跨过两个或更多的关节。多关节肌能够在多个关节上产生运动，从而实现更复杂的动作。然而，控制多关节肌可能需要更高的神经肌肉协调性，因为它们需要同时管理多个关节的运动。

5. 根据肌头和肌腹的数量分类

（1）根据肌头的数量分类

① 单头肌：只有1个起点的肌肉，即只有1个肌头。人体中的大多数肌肉都是单头肌。

② 二头肌：具有2个起点的肌肉，如肱二头肌有2个肌头。

③ 三头肌和四头肌：这些肌肉分别有3个起点和4个起点。虽然不如单头肌和二头肌常见，但在某些部位，如小腿的后群肌中，可以找到该类型。

（2）根据肌腹的数量分类

① 单腹肌：肌肉中只有1个肌腹，这是最常见的情况。大多数骨骼肌都是单腹肌。

② 二腹肌和多腹肌：这些肌肉具有两个肌腹或多个肌腹。例如，腹直肌是多腹肌，由多个肌腹组成，肌腹之间以腱相连。

三、骨骼肌与关节运动关系

骨骼肌是横纹肌的一种，附着在骨骼上。当骨骼肌受到神经传来的兴奋刺激后，其会进行收缩并产生一定的拉力。关节是骨与骨之间的连接，通常由关节面、关节囊和关节腔3部分构成。关节在骨骼肌的牵引下可作各种运动，如屈、伸、内收、外展、旋转以及环转等。

骨骼肌收缩产生的力量，通过肌腱传递给骨骼，牵动骨骼绕着关节进行活动。这种活动使得人们能够完成各种动作。

1. 肌拉力作用线

肌拉力作用线，也被称为肌拉力线，是一个在人体工学和解剖学中常用的概念。肌拉力线是指连接肌肉起止点中心并与肌肉的长轴一致的连线。这条线代表了该肌肉的合力作用线，是用以分析肌肉工作和关节运动的一条重要准线。

（1）肌拉力线的功能与特性　肌拉力线是一个矢量，具有方向性，其方向总是指向定点，并与环节运动的方向一致。这为人们分析肌肉收缩时产生的力量方向提供重要依据。

通过分析肌拉力线，可以了解肌肉收缩时对关节产生的作用力，从而预测和解释关节的运动方式。例如,当肌拉力线从一个关节额状轴后方通过时使这个关节伸展;从一个关节矢状轴外侧或上方通过时使这个关节外展;反之,则会使关节内收。

肌拉力线还帮助理解肌肉之间的协同作用。在复杂的运动中,多个肌肉的肌拉力线可能同时作用于一个或多个关节,共同实现特定的运动目标。

(2) 肌拉力的合成与分解

① 肌拉力的合成:肌拉力的合成主要涉及单头肌和多头肌的拉力方向。

a. 单头肌的拉力合成。单头肌的拉力方向与肌腱方向一致。这意味着,单头肌产生的拉力是沿着肌腱的方向传递的。

b. 多头肌的拉力合成。对于多头肌,虽然各头的拉力方向不完全一致,但它们都集中在合并腱上。这意味着不同方向的拉力在自然状态下已经进行了合成。例如,股四头肌的4个腱首先集中在骨骼上,形成1条肌腱,这是肌拉力的自然合成。

② 肌拉力的分解:肌拉力的分解主要基于肌拉力线与骨杠杆(动点中心和关节中心连线)之间的关系。

a. 肌拉力线在1个基本平面内。当肌拉力线在1个基本平面内时,它可以分解成两个互相垂直的分力:转动分力和加固分力(图12-13)。

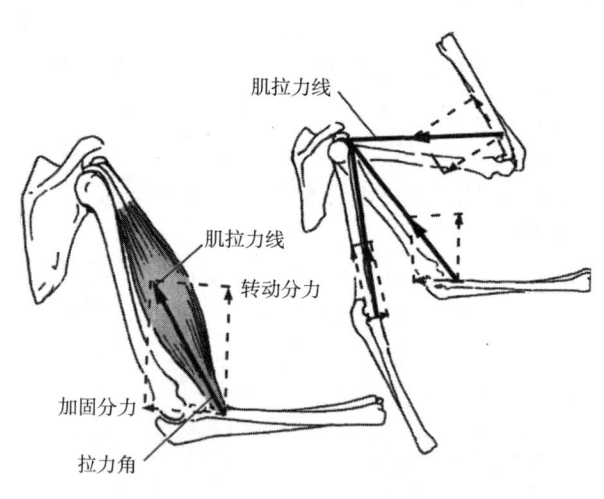

图12-13 肌拉力的分解

转动分力(或切向分力)是使骨杠杆绕关节轴转动的力,它是关节运动的动力。这个力可以通过式(12-1)计算。

$$A = F \times \sin\alpha \quad (12-1)$$

式中 F——肌拉力;
α——肌拉力角。

加固分力(或法向分力)是沿着骨杠杆指向关节中心的分力,它有加固关节的作用。这个力可以通过式(12-2)计算。

$$B = F \times \cos\alpha \quad (12-2)$$

b. 肌拉力线不在1个基本平面内。当肌拉力线不在1个基本平面内时,它可以分解成3个互相垂直的分力,这3个分力分别位于3个基本平面内。例如,三角肌前部肌纤维的拉力线可以分解成 3 个互相垂直的分力，每个分力都有其特定的作用方向和功能。

2. 肌肉协作关系

在探讨肌肉协作关系之前，首先需要了解不同肌肉的分类和功能。根据肌肉在运动中的作用，可以将其分为以下几类。

（1）原动肌　直接参与完成动作的肌群，主动收缩发力，产生力量驱动关节运动。判断方法一般采用环节受力法。

（2）拮抗肌　位于原动肌相反一侧，在原动肌收缩时松弛和伸长，控制运动速度，防止过度运动，协助减速和稳定关节。

（3）固定肌　位于特定关节一侧，位置相对固定，提供关节支持和稳定性，协助主动肌发挥更大力量，保持关节运动平衡。

（4）协同肌　在完成特定动作时，除主动肌外还需某些肌肉收缩以加强动作，这些肌肉称为协同肌，主要功能是加强主动肌的力量和稳定性，协助完成复杂动作。

3. 延迟性肌肉酸痛

延迟性肌肉酸痛（DOMS）是一种特殊运动性肌肉疲劳，常出现在大运动量、新运动开始、运动项目改变或强度突增后。其发生机制目前尚无准确解释，关于 DOMS 的发生目前有 5 个公认的学说。

（1）乳酸学说　早期观点认为，DOMS 是由于乳酸堆积引起的。后续研究发现，乳酸并不是造成 DOMS 的唯一原因。与离心运动相比，向心运动产生了更多的乳酸，但肌肉酸痛并不比离心收缩明显。而且，离心运动后 1h，血乳酸浓度已经恢复到基础状态水平，表明乳酸可能仅仅造成了剧烈运动期间的急性肌肉酸痛。

（2）肌肉痉挛学说　这一学说认为，离心运动后，局部肌肉可能发生强直性痉挛，导致血管受到挤压，引起局部肌肉缺血。缺血状态会刺激 P 物质等酸痛物质的堆积，这些物质进一步刺激神经末梢，引发反射性肌肉痉挛和长时间的局部缺血，形成恶性循环，最终导致 DOMS。

（3）结缔组织损伤学说　剧烈运动可能造成肌肉结缔组织的损伤，使得分布于结缔组织内的疼痛受体受到刺激，从而诱发 DOMS。特别是在离心运动时，骨骼肌结缔组织被过度牵拉，可能引发肌肉酸痛，这与骨骼肌胶原蛋白的降解有关。

（4）肌肉损伤学说　离心运动时，机械高张力导致骨骼肌超微结构损伤。同时，分布于结缔组织、动脉血管、毛细血管以及肌肉-肌腱连接部位的疼痛受体也会受到刺激，最终诱发 DOMS。

（5）急性炎症学说　骨骼肌本身含有的蛋白水解酶在离心运动造成肌肉损伤后会被活化，进而降解损伤的脂质和蛋白质，引发局部炎症反应。这导致肌膜通透性改变，损伤部位的炎症因子和局部渗透压变化激活了疼痛感受器，从而导致 DOMS。

四、骨骼肌的工作原理

在人体运动中，骨骼起着至关重要的杠杆作用，与机械杠杆原理相似。肌肉产生拉力时，骨骼能绕关节转动，克服阻力完成动作，形成"骨杠杆"。骨骼作为主体提供稳固附着点，关节相当于支点，允许骨骼自由转动。肌肉收缩产生动力，通过调整作用点、方向和关节位置，人体能实现各种动作。根据支点、动力点和阻力点的位置关系，骨杠杆可分为平衡杠杆、省力杠杆和速度杠杆。

1. 平衡杠杆

此类型杠杆的特点是其支点恰好位于动力作用点和阻力作用点之间（图12-14）。以人体为例，当头部在寰枕关节处进行运动时，该关节即作为支点。此时，肌肉的力量作用点（动力点）位于寰枕关节的后方，具体位于斜方肌的起始点——枕外隆突和项韧带处。而阻力点位于寰枕关节的前方，即头部重心所形成的向下阻力点。

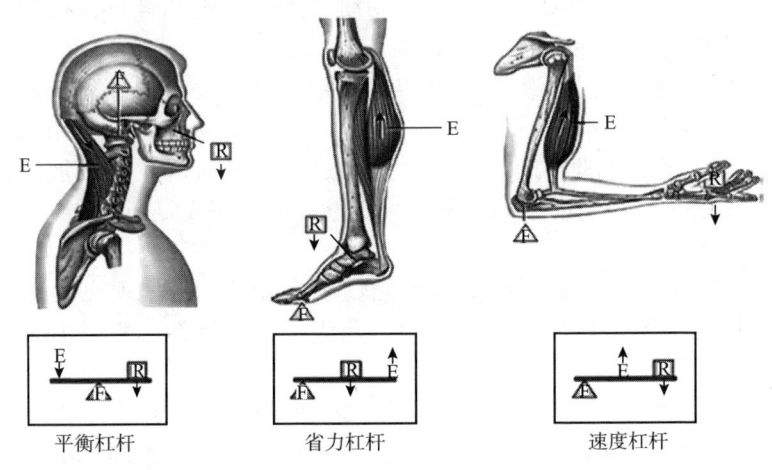

图12-14 肌肉工作杠杆

2. 省力杠杆

在这类杠杆中，阻力点位于支点和动力点之间（图12-14）。以人体站立提踵时足部在跖趾关节的运动为例，支点是跖趾关节，动力点是小腿三头肌在跟骨上的附着点。此时，人体的重力通过距骨体向下形成阻力点。省力杠杆的主要优势在于肌肉工作时能够更为省力，但相应地，杠杆的运动速度会相对较慢。

3. 速度杠杆

这类杠杆的动力点位于支点和阻力点之间（图12-14）。以人体为例，当髂腰肌使大腿屈曲时，髋关节作为支点，而髂腰肌的附着点小转子作为动力点，阻力点位于膝关节上方。速度杠杆的特点在于，虽然肌肉工作需要更多的力量，但杠杆的运动速度相对较快。

五、骨骼肌的工作术语

1. 肌肉附着点

（1）起点与止点　肌肉附着点可以分为起点和止点，这两点通常位于肌腱与骨骼连接的位置。

① 起点：指肌肉靠近身体正中面或肢体近侧端的附着点。在四肢，起点通常靠近近侧端；在躯干，起点通常靠近人体正中面。

② 止点：肌肉远离身体正中面或肢体近侧端的附着点。在四肢，止点通常靠近远侧端；在躯干，止点远离人体正中面。

（2）定点与动点　肌肉定点与动点是描述肌肉活动中特定位置的术语，它们在肌肉运动和功能发挥中起着重要作用。

① 肌肉定点：肌肉定点是在肌肉活动中相对固定的位置。肌肉定点作为肌肉收缩的基准点，保持相对稳定，确保肌肉力量有效传递和运动准确性。

② 肌肉动点：肌肉动点指在肌肉活动中相对移动的位置。与定点不同，动点在肌肉收缩时发生明显的位移，是实现肌肉运动功能的关键。

2. 肌肉工作条件

（1）近端固定与远端固定　四肢的肌肉进行收缩时，若肌肉的近端（靠近躯干的端点）附着点保持相对稳定被称为近端固定或近端支撑（图12-15）。相反，如果肌肉的远端（远离躯干的端点）附着点保持相对稳定被称为远端固定或远端支撑。

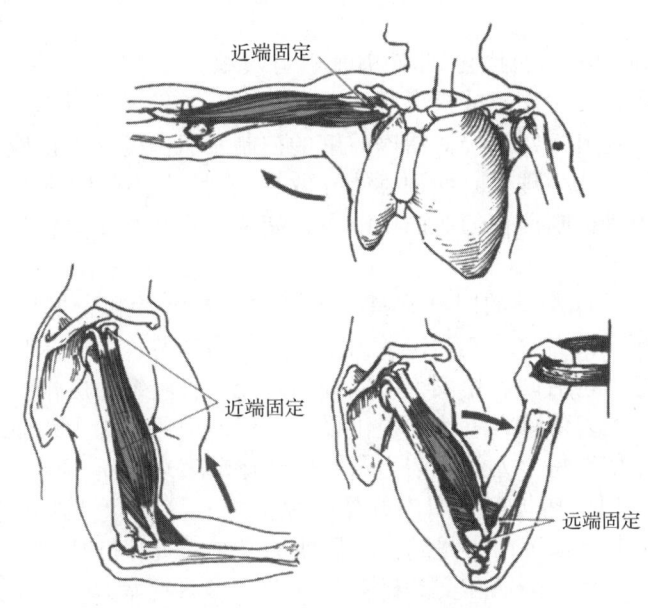

图 12-15　肱二头肌肌肉技能

（2）上部固定与下部固定　躯干和头颈部的肌肉收缩过程中，若肌肉的上端附着点保持相对固定被称为上部固定或上部支撑。而当肌肉的下端附着点相对稳定时被称为下部固定或下部支撑。

（3）非固定状态（无固定）　在躯干和头颈部的肌肉收缩时，存在一种特殊情况，即肌肉的两端附着点均不处于固定状态。这种工作条件被称为非固定状态或非支撑状态。

六、骨骼肌的工作性质

骨骼肌的工作性质可以分为两个方面：动力性工作和静力性工作。

1. 动力性工作

动力性工作指肌肉活动时产生推动运动环节位移的力量，肌肉长度显著变化，表现为收缩与舒张交替，力量和长度不断变化。根据与阻力的对抗情况，可分为向心工作（克制性工作）和离心工作（退让性工作）。

（1）向心工作　当骨骼肌收缩时，如果其长度缩短并克服阻力被称为向心工作。例如，在举重时，肱二头肌收缩导致手臂弯曲，肌肉长度缩短，这表现为典型的向心工作。

（2）离心工作　当肌力小于外部阻力，骨骼肌在收缩时被逐渐拉长称为离心工作。这种情况通常发生在需要控制物体缓慢下落或进行某些特定训练时。

2. 静力性工作

静力性工作是指在肌肉工作时，其内部张力增加，但由于肌力矩与阻力矩达到平衡，使得运动环节保持在固定位置，关节角度和肌肉长度均不发生变化的工作状态。

七、影响肌肉力量的因素

1. 肌源因素

（1）肌肉生理横断面积　肌肉生理横断面积与收缩力量直接相关，生理横断面积越大，意味着肌肉纤维数量和密度更高，能提供更多收缩单位，产生更大力矩，驱动骨骼有力运动。同时，生理横断面积也影响神经系统对肌肉收缩的控制及肌肉的血液供应和代谢水平，进而影响疲劳恢复速度。不适当的生理横断面积可能导致神经–肌肉协调性受限，降低运动表现并增加受伤风险，而较大生理横断面积的肌肉可能更易疲劳，且恢复时间较长，限制连续训练和比赛能力。

（2）肌纤维类型　不同类型的肌纤维具有不同的收缩特性和力量生成能力，对肌肉力量影响显著。快肌纤维直径大，收缩速度快，力量强，但易疲劳，主要依赖无氧代谢提供短期能量，适合爆发力和快速力量活动。相反，慢肌纤维直径小，收缩速度慢，力量相对较小，但持久耐力强，不易疲劳，更多依赖有氧代谢提供稳定能量。个体肌肉中快肌纤维和慢肌纤维的比例也会影响力量表现，使得每个人的肌肉力量特性和运动表现有所不同。

（3）肌肉初长度　肌肉初长度指肌肉开始收缩前的长度，即松弛状态长度。在一定生理范围内，肌肉初长度越长，收缩时力量越大，因肌原纤维重叠程度越大，交叉桥数量越多。但初长度超过范围时，重叠程度降低和交叉桥数量减少，影响收缩力。因此，适度的肌肉初长度对发挥最大肌肉力量至关重要。

2. 神经源因素

（1）中枢神经对肌肉的控制能力　中枢神经通过发送信号控制肌肉收缩，其控制能力影响肌肉响应速度和力量产生。中枢神经的精确调控和协调能力决定肌肉群协同工作效率，影响肌肉力量的产生和效率。中枢神经的健康状况对肌肉力量至关重要，受损时可能导致肌肉支配出现问题，严重影响肌肉力量。

（2）中枢神经的兴奋程度　中枢神经的兴奋程度直接影响肌纤维的动员程度，兴奋度越高，能激活更多肌纤维参与收缩，增大肌肉力量。同时，兴奋程度还关乎肌肉收缩的同步性和协调性，提升兴奋度能增加神经冲动的频率和同步性，优化肌肉运动单位的张力表现，提高肌肉工作效率和力量。此外，肌肉力量的调节也受中枢神经兴奋程度影响，兴奋度提升能使中枢神经更迅速传递信号，产生更大力量。

3. 年龄与性别

（1）年龄　随着年龄的增长，肌肉力量会经历自然增长和衰退的过程。通常在青春期，随着性激素的分泌增多，肌肉力量会显著增加。然而，随着年龄的进一步增长，特别是在达到一定年龄后（如25岁左右达到峰值），肌肉力量可能会开始逐渐下降。

（2）性别　由于性别差异导致的激素水平不同（如男性睾酮含量较高），男性通常比女性具有更大的肌肉力量和爆发力。值得注意的是，男性和女性在力量训练中的增肌能力实际上是相似的。

八、影响肌肉能量利用的因素

19世纪末，德国生理学家奥托·迈耶霍夫在一次偶然的实验观察中对肌肉能量利用有了新认识。他发现肌肉强力收缩时会产生大量乳酸，而当时科学界普遍认为乳酸是导致肌肉疲劳和酸痛的原因。迈耶霍夫对此持不同看法，并通过一系列实验深入探究乳酸的作用。他发现乳酸并非废物或毒素，而是肌肉在缺氧条件下快速产生能量的重要中间产物。这一发现彻底改变了人们对乳酸的看法，并揭示了肌肉在不同运动强度下的能量利用机制。如今，乳酸已被广泛认为是肌肉能量代谢的重要组成部分，迈耶霍夫的发现不仅为运动生理学领域带来了新认识，也为运动员的训练和恢复提供了重要理论依据。影响肌肉能量利用的因素主要包含以下几方面。

1. 肌肉活动

肌肉活动对能量代谢的影响最为显著。任何轻微的活动都会提高代谢率，增加能量消耗。运动中，机体耗氧量增加，能量消耗增多，产热量也相应增加。

2. 情绪影响

情绪变化也会影响能量代谢。在精神紧张、烦恼、恐惧或情绪激动时，产热量会显著增加。这是因为伴随情绪变化出现了无意识的肌紧张及刺激代谢的激素释放增多。

3. 食物特殊动力作用

摄入食物后，人体释放的热量会比食物本身氧化所产生的热量多。不同类型的食物对产热量的影响也不同。

4. 环境温度

环境温度也会影响能量代谢。在适宜的温度范围内（如20~30℃），人体的能量代谢相对稳定。但当环境温度过低或过高时，代谢率会增加以维持体温稳定。

九、营养、体育活动和机体的反应

在体内，营养和体育活动（physical activity）相辅相成。运动中身体需要产能营养素如碳水化合物、脂类和蛋白质来提供能量、支持，同时还需要高质量的蛋白质来提供足够的氨基酸以组建新的肌肉组织。维生素和各种矿物质也在能量代谢中起到重要作用，蛋白质的合成及其他功能对日常运动都是必需的。

反过来，体育活动又对身体的营养有益，主要通过对产能营养素的利用、改善身体组分和增加每日能量消耗来实现。而全营养食物摄入的增加会相应地提高对身体有益的营养素和其他植物化学物质的摄入。营养充足的饮食模式和有规律的锻炼习惯合二为一，是促进身体健康的非常有利的动力。

1. 运动对疾病的抵抗性

有规律、适度运动的人平均寿命比不运动的人要长些。久坐的生活方式和吸烟、肥胖一样是现在主要致命疾病的诱因，这些疾病包括心血管疾病、癌症、卒中、糖尿病和高血压。长期不运动的人甚至更容易感冒。尽管运动会带来如此多的好处，但只有不到一半的人能够经常运动来维持自己的健康和体重。

当人积极运动的时候，整个身体的健康都会随之改善，和不健康的人相比、身体健康的人们能够享受的益处有以下几点。

① 更平静、有益的睡眠：休息和睡眠通常在一段时间的身体活动后会自然发生，在休息的时候，身体会修复损伤，排出运动产生的废物，同时组建新的运动结构。

② 更佳的营养健康：经常运动的人会比静止不动的人消耗更多的能量，在想要维持体重的前提下，可以通过营养丰富的天然食物来补充自身增加的能量需求。

③ 改善身体组分：一个平衡的运动健身计划能够限制身体脂肪的产生，尤其是腹部的脂肪，同时还能维持和增加非脂肪组织，甚至在体重减轻的情况下也是如此。所以，同样体重的经常锻炼的人比平时不锻炼的人体形更好。

④ 骨密度的增加：负重运动对于提高骨骼力量和防止由骨质疏松症引起的骨质流失都有很大帮助。

⑤ 抵抗力加强：对于感冒和其他传染病的抵抗力增强，健身能提高身体抵抗力。

⑥ 降低某些癌症风险：过少的体育活动会提高某些癌症30%~40%的发病率，如乳腺癌、结肠癌、肾肿瘤、胰腺癌和卵巢肿瘤等，同时也会对生活质量和癌症康复产生负面影响。

⑦ 更好的血液循环和心肺功能：体育活动能够挑战心肺功能，也会增强血液循环和呼吸系统。

⑧ 降低2型糖尿病风险：经常运动会提升葡萄糖的耐受力，而静止不动的生活习惯会使之恶化。养成健康锻炼的习惯之后，很多患者对糖尿病与药物的依赖会减少。

⑨ 胆囊疾病危险性降低：经常运动会减少胆囊疾病的发病率。

⑩ 降低精神焦虑和抑郁症发病率：体育锻炼能够通过降低焦躁和抑郁来提高情绪和生活质量，而完成一项体能挑战的成就感也能提高自信心。

体育运动的益处归功于肌肉组织产生的类似激素的信使分子。这些信使能与身体其他组织，尤其是脂肪组织联系，影响代谢，保护身体免受肥胖症、心血管疾病、2型糖尿病、癌症和骨质疏松症等疾病的危害。尽管存在通过"运动药剂"轻松获得运动益处的可能性，但由于肌肉组织、信使分子与其他器官间的互动过程尚不清楚，保持锻炼仍是最佳选择。

2. 肌肉对体育运动的适应力

在每次运动后，身体都会增强运动的能力来逐步适应体育锻炼。人们对运动与否的决定直接决定了人们的身材。肌肉细胞和组织在运动超负荷（overload）的时候，会在基因限制范围内组建所需要的结构和代谢系统。

肌肉组织总是不断翻新的。每天，尤其是每餐间隔的时候，一个健康的身体会把肌肉中的部分蛋白质分解为氨基酸，而在进餐的时候又会利用现有的氨基酸重新组建蛋白质。这种分解和合成的平衡维持着体内的非脂肪组织。为了产生更多的肌肉蛋白质，这种平衡就必须倾向于蛋白质的合成，这种情况称为肥大（hypertrophy），而当平衡倾向于分解时，则为萎缩（atrophy）。体育运动会使得平衡向肌肉肥大方向发展，与之相反的，长期不用的肌肉组织会随着时间逐渐变小和变弱，直至萎缩。

平衡的肌肉组织能够通过每天进行多样化的运动锻炼来实现。伸展运动能够增强灵活性，有氧运动能够改善心肺功能和肌肉耐力，抗阻运动能够增强被锻炼肌肉的力量、大小和耐力。

肌肉也需要休息，肌肉训练与恢复应遵循"超量恢复原则"。一个合理的训练计划能锻炼特定肌肉和能量系统。例如，训练有素的举重运动员的肌肉能储存更多糖原，建立更坚固的连接组织以增强肌肉力量。而长距离游泳运动员的肌肉细胞会组建有氧活动所需的酶和其他系统。因此，要成为出色的长跑运动员、游泳运动员或自行车手，应主要通过相关活动进行训练，运动表现会随肌肉组织的适应而提高。

3. 心肺训练对心脏健康的重要性

有氧运动主要是通过长时间、中低强度的运动来提高心率和呼吸频率，以供给身体更多的 O_2。这种运动方式对心肺功能有多方面的积极影响。抗阻运动，又称力量训练，是通过对抗外界阻力来增强肌肉力量和体积。虽然抗阻运动主要侧重于肌肉力量的提升，但它对心肺功能也有积极的影响。

长期进行运动的运动员，心脏往往表现出一些适应性变化，这些变化被称为"运动员心脏"。通过观察长期进行有氧运动和长期进行抗阻运动运动员的心脏发现：长期从事有氧运动人群的心脏，特别是左心室，可能会比普通人更大，这主要是由于心肌纤维增粗、心室壁增厚所致，而非心肌细胞数量的增加。这种变化使得心脏在运动时能够更有效地泵血。同时，有氧运动还会增强心肌收缩力，使得每次心跳能够泵出更多的血液，以满足运动时身体对 O_2 和营养物质的需求。此外，心脏还会表现出心率适应性改变的特点，即在静息状态下心率可能低于普通人，被称为"运动员心动过缓"。然而，在运动时，机体的心率能够迅速增加，以满足运动需求。这种心率适应性改变有助于心脏在运动和休息时保持最佳的泵血效率。

对于长期进行抗阻运动的人群来说，虽然其心脏特点可能不如有氧运动人群那样显著，但也会发生一些适应性变化。具体来说，抗阻运动也会使心肌纤维增粗、心室壁增厚，从而提高心脏的泵血能力。此外，抗阻运动还会增强心脏在面临较大阻力时的稳定性，使机体在进行高强度力量训练时能够保持最佳状态。这种心脏适应性增强是抗阻运动人群心脏的一个重要特点。

4. 身体对营养素的有效利用

身体对营养素的有效利用是维持健康和促进生长发育的关键。葡萄糖、脂肪和蛋白质等营养素在体内扮演着重要角色，它们通过复杂的代谢途径被转化为能量和其他必需物质，支持机体的各项生理功能。了解这些营养素的代谢和调控机制，有助于优化饮食结构，提高身体的健康水平。

（1）葡萄糖　葡萄糖在体育运动中扮演着不可或缺的角色，是驱动身体活动的关键能源。在运动初期，肌糖原迅速响应，为肌肉活动贡献了大部分所需能量。这一机制极为高效，因为葡萄糖能够瞬时转化为能量，满足即时行动的高需求。肌肉细胞内外的糖原储备如同即时可用的能量库，确保了葡萄糖的快速供应。

除了利用自身储备的糖原，运动中的肌肉还能从血液循环中汲取葡萄糖。运动过程中，为了防止血糖水平下降，身体会释放一系列化学信号分子，包括胰高血糖素。这一激素扮演着信使的角色，指示肝脏将肝糖原分解为葡萄糖，并释放到血液中，为正在工作的肌肉提供持续能量。

糖原的储存并非无限，它们最多能提供相当于 8370kJ 的能量。相比之下，运动员的脂肪储备是一个庞大的能量库，能够供应高达 292880kJ 甚至更多的能量，支持长时间的运动。然而，脂肪并不能在没有葡萄糖辅助的情况下单独满足运动需求。在长时间运动中，身体的糖原储备终将耗尽,而肝脏产生葡萄糖的速度也无法完全满足能量需求。因此,理解和管理葡萄糖与脂肪的能量供应平衡,对于优化运动表现和恢复至关重要。

① 糖原和耐力:如果一个运动员在开始运动前有充分的糖原储存,他能够坚持更久的持续运动。对于一般人来说,一个正常的平衡饮食能够维持足够的糖原储存。当运动员在积极训练或竞赛时,消耗的碳水化合物越多,肌肉储存的糖原就越多(在限制范围内),能够坚持运动的时间就越长。

一份经典的研究报告比较了3组跑步运动员在运动时的能量消耗,每一组都采取不同的食谱。在测试前几天,第一组采用普通混合饮食(55%的热量来自碳水化合物),第二组为高碳水化合物饮食(83%的热量来自碳水化合物),第三组是高脂肪饮食(94%热量来自脂肪)。结果表明,高碳水化合物饮食使运动员持续运动的时间长,不易疲惫。这一研究和随后的其他研究确定,高碳水化合物饮食能确保糖原储备,因而能增强运动员的耐力。

② 消化系统中的葡萄糖:除了身体内已储存的糖原,消化系统中的葡萄糖也能够给工作中的肌肉提供能量。发现这个现象的学者们认为完成超长距离(160km)的马拉松选手的进食模式给了他们启发。研究发现,能够完成超长距离马拉松的选手每小时消耗的热量和碳水化合物几乎是那些没能完成的选手的两倍(他们还摄入更多的液体、脂肪及钠)。很可能那些多摄入的热量、碳水化合物和食物的其他成分使得他们能够在其他选手精疲力竭的时候继续完成比赛。除了耐力比赛的运动员,那些需要重复高强度爆发力的运动员们,如篮球和足球运动员,也能够通过在比赛期间摄入额外的碳水化合物而受益。

③ 有氧和无氧的区别:有氧和无氧主要指身体中两部分从产生能量的营养中提取能量的代谢系统。一部分是有效地依靠 O_2 的有氧(aerobic)部分,能够从每个葡萄糖分子中摄入最后一点能量,也能够使用身体内更加充足的燃料——脂肪酸。而系统中的无氧(anaerobic)部分只能从葡萄糖中摄入能量,而且从葡萄糖分子中提取的能量要低于有氧代谢。无氧代谢的优势在于它不需要 O_2 的存在,在运动强度增加的时候,这种优势至关重要。

高强度的体育运动使得机体在短时间内需要大量能量,而所需速度之快导致需求很快超过有效率的有氧供能系统能提供的能量。这时候肺、心脏和血液循环不能及时运输足够的 O_2 来满足需求,肌肉必须依靠自己的三磷酸腺苷-磷酸肌系统(ATP-CP)和无氧糖代谢系统来给高强度的运动提供能量。所以,进行高强度运动的时候,肌肉需要依赖有限的糖原供给来给所需的活动提供能量。

④ 葡萄糖的无氧利用:与高强度的运动相比,中等强度的运动,如慢跑,使用葡萄糖的速度较慢。在运动时,呼吸会很容易,心跳比休息时稍快,但是速度稳定。在有氧运动中充足的 O_2 供给使得肌肉能够通过有氧代谢从葡萄糖和脂肪酸中汲取能量。因为肌肉能量能够部分依赖脂肪酸,所以身体内的糖原储存能够被保存。

糖原的分解会产生乳酸(lactate)。大多数人都知道在肌肉工作的时候,乳酸堆积会给肌肉带来灼烧感。肌肉会迅速地把乳酸释放到血液中,运输到肝脏重新转化为葡萄糖。转化完毕后新的葡萄糖分子会被运输回工作中的肌肉来继续提供能量。在低强度运动中,少量的乳酸能够很容易地被组织消耗掉。有些组织,包括肌肉组织,能够以无氧的形式把乳酸转化为能量,训练得越好的肌肉越能够利用乳酸。而当运动强度加大的时候,乳酸产生的速度会超过身体能够消耗它的能力。当血液中的乳酸聚集时,高强度的活动只能维持3min,之后肌肉就会感到疲劳。

乳酸的堆积和肌肉疲劳一起出现,但并不是造成肌肉疲劳的原因。实际上,超过80%的肌糖原被消耗时通常会导致肌肉疲劳。其他可能的原因有肌肉组织 pH 的降低、现有生化能量的改变或细胞内钙和钾浓度的微小变化。而人所感受到的疲劳，可能是身体上或心理上的原因，从生理的角度不能完全解释为什么有的竞赛者能够坚持到底，而有的竞赛者不能。

⑤ 运动持续时间内葡萄糖利用的影响：运动的持续时间和运动强度一样能够影响葡萄糖的消耗。如前所述，运动的前 10min 左右，肌肉几乎完全依赖于其自身的糖原储备，在适度运动的 20min 左右，身体会使用大约 1/5 的可用糖原，而当肌肉把自身的糖原消耗完毕时，它们极度地需要更多的葡萄糖并显著增加对血液中葡萄糖的吸收。

当持续运动超过 20min 时，身体可使用的葡萄糖逐渐减少，转而将更多的脂肪用作燃料。尽管如此，葡萄糖的消耗还在持续，如果运动持续得足够长，强度又很大，那么肌糖原和肝糖原将几乎全部被耗尽。而当糖原消耗到一定程度的时候，神经系统的功能会停滞，使得持续强度的运动成为不可能的事情，这就是被马拉松运动员称为"撞墙"的现象。

⑥ 碳水化合物摄入建议：为了延迟疲劳和加强运动表现，运动员们必须尽量维持糖原的储备。为了做到这点，必须保证饮食中有足够的碳水化合物。表 12-7 列出了一些运动员每日碳水化合物摄入量建议。应注意，运动员们为了维持运动时充足的糖原储备，需要以身体体重为单位计算最少所需的碳水化合物，表 12-7 中所给出的建议是以每天每千克体重所需碳水化合物的量 [g/(kg·d)]。为了维持持续几天的高强度训练和竞赛，有些运动员应大量食用碳水化合物——高达 7~12g/(kg·d)。

表 12-7　运动员每日碳水化合物摄入量建议

运动员	碳水化合物推荐量/[g/(kg·d)]	碳水化合物摄入量/(g/d)	
		男性(70kg)	女性(55kg)
休闲运动(低强度)	3~5	210~350	165~275
大多数运动员(中等强度,≤1h/d)	5~7	350~490	275~385
耐力运动员(中等强度至高强度,1~3h/d)	6~10	420~840	330~660
超耐力运动员(中等强度至高强度,4~5h/d)	8~12	560~840	440~660

⑦ 运动前的葡萄糖：大多数运动员的葡萄糖来源于丰富的碳水化合物饮食。同时，在训练和竞赛前几个小时消耗的葡萄糖被认为能够与糖原储存形成叠加效应，更能维持长时间的运动。这种赛前餐（pregame meal）可以是各种形式的。

⑧ 运动中的葡萄糖：如前所述，长时间运动时摄入碳水化合物能够延迟疲劳的产生。但是在运动中进食并不简单，最佳的葡萄糖来源应该是易于食用、口感滑腻、低膳食纤维且高脂肪的食物，以促进葡萄糖的吸收。例如，在长距离自行车赛中，运动员通常会食用香蕉、干果和能量棒来提供碳水化合物和阻止饥饿的影响。如果运动中难于摄入固体食物，市面上常见的高碳水化合物能量饮料和高碳水化合物凝胶都是便携的、易于吞咽的选择，也是大多数运动员能够接受的。

⑨ 运动后的葡萄糖：在运动和比赛结束后，对于需要一天或几天持续训练和竞赛的运动员来讲，在少于 24h 的休息时间内如何让糖原储存迅速恢复是至关重要的。最佳的时机是糖原被消耗完的 1~2h，这个时候碳水化合物的摄入能够加速糖原的合成。而加速的糖原合成能够在下一次高强度的训练或竞赛来临之前迅速地恢复糖原储备。

（2）脂肪　与身体内的糖原储存不同的是，脂肪的储存能够支撑数小时的持续运动也不会耗尽；从理论上讲，身体的脂肪可以为运动不断地提供能量，即使是体型较瘦的运动员也有足够的身体脂肪能够支撑好几个马拉松比赛。

在运动开始时，肌肉可以从两个来源汲取脂肪酸——在工作中的肌肉中储存的脂肪和皮下脂肪组织中的脂肪储备。脂肪储存最充足的地方会贡献最多的脂肪。这也是为什么"定点减脂"不会成功，肌肉并不能控制周围的脂肪。实际上，脂肪组织细胞才是占主导地位的，它们会把脂肪酸释放到血液中，运输给肌肉。如网球运动员的手臂，两个手臂的脂肪含量测量是相同的，虽然其中一只手臂的肌肉比另一只要发达很多。

① 运动强度和持续时间影响脂肪利用：脂肪只有在有氧代谢时才能被分解为能量。在中低等强度的体育运动中，脂肪组织中的脂肪酸会被释放到血液中，能够提供大部分肌肉运动所需的能量。当运动强度太大以至于对能量的需求超过有氧供能的能力时，身体不能燃烧更多的脂肪，而是需要更多的葡萄糖。脂肪组织能够调控脂肪酸的运输来适应工作中的肌肉的需要，在适量运动时释放更多的脂肪酸而高强度锻炼时限制脂肪酸的输出。

运动持续的时间对脂肪的利用也很重要。运动开始时，血液中脂肪酸浓度下降，但是几分钟适度运动后，脂肪组织毛细血管中的血流量大大增加，同时激素包括肾上腺素会给脂肪细胞信号，使其将储存的甘油三酯分解。脂肪酸以平时 2~3 倍的速度被释放到血液中。大约在坚持适度的有氧运动 20min 后，脂肪细胞体积开始收缩，因为已用完了它们的脂肪储备。

② 锻炼的程度影响脂肪利用：重复的锻炼会刺激肌肉产生更多的燃烧脂肪的酶类，经过训练的肌肉能比未训练过的肌肉在高强度运动中燃烧更多的脂肪。通过有氧训练，心肺也变得更加强壮，能在高强度运动期间更好地为肌肉输送 O_2，而增强的供氧也能帮助肌肉燃烧更多的脂肪。

③ 脂肪摄入影响脂肪利用：对于进行耐力项目的运动员，如果采用高脂肪、低碳水化合物的食谱，只要一两天就会把宝贵的糖原储备消耗完毕而影响运动表现；最终，肌肉会适应这种饮食而消耗更多的脂肪，但这并不一定会提升运动成绩。采用高脂肪饮食的运动员与高碳水化合物饮食的运动员相比，更容易感到疲劳，而且运动中需要使用更多的力气。

必需脂肪酸和各种溶于脂肪的营养成分对运动员与普通人一样重要，所以专家们建议饮食中最少有 25%~35% 的热量来自脂肪。同时，运动员们还需要注意植物油、坚果、橄榄、富含脂肪的鱼类及其他对身体有益的脂肪的摄入。尤其是 ω-3 脂肪酸在减少炎症方面起到重要作用。这并不意味着运动员需要吃鱼油补充剂，但他们确实需要根据建议食用对身体有益的富含不饱和脂肪酸的鱼类。

饱和脂肪酸和反式脂肪酸会给运动员带来心脏病的危险，与普通人相同。体育运动能够起到保护心血管健康的效果，但是运动员同样可能患心脏病和卒中。为了保护运动员心脏和血管健康，最重要的是控制饮食中的饱和脂肪酸和反式脂肪酸。

总的来讲，影响体育运动中脂肪利用的 3 个因素为运动强度和持续时间、锻炼的程度、脂肪摄入。

(3) 蛋白质　人体能利用氨基酸来建造和维持肌肉组织结构，并在一定程度上为运动提供能量。体育运动是让人体组建肌肉蛋白质来支持活动的主要信号，同样重要的是摄入足够高质量的蛋白质才能在需要的时候保持氨基酸的供给。

体育运动时肌肉的重复收缩会给肌肉细胞发出信号，要求合成更多的特殊的蛋白质来维持运动。在适当运动后的 24~48h，肌肉会加速蛋白质的合成速度。为了达到新的蛋白质的需求，肌肉细胞需要足够的氨基酸来组建它们，有些氨基酸来源于分解的身体内蛋白质，更多的氨基酸来源于饮食中的高质量的蛋白质。

① 氨基酸刺激肌肉蛋白质的合成：当必需氨基酸到达肌肉组织的时候，蛋白质的合成速度就会增加。实验发现，当给人体注入必需氨基酸，尤其是亮氨酸（iencine）的时候，体内蛋白质的合成速度会在 1~2h 增加 3 倍。而在此之后，就算维持多余的必需氨基酸，肌肉合成蛋白质的速度也会很快下降。研究人员认为，肌肉组建蛋白质一段时间之后，新的蛋白质会在肌肉内达到饱和状态，从而停止蛋白质的组建，即使还有很多富余的必需氨基酸。

但这并不意味着人们可以通过在沙发上吃蛋白质达到组建粗壮肌肉的效果，只有体育运动才能使肌肉中的蛋白质形成净增长。同样的，一次消耗超过 20g 蛋白质也不能促使肌肉超过他们组建蛋白的限制。当肌肉达到饱满状态的时候，多余的氨基酸就会被分解并作为燃料消耗掉。这也是为什么大量摄入蛋白质和氨基酸并不能强制肌肉变得粗壮。只有在经常摄入高质量蛋白质的同时重复进行抗阻力训练，肌肉的力量和大小才会自然而然地增加。

② 运动中以蛋白质为燃料：对氮平衡的研究显示，在运动中肌肉加快使用氨基酸的速度与加快葡萄糖和脂肪酸的消耗速度一样。而调节蛋白质在运动中的使用速度的因素与控制葡萄糖和脂肪的消耗速度的因素是一样的，即饮食结构、运动强度和持续时间以及训练程度。对于饮食来说，需要足够的碳水化合物来代替脂肪成为燃料。

运动强度和持续时间也影响蛋白质的利用。那些每天进行 1h 以上耐力运动的运动员会用尽其糖原储备而更依赖于蛋白质供能。与之相比，高强度的无氧力量训练并不会需要太多蛋白质作为能量，而是需要蛋白质来组建肌肉组织。

最后，训练程度也影响着蛋白质的利用。尤其是对力量运动员，如举重运动员，训练程度越好，在某一强度下运动时消耗的蛋白质就越少。总的来讲，影响体育运动中蛋白质利用的因素包括饮食中足够的碳水化合物、运动强度和持续时间、训练程度。

③ 对运动员蛋白质摄入强度的建议：不管进行耐力运动还是力量运动，运动员都比一般人需要更多的蛋白质。因为知道自己需要大量的蛋白质，很多运动员会选择摄入 2~3 倍于正常数量的富含蛋白质的食物而忽视其他食品和营养。但是过多的蛋白质摄入会产生多余的氮，由尿液排出。

为了提高蛋白质合成和阻止肌肉蛋白质分解而食用氨基酸补充剂和产品的运动员应当了解，日常饮食中富含蛋白质的食物能够提供足够的氨基酸，如牛乳、牛肉酱、火鸡三明治，这些食物完全可以提供合理分配的氨基酸来刺激和支持蛋白质的合成。在休息和日常活动中，脂肪酸会提供 80%~90% 身体所需的能量，葡萄糖只提供 5%~18% 的能量（氨基酸仅提供 2%~5%）。当运动强度达到一定程度时（大约 75% 最大摄氧量），脂肪无法为运动提供足够的能量，肌肉就会转为使用更多的葡萄糖来满足所需的额外能量。而每个人不同的训练程度会显著影响在相同运动强度下能量燃料的比例。

思考题

1. 骨骼系统主要由哪些部分组成？它们各自的主要功能是什么？
2. 长骨和扁骨在结构上有什么差异？这些差异如何影响它们的功能？
3. 人体主要有哪几种类型的肌肉？它们各自的主要功能是什么？
4. 骨质疏松症和骨软化症的主要症状是什么？它们在发病机制上有何不同？这些差异如何影响治疗策略的选择？

5. 心肌和平滑肌在结构和功能上有什么特点？它们如何适应不同的生理需求？
6. 肌少症的主要症状是什么？它对人体健康有哪些影响？
7. 肌肉在静息和运动状态下，能量利用的方式有何不同？

延伸阅读

维生素和矿物质补充剂对提高运动成绩有益吗？

维生素与矿物质对于能量底物代谢、组织构建、细胞内外环境的液体平衡、代谢作用所需的 O_2 和其他物质的运输，以及运动组织中代谢废物的清除都是必不可少的。此外，维生素与矿物质还有助于降低由训练诱导的氧化应激水平。由于运动时机体处于高能量代谢状态，肌肉和骨骼的应激水平较高，所以与非运动人群相比，长期运动人群或运动员对多种维生素与矿物质的需要量更高。

维生素作为细胞不可或缺的催化辅助因子，扮演着促进特定生物化学反应的关键角色。在这一系列反应中，部分维生素——特别是 B 族维生素，发挥着核心作用，它们深度介入细胞的能量生成过程。这一过程涉及从碳水化合物、蛋白质及脂肪等中高效提取并转化能量，为机体活动提供动力源泉。相较于非运动员群体，运动员能量代谢活动更为旺盛，故而在能量转换中扮演重要角色的维生素自然成了研究的重点关注对象。

除此之外，还有其他种类的维生素，它们在维护体内矿物质平衡方面展现出独特的功能性。这些维生素通过复杂的调控机制，确保钙、磷、铁等关键矿物质在体内的稳态，进而支持骨骼强健、血液健康及多种生理功能的正常运作。对于运动员而言，这种矿物质平衡的维护同样重要，因为它直接关系到运动表现、恢复速度以及长期的身体健康状况。

1. 维生素

（1）维生素 C　维生素 C，又称抗坏血酸，是一种水溶性维生素。在分子层面，维生素 C 作为电子供体，能够清除自由基，保护细胞免受氧化损伤。对于运动员而言，剧烈运动会产生大量自由基，这些自由基若得不到及时清除，会导致肌肉损伤和炎症反应，进而影响运动恢复和表现。维生素 C 的抗氧化作用能够减轻这种损害，促进肌肉修复。

此外，维生素 C 还参与胶原蛋白的合成，胶原蛋白是构成肌肉、骨骼和血管等结缔组织的主要成分。因此，维生素 C 对于维持运动员的肌肉力量和关节健康至关重要。然而，维生素 C 的作用并非立竿见影，其抗氧化和修复效果需要长期、持续地摄入才能显现。

（2）维生素 D　维生素 D 是一种脂溶性维生素，实际上它更像是一种激素前体。在人体内，维生素 D 经过转化后成为活性形式的 $1,25\text{-}(OH)_2\text{-}D_3$（calcitriol），这种活性形式能够调节钙和磷的代谢，促进肠道对钙和磷的吸收，以及骨骼对钙的重吸收。

对于长期运动人群和运动员，骨骼健康是支撑高强度训练的基础。维生素 D 的充足摄入有助于预防运动相关性骨折和骨质疏松症，从而提高运动员的训练效率和比赛表现。然而，维生素 D 的作用同样需要时间的积累，骨骼的强健并非一蹴而就。

（3）B 族维生素　B 族维生素包括维生素 B_1（硫胺素）、维生素 B_2（核黄素）、维生素 B_6（吡哆醇）、维生素 B_{12}（钴胺素）等，它们在人体内参与多种生化反应，是能量代谢和神经系统功能不可或缺的一部分。维生素 B_1 作为辅酶参与糖类的代谢，有助于将食物中的碳水化合物转化为能量。维生素 B_2 则参与体内多种氧化还原反应，对于维持细胞的正常代谢至关重要。维生素 B_{12} 是神经髓鞘形成和维持所必需的，对于神经系统的正常功能至关重要。

维生素 B_6 是一组具有相似代谢活性的化合物的统称，这些化合物包括吡哆醇、吡哆醛、吡哆胺以及它们的磷酸化形式：5-磷酸吡哆醇、5-磷酸吡哆醛和5-磷酸吡哆胺。维生素 B_6 在肉类中含量丰富，尤其是动物肝脏，同时小麦胚芽、鱼类、家禽、豆类、香蕉、糙米、全谷物及多种蔬菜也是其重要来源。维生素 B_6 的需求量与蛋白质的摄入量紧密相关，原因在于它直接参与蛋白质和氨基酸的代谢过程。蛋白质摄入量增加时，机体对维生素 B_6 的需求量亦随之上升。据英国数据显示，成年人中维生素 B_6 摄入量低于推荐水平的比例分别为男性6%和女性10%。

在蛋白质合成过程中，维生素 B_6 通过促进氨基酸的转氨基反应发挥关键作用，同时，它还参与氨基酸和蛋白质的分解代谢，即脱氨基反应，从而影响蛋白质的降解。因此，维生素 B_6 对于血红蛋白及其他对运动表现重要的蛋白质的合成具有不可忽视的作用。此外，维生素 B_6 的主要活性形式——5-磷酸吡哆醛，还作为糖原磷酸化酶的辅酶，参与肌肉糖原的分解过程，为机体提供能量。

长期缺乏维生素 B_6 可引发一系列严重症状，包括周围神经炎（表现为手部、足部及上下肢神经功能的丧失）、共济失调（即失去平衡能力）、情绪烦躁、抑郁以及抽搐。值得注意的是，过量摄入维生素 B_6，尤其是通过补充剂形式摄入，同样可能导致人体中毒。这些中毒症状与维生素 B_6 缺乏症相似，包括共济失调和严重的感觉神经病变，如手指感觉缺失等。因此，在维生素 B_6 的摄入上，应严格遵循推荐剂量，避免不足或过量，以维护机体健康。

2. 矿物质

（1）铁　铁是血红蛋白和肌红蛋白的重要组成部分，这两种蛋白质分别负责将 O_2 从肺部运输到肌肉组织和在肌肉中储存 O_2。对于运动员来讲，铁的充足摄入有利于提高有氧代谢能力。

在分子层面，铁离子（Fe^{2+} 和 Fe^{3+}）在血红蛋白和肌红蛋白中作为 O_2 的载体，通过血液循环将 O_2 输送到全身各处的肌肉组织。铁还参与多种酶的催化反应，包括细胞呼吸过程中的电子传递链，这些反应是产生 ATP（细胞的能量货币）的关键步骤。

然而，铁的吸收和利用是一个复杂的过程，受到多种因素的影响，包括铁的摄入量、铁的形式（如血红素铁和非血红素铁）、肠道环境以及体内铁的储存状况等。铁的吸收量存在一定的限度，一旦吸收过量，机体没有有效的机制来排泄多余的铁。所以铁的摄入一定要遵从医嘱。

铁的吸收率相对较低，即使对需要最大的人群亦是如此。同时，大量的研究证实，长期运动人群或运动员的溶血率比非运动人群高。当外力使红细胞受到冲击而发生破裂或早期破裂时，会发生溶血现象。运动员体内红细胞的平均寿命大约是80d，而非运动员体内红细胞的平均寿命约为120d。长跑运动员及其他从事震动性体育项目的运动员，由于其足部频繁地冲击地面，发生溶血现象的风险可能更高，但也有文献报道游泳运动员和舞蹈演员也会发生溶血现象。足部冲击地面使发生溶血现象的影响显而易见，"足部冲击性溶血症（foot-strike hemolysis）"通常用来描述这种情况。特别需要指出的是，运动员运动时的地面越硬，发生溶血的可能性越大。

由于携氧能力对运动耐力起着关键作用，所以运动员应尽量避免铁缺乏。除了在运送 O_2 方面的重要作用之外，铁对大量的能量转运酶也具有重要作用，铁还参与维持正常的神经与行为功能及免疫功能。尽管铁缺乏常导致运动员表现下滑，但对于铁营养状况本就良好的运动员而言，额外补充铁剂并无增益，反而可能带来不必要的麻烦。服用铁剂常伴随恶心、便秘及胃部不适等副作用,这无疑是对运动员身心状态的额外挑战。然而,对于那些血液学检测显示贫血迹象或铁储备接近临界值的运动员,适时补充铁剂尤为关键。在铁补充的选择上,常见的做法是口服硫酸亚铁。但对于那些对硫酸亚铁反应敏感,易出现胃肠道不适的运动员,葡萄糖酸亚铁是一个更为温和且易于接受的选择。

值得一提的是,尽管在某些极端情况下,肌内注射铁剂可能被视为一种快速补充铁的手段,但鉴于其潜在的严重副作用风险,这一方法通常不被推荐作为常规补铁途径。综上所述,运动员在补铁时应根据个体情况谨慎行事,确保既满足铁营养需求,又避免不必要的健康风险。

(2) 钙和磷　钙和磷是构成骨骼和牙齿的主要矿物质,它们对于维持骨骼的强度和硬度至关重要。在分子层面,钙离子(Ca^{2+})和磷酸根离子(PO_4^{3-})以羟基磷灰石的形式沉积在骨骼中,形成坚硬的骨基质。

除了骨骼健康外,钙还参与神经传导、肌肉收缩和血液凝固等多种生理过程。在肌肉收缩过程中,Ca^{2+}作为信号分子触发肌肉的收缩反应。磷则是 ATP 和 DNA 等生物分子的组成部分,对于维持细胞的正常功能和遗传信息的传递有重要作用。

对于运动员来讲,钙和磷的充足摄入有助于维持骨骼健康和肌肉功能,从而提高运动表现。但同样地,这些矿物质的作用需要长期、均衡的摄入才能发挥。维生素和矿物质补充剂确实对运动员的身体健康和运动能力有积极作用。它们通过参与多种生化反应和代谢过程,维持细胞的正常功能和身体的健康状态。然而,这些营养素并不能直接提高运动成绩。运动成绩的提高是一个复杂的过程,受到多种因素的影响,包括训练水平、技术动作、心理状态、营养状况以及环境因素等。维生素和矿物质补充剂只是其中的一部分,它们为运动员提供了必要的营养支持,但并不能替代科学的训练和合理的饮食。

此外,过量摄入维生素和矿物质补充剂可能对身体造成不良影响。例如,维生素 A 和维生素 D 过量可能导致中毒症状,如头痛、恶心、呕吐、皮肤瘙痒等;铁过量可能导致肝脏损伤、胃肠道不适和便秘等问题。因此,运动员在使用补充剂时应遵循医生或营养师的建议,确保摄入适量的营养素。

第十三章
体稳态

学习引导

1. 一些成年人体重会维持在一个很小的变动范围内很多年，并且众所周知，人体内的体温恒定在37℃，pH则大约在7.4。人的身体一直处于一个稳定的平衡状态，称为体稳态。当人们进入寒冷环境时，身体会通过颤抖来产热，而在炎热环境中时又会通过出汗来降温，以上这些都是身体为了维持体温恒定不变做出的调节，是体稳态调节的典型例子。那么，体稳态具体包括哪些关键要素？身体对体稳态的调节手段有哪些？

2. 在超市中经常看到各类运动饮料，其包装上通常标明含有电解质。那么，电解质与人的运动表现有什么关系呢？研究表明，运动中大量出汗会导致人体内Na^+、K^+等离子的过量流失，从而导致身体更易出现脱水和肌肉疲劳，甚至发生抽筋，而在运动出汗后及时补充电解质能有效缓解这些症状。身体脱水和抽筋这些症状都是电解质丢失导致体稳态失调的外在表现，体内Na^+、K^+含量则是体稳态的重要影响因素。那么体稳态的影响因素还有哪些？它们影响体稳态的机制又是什么呢？

3. 肥胖是一种全球性的公共卫生问题，其患病率在过去几十年显著上升。根据中国疾病预防控制中心的数据，自1975年以来，全球肥胖患病率在男性中增加了两倍多，在女性中增加了一倍多。正常成年人的体重基本维持在一个稳定的范围内，而当体稳态受到刺激而改变，如长期暴饮暴食或疾病导致内分泌失调时，原先的体稳态被打破，新的平衡形成，体重就会随之增加。那么，影响体重的体稳态因素有哪些？我们又能采取哪些针对性的预防和治疗措施呢？

第一节　体稳态概述

一、机体的内环境

人体内的液体被称为体液，它约占成年人体重的60%。体液主要分为两大类：细胞内液和细胞外液。细胞内液约占体重的40%，大约是体液总量的2/3；而细胞外液约占体重的20%，大约是体液总量的1/3。在细胞外液中，大约3/4（约15%的体重）存在于全身的组织间隙中，被称为组织液；剩下的1/4（约5%的体重）位于心血管系统的血管内，即血浆。

大多数细胞并不直接与外界环境接触，而是被细胞外液所包围。因此，细胞外液构成了细胞的直接生活环境。法国生理学家克洛德·伯纳德（Claude Bernard）首次提出了一个关键概念：细胞外液是细胞在体内直接接触的环境，因此被称为内环境。

细胞外液和细胞内液在成分上存在显著差异，这种差异的维持依赖于细胞膜的结构特性以及细胞膜上特定蛋白质分子的作用。细胞外液主要由组织液和血浆组成，其中含有较高浓度的Na^+、Cl^-、HCO_3^-以及细胞所需的各种营养物质，如O_2、葡萄糖、氨基酸和脂肪酸等，同时也包含CO_2和其他由细胞代谢产生的废物。

细胞通过其细胞膜与细胞外液进行物质的交换，从细胞外液中吸收O_2和其他必需的营养物质，同时将产生的CO_2和其他代谢废物释放到细胞外液中。细胞外液在体内持续流动，其中血浆与血细胞共同组成血液，在心血管系统中循环；组织液则通过毛细血管壁与血浆进行物质交换，主要通过扩散等方式进行。这种物质交换和流动过程对于维持细胞内外液成分的差异至关重要,确保了细胞内外环境的稳定,从而支持细胞的正常生理功能。

二、内环境稳态

体稳态(homeostasis)是一个用于描述体内内环境的平衡状况的术语,它指的是内环境的物理和化学性质在正常生理条件下保持在一个相对稳定的范围内,变动幅度很小。例如,人体体温通常维持在大约37℃,而血浆的pH保持在大约7.4。内环境的稳态对于细胞执行其正常生理功能至关重要,也是整个有机体正常生命活动的基础。然而,稳态并不意味着内环境的性质是完全静止不变的。实际上,由于细胞持续进行代谢活动,它们需要不断地与细胞外液进行物质交换,这可能会干扰或破坏稳态。此外,外界环境的变化也可能对内环境产生影响。身体内的各个器官和组织都以不同的方式参与维持内环境的稳态。例如,肺部通过呼吸活动从外界获取O_2并排出CO_2,从而维持细胞外液中O_2和CO_2分压的稳定;胃肠道通过消化和吸收过程补充细胞代谢所需的营养物质;肾脏通过排泄功能将代谢废物排出体外;血液循环系统确保各种营养物质和代谢产物在体内得到有效运输。所有器官系统的正常功能活动共同作用,使得内环境的各种理化性质保持相对稳定。简而言之,内环境稳态的维持是细胞和器官正常生理活动的结果,而这种稳态又是细胞和器官保持其正常功能的必要条件。因此,生理学中的许多内容都涉及研究各种器官和细胞如何在维持内环境稳态中发挥作用。细胞外液中,如O_2和CO_2的分压、pH、各种离子以及葡萄糖浓度等,在正常生理状态下都维持在一定的水平,并且变动范围非常有限。如果这些理化性质的变动超出了正常范围,就可能导致疾病。同样,在疾病状态下,细胞和器官的功能可能会异常,内环境的稳态会受到影响,细胞外液中的某些成分可能会发生变化,超出正常范围。当前,稳态的概念已经被扩展到描述体内各个层面的生理活动如何在神经、体液等调节因素的作用下保持相对稳定和相互协调的状态。

内环境稳态(又称体稳态)的维持依赖于多种生理机制,这些机制能够对内部和外部的变化做出响应,通过调节各种生理参数来保持生物体的平衡。体稳态的概念最早由法国生理学家克劳德·伯纳德于19世纪提出,后来美国生理学家沃尔特·坎农(Walter Cannon)进一步发展了这一理论。体稳态涉及多个方面,包括但不限于以下几个关键要素。

(1)温度调节 生物体通过产热和散热机制,保持体温在一个适宜的范围内,以保证酶和其他生物分子的正常功能。

(2)pH维持 细胞内外的pH需要保持在一个相对稳定的范围内,以确保细胞内各种生化反应的正常进行。

(3)水分平衡 生物体需要维持水分的平衡,以保持细胞内外的渗透压稳定,避免细胞过度膨胀或收缩。

(4)电解质平衡 生物体通过调节Na^+、K^+、Ca^{2+}等离子的浓度,维持细胞内外电解质的平衡。

(5)血糖调节 通过胰岛素、胰高血糖素等激素的作用,生物体能够调节血糖水平,以满足能量需求。

(6)血压和心率调节 通过神经系统和内分泌系统的调节,生物体能够维持血压和心率在一个适宜的范围内,保证血液对全身组织的供应。

(7) 呼吸调节　生物体通过呼吸来调节 O_2 和 CO_2 的浓度，以适应不同活动状态下的代谢需求。

这种稳态是生物体对外界环境变化的一种适应机制，通过多种生理调节过程来实现，主要包括神经系统、内分泌系统、免疫系统、循环系统、呼吸系统、消化系统和泌尿系统。其中大部分是通过内分泌系统精确的内分泌调控完成，该系统响应外部和内部信号释放激素。这些激素又在血液中从其起源点移动到目标组织，目标组织又对环境的变化做出反应。这可以被视为级联，环境的变化导致激素反应，进而导致代谢反应。在许多情况下，大脑是这种反应的主要协调者。有时，当体内平衡受到干扰时，身体会适应这种干扰并实现新的体内平衡调节状态，称为适应。如当一个人离开温暖的环境进入寒冷环境时，他的身体将发生变化以适应环境的改变，棕色脂肪会产生额外的身体热量，并且身体会不自觉地颤抖，个体设定到新的体内平衡水平。而当这个人重新回到温暖环境时，身体对寒冷环境的适应又会被逆转。新的稳态水平的形成通常是无意识的事件。

当体内平衡受到干扰且无法重建时，就会导致疾病。在病理状态下，内环境的物理和化学特性可能会出现偏离正常范围的情况。此时，机体中的一些细胞和器官可能会进行代偿性的变化，目的是使内环境的理化特性重新达到正常水平。然而，如果这些代偿性变化不能成功地恢复内环境的平衡，甚至导致其进一步偏离正常状态，那么细胞和整个有机体的功能可能会遭受严重影响，情况严重时甚至可能导致死亡。病理生理学是一门研究在疾病状态下，机体的细胞、器官如何发生功能变化，以及这些变化如何影响内环境稳态的学科。它探讨了病理情况下细胞和器官功能的改变，以及这些改变如何导致内环境理化性质的偏离，并进一步影响整个有机体的健康。通过研究病理生理学，可以更好地理解疾病的发展过程，为疾病的预防、诊断和治疗提供科学依据。

第二节　体稳态调节

体稳态的调节是生物体维持生命活动正常进行的关键机制。生物体通过一系列复杂的生理过程来维持内环境的稳定，这些过程涉及多个系统和器官的相互作用。以下是体稳态调节的几个主要方面。

传入和传出大脑的信号可能是对环境变化的反应的一部分，外部环境改变会导致内环境也随之改变。例如，当遇到危险时，大脑意识到了危险，人们会跑得比想象的更快，跳得比以前跳得更高。大脑向心脏和肺部发出的信号，使得心率增加，肌肉收缩加快，以促进逃跑，此时呼吸频率增加，为红细胞提供更多的 O_2，输送到工作的肌肉，血液更快地流入和流出外周。所有这些反应都是由一个非常有效的信号系统协调的，该系统涉及激素的释放，而激素又与目标组织细胞内或细胞上称为受体的结构结合。当结合时，这些激素会引发适合环境变化的反应。当逃离到安全的环境，身体又会花一些时间来恢复到之前的放松状态。大脑认为已经脱离危险，神经递质的释放抵消了逃跑反应中释放的神经递质，心率和呼吸频率都会减慢。肌肉放松，体内平衡再次恢复。这其中涉及多个系统：神经元系统、肌肉骨骼系统、呼吸系统、血管系统，当然还有内分泌系统。该信号系统（信号以及目标组织上的受体）旨在尽可能维持生命正常状态。

受体有时被称为效应器，因为它们执行信号引发的反应，无论信号是激素、代谢物还是离子。效应器是细胞结构，通常是蛋白质，与调节中心发送的激素结合。通过结合，可以实现一种反应，使身体能够在体内平衡的框架内调节其活动。变量的变化和体内平衡的重建是一个正常且持续的过程。因此，体内平衡不是一种静态的、一次性的事件，而是一种动态的、持续的事件。如果体稳态受到干扰，并且个体无法恢复到之前的健康体稳态状态，那么可能会产生健康问题。随着年龄的增长血管会发生老化，在上文提到的遇到危险的例子中老化的血管无法充分扩张，无法增加重要器官和外周血流量。如果血压持续增大，将可能导致大脑中老化的血管破裂导致中风。随着年龄的增长或某些疾病的发生，内环境发生变化，损害了对外部环境变化的级联反应，机体无法回到原本的放松状态。

不同物种调节身体系统，维持体内平衡的方式不同。如人类在炎热环境中可以通过出汗降温，而犬类没有汗腺，只能通过喘气来排出多余热量。这两个过程都是将体温维持在该物种理想温度的稳态机制。不同物种的最佳体温各不相同，如鸡的体温比人类的体温高4℃。

O_2 消耗和 CO_2 释放是另一个受稳态调节的系统，有时它与体温调节有关。如冬眠的熊，它的睡眠深度很深，消耗的 O_2 很少，体温降低，处于假死状态。另一个例子是鱼，它们通过在水中游泳来获取 O_2。水流过它们的鳃，溶解在水中的 O_2 被提取出来。有些鱼游泳活动非常活跃，有些则不是。那些不活跃的鱼比活跃的同类需要的 O_2 少得多，不活跃的鱼的稳态机制与活跃的鱼略有不同。

一、体稳态的调节方式

体稳态的调节是生物体维持生命活动正常进行的关键机制。生物体通过一系列复杂的生理过程来维持内环境的稳定，这些过程涉及多个系统和器官的相互作用。体稳态的调节方式主要分为神经调节（nervous regulation）、体液调节（humoral regulation）和自身调节（autoregulation）。

1. 神经调节

神经系统负责调节人体的许多生理功能。这种通过神经系统活动对机体各组织、器官和系统功能进行的调控被称为神经调节。神经调节的基本形式是反射，即在中枢神经系统的参与下，机体对内外环境变化作出的规律性适应性反应。反射的生理基础是反射弧，它由5个基本组成部分构成：感受器、传入神经、神经中枢、传出神经和效应器。感受器能够感知体内某部位或外界环境的变化，并将这些变化转化为神经信号，通过传入神经传递至相应的神经中枢。神经中枢对信号进行分析并作出反应，通过传出神经影响效应器（如肌肉、腺体）的活动。

在内环境中，大多数因素由多个效应器控制，这些效应器往往具有相互对抗的作用。这种对抗效应器的控制有时被形象地描述为"推-拉"机制，即当一个效应器的活动增强时，另一个拮抗效应器的活动相应减弱。这种机制比简单地开启或关闭一个效应器提供了更精细的调节。反射弧的每个组成部分都是至关重要的，任何一部分的损伤都可能导致反射活动的丧失。反射调节是机体的重要调节机制，如果神经系统功能受损，调节过程将会出现紊乱。

在人类和其他高等动物中，反射可以分为非条件反射和条件反射两类。非条件反射是先天遗传的，是生物体在长期进化过程中形成的、出生时就具备的反射，如防御反射、食物反射和性反射等。这些反射由非条件刺激引起，具有固定的神经联系，反射中枢位于神经系统的较低级部位，是动物在进化过程中形成并可遗传给后代的反射。条件反射是动物出生后通过训练建立的反射，其高级中枢主要位于大脑皮层。一般来讲，神经调节具有以下特点：反应速度快、准确性高、作用范围局限、作用时间短。自主神经系统又称植物神经系统，包括交感神经和副交感神经。它在潜意识层面上运作，控制许多内脏器官的功能，包括心脏泵血活动、胃肠道运动以及许多腺体的分泌。

2. 体液调节

在机体内，存在一些特殊的细胞，它们能够合成并分泌具有信息传递功能的化学物质。这些物质通过体液（血液或组织液）的运输，被传递到特定的靶组织或细胞，并与这些细胞上的受体结合，从而对靶细胞的活动进行调节。体液调节的一般特点包括反应速度较慢、作用范围较广、作用时间较长。内分泌腺细胞是体液调节中的关键角色，它们能够分泌多种激素。激素是一类在细胞间传递信息的化学物质，它们通过血液或组织液的携带，作用于具有相应受体的细胞，调节这些细胞的功能。激素调节是体液调节中最典型的方式。接受特定激素调节的细胞被称为该激素的靶细胞。例如，胰岛 B 细胞分泌的胰岛素是一种调节全身组织细胞糖代谢的激素。胰岛素能促进细胞对葡萄糖的吸收和利用，在维持血浆葡萄糖浓度稳定中发挥着重要作用。除了通过血液进行远距离调节外，还有一些激素可以在组织液中扩散至邻近细胞，对这些细胞的活动进行局部性调节，这种调节方式被称为旁分泌调节。此外，还有一些细胞分泌的激素能够作用于自身或周围同类细胞，对自身或同类细胞的活动进行调节，这种调节方式称为自分泌调节。

神经系统和内分泌系统在功能上密切相关，并相互调节，因此它们的调节作用通常被合称为神经-体液调节。神经系统能够控制内分泌腺的功能，大多数内分泌腺受到神经系统的支配，这些神经可以直接调节腺体的内分泌活动。同时，内分泌组织的神经支配还可以调节腺体内的血液流动，进而影响激素的分布和功能。另一方面，激素也能够影响中枢神经系统，从而改变个体的行为和情绪。除了这种高度整合的关系外，还存在一种特殊的神经细胞，称为神经内分泌细胞或神经分泌细胞，它们能够直接将神经信号转化为激素信号。在神经末梢中发现的许多已知或潜在的神经递质，同时也是众所周知的激素，如精氨酸加压素、缩胆囊素、脑啡肽、去甲肾上腺素、分泌素和血管活性肠肽等。

下丘脑中的某些神经细胞具备腺体细胞的特征，能够合成和分泌激素。这些激素通过神经细胞的轴突末梢释放进入血液，随后作用于特定的靶细胞。例如，在高等脊椎动物中，下丘脑的视上核和室旁核的神经元能够分泌抗利尿激素（血管升压素）和催产素，这些激素通过轴突运输到神经垂体，并由轴突末梢释放进入血液，这类细胞被称为神经内分泌神经元，其分泌激素的过程称为神经分泌。

下丘脑还包含一些神经内分泌细胞，它们的轴突可以延伸至垂体门脉系统，通过这一系统控制腺垂体的活动。下丘脑与垂体之间的这种结构和功能联系构成了神经内分泌系统。下丘脑、腺垂体以及各种内分泌腺组成的功能轴，如下丘脑-腺垂体-甲状腺功能轴、下丘脑-腺垂体-肾上腺皮质功能轴、下丘脑-腺垂体-性腺功能轴等，是内分泌系统的核心组成部分。神经系统能够在不同的层次上对内分泌腺的活动进行调节。在下丘脑的某些神经内分泌神经元周围，存在密集的去甲肾上腺素能纤维。去甲肾上腺素能够促进促甲状腺激素释放激素（TRH）、促性腺激素释放激素（GnRH）的分泌，同时抑制促肾上腺皮质激素释放激素（CRH）的分泌。此外，多种中枢神经递质，如多巴胺、乙酰胆碱、5-羟色胺、β-内啡肽、强啡肽等，也对下丘脑神经内分泌神经元的分泌活动具有调节作用。神经系统对腺垂体、内分泌腺以及散在的内分泌细胞的分泌活动同样具有不同程度的调节作用。例如，肾上腺髓质受到交感节前纤维的支配；甲状腺腺泡、分泌肾素的肾近球小体颗粒细胞受到交感神经纤维的支配；

分泌胃肠激素的细胞，如分泌胃泌素的 C 细胞、分泌胰岛素的胰岛 B 细胞和分泌胰高血糖素的胰岛 A 细胞，都受到迷走神经和交感神经的双重支配。

内分泌腺分泌的激素也对神经系统的功能产生影响。许多激素在中枢和外周神经系统中发挥作用，调节突触传递的效率，使神经调节功能更加精确和有效。例如，TRH 除了作为激素控制腺垂体分泌促甲状腺素（TSH）外，还广泛分布于其他脑区，参与抗抑郁、促醒觉、促运动和升体温等神经活动。在神经垂体中，TRH 的浓度较高，可能参与血管升压素的分泌调节。下丘脑视上核及室旁核分泌血管升压素和催产素的神经元不仅发出纤维到达神经垂体，其纤维还分布到脑的其他部位和脊髓等处。在脑内许多神经核中也发现了能产生血管升压素和催产素的神经细胞。血管升压素对中枢的作用包括行为调节、自主神经调节（如升高血压和加快心率）、促进腺垂体分泌促肾上腺皮质激素（ACTH）以及促进学习记忆等。生长抑素广泛分布于脑内外，普遍起到抑制性作用。胃肠激素、血管紧张素 II、心房钠尿肽、类固醇激素（包括肾上腺皮质激素和性激素）等在脑中均有发现，或已找到它们的相应受体。激素对外周神经的作用普遍存在，如血管紧张素 II 能作用于分布在血管平滑肌上的交感神经末梢，促进去甲肾上腺素的释放，导致血管收缩；前列腺素（PGE_2 和 PGI_2）则抑制去甲肾上腺素的释放，并降低血管平滑肌对去甲肾上腺素和血管紧张素 II 的敏感性，使血管的口径更好地适应血压调节。激素还可以通过其允许作用影响神经调节，如交感神经末梢释放去甲肾上腺素使血管收缩，需要肾上腺糖皮质激素同时存在，否则去甲肾上腺素将不能很好地发挥调节作用。

近年的研究发现，神经、内分泌和免疫功能之间存在密切的关系。这三者共同构成一个完整的调节网络，对它们自身以及机体各器官、系统进行调节，使机体内环境在各种不同条件下保持稳态。

3. 自身调节

组织和细胞具有一种能力，能够对周围环境的变化做出适应性反应。这种反应是组织和细胞固有的生理特性，不依赖于外部神经或体液因素的作用，因此被称为自身调节。例如，血管平滑肌在受到牵拉刺激时，会做出收缩的反应。当小动脉的灌注压力上升时，血管壁受到的牵张刺激也会增强，导致小动脉的血管平滑肌收缩，血管口径随之缩小。因此，即使小动脉的灌注压力增加，其血流量也不会显著增加。这种自身调节有助于保持局部组织血流量的稳定。肾脏的小动脉具有很强的自身调节能力，这使得在动脉血压在一定范围内波动时，肾血流量能够维持相对恒定。另一个例子是甲状腺，它能够在血浆中碘浓度变化的情况下，调节自身对碘的摄取以及合成和释放甲状腺激素的能力。这些自身调节的例子表明，组织和细胞能够通过内在机制对环境变化作出反应，从而在没有外部指令的情况下维持其功能和稳态。这种能力对于生物体的健康和适应性至关重要。

二、体稳态的控制系统

人体内的众多控制系统确保了从细胞到整个生物体的复杂功能得以协调和稳定。在细胞层面，精细的调控机制保证细胞功能的正常运行；而在器官和整体水平上，这些系统则共同维护着生物体的健康状态。在生理学的学习中，通常关注这些控制系统如何在器官层面和整个生物体层面上发挥作用，如神经系统如何精确调控肌肉的收缩与放松，以及神经和体液因素如何共同调节心血管系统、呼吸系统、消化系统和肾脏系统等的功能，还有内分泌细胞活动的精细调控。控制系统由两个基本部分组成：控制中心（控制部分）和受控对象（受控部分）。从控制论的角度来分析，这些系统可以被归类为三大类：非自动控制系统、反馈控制系统和前馈控制系统。

1. 非自动控制系统

非自动控制系统又称为开环系统，是一种单向作用的控制机制。在这种系统中，受控部分不会对控制部分产生任何反馈影响，控制信号仅从控制部分单向传递到受控部分，而没有自动调节的功能。在生物体的正常生理调节中，非自动控制系统的使用相对较少，通常仅在反馈机制受到抑制或失效时，机体才会表现出非自动控制的行为。例如，在应激反应中，体液因素的反馈调节可能会受到抑制。在这种情况下，强烈的外界刺激可能导致下丘脑和垂体对肾上腺素的敏感性降低，使得血液中的促肾上腺皮质激素和肾上腺皮质激素的水平高于正常状态。这种调节方式缺乏自动控制系统中的反馈环节，因此不能自动调节以维持稳态，而是表现为一种持续的、不受控制的激素水平升高。

2. 反馈控制系统

反馈控制系统又称为闭环系统，在人体生命活动中扮演着极其重要的角色。在这类系统中，控制中心发出信号来指导受控部分的行为。受控部分的活动随后被特定的感受器所检测，并将这些信息作为反馈信号传回控制中心。控制中心根据这些反馈信号调整其发出的指令，从而对受控部分的活动进行精细调节。因此，在反馈控制系统中，控制中心与受控部分之间形成了一个闭合的循环。反馈信号对控制中心的作用可以是促进或抑制，这决定了受控部分活动的调节方式。如果反馈信号导致受控部分的活动方向与原先相反，这种调节机制称为负反馈调节。负反馈调节是生物体内最常见的调节方式，它有助于维持内环境的稳定。当体温升高时，负反馈机制会启动，通过出汗和血管扩张来降低体温。与负反馈调节相对的是正反馈调节，它通过增强受控部分的活动来加强原有的生理过程。正反馈调节通常在需要快速响应或达到某个特定目标时发挥作用，如分娩过程中的子宫收缩。然而，正反馈机制如果不受控制，可能会导致系统失衡。在正常的人体生理中，大多数控制系统采用的是负反馈调节，它确保了生理过程的稳定性和适应性。只有少数情况下，如特定生理需求时，才会采用正反馈调节。这种平衡的调节机制是人体维持健康和功能正常的关键。

（1）负反馈控制系统　当一个系统达到平衡或稳定状态时，外部因素的干扰可能会导致受控部分的活动增强，从而打破原有的平衡。然而，在负反馈控制机制的作用下（图13-1），任何对受控部分活动增强的情况都可以通过感受装置反馈给控制中心。控制中心分析这些信息后发出指令来降低受控部分的活动，使其朝着原先平衡状态的方向调整，甚至可能完全恢复到原始的平衡状态。同样，如果受控部分的活动减弱，负反馈机制也能够促使其活动增强，以恢复到原先的平衡状态。因此，负反馈控制系统的主要作用是维持系统活动的稳定性。人体内环境和各种生理功能的稳态得以维持，正是因为存在众多的负反馈控制系统并发挥着作用。例如，当血糖浓度下降至正常水平以下时，相应的效应器会被激活以提高血糖水平。这些效应器的作用可以被看作是"保护"系统的平衡状态，防止偏差的发生。在消化道中，当食物存在时，肌肉和腺体会被激活以促进食物的搅拌和消化；而在食物消耗完毕后，这些活动会受到抑制，以维持消化系统的平衡状态。这种精细的调节确保了机体能够在不断变化的条件下保持内环境的稳定。

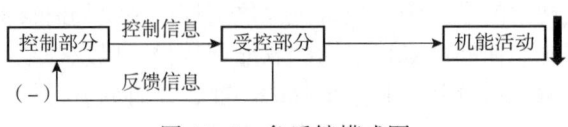

图13-1　负反馈模式图

在人体内众多的负反馈控制系统中，存在一个关键的参照点，称为调定点。这个调定点作为调节的基准，决定了受控部分的活动范围，确保其只能在调定点附近的一个较小范围内波动。调定点的设定不是固定不变的，它可以根据不同的生理条件或环境因素进行调整。在原发性高血压的情况下，血压的调定点被设定在一个比正常水平更高的数值，导致动脉血压持续处于较高状态。在生理学中，调定点的这种调整过程被称为重调定。重调定允许生物体根据需要调整其生理参数的设定值，以适应不同的生理需求或环境变化。通过这种机制，生物体能够在面对内外环境变化时，保持关键生理参数的稳定性和适应性，从而确保内环境的稳态和机体的健康。调定点的设定和重调定过程是生物体复杂调节网络中的重要组成部分，对于维持生命活动至关重要。

（2）正反馈控制系统　在正反馈机制下，如果受控部分的活动增强，这一变化会被感受装置捕捉并通过反馈信号传递给控制部分。控制部分接收到反馈信号后发出进一步增强受控部分活动的指令，形成一个循环增强的过程（图13-2）。正反馈控制的特性在于它不是保持系统的稳定或平衡，而是推动系统远离原先的平衡状态。在正常的生理状态下，生物体内的控制系统大多是负反馈控制系统，它们对于维持内环境的稳态至关重要。与此相反，正反馈会导致受控变量进一步偏离稳定状态，因此在生物体内，正反馈通常不会有意地频繁发生，正反馈控制系统的数量相对较少。然而，在某些特定情况下，正反馈机制是必要的。在血管破裂时，体内的凝血过程就是通过正反馈机制发挥作用。凝血因子被相继激活，初始的小变化会被逐步放大，最终形成血凝块，有效封闭血管的破口。这种正反馈机制在止血和伤口愈合等生理过程中发挥着关键作用，尽管它通常不用于维持稳态。

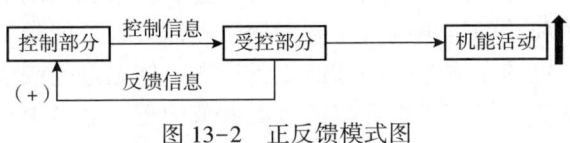

图 13-2　正反馈模式图

在正反馈机制中，系统对某一变量的检测会引发进一步增强该变量变化的行动，从而产生累积性的放大效果。与旨在维持稳定或进行调节的负反馈不同，正反馈会导致系统状态的持续偏离和不稳定。在病理状态下，正反馈现象较为常见。在严重失血的情况下，心脏泵出的血液量减少，导致血压显著下降。血压的降低又会影响到冠状动脉的血流量，减少心肌的供血，进一步减弱心肌的收缩力。心肌收缩力的减弱又会导致心脏泵血能力进一步下降，形成一种恶性循环。如果这个过程持续下去，最终可能因为心脏泵血功能严重不足而导致死亡。在这个恶性循环中，心脏活动减弱，而正反馈机制却进一步加剧了心脏活动的减弱。因此，正反馈控制过程有时也被称为"恶性循环"，它描述了一种自我强化的负面循环，如果不及时干预，可能会导致严重的后果。

3. 前馈控制系统

前馈控制是一种调节机制，其控制中心不仅向受控部分发送指令以激发特定活动，还通过一个快速通道发送前馈信号。受控部分在执行控制中心指令的同时，也迅速接收并响应前馈信号，使得其活动更为精确。前馈控制系统通常能够预见到潜在的干扰，并通过预先调整来纠正这些干扰。例如，当动物看到食物时，会触发唾液分泌，这是一种比食物实际进入口腔所引起的唾液分泌更快、更具有前瞻性的适应性反应。这种反应具有重要的适应意义，因为它使动物能够为即将到来的食物摄入做好准备。然而，前馈控制有时也可能导致不准确的反应。如果动物看到食物但并未实际吃到食物，那么已经分泌的唾液就成了一种不必要的反应。在这种情况下,前馈控制就未能准确预测最终结果。为了提高调节的准确性和可靠性,前馈控制系统通常与负反馈控制系统相结合。负反馈控制可以监测前馈控制的结果,并在必要时进行调整,以确保系统的整体稳定性和效率。通过这种组合,生物体能够更有效地应对环境变化,保持生理过程的平衡和协调。

第三节 体稳态影响因素

体稳态(homeostasis)是指生物体通过一系列精密的调节机制维持其内环境相对稳定的状态。这种稳定性对于维持生物体的正常生理功能、适应外界环境变化以及保证整体健康至关重要。体稳态的维持涉及多个系统的协同工作,包括神经系统、内分泌系统、免疫系统、心血管系统和呼吸系统等。任何一个系统的失调都会对体稳态产生显著影响,进而影响生物体的整体健康状态。

一、体稳态的核心调控系统

首先,神经系统和内分泌系统在体稳态的调控中起着核心作用。神经系统通过快速的神经传导调节体内各器官的活动,内分泌系统则通过分泌激素进行较慢但持久的调节。两者相互协调,共同维持体内的动态平衡。其次,体液平衡是体稳态的重要组成部分。体液包括细胞内液和细胞外液,其平衡对于细胞的正常代谢和功能至关重要。肾脏在调节体液和电解质平衡中起着关键作用,通过调节水和盐的排出维持血浆渗透压和体液容量的稳定。温度调节是另一个关键因素。生物体必须在一定的温度范围内才能正常运作,体温过高或过低都会导致生理功能紊乱甚至危及生命。体温调节主要依靠下丘脑的体温调节中枢,通过出汗、血管扩张和收缩等方式来调节散热和产热。

此外,营养和代谢在体稳态的维持中同样不可或缺。适当的营养摄入和代谢平衡是维持体内各项生理活动的基础。营养不足或过剩都会破坏体稳态,引发一系列健康问题。免疫系统通过防御病原体和清除受损细胞在体稳态中发挥重要作用。免疫系统的功能失调不仅会影响防御能力,还可能导致自身免疫性疾病,进一步破坏体内的稳定性。最后,基因和遗传因素也是影响体稳态的重要方面。基因决定了个体的生理特征和对环境变化的适应能力,遗传疾病和基因突变往往会导致体稳态的紊乱。

二、电解质在体稳态中的作用

1. 钠离子在肌肉功能中的作用

钠离子(Na^+)是主要的细胞外电解质,它在维持肌肉功能中起着重要作用。当肌肉收缩时,电位变化通过Na^+和K^+的交换机制来实现。然后肌肉松弛,这个转变被逆转。这个转变需要Na^+-K^+-ATP酶的机制,以及另一个称为Na^+-Ca^{2+}反向转运系统的机制。Ca^{2+}触发肌肉收缩涉及Na^+的流入。当肌肉收缩和松弛时,这些电解质在细胞外和细胞内之间移动。据估计,成年男性体内含有52~60mg/kg的钠,成年女性体内含有48~55mg/kg的钠。成年男性体内平均含有83~97g钠,其中2/3~3/4的钠"固定"在骨骼的磷灰石中,其余的钠进入一个池中，在钠-钾交换中流动。血清中含有 136~145mg/L 的钠。正常的钠摄入量从每天不到 2g 到 10g 不等。大部分钠来自食盐，在炎热干燥的环境中进行重体力劳动和各种医疗情况都会影响钠通过皮肤散失。尽管钠的摄入量可能变化很大，但血清钠变化较小。血清钠的正常范围非常小，超过 150mg/L 的血清值（高钠血症）被认为是异常的，低于 135mg/L 的值（低钠血症）也被认为是异常的。在正常个体中，血清中的钠水平受到严格控制，这种控制与钾浓度、氯浓度和水平衡紧密相关。腹泻会增加钠和钾的丢失，长时间过度出汗也会导致这些电解质的过度丢失。因此，钠的稳定对于维持电解质平衡具有重要作用。

2. 钾离子在细胞代谢中的作用

钾离子（K^+）是主要的细胞内电解质。健康的年轻成年男性每千克体重含 42~48mg 钾，或在 70kg 男性体内含有 2940~3360mg 钾。肌肉质量高于平均水平的人，如运动员，体内的钾含量更高。除了少量不可回收的结合在骨矿物质中的钾外，几乎所有的体内钾都是可交换的。Na^+-K^+-ATP 酶确保钾保持在细胞内，而在细胞外液中只有很少量的钾（3.5~5.0mg/L）。所有食物都是钠的来源，同样也是钾的来源。只有高度精制的食品成分，如纯糖、脂肪和油中缺乏钾。橙汁、鳄梨、鱼和香蕉是特别好的钾来源。钾可以自由地从胃肠系统进入肠道上皮细胞，然后进入体内。钾的分布是对能量依赖的钠重新分布的响应。在健康正常的成年人中，超过需求的钾几乎全部通过尿液排出，只有很少量的钾存在于粪便中。然而，在腹泻的人中，钾的丢失可能非常大，且会导致人体虚弱无力和电解质失衡。如果腹泻持续时间较短（<12h），身体会进行补偿。然而腹泻持续存在的情况，需要额外补充钾，这是许多吸收不良综合征的情况。血浆或血清中的钾水平不是全身状态的可靠指标，因为细胞内的钾才是关键值。过少的钾（低钾血症）或过多的钾（高钾血症）与肌肉收缩能力有关。如果低钾血症持续存在，人可能会因心脏停搏而死亡。这是因为过多的钾离开了收缩单位，心肌失去了收缩能力。钾平衡的调节遵循钠的调节。

3. 氯离子在胃酸和血液中的作用

氯离子（Cl^-）与钠和钾的平衡密切相关。其主要功能之一是作为胃酸盐酸的必要成分，胃液中含有氯化物 120~160mmol/L。氯化物除了被动参与电解质平衡外，还与血红蛋白作为 O_2 和 CO_2 载体的功能有关，这一过程被称为氯转移。Cl^- 通过调节血红蛋白氧结合的亲和力发挥作用，与脱氧血红蛋白结合比与氧合血红蛋白结合更紧密，因此血红蛋白氧结合的亲和力与 Cl^- 的浓度成正比。碳酸氢根离子（HCO_3^-）可以自由渗透红细胞膜，为了维持红细胞膜两侧的电荷中性，Cl^- 会在 HCO_3^- 离开红细胞时取而代之。因此，静脉血红细胞中的 Cl^- 浓度高于动脉血红细胞，Cl^- 通过这种方式调节血红蛋白的氧给合的亲和力。血浆中的正常 Cl^- 水平为 100~106mmol/L，变化很小。肾小球滤液中含有 Cl^- 108mmol/L，尿液中含有 Cl^- 138mmol/L。汗液中可以含有高达 40mmol/L 的 Cl^-，但通常仅含有微量 Cl^-。细胞内液中几乎不含 Cl^-（约 4mmol/L），而肠液中含有 69~127mmol/L 的 Cl^-。在分泌性腹泻的情况下，排泄物中的 Cl^- 含量可高达 45mmol/L。肠道中的大部分 Cl^- 不会出现在正常个体的粪便中，而是随着钠和钾进入体内循环，主要通过尿液排泄。这种离子被动分布在全身，通过替代在其他过程中失去的阴离子来保持平衡。血浆中 Cl^- 水平的异常通常与饮食无关，而是与调节钠-钾稳态的机制有关。

4. 钙离子在骨骼和信号传导中的作用

钙是骨骼和牙齿中的主要矿物质，按干重计，骨骼中含有钙约 150mg/g。相比之下，肝脏、肌肉或大脑等软组织中的钙含量不到 35mg/g 组织。一个正常的 70kg 男性每克无脂肪组织中含有约 22mg 钙，总计 1.54kg 钙。虽然牙齿中的钙很少被动员，但骨骼肌中的钙会被动员并以每天约0.5g的速度替换。钙的这种日常周转对于维持代谢稳态至关重要，因为钙不仅作为结构元素以其电离形式，还在细胞信号系统中起着重要作用。在全身钙的总量中，Ca^{2+}作为细胞内/细胞间的信使/调节因子。钙的动员和沉积会随着年龄、饮食、激素状态和生理状态的变化而改变。钙稳态与骨强度有关，不足的钙摄入以及不足的磷和镁摄入可能导致骨矿化不足（软骨病）。肌肉细胞在肌浆网中有一个独特的钙储存位点，它含有大量的Ca^{2+}-ATP酶，约75%的肌浆网是这种ATP酶。ATP酶还需要镁，因此它的名称表明了这一点：Ca^{2+}-Mg^{2+}-ATP酶。它利用ATP释放的能量将Ca^{2+}从细胞质泵送到肌浆网中，用于肌肉收缩。收到收缩信号后，Ca^{2+}通道会打开，Ca^{2+}流入肌肉细胞的细胞质中，然后结合到肌钙蛋白上，肌钙蛋白是骨骼肌和心肌的收缩蛋白。当Ca^{2+}结合到肌钙蛋白上时，肌钙蛋白会改变形状，肌肉细胞中还含有另外两种丝状蛋白——肌动蛋白和肌球蛋白，当肌钙蛋白由于Ca^{2+}结合而变短时，它们会相互作用。当肌钙蛋白处于松弛状态时，这两根丝状物相距太远，无法相互作用。肌肉通过从神经肌肉接头处的接触点向下流动的去极化-复极化波来收到收缩信号。在骨骼肌去极化过程中，细胞外Na^+流入细胞并增强了肌浆网释放的Ca^{2+}。在心肌中，由于其稍微不同的肌纤维组织，收缩信号由心脏右侧的房室窦结产生。这个信号间隔规律，并导致去极化-复极化，就像骨骼肌中发生的那样。然而，随着去极化，Ca^{2+}从细胞外液和细胞质中流入肌质网，导致收缩力增加。在复极化过程中，Ca^{2+}通过Ca^{2+}-Mg^{2+}泵被泵回肌浆网。因此，体内Ca^{2+}电解质平衡对于维持肌肉活动十分重要。镁是肌肉收缩的另一个重要电解质。镁缺乏症的特征是血液中镁含量非常低和神经肌肉症状，如肌肉痉挛、抽搐、肌肉颤动、震颤、个性改变、厌食、恶心和呕吐。因此，营养不良的个体不仅会失去能量储备，还会出现电解质平衡紊乱，如电解质钠、钾、钙、磷和镁，机体对这些电解质摄入或保留紊乱会带来严重后果。

三、生长和发育中的体稳态调节

稳态调节也在生长中起作用。从单个受精卵到成熟，人类经历了几个重要阶段：受孕到出生、婴儿期、儿童期、青春期，最后是成年期。每个生长阶段都以细胞数量的增加和细胞、组织、器官特性和功能的协调变化为特征。骨骼的纵向生长是最明显的特征，伴随着肌肉、内脏器官、生殖系统和中枢神经系统的生长和成熟。体力活动和摄入均衡的饮食相结合，能够提供人体所需的所有营养素，确保这种协调的生长模式。如果一个或多个必需营养素不足，将观察到生长异常。长期使用泻药，尤其是在快速生长期的人，可能会扰乱胃肠功能并促进腹泻。腹泻将减少肠道通过时间，从而减少营养素吸收细胞的暴露时间。这种对稳态的扰动会导致营养不良。此外，肠道寄生虫的存在也会降低寄主营养物质的利用率，影响体稳态。

第四节 体重调节内稳态

一、体重调节的基本机制

体重调节的内稳态是指机体通过一系列复杂的生理和生化机制来使体重维持在一个相对稳定的范围。这一过程涉及能量摄入和能量消耗的平衡，受多种因素的调控，包括中枢神经系统、内分泌系统以及代谢途径等其他因素。

1. 中枢神经系统的调控

中枢神经系统在体重调节中起着关键作用，特别是下丘脑，通过感知体内的能量状态并调节食欲和代谢率来维持能量平衡。下丘脑的弓状核含有不同类型的神经元，这些神经元可以通过感知饥饿素（ghrelin）、瘦素（leptin）和胰岛素等激素的水平来调节食欲和能量消耗。当体内能量储备充足时，瘦素和胰岛素水平升高，抑制食欲；当能量储备不足时，饥饿素水平升高，刺激食欲。

2. 内分泌系统的调控

内分泌系统通过各种激素调节能量的储存和消耗。胰岛素是由胰腺分泌的激素，它通过促进葡萄糖的吸收和利用，减少血糖水平。瘦素是由脂肪细胞分泌的激素，它通过反馈机制调节下丘脑中的食欲中枢，减少食物摄入。饥饿素是由胃分泌的激素，它在饥饿状态下分泌增加，刺激食欲。此外，还有其他激素如肾上腺素、皮质醇、甲状腺激素等，它们也在能量代谢和体重调节中发挥重要作用。代谢途径在体重调节中也至关重要。基础代谢率（BMR）是指机体在静息状态下维持生命活动所需的能量消耗。BMR受多种因素的影响，包括肌肉质量、年龄、性别、遗传因素以及内分泌功能。此外，环境温度、营养状态和身体健康状况也会对BMR产生影响。运动和体力活动也显著影响能量消耗，不同强度和类型的运动会导致能量消耗的增加。此外，食物的热效应（TEF）指的是消化、吸收和代谢食物所需的能量，这一部分能量消耗也对总体能量平衡有一定影响。

3. 其他因素的影响

体重调节还受遗传因素、环境因素、饮食习惯和生活方式等多方面的影响。遗传因素可以决定一个人对体重增加的易感性，一些基因变异可能会影响食欲、基础代谢率和脂肪储存。环境因素如饮食的可得性、社会经济地位、心理压力等，也会影响体重调节。饮食习惯和生活方式包括饮食结构、进餐频率、睡眠质量和身体活动水平，这些因素都对体重的长期调节有重要作用。理解体重调节的内稳态机制对预防和治疗肥胖及相关代谢疾病具有重要意义。肥胖是由多种因素引起的慢性病，它不仅影响生活质量，还增加多种疾病的风险，如2型糖尿病、心血管疾病、高血压和某些癌症。通过深入研究体重调节的内稳态机制，可以为开发新型干预手段提供科学基础，从而有效预防和治疗肥胖及其相关疾病。近年来，随着研究的深入，人们对体重调节机制有了更多的认识，这为制定个性化的饮食和运动方案以及开发药物治疗提供了新的可能性。

二、食欲及其控制

人体每天通过食物摄入能量这一行为似乎是由大脑控制的，但实际上什么时候吃和吃多少由许多生理因素掌控，所谓的"自主"只是表面现象。

1. 饥饿与食欲——"进行"信号

大脑和消化系统之间的联系决定了人们对食物的需求和数量，这种通过激素和神经感官信号来传递的联系大致可分为两大功能类别，"进行"机制刺激进食，"停止"机制抑制进食。图13-3总结了一种进食的调控机制。

（1）饥饿感　饥饿感是一种需要进食的生理反应，表现为获取食物的冲动，一种迫切需要满足的不快感。大多数人认为，饥饿感是一种刺激性反应，它促使人们去寻找食物并开始进

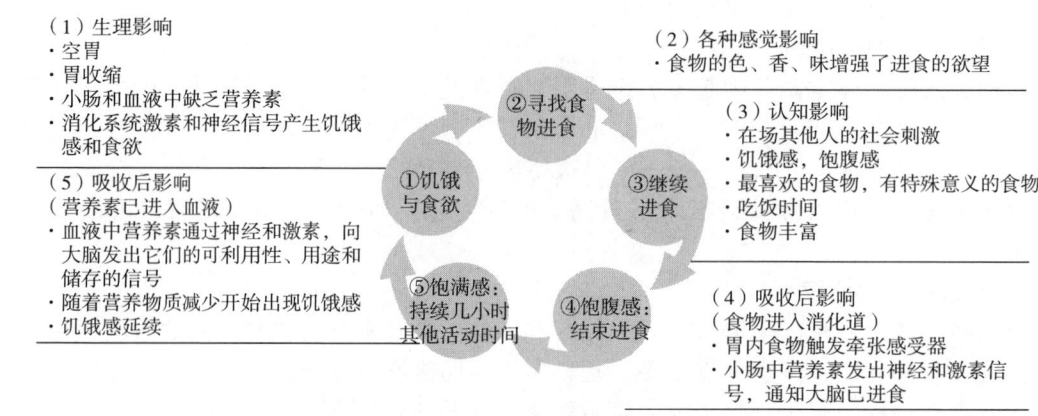

图 13-3 进食的调控机制

食。通常在进食 4~6h 后，当食物已离开胃部并且大部分被小肠吸收时，人就会感到饥饿。当我们的胃因为饥饿而收缩的时候，就会触发下丘脑中化学信使的反应。下丘脑是控制能量和体重的中枢系统，它能够感受到 3 种不同的能量养分。

（2）食欲刺激素　食欲刺激素（ghrelin）是一种促进饥饿感而使体重增加的多肽，虽然它由胃部细胞分泌，但主要作用于下丘脑及其他大脑组织达到促进食欲（appetite）的效果。食欲刺激素可以提高能量储存的效率，从而引起体重的增加，同时还能促进睡眠。所以当睡眠不足的时候，会促进食欲刺激素的分泌，这也可以解释为什么缺乏睡眠的人总会有饥饿感，想要不停地摄取食物，导致体重增加。

食欲刺激素只是参与调控大脑对食物需求的多种信使分子之一，实际上，大脑本身也会产生一些调控食欲的信使分子。

（3）食欲　食欲指需要进食的生理反应，可被外界因素诱导，如食物的色、香和想象中的味道。即使没有饥饿感人也会感到有食欲，如饱餐一顿后，如果闻到喜爱食物的香味同样会产生强烈的欲望想去摄入。反过来，人也可以在生理上需要进食的时候没有任何食欲，如压力很大或生病时。其他影响食欲的因素包括：食欲的刺激剂、抑制剂或其他药物；文化习俗（饮食文化及宗教观念）；环境因素（在寒冷地区的人喜欢热的食物，反之亦然）；激素（如性激素）；天生的食欲（天生对多脂食物、咸食和甜食的喜爱）；后天的喜好（偏食、不敢尝试新的食物、按时吃饭）；社会交流（同伴的影响）；某些疾病（肥胖与味觉敏感度增加有关，伤风、流感会导致味觉敏感度下降）。

2. 饱腹感和饱满感——"停止"信号

为了保持能量摄入与能量消耗平衡，作为主体的人们应该合理安排饮食，保证每餐之间有足够的时间。按时进食，储存能量，在下一餐之前把剩余能量消耗完是最优化的选择。随着社会的进化，人们不再需要花费大量时间来寻找食物，而是有更多的空闲时间来发展兴趣爱好，这相较于吃更能丰富生活。

白天两餐之间最适宜的时间是 4~6h，这样身体有足够的时间来消化摄入的能量；晚上是 12~18h，因为睡眠时代谢减慢且能量需求也随之减少。就像"进行"信号会促进饮食，同样有一系列的激素和神经感官信使及营养循环的代谢产物可以产生"停止"信号来抑制饮食，其中还有很多机制是尚未完全了解的。

（1）饱腹感　饱腹感是进食过程中吃饱的感觉，最后达到一种程度使人停止进食。这种感觉一般可以决定一次吃多少食物。在进食过程中，吃到足够的食物，大脑就会收到信号，这种饱腹感会使人们对进食的热情减少，从而限制食量。各个器官都会促进饱腹感的产生。

① 嘴巴的不停咀嚼会促进饱腹感。

② 当胃部膨胀时，其神经感受器会向大脑发出信号告知胃部已装满食物。

③ 当食物中的营养物质进入小肠时，它们刺激接收神经并触发激素释放，这些激素则向下丘脑输送关于刚刚摄入的食物的信息。

④ 大脑同样可以探知在血液中流动的被吸收的营养物质的信息，并释放神经递质，以抑制进食。

总而言之，不停咀嚼、胃部膨胀、在小肠中的营养物质以及激素和神经信号告知大脑关于每餐进食量及食物特征的信息，从而产生饱腹感，使人感觉吃饱后便停止进食。

（2）饱满感 饱满感指一种饱的感觉，可在饭后持续几个小时保持到下餐之前不想进食。这种感觉可以决定两餐之间的间隔时间。每次进餐完毕后，饱满感会在几个小时内抑制饥饿感，从而调节用餐的频率。各种激素、神经信号和大脑会一起协调地工作来维持这种饱满感。

3. 其他影响食欲的因素

（1）胃容量 人体的饥饿反应能很快地适应进食量。人在节食的过程中，前几天会感到格外饥饿，但过一段时间后这种感觉便会减弱消退，说明人体已适应了这种较小的进食量。此后，某顿饭吃得多一些会使身体感到不适，一部分原因是胃容量已经适应了减少的进食量。然而，长期限制饮食会导致饥饿感的复发而引起暴饮暴食。而同样的胃容量也可以逐步适应不断增大的进食量，最终正常量的一顿饭再也不能使人体感到满足。

（2）瘦素 瘦素（leptin）是一种脂肪（细胞）因子，它与身体的肥胖程度息息相关。当身体发胖的时候会促进瘦素的产生。瘦素由脂肪组织产生，通过血液流通传输到大脑垂体，在那里会促进神经递质的分泌，达到抑制食欲和增加能量消耗的作用，从而导致脂肪的减少。而身体脂肪的减少，又会带来相反的效应，即瘦素的减少、食欲的增加、能量消耗的减少及随之而来的身体发胖。瘦素是被这种循环机制控制的，脂肪组织对它有促进和抑制的效果。

在某些动物实验中，研究人员发现有些肥胖的老鼠会对瘦素产生抗药性，从而不会对瘦素抑制食欲的作用有任何反应（图13-4）。在一些非常罕见的病例中，患者会因为不能产生瘦素而导致肥胖，此时直接注射瘦素会很快治愈肥胖症及胰岛素的抗药性。但大多数人肥胖的原因并不是不能产生足够的瘦素，而是对其产生了抗药性。

（3）能量营养和饱腹感 每餐的食物组成会直接影响饱腹感和饱满感，但其联系很复杂，不能一概而论。在3种可提供能量的营养素中，蛋白质最能产生饱腹感。所以在每餐中保证蛋白质的摄入，甚至只是一杯牛乳都可以带来饱腹感，从而减少下次用餐量。

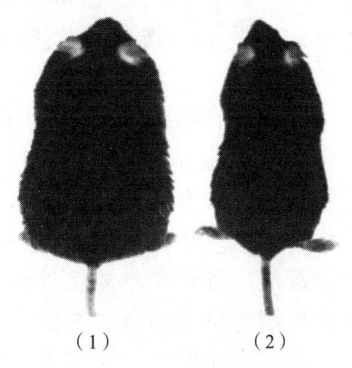

图13-4 瘦素的作用
（1）没有瘦素，这只老鼠的体重几乎是正常老鼠体重的2~3倍
（2）注射瘦素后，这只老鼠减去许多体重，但仍然是正常老鼠的1.5倍

很多高碳水化合物组分的食物，如能够提供缓慢被降解的碳水化合物和可溶性膳食纤维的食物，也可以带来饱腹感和饱满感。这些食物可以维持每餐之间的血糖和胰岛素的稳定，不会让大脑因为血糖降低而产生饥饿感来维持血糖水平。在饮料中直接加糖，除了增加能量摄入外，并不能减少食欲。可溶性

膳食纤维和不能被轻易消化的淀粉还能支持结肠中的某些菌群，某些研究表明其也有协助瘦身的效果。最后，值得注意的是，脂肪虽然能通过调控瘦素来控制饱腹感，但它对用餐中的食欲控制的影响几乎可以忽略不计。

研究人员还发现，含水多的食物和膨化食物也会带来饱腹感，而经常吃同一种味道和质地的食物也会带来感官上的饱满感。食物带来的快感在第一口最为明显，越吃兴趣越小。

三、导致肥胖的因素

1. 体内因素

了解食欲的控制，即体重公式中能量摄入的部分，并不能完全解释为什么有的人会储存过多的脂肪，而有的人会维持合理体重。在特定的几个星期或几个月中，如果同样摄入超出需要的能量，有些人会增加很多脂肪，而有些人体脂却基本不变。前者似乎代谢效率很高，已经消耗了所有的能量，而后者可能消耗能量更困难。

很多理论都试图通过代谢功能和能量消耗来解释发胖的原因，本节简单解释其中几种。

（1）定点理论　定点理论（set-point theory）认为身体在一定时间内能够自动调控体重，与节食可以减少体重的看法相反。就像房间里的空调温度计一样，人的大脑和其他器官也会根据一些基本功能值如血糖、血液 pH 及体温来监控身体的功能，保证这些生理指数在正常范围内变化。关于肥胖的定点理论则认为这种调节机制在体重的控制上一样适用。当体重产生变动的时候，人们的身体会自动调节代谢速度，使体重回到初始体重。但如果体重是缓慢增长起来的，一个新的定点可能会重新产生。关于定点理论对体重的调控还存在很多争论。

（2）生热作用理论　生热作用指身体的能量被消耗时生热和发热的反应。适应性生热是按照环境的变化（如冷热）和生理变化（如食物不充分或受到损伤）调节能量的消耗。因为个体差异，有些人的代谢速度比常人要快。身体中的酶通常会使用少许能量来产生热量，即生热作用（thermogenesis）。某些酶会在生热作用上消耗大量的能量，而不能带来其他有用的效果。当身体散热的时候，更多的能量被消耗，相应的能够被转化为脂肪的能量就减少了。

一种拥有特殊生热作用功能的组织被称为棕色脂肪组织（brown adipose tissue，BAT），棕色脂肪组织通过增加能量消耗来产生热量，这对于维持体温和调节能量平衡具有重要作用。棕色脂肪组织含有能量代谢中富有色素的酶，故在显微镜下呈深色；这些酶的唯一功能是把能量转化为热量。体内的 BAT 越少，人越容易发胖。有趣的是，最近研究人员发现，肌肉在工作时会释放一种化学物质，导致一些脂肪组织产生与 BAT 相似的代谢效应，不过这种发现对于体重控制的影响还是未知的。

在动物实验中，研究人员发现生热作用的增加并不能对总体的能量消耗或身体的肥胖造成太大的影响；而且，当速度高于标准一定程度的时候，会直接导致细胞死亡。有些假冒的"代谢"节食产品可能会自称能够加速生热作用，但实际上在代谢调控中，没有减少脂肪的捷径。

（3）遗传和肥胖　如果基因能够控制酶的产生，而酶又能够控制能量代谢，那么遗传因素也应该能够合理地解释为什么有的人容易发胖，有的人能够保持苗条。遗传学家已经发现了多种基因在肥胖发展中能起到一定作用，但迄今为止并不能确定任何一种基因能够导致常见的肥胖。当然，遗传确实会影响肥胖的概率，如果双亲中有一个人肥胖，那么子女肥胖的概率在 30%~70%。

这种基因与能量代谢及肥胖的联系是非常复杂的，甚至会被婴儿出生前的环境因素影响。研究发现，孕期女性的营养过剩或营养不足均会对胚胎的基因活动产生影响，导致其成年后肥胖概率的增加。个人的遗传因素和早期影响均会带来肥胖的可能性，肥胖并不是无中生有，也被体外因素所诱导。

2. 体外因素

食物会给人带来快感，而快感又会影响人的行为。作为有自由意识的生物，人可以超越饱腹感和饥饿感想吃就吃，特别是当有很多美味佳肴摆在面前的时候。同时，人们又都想省力气，偏好于更便捷省力的电梯和汽车。在过去的几十年里，可口美味的食物品种大大丰富，而人们为了生存所需要的必要劳动消失殆尽。

（1）环境因素导致饮食过量 几乎所有人都有过这样的经历，路过一家小店时虽然还不是很饿，但还是会买一些零食或小吃。毫无疑问，大多数人面对美味时都会忍不住，尽管当时并不觉得饿。在一个经典的试验中，用普通食物喂养能精确保持体重的老鼠，一旦每天可以自由地吃各种油腻的美味食物，就会很快变胖。人也是如此，在美味的自助餐面前，都会无意识地消耗更多的食物。过度饮食还会带来其他的负面效应，如孤独感、对食物的渴望、上瘾和冲动。任何压力均会导致过度饮食和增重，越是超重和肥胖的人群就越容易被外界因素所影响。

当人们面前的食物量增加的时候，也会造成过度饮食。在一个经典的试验中，看电影的人面对大号桶爆米花的时候，会比面对小号桶爆米花吃得更多。当研究人员故意用过期 14d 的爆米花装满小号桶和大号桶的时候，虽然人们会抱怨不好吃，但面对大号桶爆米花仍然会吃得更多。在相似的试验中，营养学的研究生被邀请参加联欢会，有一大一小两种零食包，拿了大的零食包的学生吃得更多。在过去几十年中，人们每餐的食量越来越大，相应的能量摄入和肥胖率也稳步增长。

（2）食物的成瘾性 有时候人们会把过度饮食和对食物上瘾等同。很多研究证据表明，大脑对这两种事物的化学反应有一定的相似性。任何能给人们带来快感的行为都会让人脑细胞分泌一种称为多巴胺（dopamine）的神经递质，它会刺激脑部的奖赏中枢，结果是快感和渴望会让人产生再来一次的动机。而自相矛盾的是，在一段时间内，不停面对这种化学刺激后，人的大脑会减少多巴胺的释放，从而降低快感的产生。很快，为了产生相似的快感，就需要越来越大的剂量，这就是上瘾。

脑扫描显示，有毒瘾和酒瘾的人的脑中多巴胺活动明显减少。在另一项经典试验中，对肥胖的人的脑扫描也显示出低于正常水平的多巴胺。上述结果表明，就像上瘾一样，一旦陷入肥胖的恶性循环，就需要越来越多和越美味的食物才能满足其对食物的渴望。进一步来讲，大部分美味的、充满糖和脂肪的食物在逐渐改变人们大脑的奖励体系，从而导致过度饮食和体重增长。如果这种现象在不停被喂食大量饼干、糖果和其他美味食品的老鼠脑中屡见不鲜，那么对人脑来说也同样存在可能。当然，还存在其他的解释。很多时候越是刻意限制美味食物的摄入，越是会产生渴求，这时有些人会对食物的诱惑而不顾一切。

（3）体育活动少 很多人肥胖并不是因为他们吃得太多，而是他们运动得太少，不管是日常身体生活还是有目的的锻炼。对很多人来讲，静止不动的屏幕时间（screen time）逐渐代替了户外活动，这是个值得警惕的现象。因为人们在静止活动上花费的时间越多，就越容易超重，从而引发与心脏病相关联的代谢危险因素（如高血脂、高血压和高血糖）。

现代人的很多工作都是静态的。100 年前，农场和工厂的工作有 30% 都是由人体的肌肉力量完成的；而如今只有 1%。在家庭生活、日常工作和学校中都有类似的趋势。花越多的时间静坐，越容易增加心脏病和其他疾病的病死率。表 13-1 列出了各种活动的能量消耗量。

表 13-1　各种活动的能量消耗量

活动方式	能量消耗量/[kJ/(0.45kg·min)]	活动方式	能量消耗量/[kJ/(0.45kg·min)]
有氧舞蹈(激烈的)	0.25	跑步 8km/h	0.25
打篮球(全场)	0.41	跑步 10km/h	0.31
骑自行车 21km/h	0.19	跑步 11km/h	0.39
骑自行车 24km/h	0.21	跑步 14km/h	0.43
骑自行车 27km/h	0.24	跑步 16km/h	0.48
骑自行车 31km/h	0.32	跑步 18km/h	0.55
骑自行车 34km/h	0.38	足球(激烈的)	0.41
骑自行车 37km/h	0.46	游泳 18m/min	0.13
骑自行车 40km/h	0.58	游泳 41m/min	0.24
皮划艇(水面平静、中速)	0.19	游泳 46m/min	0.29
保龄球	0.09	乒乓球(高级)	0.19
拳击	0.09	网球(初学者)	0.13
网球	0.09	行走 6km/h	0.15
越野滑雪 13km/h	0.44	行走 7km/h	0.2
高尔夫球(背球杆)	0.19	举重(轻到中等程度用劲)	0.10
手球	0.33	激烈用劲	0.20
骑马(小跑)	0.22	轮椅篮球	0.35
划船(激烈的)	0.41		

注：为了确定一项活动消耗的能量，可以利用表中数值（每 0.45kg 体重的数）乘以体重（kg），然后再乘以活动时间（min）。

四、肥胖的治疗策略

肥胖的治疗方法多种多样，涵盖了生活方式干预、药物治疗和心理治疗等多个方面。生活方式干预是肥胖治疗的基础，包括饮食调控、增加身体活动和行为改变。通过制订个性化的饮食和运动方案，帮助患者实现健康的体重减轻和长期维持。低热量饮食、高蛋白质饮食、低碳水化合物饮食和间歇性禁食等饮食模式均被证明在减肥中有效。此外，增加日常身体活动和定期进行体育锻炼，可以显著提高能量消耗，改善体成分和代谢健康。

药物治疗是生活方式干预效果不佳或存在严重合并症患者的重要选择。目前已有多种药物被批准用于肥胖治疗，如食欲抑制剂、脂肪吸收抑制剂和代谢调节剂等。这些药物通过不同的作用机制，帮助患者减少食物摄入、增加能量消耗或改善代谢状态。然而，药物治疗需要在医生的指导下进行，因其可能存在副作用和禁忌证。

肥胖常与心理因素密切相关，如情绪饮食、压力和焦虑等。通过认知行为疗法（CBT）和其他心理干预手段，帮助患者建立健康的饮食和生活方式，提高自我管理能力，改善心理健康，从而促进长期体重管理的成功。

综合来看，肥胖的治疗需要多学科的综合管理模式，根据患者的个体情况制订个性化的治疗方案。通过结合生活方式干预、药物治疗和心理治疗等多种手段，最大程度地提高治疗效果，改善患者的健康状况和生活质量。随着医学研究的不断深入和技术的进步，肥胖治疗方法将更加多样化和精准化，为患者提供更有效的解决方案。

思考题

1. 假设有一名因为矿洞塌方被困的工人，被救出时已经处于食物短缺状态数日。思考体稳态调节机制是如何确保他生存的？能否立刻给予他大量食物？为什么？最合适的治疗方式是什么？
2. 孕妇分娩后往往容易体重增加，并且2型糖尿病的患病率增加，请利用体稳态的知识解释其原因。
3. 记录自己3天的饮食，包括每一餐的食物种类、数量并计算摄入的总能量，同时监测自己的体重变换，尝试找出其中的关联。
4. 某些不良商家出售的减肥药会通过使服用者腹泻的方式控制体重，但是长期的腹泻会导致骨密度的下降，骨折风险增加，这与体稳态调控有何关联？

延伸阅读

神经性贪食症

在现代社会，饮食与营养的平衡对人们的整体健康至关重要。然而，随着生活节奏的加快和社会压力的增加，饮食失调问题变得愈发普遍，神经性贪食症（Bulimia Nervosa）就是其中一种引人关注的疾病。神经性贪食症是一种严重的饮食失调症，表现为反复发作的暴饮暴食行为和随之而来的不适当补偿行为，如催吐、过度运动或滥用泻药。患者常在短时间内摄入大量食物，并且对体重和体型有极度的担忧。神经性贪食症常伴随情绪波动、焦虑和抑郁，并可能导致电解质失衡、胃肠道问题和心血管疾病。这种病症不仅影响个体的营养摄入和身体健康，还对心理健康造成深远的负面影响。及时识别和综合治疗对改善患者的健康状况至关重要。

1. 神经性贪食症的特征

神经性贪食症和厌食症是不同的，且更加普遍。虽然它的实际发病率很难统计。大多数神经性贪食症患者都深受其扰，被别人问起的时候却会否认自己有相关问题。男性患神经性贪食症的人数比厌食症多，厌食症在女性中更为常见。诊断神经性贪食症的特征包括以下几点。

（1）暴饮暴食，在很短的时间内消耗大量的食物。
（2）在暴食时失去控制而过后进行弥补行为，如呕吐和腹泻。
（3）频繁的暴食和补偿行为（在过去3个月中每周最少1次）。

（4）对于体重和体形有着错误的看法，夸大体形和体重对自我价值的重要性。

2. 神经性贪食症的影响因素

父母和其他家庭成员很可能会通过自己的例子或日常影响而促进神经性贪食症。子女们，尤其是女儿很容易被父母，尤其是母亲的饮食习惯和对自己体型的不满所影响。

一个控制欲强又缺乏情感支持的家庭环境，会造成沉闷的负面的自我印象，也被认为是神经性贪食症的诱因（图13-5）。节食、争吵和对体型或体重的批评在神经性贪食症患者的家庭都很常见，敏感的孩子会因此而焦虑和怀疑自己。另一个常见的特点是这些家庭很少在一起吃饭。这些患者会在情感上抑制自己而持续地被失控的情绪困扰。

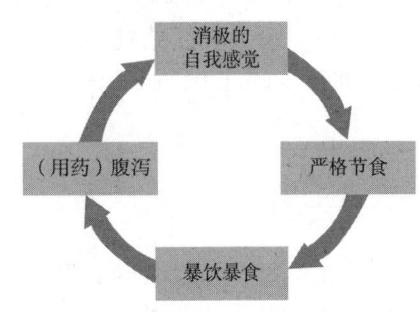

图13-5　暴食、清空肠胃和负面意识恶性循环

3. 神经性贪食症的错误应对方式

通常暴饮暴食的食品都是吃起来方便的、低膳食纤维的、口感润滑的、高脂肪和高碳水化合物的食物，如饼干、蛋糕和冰激凌，每次暴饮暴食结束的时候，会发现进食量远超之前限制的量。这种暴饮暴食是一种冲动，通常会分几个阶段发生，期待和计划、焦躁、想要开始、快速地无法控制地消费食物、缓解和放松、失望，最后是羞愧和厌恶。随后，就是急切地想把食物从体内排出，这种情况下，患者可能会用泻药（cathartic）——一种强力的腹泻剂，给下消化道带来危害；或催吐，有时会用催吐药（emetic）——一种中毒急救药品。在经常暴饮暴食的情况下，患者付出的代价是因为经常用手塞喉促呕而使牙齿损坏、颈部腺体肿大、眼睛发红、水肿、疲劳、头痛、恶心及其他伤害。

4. 神经性贪食症的危害

催泻和催吐可能是让身体丢失过多能量最迅速的方法，但是暴饮暴食、催泻及催吐会给身体带来非常严重的伤害，如由于呕吐和腹泻带来的液体和电解质的失衡；催吐药的副作用——心肌损伤，反复使用催吐药会使患者因为心力衰竭而死亡；尿道感染造成肾衰竭；呕吐刺激和感染咽喉、食道和唾液腺，腐蚀牙齿，造成龋齿；食道和胃破裂和撕裂。

5. 神经性贪食症的治疗方法

为了控制食量和建立正常的饮食习惯，必须制定一个特定的饮食和锻炼计划。过于限制的饮食是不正确的，因为可能会带来暴饮暴食。保持稳定的体重，避免体重增减循环才是主要目的。对于很多神经性贪食症患者而言，通过学习认识到适量的食物摄入以消除饥饿感（每天最低能量摄入为6694kJ）是治愈神经性贪食症的第一步。

表13-2提供了一些纠正神经性贪食症的饮食策略。不管有没有专业的帮助，大约有一半的确诊的女性神经性贪食症患者可以在5~10年治愈，当然适当的治疗和自控能加速康复进程。

表13-2　纠正神经性贪食症的饮食策略

计划原则
计划膳食和零食，吃之前在饮食日记中记录计划
计划要求在餐桌上和用餐具吃的食物和零食
避免吃"手抓食品"

续表

营养原则
吃各种各样食物组成的均衡饮食并做到定时吃饭
每餐中加入新鲜蔬菜、水果来延长吃饭的时间
选择全麦、高膳食纤维含量的面包、面条、米饭和谷类食品来增加食品的体积
摄入足够液体,特别是水

其他技巧
选择提供饱腹感和体积大的蛋白质和脂肪,并切身感受丰满的富含膳食纤维的碳水化合物的食欲
尝试包括汤和其他富含水分能增加饱腹感的食物
选择那些分成小份的食物,选择一个土豆,而不是大盘米饭或面条,购买独立包装的酸乳和乳酪,寻找小包装的牛排或鸡,选择有一定量的冷冻食品
在大多数锻炼日,进行 30min 以上的体育活动

第十四章
特殊人群营养与膳食

学习引导

1. 我国《国民营养计划（2017—2030 年）》中，明确提出开展生命早期 1000 天营养健康行动，提升生命早期的营养关注，从生命的源头开始预防和控制新生儿成年后的疾病。母乳喂养是生命早期 1000 天的重要阶段，美国儿科协会及营养与饮食学会建议婴儿的最佳喂养方式是在出生后的前 6 个月进行纯母乳喂养，并且在 12 个月以内使用母乳与辅食相结合的方式。我国国家卫生健康委联合 15 个部门共同制定了《母乳喂养促进行动计划（2021—2025 年）》，旨在通过政府主导、部门协作、全社会参与的方式，推动形成母乳喂养促进工作机制。那么，母乳喂养能给婴儿带来哪些好处呢？母乳的营养供给是如何契合婴儿的生理特点与需要的？

2. 肥胖已成为我国重大的公共卫生问题。我国肥胖症患者人数呈现持续上升趋势，从 2018 年的 2 亿人增至 2021 年的 2.3 亿人，预计 2030 年肥胖人口总数将达到 3.29 亿人。值得注意的是，肥胖人群正逐渐年轻化，进一步加剧了问题的严重性。健康中国从健康体重开始。管住嘴迈开腿，保持健康体重，"吃得好"与"动得巧"缺一不可。在适量摄入、科学膳食的前提下，选择适宜的运动方式、运动时长、运动频次尤为重要。从理论上来讲，脂肪的储存能够支撑几个小时的持续运动而不会衰竭。那么，什么形式的运动强度、运动时间以及运动频次能够更有效地动员机体脂肪的氧化分解？

3. 根据联合国的标准，当一个国家 60 岁以上人口占总人口比重超过 20% 或 65 岁以上人口比重超过 14% 时，该国就被认为进入了"老龄"社会，或称为"中度老龄化"社会。目前，中国 60 岁及以上的人口已占总人口的 21.1%，其中 65 岁及以上的人口占比达到 15.4%。预计到 2050 年左右，中国的高龄老人占比将超过 10%。那么，随着年龄的增长，老年人的生理呈现哪些变化？什么样的营养产品契合老年人的生理需求？

第一节　婴幼儿生理特点与营养

婴幼儿时期是指从出生到 3 岁。在这一期间，人体的生长发育速度很快，合理的营养将不仅满足机体各组织器官增长和功能成熟的需要，为人一生的体力和智力发展打下基础，而且对某些成年和老年时期易出现的疾病起到预防作用。婴幼儿时期又可分为婴儿期（0~1 岁）和幼儿期（1~3 岁）。

一、婴儿的生理特点与营养

1. 婴儿的生理特点

婴儿期是人类生命从母体内生活到母体外生活的过渡，也是一生中生长发育的第一个高峰期，6 个月前的婴儿体重平均每月增加 0.6kg，6~12 个月的婴儿体重平均每月增加 0.5kg。12 月龄时，体重为出生时的 3 倍，身高为出生时的 1.5 倍。出生时胸围小于头围，至 12 月龄时可与头围基本相等并开始超过头围，上臂围由 11cm 增长至 16cm。

婴儿期也是脑细胞的增殖高峰期，不仅数目增加，细胞体积也在增大，树突增多和延长，神经髓鞘形成并进一步发育。6月龄时脑重可比出生时增加1倍，至1岁时，脑质量达900~1000g，接近成人脑重的2/3。

婴儿消化器官幼稚，功能不完善。婴儿口腔狭小，出生时涎腺细胞不发达，唾液分泌很少，每昼夜为50~80mL（成人平均1000~1500mL），到3~4月龄时唾液腺逐渐发育完全，唾液内淀粉酶含量增多。正常乳牙于出生后6~8月萌出，最早4月时萌出。新生儿的胃容量为25~50mL，且呈水平状，胃贲门括约肌发育迟缓，吃奶后容易出现溢奶；出生6个月后胃容量可达200mL。肝脏分泌胆盐少，脂肪的消化与吸收较差；4月龄前胰淀粉酶分泌少，不利于消化淀粉；但胰蛋白酶活性良好，消化蛋白质的能力较强。婴儿肾脏不成熟，肾小球滤过率仅为成人1/4~1/2，肾小管重吸收、分泌及酸碱调节功能也较弱，对肾溶质负荷耐受有限。婴幼儿的肝脏酶系统没有完全发育成熟，会发生一些病理现象，如黄疸、灰婴综合征、酪氨酸血症。另外，婴儿的肠黏膜薄嫩，通透性好，屏障功能差，肠内有些毒素、消化不全的产物以及过敏原等，能经过肠黏膜进入到体内，引起全身感染和变态反应性疾病。

2. 婴儿的营养需要特点

出生后数年的营养和健康是实现儿童生存和发展目标的基础，婴幼儿时期的营养问题可能会导致儿童不可逆转的生长和认知发育迟缓。

（1）能量　除满足婴儿的基础代谢、食物特殊动力作用和活动所需外，还要满足生长需要（1岁以内占总能量的25%~30%）及未消化吸收而排出的能量（约占食物总能量的10%）。中国营养学会推荐低于6月龄婴儿能量适宜摄入量为0.38MJ/(kg·d)[95kcal/(kg·d)]（非母乳喂养应增加20%），6月龄后，婴儿生长速度减缓，对能量需求减少，适宜摄入量为0.33MJ/(kg·d)[80kcal/(kg·d)]。

（2）蛋白质　婴儿体内器官的成长发育需要质优、量足的蛋白质，婴儿除需要成人所需的8种必需氨基酸之外，还需组氨酸、半胱氨酸和酪氨酸。一般，母乳蛋白质和婴儿配方食品能满足蛋白质需要。蛋白质长期摄入量不足和过量都会影响婴儿的生长发育。中国营养学会推荐的蛋白质适宜摄入量为6月龄前9g，6~12月龄为20g。

（3）脂质　脂质除提供婴儿相当的能量外，还可促进脂溶性维生素的吸收，并可避免发生必需脂肪酸缺乏。中国营养学会推荐婴儿期脂质供能占总能量的35%~50%，其中6月龄前婴儿的脂质摄入量较高，占总能量的45%~50%；6月龄后，随辅食的添加，膳食中脂质比例稍有下降，为35%~45%。脱脂牛乳和脱脂乳粉不宜人工喂养或混合喂养婴儿。同时，ω-6多不饱和脂肪酸与ω-3多不饱和脂肪酸比例以4:1为宜。

（4）碳水化合物　一个健康的婴儿，28%~63%的能量由碳水化合物供给，母乳中乳糖提供37%~38%的能量，而牛乳中乳糖仅提供26%~30%，若以牛乳代替母乳喂养，婴儿需添加乳糖来增加其供能，但添加量不宜超过母乳的含量。4月龄后，婴儿消化道中才有淀粉酶产生，为避免消化不良和过敏等症状，多糖类食物要等到6月龄时再慢慢添加。

（5）矿物质　母乳中各种矿物质含量是婴儿矿物质需要量的主要依据之一。母乳中铁含量较少，正常新生儿有足够的铁储备，可以满足出生后4~6月龄的需要，因此，母乳喂养的婴儿6月龄后应添加含铁辅食。婴儿期，足量的钙、磷、钠、镁、碘、锌、铜等对生长发育至关重要。中国营养学会推荐的婴儿矿物元素的推荐摄入量（RNI）或适宜摄入量（AI）如表14-1所示。

表 14-1　婴儿矿物元素的推荐或适宜摄入量

月龄	AI												
	钙/ (mg/d)	磷/ (mg/d)	钾/ (mg/d)	钠/ (mg/d)	镁/ (mg/d)	碘/ (μg/d)	铜/ (mg/d)	氟/ (mg/d)	铬/ (μg/d)	锰/ (mg/d)	铁/ (mg/d)	锌/ (mg/d)	硒/ (μg/d)
0~6	200	105	400	80	20	85	0.3	0.01	0.2	0.01	0.3	1.5	15
7~12	350	180	600	180	65	115	0.3	0.23	5.0	0.7	10 (RNI)	3.2 (RNI)	20

资料来源：中国营养学会．中国居民膳食营养素参考摄入量（2023 版）。

（6）维生素　正常母乳含有婴儿所需的各种维生素，只有维生素 D 含量稍低，如果母乳含量不足或出现维生素 D 早期缺乏现象，婴儿可考虑每日补充维生素 D，并注意适量晒太阳。中国营养学会推荐的婴儿维生素的推荐摄入量或适宜摄入量如表 14-2 所示。

表 14-2　婴儿维生素的推荐摄入量或适宜摄入量

月龄	AI												
	维生素 A/ (μg RAE/d)	维生素 D/ (μg/d)	维生素 E/ (mg α-TE/d)	维生素 B_1/ (mg/d)	维生素 B_2/ (mg/d)	维生素 B_6/ (mg/d)	维生素 B_{12}/ (mg/d)	维生素 C/ (mg/d)	泛酸/ (mg/d)	叶酸/ (μg DFE/d)	烟酸/ (mg NE/d)	胆碱/ (mg/d)	生物素/ (μg/d)
0~6	300	10	3	0.1	0.4	0.2	0.3	40	1.7	65	2	120	5
7~12	350	10	4	0.3	0.6	0.3	0.6	40	1.9	100	2	140	10

资料来源：中国营养学会．中国居民膳食营养素参考摄入量（2023 版）。

（7）水　婴儿体表面积大，基础代谢率高，约为成人的 2 倍，足月婴儿出生后几天，每天需水量不足 100mL/kg，6 月龄内需水量 125~150mL/kg，1 岁内 125mL/kg，早产儿需水量更大。

二、幼儿的生理特点与营养

1. 幼儿的生理特点

幼儿期（young children）指 1~3 周岁的幼儿，幼儿的生长发育速度比婴儿慢，但仍然比其他时期快，体重每年增加约 2kg，2 周岁前身高每年增加 11~13cm，随后增速变缓，2~3 岁每年增加 8~9cm，到 3 岁时，身高平均可达 100cm。同时，幼儿时期骨骼及脑的发育速度很快，头围以 1cm/年的速度增长，2 岁时脑重约为成人的 75%，到 3 岁时脑重超过出生时的 3 倍，语言、思维能力发展迅速，能进行日常交流。此外，幼儿的咀嚼及消化能力比婴儿时期有所提高，正常婴儿的 20 颗乳牙，在两岁半前已全部长出，胃容量持续增大，可达 300~500mL，但胃肠道的弹力及消化酶的分泌及蠕动能力还远不如成人。

2. 幼儿的营养需要特点

1 岁后，幼儿消化和活动能力均增强，对能量、营养物质需求量较婴儿期高。同时，幼儿期是骨骼、牙齿、大脑发育的重要时期，应注意钙、磷、铁、锌、碘、维生素 D 等的摄入，以满足幼儿生长需要。中国营养学会推荐的幼儿能量及宏量营养素参考摄入量如表 14-3 所示。

表 14-3 幼儿能量及宏量营养素参考摄入量

年龄/岁	能量（EER）				蛋白质/(g/d)		总碳水化合物/g		脂质			
	MJ/d		kcal/d						总脂肪	亚油酸	α-亚麻酸	DHA
	男	女	男	女	EAR	RNI	EAR	AMDR(%E)	AI(%E)	AI(%E)	AI(%E)	g/d
1~	3.77	3.35	900	800	20	25	120	50~65	35	4.0	0.60	0.1
2~	4.60	4.18	1100	1000	20	25	120	50~65	35	4.0	0.60	0.1
3~	5.23	5.23	1250	1150	25	30	12	50~65	35	4.0	0.60	0.2 (EPA+DHA)

资料来源：中国营养学会. 中国居民膳食营养素参考摄入量（2023 版）。

注：%E 为占能量的百分比。EAR 为平均需要量，RNI 为推荐摄入量，AMDR 为宏量营养素可接受范围，AI 为适宜摄入量。

矿物质和维生素对幼儿生长发育有很重要的作用。锌缺乏可导致幼儿的食欲不佳及免疫失调，铁缺乏可引起贫血等情况的发生，钙在骨髓发育快速的儿童阶段作用更为显著，镁对于幼儿的骨代谢及神经肌肉功能维持、机体蛋白质、脂肪及碳水化合物的代谢均有较大的影响作用。中国营养学会对 1~3 岁幼儿每日钙、磷、铁、锌、碘的推荐摄入量分别为 600mg、300mg、9.0mg、4.0mg 和 90μg；维生素 A、维生素 D、维生素 B_1、维生素 B_2、维生素 C、叶酸和胆碱的推荐摄入量分别为 310μg RAE（视黄醇当量）、10μg、0.6mg、0.6mg、40mg、160μg DFE（叶酸当量）和 200mg。

第二节 儿童、青少年生理特点与营养

一、学龄前儿童生理特点与营养

在我国，学龄前儿童（pre-school children）一般是指 3~6 岁处于学龄前期的儿童，是婴幼儿向学龄期儿童的过渡期，该阶段儿童新陈代谢旺盛，神经系统及骨骼的发育迅速，是儿童生长发育较为迅速的阶段，而营养是儿童生长发育的物质基础，合理的膳食营养对儿童至关重要。

1. 学龄前儿童的生理特点

学龄前儿童身高、体重稳步增长。与婴幼儿相比，学龄前儿童体格发育速度相对减慢，但仍保持稳步增长，此期间体重增长约 5.5kg（年增长约为 2kg），身高增长约为 21cm（年增长约为 5cm）；脑及神经系统发育持续并逐渐成熟，3 岁时神经系统的发育已基本完成，但脑细胞体积的增长和神经纤维的髓鞘化仍在继续；3~6 岁的孩子胃容量尚小，为 600~700mL，咀嚼能力和消化功能逐渐增强，但是仍有限。

2. 学龄前儿童的营养需要特点

学龄前儿童处于生长发育旺盛时期，且活泼好动，能量、营养素摄入不足或过多会对智力发育、机体抵抗力甚至成年后的健康有影响。中国营养学会推荐的学龄前儿童能量及宏量营养素参考摄入量如表 14-4 所示。

表 14-4　学龄前儿童能量及宏量营养素参考摄入量

年龄/岁	能量(EER)				蛋白质/(g/d)		总碳水化合物/g		脂质			
	MJ/d		kcal/d						总脂肪		亚油酸	α-亚麻酸
	男	女	男	女	EAR	RNI	EAR	AMDR(%E)	AMDR(%E)		AI(%E)	AI(%E)
4~	5.44	5.23	1300	1250	25	30	120	50~65	20~30		4.0	0.60
5~	5.86	5.44	1400	1300	25	30						
6~	6.69(中等体力活动)	6.07(中等体力活动)	1600(中等体力活动)	1450(中等体力活动)	30	35						

资料来源：中国营养学会. 中国居民膳食营养素参考摄入量（2023 版）。

学龄前儿童对矿物质和维生素的需要量相对较高，常缺乏的矿物质有锌、铁、钙及镁等。中国营养学会对 4~6 岁儿童每日钙、磷、铁、锌和镁的推荐摄入量分别为 800mg、350mg、10.0mg、5.5mg 和 160mg，特别要注意的是，碘的推荐摄入量由婴幼儿期 90μg 降低到 50μg；维生素 A、维生素 D、维生素 B_1、维生素 B_2、维生素 C、叶酸和胆碱的推荐摄入量分别为 360μg RAE、10μg、0.8mg、0.7mg、50mg、190μg DFE 和 250mg。

二、学龄儿童和青少年生理特点与营养

在我国，学龄儿童（school children）是指 6~12 岁儿童，也称为小学生；青少年（adolescence）是指 13~18 岁的中学生，这个时期也称为青春期。学龄儿童和青少年是由儿童发育到成年人的过渡时期，也是形成强健的体魄和健康心理的重要阶段。加强学龄儿童和青少年的营养，养成良好的行为、生活习惯，对一生都有积极影响。

1. 学龄儿童和青少年的生理特点

学龄儿童的体格生长速度较为平稳，体重每年增加 2~2.5kg，身高每年增长 4~7.5cm。进入青春期后，体格生长进入第 2 次高峰期，体重每年增长 4~5kg，身高每年可增长 5~7cm。据估计，约 50%的人体体重和 15%的身高是在这个时期获得的。

学龄儿童、青少年个体间的发育速度差别较大，性别差异也很突出，女生一般在 10 岁左右开始进入青春期，17 岁左右结束；男生一般在 12 岁进入青春期，22 岁左右结束。青春期是人一生中最有活力的时期，体格生长加速，第二性征出现，生殖器官及内脏功能日益发育成熟，大脑的功能和心理发育也进入高峰，身体各系统逐渐发育成熟。

在整个学龄儿童和青少年时期，生长发育是在不断进行的，可以分成不同的阶段，各阶段不是等速进行的，但有承接关系，前面的过程可对之后的发展起决定作用；神经系统发育较早，生殖系统发育较晚，年幼时皮下脂肪发育较发达，肌肉组织到学龄期才发育加速；身体四肢先于躯干发育，下肢先于上肢发育，呈现自下而上、自肢体远端向中心躯干的规律性变化。

2. 学龄儿童和青少年的营养需要特点

（1）能量　学龄儿童和青少年活泼好动，大脑活动量激增，此外，男生肌肉和骨骼的发育较女生显著，应保证能量供给量充足。能量长期摄入不足可出现疲劳、消瘦和抵抗力下降，影响体力活动和学习能力，甚至影响生长发育；但摄入过多，可导致肥胖，所以应加强体育锻炼。

中国营养学会对学龄儿童和青少年的能量推荐摄入量如表 14-5 所示。生长发育中的学龄儿童和青少年的能量应处于正平衡状态，能量来源的合理比例为蛋白质 12%~15%，脂肪 25%~30%，碳水化合物 55%~65%。

表 14-5　学龄儿童和青少年（中等体力活动水平）的能量推荐摄入量

年龄/岁	推荐摄入量/(MJ/d)		推荐摄入量/(kcal/d)	
	男	女	男	女
7~	7.11	6.49	1700	1450
8~	7.74	7.11	1850	1550
9~	8.16	7.53	1950	1700
10~	8.58	7.95	2050	1800
11~	9.20	8.37	2200	2000
12~	10.88	9.20	2600	2200
15~	12.34	9.83	2950	2350

资料来源：中国营养学会．中国居民膳食营养素参考摄入量（2023 版）．

（2）蛋白质　学龄儿童、青少年摄入充足而优质的蛋白质，可促进生长发育、提高智力、增强对疾病的抵抗力，也有助于提高学龄儿童、青少年的身体素质。最好由蛋白质所供的能量占总能量的 12%~15%，而且从食物供给的蛋白质应有 1/2 为优质蛋白质。中国营养学会对学龄儿童和青少年的蛋白质推荐摄入量如表 14-6 所示。

表 14-6　学龄儿童和青少年的蛋白质推荐摄入量

年龄/岁	推荐摄入量/(g/d)	
	男	女
7~	40	40
8~	40	40
9~	45	45
10~	50	50
11~	55	55
12~	70	60
15~	75	60

资料来源：中国营养学会．中国居民膳食营养素参考摄入量（2023 版）．

（3）碳水化合物　根据我国膳食碳水化合物的实际摄入量，学龄儿童和青少年膳食中碳水化合物应提供总能量 55%~65% 的能量，其中包括单糖、寡糖和多糖等碳水化合物，但应限制精制糖的摄入，提倡摄入营养素与能量密度比值高的食物，以满足体积机体的营养素和能量需求。一般认为，人类短期进食不含碳水化合物的食物不会引起缺乏症状，但可能会出现代谢紊乱；过多的碳水化合物可转化为脂肪，长期过量摄入可能导致肥胖。

（4）脂肪　学龄儿童和青少年时期脂肪适宜摄入量提供的能量应占总能量的 25%~30%，WHO 推荐的饱和脂肪酸、单不饱和脂肪酸和多不饱和脂肪酸的最佳摄入比例为 1∶1∶1，我国推荐的学龄儿童和青少年膳食中，ω-6 多不饱和脂肪酸和 ω-3 多不饱和脂肪酸的摄入比例为（4~

6):1。摄入过多的脂肪，可使血清胆固醇水平高，也会增加肥胖和心血管疾病的发生风险，摄入量过少会因为缺乏必需脂肪酸而影响学龄儿童和青少年的生长发育。一般来讲，不必过度限制学龄儿童和青少年的膳食脂肪的摄入，只要注意摄入适量的植物油，通常不会造成必需脂肪酸的缺乏。

（5）矿物质和维生素　由于骨骼和循环血量的快速增长，学龄儿童和青少年对矿物质，尤其是钙、铁、碘、锌的需求量增大；青春期，女生因月经失血，对铁的需要量增加。中国营养学会对学龄儿童和青少年的矿物质和维生素推荐摄入量如表14-7所示。

表14-7　学龄儿童和青少年的矿物质和维生素推荐摄入量

营养素	年龄/岁			
	7~	9~	12~	15~
钙/(mg/d)	800	1000	1000	1000
磷/(mg/d)	440	550	700	720
镁/(mg/d)	250	320	330	330
碘/(μg/d)	90	90	110	120
铁/(mg/d)	12	16	男16,女18	男16,女18
锌/(mg/d)	7.0	7.0	男8.5,女7.5	男8.5,女7.5
维生素A/(mg RAE/d)	男430,女390	男560,女540	男780,女730	男810,女670
维生素D/(μg/d)	10	10	10	10
维生素B_1/(mg/d)	男1.0,女0.9	男1.1,女1.0	男1.4,女1.2	男1.6,女1.3
维生素B_2/(mg/d)	男1.0,女0.9	男1.1,女1.0	男1.4,女1.2	男1.6,女1.2
维生素B_6/(mg/d)	1.0	1.3	1.4	1.4
维生素B_{12}/(mg/d)	1.4	1.8	2.0	2.5
维生素C/(mg/d)	60	75	95	100
叶酸/(μg DFE/d)	290	370	400	400
胆碱/(mg/d,AI)	250	300	380	男450,女380

第三节　孕妇、乳母生理特点与营养

一、孕妇的生理特点与营养

孕妇是指处于妊娠特定生理状态下的人群，在孕期，孕妇不仅要维持自身的营养状态，还要通过胎盘转运供给胎儿生长发育所需营养。经过280d的孕育，将一个肉眼看不见的受精卵变成一个啼哭的新生儿，对母体营养供应量是一个很大的考验。妊娠期一般为孕早期（怀孕1~3个月）、孕中期（怀孕4~6个月）和孕晚期（怀孕7~9个月）3个阶段。孕妇的营养不仅与自身健康有关，还直接影响到胎儿、婴儿、青少年直至成人体力、智力的全面发展，是与整个社会、民族兴衰有着密切关系的重大问题。

1. 孕妇的生理特点

(1) 内分泌改变　内分泌系统是体内重要的信息传递系统，参与人体各种生理过程的调节。妊娠期妇女内分泌系统多种激素水平的改变是其身体发生生理变化的主要原因。除母体原有的内分泌腺体及细胞分泌相关激素外，孕后形成的胎盘也可以提供维持妊娠所必需的一些激素。

① 人绒毛膜促性腺激素（human chorionic gonadotrophin，HCG）：人绒毛膜促性腺激素是由胎盘产生的一种糖蛋白，在受精后 8~10d 就出现在母体血中，随后浓度迅速升高，至妊娠 8~9 周达到顶峰，随后又迅速下降，到 20 周左右降至较低水平，并一直维持至分娩。其主要的生理作用为：a. 在妊娠早期刺激母体黄体分泌雄激素和孕激素，以维持妊娠过程的顺利进行。b. HCG 可吸附于滋养细胞表面，以免胚胎滋养层细胞被母体淋巴细胞攻击，具有"安胎"作用。c. 刺激甲状腺活性。

② 人绒毛膜生长素（human chronic somatomammotropin，HCS）：人绒毛膜生长素也是胎盘产生的一种糖蛋白。因其化学结构、生理作用、生物活性等均与生长素相似，故被定名为人绒毛膜生长素。HCS 分布水平与胎盘的生长发育相平行，在妊娠末期达到顶峰。HCS 的主要生理作用是调节母体与胎儿的物质代谢过程，包括糖、脂肪和蛋白质的代谢，从而促进胎儿的生长。

③ 雌激素（estrogen）：雌酮、雌二醇、雌三醇合称为雌激素，均属于类固醇类激素。在妊娠期，胎盘和卵巢一样，能够分泌雌激素。妊娠 8~9 周后，胎盘分泌的雌激素逐渐增加，可接替黄体的功能以维持妊娠，直到分娩。胎盘分泌的雌激素主要成分为雌三醇，其主要生理作用是通过前列腺素的产生而增加子宫和胎盘之间的血流量，也促进母体乳房发育。

④ 孕激素（progestogen）：孕激素主要是孕酮（又称为黄体酮，progesterone，P），为类固醇类激素。黄体与胎盘将孕烯醇酮合成孕酮，在妊娠期间，孕酮的分泌量维持在较高水平。其中胎盘孕酮的分泌变化规律与雌激素类似。一方面孕酮能够维持子宫内膜、蜕膜发育，同时促进乳腺腺泡和导管的发育；另一方面孕酮能够引起在子宫腔中的细胞因子的积累，抑制体外淋巴细胞的功能和体内抗体的形成。这些分子可能在调节子宫在怀孕期间的免疫反应中发挥重要作用。孕酮通常要在雄激素作用的基础上才能发挥作用。

⑤ 甲状腺素：妊娠妇女的甲状腺激素水平完全不同于非妊娠妇女，孕期不同也有差异。妊娠前 3 个月，胎盘分泌 HCG 明显增加，可竞争性结合甲状腺滤泡上皮细胞的甲状腺激素（thyroid-stimulating hormone，TSH）受体，使血清游离甲状腺素（free thyroxine，FT4）、游离三碘甲状腺原氨酸（free triiodothyronine，FT3）水平升高，高峰出现在 8~12 周，之后水平逐渐降低，而甲状腺激素水平降低，在 8~12 周降至最低点，妊娠中期以后逐渐回升。

研究证实，胎儿的大脑从妊娠 5 周开始发育，妊娠 12 周后胎儿才开始合成甲状腺激素，20 周后调节甲状腺分泌的下丘脑-垂体-甲状腺轴基本发育完善，故妊娠早期（12 周前）胎儿甲状腺激素完全依赖母体供应，孕妇甲状腺功能状态决定胎儿的健康。妊娠并发甲状腺功能异常可导致多种不良的妊娠结局，妊娠合并甲亢可导致胎儿发育受限、心动过速、胎儿水肿等，妊娠合并甲减是新生儿呼吸窘迫综合征、早产、死胎的危险因素，严重者可影响胎儿智力发育。

⑥ 其他激素：在妊娠期间，母体血浆中皮质醇（cortisol）浓度也增加。皮质醇由肾上腺皮质分泌，可加速氨基酸进入肝脏成为糖异生的原料。另外，妊娠期胰岛素功能旺盛、胰岛素分泌增多、循环血中胰岛素水平增加，使孕妇空腹血糖值低于非孕妇，但糖耐量试验时血糖增

高幅度大且回复延迟，致糖耐量异常及妊糖尿发生率升高。

（2）基础代谢率改变　由于妊娠期内分泌的改变，使母体的合成代谢增加，基础代谢率发生变化。在妊娠早期，基础代谢率（BMR）略有下降，妊娠中期 BMR 逐渐升高，妊娠晚期增高 15%~20%。对碳水化合物、脂肪和蛋白质的利用也有所改变。

① 血糖代谢：肝脏和肌肉是储存人体糖原的重要脏器，肝糖原是血糖的重要来源，肝葡萄糖生成过程包括肝糖原分解和肝内糖异生。在非孕人群中，平均空腹血糖水平维持在 5.0mmol/L，糖的生成和利用保持平衡，无论是糖的生成过程还是利用过程受损都会引起空腹血糖的改变。

正常妊娠时，空腹血糖较非妊娠期低；随妊娠的进展，空腹血糖逐渐下降。其可能的原因为 a. 血浆葡萄糖被稀释。6~8 周，母体血容量开始增加，32~34 周时达高峰，血容量增加使血浆葡萄糖浓度相应下降。b. 胰岛素敏感性增加，降低了血糖。c. 糖的利用增加。妊娠后期胎儿胎盘对葡萄糖的利用增加以及母体摄食的增加，促进了胰岛 β 细胞胰岛素的分泌功能。d. 糖的生成不足。虽然妊娠期肝葡萄糖生成是增加的，但是有限的肝葡萄糖生成不能有效提高循环中血糖浓度。

② 脂肪代谢：正常妊娠期由于孕妇对脂肪摄入增加，肠道脂质吸收能力增强，加上孕期内分泌的变化，体内分泌多种激素致胰岛素抵抗，脂肪动员增加而对脂蛋白代谢产生显著的影响，造成生理性高脂状态。妊娠期一定范围内的血脂升高是有益的，是胎儿正常发育所需的生理变化，为妊娠、分娩及产后哺乳准备能量。正常情况下，血脂水平从妊娠 9~13 周开始升高，31~36 周达到高峰，并维持高水平至分娩，产后 24h 明显下降，产后 4~6 周后恢复正常水平。但当血浆中的血脂超过一定水平，尤其伴有过氧化产物的增高，可使血液的黏滞度增加，血脂沉积于胎盘的血管壁，血管内皮细胞受损，同时还会影响凝血、免疫等其他系统。如果损伤进一步发展，可能出现一系列临床症状，表现为各种妊娠合并症。

③ 蛋白质代谢：从妊娠早期开始，母体氮代谢就开始发生适应性的改变，如尿素的产生和排泄、血浆 α-氨基氮含量降低、体内支链氨基酸的转氨基作用减缓等，以储留更多的氮。妊娠期蛋白质代谢呈正氮平衡，为子宫胎儿、乳腺发育提供所需。但与产后相比，妊娠期孕妇血浆中大多数氨基酸浓度较低。动物实验显示，妊娠期空腹时，糖原性氨基酸如丙氨酸、丝氨酸及谷氨酸的量均减少。

④ 其他：妊娠期间，母体对其他成分如水、电解质、维生素的代谢均发生不同程度的变化。由于雌激素等作用，至妊娠末期包括胎儿及其附属物在内至少有 9L 水分潴留。血总钙含量在整个妊娠过程中不断下降，至妊娠末期降到最低点。在妊娠的中晚期，母体钙经主动转运给胎儿，20 周时每日通过胎盘的钙量为 50mg，至 35 周时增加到 350mg，同时雌激素抑制母体对骨钙的重吸收也导致了妊娠期间血钙的降低。此外，妊娠期妇女在血浆维生素 A 水平充足的情况下，由于雌激素水平的不断增高，导致肝脏及脂肪组织中维生素 A 的释出，随妊娠进展呈逐渐增高趋势。这种维生素 A 含量高的状态会加速铁的利用，使体内铁储存减少。

（3）消化系统功能的改变　激素的变化引起肠道平滑肌细胞松弛、胃肠蠕动减慢、胃排空及食物肠道停留时间延长，孕妇易出现饱胀感以及便秘，一些营养素如钙、铁、维生素 B_1 及叶酸等的肠道吸收量增加；孕期消化液和消化酶（如胃酸和胃蛋白酶）分泌减少，易出现消化不良；由于贲门括约肌松弛，胃内容物可逆流入食管下部，引起反胃。以上种种消化道功能的变化导致孕妇出现以消化道症状为主的早孕反应，如恶心、呕吐、食欲下降等。此外，由于胆囊排空时间延长，胆道平滑肌松弛，胆汁变黏稠、淤积，易诱发胆石症。孕 12 周后，早孕反应减少甚至消失，消化系统功能改变的不良影响减少。

（4）血液容积及血液成分的改变　正常非孕妇女血容量约为 2.6L，孕期约增加 50%；红细胞量平均增加 20%，因孕妇是否补充铁而有不同，无铁补充者孕期红细胞量较非孕妇女增加 18%，而有铁补充者较非孕妇女增加 30%。由于血容量的增加幅度较红细胞量增加的幅度大，致使血液相对稀释，血中血红蛋白浓度下降，可出现生理性贫血。红细胞和血容量的增加均始于孕 10 周以后，其中红细胞量的增加一直持续到足月时，而血容量的增加则于 30~34 周时达到最高量。孕早期血清总蛋白浓度下降，最初主要反映在白蛋白的降低，是血容量增加和蛋白质的合成率改变所致。除血脂及维生素 E 以外，几乎血浆中所有营养素于孕期均降低，包括葡萄糖、氨基酸、铁、维生素 C、维生素 B_6、叶酸、生物素等。这些血浆营养素水平的下降不能完全用孕期血容量的逐渐增加使血浆稀释来解释，因为很难解释葡萄糖和大多数氨基酸的突然降低，血液中各种营养素的降低幅度十分广泛且各不相同。因此，可能的解释为母体在妊娠期血容量增多及组成成分的改变是为了更便于将营养素输送给胎儿，并将胎儿排泄物输出体外。

（5）肾功能的改变　孕期，为了清除胎儿和母体代谢产生的含氮或其他废物，孕妇的肾功能负担增加。肾小球滤过能力增强，可增加约 50%；肾血浆流量也增加约 75%。尿中蛋白质代谢产物尿酸、尿素、肌酐排出量增多。另外，由于肾小球滤过量超过了肾曲管的再吸收能力，故有时出现孕期糖尿，尿中氨基酸、水溶性维生素的排出量也明显增加。妊娠期间，体内水分潴留增加，长时间站立或坐位的孕妇下肢血液循环不畅，出现凹陷性水肿。仅有下肢凹陷性水肿而血压正常者，属生理现象；出现上肢或面部水肿者，应密切注意，排除妊娠高血压综合征。

（6）体重的改变　孕妇体重在孕早期增重较少，孕中期和孕晚期每周稳定增加 350~400g，整个孕期共增重 10~12.5kg，平均约 11kg，其中包括 7kg 水分、3kg 脂肪和 1kg 蛋白质。水分分布于胎儿、胎盘、羊水和母体子宫、乳房、血液及细胞外液中。脂肪的贮存主要自孕 10 周开始至 30 周以前，即在胎儿快速生长期，孕期贮存脂肪并非简单地通过增加膳食摄入量，而是由于黄体酮作用下的代谢调整，贮存的脂肪主要分布在腹部、背部及大腿上部，以备必要时满足孕晚期增高的能量需要以及哺乳期的能量需要。

表 14-8　孕期妇女体重增长范围和增重速率推荐

孕前 BMI/(kg/m²)	总增重/kg	孕早期增重/kg	孕中晚期增重速率/(kg/w)
低体重(<18.5)	11.0~16.0	0~2.0	0.46(0.37~0.56)
正常体重(18.5~23.9)	8.0~14.0	0~2.0	0.37(0.26~0.48)
超重(24.0~27.9)	7.0~11.0	0~2.0	0.30(0.22~0.37)
肥胖(≥28.0)	5.0~9.0	0~2.0	0.22(0.15~0.30)

资料来源：中国营养学会团体标准《中国妇女妊娠期体重监测与评价》（T/CNSS 009—2021）。

孕期体重增长过多或过少均不利（表 14-8）。有报道称，若孕期体重增长超过平均增重数的 50% 以上，发展为高血压的风险增加；若孕期体重增长过低，早产儿的发生率增高，且与宫内发育迟缓和围产期死亡的危险性增加相关。

2. 孕妇的营养需要特点

自受孕后，孕妇体内的代谢过程发生了一系列变化，为了胎儿生长发育、孕妇自身新陈代谢、分娩和泌乳等的需要，孕妇需要摄入比平时更多的营养素。

（1）能量　孕期的总能量需要除满足孕妇日常基础代谢、食物特殊动力作用、日常生活和劳动等消耗外,还要满足胎儿新生组织的形成及增长、胎儿代谢的能量需要、妊娠过程基础代谢增高等需要的能量。一般在孕早期,由于生成新组织及胎儿生长速度慢(1g/d左右),孕妇基础代谢与正常人相似,所需能量基本不变或略有增高;孕中期和孕后期,由于母体基础代谢比孕前增加10%~20%,母体新组织形成及胎儿生长速度较快(10g/d左右),而且脂肪和蛋白质蓄积过程也加速,孕妇基础代谢明显增加,因此,所需能量也相应增加(表14-9)。

表14-9 孕妇能量参考摄入量

孕期	身体活动水平		
	轻/d	中/d	重/d
孕早期	7.11MJ/1700kcal	8.79MJ/2100kcal	10.25MJ/2500kcal
孕中期	1.05MJ/250kcal	1.05MJ/250kcal	1.05MJ/250kcal
孕后期	1.67MJ/400kcal	1.67MJ/400kcal	1.67MJ/400kcal

资料来源:中国营养学会.中国居民膳食营养素参考摄入量(2023版)。

(2) 蛋白质 为满足母体、胎盘和胎儿生长的需要,孕妇对蛋白质的需求量较非孕妇增加。若孕妇蛋白质摄入不足以满足自身和胎儿需要,不仅对胎儿生长发育不利,还会使母体发生贫血、营养性水肿和妊娠毒血症。但摄入过多蛋白质,孕妇的肝、肾负担过重,反而不利于母体健康和胎儿发育。

在孕期增长的体重中,蛋白质约为1kg(925g),其中胎儿体内约440g,胎盘100g,羊水3g,子宫166g,乳腺81g,血液135g。孕期蛋白质的贮存量随孕周的增长而增加,妊娠第一个月每日贮存0.6g,至妊娠后半期每日贮存6~8g,特别是最后10周,胎儿需要更多的蛋白质以满足组织合成和快速生长的需要。为此,中国营养学会建议孕妇蛋白质参考摄入量为孕早期55g/d、孕中期70g/d、孕晚期85g/d,其中动物类和豆类食品等优质蛋白质应占1/3以上。

(3) 脂质 妊娠全过程,母体平均增加脂肪2~4kg,供母体某些部位的储备及胎儿组织的形成(胎儿体内的脂肪占其体重的5%~15%)。脂质对胎儿脑及神经系统的形成和发育至关重要,因脂质占大脑及神经组织干重的50%~60%,脂质缺乏,脑细胞的分裂与增殖会推迟,同时脂溶性维生素吸收降低。在正常生理情况下,脂质是以溶解度较大的脂蛋白复合体的形式在血液中循环运输。在妊娠期,由于受雌激素和孕酮水平增高的影响,脂肪组织降解能力增强、肝脏合成甘油三酯能力增强,脂肪组织脂蛋白酶降低,对内源性脂质代谢减弱,同时孕妇对脂质的摄入量增加,这几种因素导致孕妇血脂水平升高。血脂水平一定程度的升高是一种生理适应性改变,高血脂状态有利于胎儿从母体血液中吸取足够的游离脂肪酸、脂溶性维生素和类脂物质,作为胎儿发育、胎脑组织及肺表面脂质活性物质的合成原料。孕妇体内因脂肪降解作用增强而产生过多的酮体,酮体能通过胎盘组织供给胎脑、胎肾等组织利用,妊娠末期的血脂增高有利于脂肪蓄积,为妊娠晚期、分娩期及产褥期供应必要的能量贮备。

一般认为,孕妇脂肪摄入量提供的能量占全日总能量的20%~30%比较适宜。中国营养学会推荐的亚油酸适宜摄入量提供的能量占总能量的4.0%,α-亚麻酸适宜摄入量提供的能量占总能量的0.60%,EPA+DHA适宜摄入量为250mg/d。

(4) 矿物质 由于孕期的生理变化、血容量和肾小球滤过率的增加,使得孕妇血浆中矿物质的含量随妊娠的进行逐渐降低。孕期膳食中可能缺乏的矿物质为钙、铁、锌、碘。

① 钙:人类的生命始于受精卵细胞,胎儿从几毫米的小胚胎发育成一个身高50cm、体重

3kg 以上的新生儿。在这个发育过程中，为了保证胎儿的脊柱、四肢及头颅骨的正常骨化，母体不断地通过胎盘逆浓度梯度向胎儿主动转运钙离子，胎盘及胎儿体内产生的甲状旁腺激素样蛋白（PTHrP）是维持胎儿与母体之间的钙梯度的重要物质。无论母体血钙浓度高低，母体均会通过胎盘向胎儿转运钙，以维持胎儿骨的正常代谢。

怀孕期间，母体处于低钙状态。有报道称，孕17周胎儿脐血钙浓度高于母体血钙浓度，分娩时胎儿脐静脉血钙浓度明显高于最后两个孕月时母体血钙浓度，即使在母体钙稳态被破坏的状态下，仍能维持胎盘逆浓度梯度转运。加之，怀孕初期的食欲缺乏、呕吐等妊娠反应会不同程度地影响母体对钙的摄取和吸收；孕期母体的血容量上升，使母体血钙浓度相对下降；肾小球滤过率增加，尿钙排泄增多；孕期雌激素水平的升高又一定程度地抑制了母体对钙的重吸收。故孕期母体处于低钙状态，且随着妊娠进展血钙持续下降，直至妊娠晚期降至最低点。

怀孕期间孕妇长期缺钙或缺钙程度严重，不仅孕妇自身会出现手足抽搐、下肢麻木、腰酸背痛、骨质疏松、牙齿松动等典型症状；而且胎儿出生后可能罹患先天性佝偻病、方颅、鞍形颅、囟门闭合晚、毛发稀疏、枕秃、夜惊、长牙晚、学步迟、体弱多病。此外，缺钙还常导致孕妇产生妊娠高血压综合征、宫缩乏力与产后出血，也可导致胎儿宫内发育迟缓。

正常成年妇女体内含钙约1kg，新生儿体内贮存钙约30g，从孕早期开始，钙的吸收逐渐增加，至孕20周时钙的吸收可增加1倍并于整个孕期保持高吸收率，胎儿20颗乳牙和第一颗恒牙均在孕8个月时发育钙化。因此孕期需增加钙摄入量以保证母体及胎儿的需要，中国营养学会建议钙的推荐摄入量（RNI）为孕早期800mg/d、孕中期和孕晚期1000mg/d，最高耐受量（UL）为2000mg/d。

② 铁：人体铁的主要作用是造血，母体血清铁是胎儿获得铁的唯一途径，在与母体竞争摄取血清铁的过程中，通过一种特异性运铁蛋白结合受体及可能的运铁蛋白复合物的微胞饮作用运向胎儿，而此种运转是单向运输。母体铁储存耗尽时，胎儿铁储存也随之减少。铁缺乏（iron deficiency，ID）和缺铁性贫血（iron deficiency anemia，IDA）是常见的妊娠合并症，会造成母体抵抗力下降、对分娩和麻醉的耐受能力差。缺乏铁和缺铁性贫血可影响胎儿正常的生长发育，导致低出生体重儿、早产儿等发生率显著增高，还会影响儿童的心智发育，一些影响可以持续到成年后。

铁为一种强促氧化剂，可能会对机体糖代谢造成影响，已有不少研究发现体内铁储备过多，发生糖尿病、代谢综合征及妊娠糖尿病的风险增加。血清铁蛋白是体内剩余铁的主要储存方式，当体内铁过多时，血清铁蛋白水平升高，血清铁蛋白升高与糖尿病及妊娠糖尿病的关系也被一些研究证实。

铁的需求在不同的妊娠期有明显的变化。孕早期，由于月经的终止，孕妇对铁的需求下降，但早期的血流动力学改变使其对铁的需求量增加，包括普遍的血管扩张、血容量增加、红细胞增加、2,3-二磷酸甘油浓度增加。孕中期至孕晚期，由于孕妇和胎儿对氧的需求增加、胎儿组织器官发育及对铁储备的需要，铁的需求量持续增加。在280d的孕期中，铁消耗量约为1000mg，约有315mg的铁储备于胎儿和胎盘组织，500mg的铁用于孕妇血红蛋白浓度的扩增需要，分娩时失血所丢失的铁约为250mg。考虑到个体差异和25%的铁吸收效率，美国医学研究所（institute of medicine，IOM）推荐孕妇在孕中期和孕晚期均口服铁补充剂30mg/d，中国营养学会推荐孕早期、孕中期和孕晚期铁摄入量为20mg/d、24mg/d和29mg/d。

③ 锌：锌分布在人体的肌肉、骨骼、血浆中，成年女性体内含锌约1.3g，妊娠期间贮留在母体及胎儿组中的总量为100mg，其中60mg在胎儿成熟期间被利用。胎盘锌转运到胎儿可

能为主动转运过程。胎儿对锌的需求量在孕末期最高，此时胎盘锌的转运量为 0.6~0.8mg/d。

锌在人体内的含量受甲状腺激素的抑制，妊娠后随着胎儿生长发育需要，体内代谢加快，妊娠时胚胎的甲状腺和脑发育未成熟，需要母体分泌更多的甲状腺激素，从而导致体内锌含量降低，持续至足月。孕妇血清锌浓度比非孕妇低约 35%，新生儿脐带血清锌浓度较母体血清锌浓度高约 50%。

锌对孕早期胎儿器官的形成极为重要。锌为 DNA 复制、修复和转录相关酶所必需，锌缺乏可损害神经元的 DNA 处理系统，导致核酸及蛋白质合成障碍，影响神经细胞的分裂，使神经髓鞘发育不完善，影响神经信息的传递而致记忆力丧失和学习能力下降。孕妇缺锌可影响蛋白质、核酸、酶的代谢，生长激素受体信号受损，胰岛素分泌下降，干扰前列腺素合成，从而引起习惯性流产、胎儿发育迟缓、畸形、死胎等。

食物是补锌的最好途径，WHO 推荐孕妇每日食物补锌量为 20mg。中国营养学会对孕期的锌推荐摄入量为 9.5mg/d，最高耐受量为 40mg/d。

④ 碘：碘是机体合成甲状腺激素的必需微量元素，甲状腺激素对于维持正常的新陈代谢、生长发育，尤其是对胎儿大脑的生长发育至关重要，其在特定的时间窗影响脑组织神经发育、神经元和胶质细胞分化、神经元迁移、突触及髓鞘形成等。整个妊娠过程，母体对碘和甲状腺激素的需求量增加约 50%，主要原因如下。

a. 胎儿和母体甲状腺对碘的需求增加。在妊娠 10 周，胎儿甲状腺具有了摄取碘的功能，从妊娠 10~12 周开始母体的储备碘转移给胎儿供其甲状腺激素的合成，自妊娠 12 周胎儿甲状腺开始建立合成甲状腺激素的功能，而胎儿合成甲状腺激素所需要的碘必须从母体转运而来，这需要母体有充足的碘。

b. 母亲肾脏对碘的清除率增加。自妊娠早期开始，由于肾小球滤过率增加，使肾脏碘清除率增加 1.3~1.5 倍，导致母体血清无机碘水平降低。

c. 结合型甲状腺激素水平增加。自妊娠 6 周开始，升高的雌激素导致肝脏合成甲状腺激素结合球蛋白（TBG）水平增加以及 TBG 的清除减慢，使血清中与 TBG 结合的甲状腺激素水平增加，血清总甲状腺素（TT4）水平是非妊娠状态时的 1.5~2.0 倍，而为了保证充足的具有生物学活性的游离甲状腺激素水平，体内要达到新的激素平衡状态，这就需要合成更多的甲状腺激素，特别是四碘甲状腺原氨酸（T4）。

d. 胎盘脱碘酶活性增强。妊娠期胎盘 II 型、III 型脱碘酶活性均增强，其中 II 型脱碘酶主要分布于中枢神经系统中，其主要保持组织细胞内三碘甲状腺原氨酸（T3）水平稳定；III 型脱碘酶的作用是使 T3、T4 及时被灭活，可能是使胎儿大脑不因过量的 T3、T4 而受到损伤的一种保护性机制。由于 T4 在胎盘中脱碘转换成了不具有生物活性的反三碘甲状腺原氨酸（rT3），甲状腺激素需求也可能会因此增加，尤其是在妊娠后半期。

妊娠期碘缺乏会导致甲状腺激素的合成减少，血清促甲状腺激素升高，从而导致甲状腺对有效碘的亲和力增加、T3 与 T4 产生比例增加以及外周组织 T4 转为 T3 的转换增加，甲状腺可以通过此方式适应碘缺乏。在严重碘缺乏症中，以上代偿性反应可能不充分，并且可能导致甲状腺功能减退。碘缺乏使孕妇产生妊娠期高血压、流产、胎膜早破等不良妊娠结局，使后代生长和神经智力发育落后，甚至患克汀病。碘过量会引起巨大儿、后代甲状腺功能紊乱等不良后果。

通过妊娠补碘特别是孕早期补碘，纠正母体碘缺乏可有效预防克汀病。碘盐的推广食用，对预防缺碘引起的地方性甲状腺肿和克汀病起到重要作用。中国营养学会对孕期碘推荐摄入量为230μg/d，最高耐受量为600μg/d。

⑤维生素：在孕期，由于血浆的稀释，血浆中多数维生素随妊娠进展而缓慢、持续地下降，而由于妊娠期代谢及生理的改变，某些维生素又保持不变或随妊娠进展而升高，因此，孕期维生素的营养状况评价较为困难。大量动物实验表明，母体缺乏维生素可以导致胎儿生长发育迟缓及先天性畸形，尽管人体的维生素干预或观察性研究有些结论，但资料尚不完整，孕期需特别考虑的维生素为维生素A、维生素D及B族维生素等。

维生素A通过简单扩散的方式经胎盘转运至胎儿，孕期母体血清维生素A水平降低不明显，有资料显示孕期血清维生素A较孕前的水平高，认为与孕激素促进肝储存的维生素A释放入血中有关。母体维生素A营养状况低下与胎儿早产、胎儿心脏先天性发育异常、宫内发育迟缓及婴儿低出生体重有关；维生素A对孕妇的缺铁性贫血的预防具有积极意义，也可抑制细胞炎症因子反应，改善局部氧化应激损伤，保护胎盘血管内皮细胞，从而减轻妊娠期高血压的病情。但妊娠期过量的维生素A摄入可能诱导细胞，尤其是神经外胚细胞分化过程中发生变化，从而导致胎儿畸形，尤其是在孕早期。中国营养学会对孕早期维生素A推荐摄入量为700μg RAE/d，孕中期和孕晚期为770μg RAE/d，最高耐受量为3000μg RAE/d。目前市面上销售的孕妇奶粉大多数强化了维生素A，摄入时应注意总量。

维生素D通过简单扩散经胎盘进入胎儿体内，可在胎盘和新生儿体内活化为具有活性的$1,25-(OH)_2-D_3$。$1,25-(OH)_2-D_3$是一种具有神经活性的类固醇激素，除了传统的调节钙磷代谢平衡、骨组织正常代谢作用之外，对中枢神经系统也发挥着重要作用。$1,25-(OH)_2-D_3$激活维生素D受体（VDR），使其发生磷酸化，然后$1,25-(OH)_2-D_3$-VDR与维甲酸类受体（retinoic X receptor，RXR）二聚化形成$1,25-(OH)_2-D_3$-VDR-RXR复合物，该复合物通过VDR的DNA结合区与靶基因启动子区域的维生素D反应元件（vitamin D response element，VDRE）结合，招募多种转录调节因子，调控上百个含有VDRE的靶基因转录表达。核VDR表达下降或维生素D缺乏会引起$1,25-(OH)_2-D_3$-VDR结合效应降低，导致转录活性和靶基因表达下降。为了满足胎儿骨骼生长和额外钙的需求，孕期维生素D的需求量增加4~5倍，此增加主要通过增加孕妇肠钙的吸收。在胎儿发育过程中，需要从母体转移25~30g钙。孕期维生素D缺乏会导致肠钙吸收不足。为维持血钙水平，会引起继发性甲状旁腺激素水平升高和孕妇骨骼脱钙，导致母体骨质软化症。当维生素D严重缺乏时，母体钙向胎儿的转移会减少，从而造成胎儿骨骼发育异常，如胎儿骨生长缓慢、膝跟骨的长度和中段上肢的长度缩短。维生素D缺乏还与新生儿免疫功能异常、婴儿牙釉质发育不良、哮喘、过敏性疾病、呼吸系统的感染、低血钙性抽搐等有关。中国营养学会对孕期维生素D推荐摄入量为10μg/d，最高耐受量为50μg/d。维生素D为脂溶性维生素，不宜过量。

胎儿期维生素E储备发生在妊娠中晚期，主要经胎盘主动转运而来。胎盘滋养层细胞中的α-生育酚转运蛋白（α-TTP）与维生素E的主动转运相关。维生素E跨胎盘转运量受到一定限制，转运量只有被动转运葡萄糖的10%左右，因此分娩时脐带血维生素E水平显著低于母体血浆水平。维生素E可防止自由基在细胞膜和血浆脂蛋白中扩散，保护细胞膜免受氧化应激损伤，通过维持细胞膜成分、结构及功能完整性提高红细胞抗氧化损伤能力，对神经系统、骨骼肌和视网膜发育也有重要作用。此外，α-生育酚和γ-生育酚可通过作用于T细胞内转录因子激活蛋白1（AP-1），或活化核转录因子NF-κB信号转导系统，调节基因转录过程来抑制感染及调节免疫。如果孕妇体内维生素E含量低下，会导致自由基过量，从而引发胎盘老化、血管内皮损伤，进而增加妊娠期高血压疾病、胎膜早破、流产、早产等其他不良妊娠结局的发生概率。如体内维生素 E 过量，因对其他脂溶性维生素有拮抗作用，将会影响其他脂溶性维生素的吸收和功能。中国营养学会推荐的孕期维生素 E 适宜摄入量为 14mg α-TE-(α-生育酚当量)，最高耐受量为 700mg α-TE/d。

叶酸是 DNA 合成中的重要原料，叶酸缺乏会抑制胎儿的核酸合成，使细胞不能产生足够的 DNA 进行有丝分裂，从而导致婴儿先天性心脏病、唇腭裂、尿道畸形，并可伴发呼吸、消化、心血管等多器官畸形；其可能作用机制为叶酸缺乏导致一碳单位代谢障碍，引起细胞内甲基供体的不足和基因组甲基化修饰的紊乱，从而导致多种细胞和组织发育状态的变化。通过强化增补叶酸后，神经管畸形、唇腭裂、上肢短缩、脐膨出等多种肉眼可见的先天畸形显著降低。叶酸作为甲基供体，可使甲硫氨酸代谢产物同型半胱氨酸重新甲基化为甲硫氨酸，从而减轻同型半胱氨酸毒性作用，而体内高浓度同型半胱氨酸是引起妊娠期高血压等妊娠期并发症的危险因素。妊娠期，孕妇血清叶酸水平降低，可能与以下几方面有关：a. 体内雌激素水平持续升高，促使嘌呤代谢加快，叶酸的消耗增加，而胃肠蠕动功能减弱，使吸收量明显减少。b. 胚胎的细胞分裂和生长非常旺盛，尤其是胎盘形成时期，需求量增加。c. 妊娠中晚期母体需要更多的血容量，母体乳房、子宫对叶酸的需求量明显增加。d. 妊娠期母体肾血流量增多，加快了肾脏中叶酸的清除，叶酸排出量增加。虽然因叶酸严重缺乏所导致的巨幼细胞贫血并不普遍，但叶酸摄入量不足，致使血清叶酸和红细胞叶酸水平随着妊娠进展逐渐降低却很多见。研究发现，叶酸缺乏是引起胚胎神经管畸形的主要风险因素之一，而胎儿神经管闭合发生在妊娠的前 28d 内，所以，叶酸的补充应从孕前至少 1 个月至怀孕后 3 个月。中国营养学会对孕期叶酸推荐摄入量为 600μg DFE/d，最高耐受量为 1000μg DFE/d（即合成叶酸上限）[式 (14-1)]。

$$叶酸当量 = 天然食物来源叶酸(μg) + 1.7 \times 合成叶酸(μg) \qquad (14-1)$$

妊娠期间，孕妇新陈代谢增快，胎儿代谢也快。由于维生素 B_1 与新陈代谢成正比，其供应量应增加，且孕妇为了维持食欲、正常的肠道蠕动和促进产后乳汁分泌，也应有足够的维生素 B_1。中国营养学会建议孕早期、孕中期、孕晚期维生素 B_1 推荐摄入量为 1.2mg/d、1.4mg/d、1.5mg/d，应多食富含维生素 B_1 的食物。

维生素 B_6 可促进 γ-氨基丁酸（GABA）的形成，GABA 对大脑有强烈抑制作用。若脑内 GABA 合成受阻，可引起神经中枢过度兴奋的中毒症状如抽搐等。维生素 B_6 缺乏，色氨酸的转变终止在黄尿酸阶段，黄尿酸与胰岛素相结合，使胰岛素的活性降低。中国营养学会建议孕妇维生素 B_6 的推荐摄入量为 2.2mg/d，最高耐受量为 60mg/d。

维生素 C 对胎儿骨骼、牙齿的正常发育、造血系统的健全和机体的抵抗力等都有促进作用，孕妇缺乏维生素 C 时易贫血、出血，也可引起早产、流产或新生儿有出血倾向。中国营养学会对孕早期、孕中期、孕晚期维生素 C 推荐摄入量分别为 100mg/d、105mg/d、105mg/d。

二、乳母的生理特点与营养

哺乳期间，乳母由于要分泌乳汁、哺育婴儿，还需要逐步补偿妊娠、分娩时的营养素损耗并促进各器官、系统功能的恢复，因此比非哺乳妇女需要更多的营养。

1. 乳母的生理特点

在正常情况下，产妇在分娩 8h 后就可以开始对新生儿进行哺乳，哺乳期乳母的泌乳受到多种因素的影响，包括与泌乳相关的基因、内分泌系统中的各种激素以及外界或环境影响因素。

（1）基因 目前证实有超过100个基因调节乳腺生理功能的不同方面，如aS1-酪蛋白基因、E74样因子5、雌激素受体、瘦素、乳腺泌乳功能基因（Pten，Dnmt3a，Dnmt 3b）、乳成分合成相关信号通路关键基因（Akt，Srebp1，Csn2，Glut1）等。

（2）激素 机体内分泌系统严格控制乳腺的发育以及泌乳过程。妊娠期，在黄体和胎盘性激素、胎盘催乳素、泌乳素、人绒毛膜促性腺激素作用下，乳腺出现显著的导管扩张、小叶发育和腺泡发育。在妊娠末期，孕激素的减少使细胞紧密连接关闭，并使乳腺开始泌乳，分泌乳蛋白和液体等。分娩后，胎盘催乳素和性激素迅速降低。伴随胎盘催乳素的骤然消失，性激素的黄体产物也消失。分娩后第4~5d时达最低谷，这时，下丘脑分泌的泌乳素抑制激素进入下丘脑腺垂体系统减少，泌乳素抑制激素的减少使得垂体小叶跨膜分泌泌乳素。在生长激素、胰岛素和皮质醇激素增长的情况下，泌乳素使乳腺导管上皮细胞从泌乳前状态转换到分泌状态。分娩后第4~5d，腺泡和导管分泌物积累，导致乳房增大。甲状腺激素和生长激素的水平也通过各自的直接和间接机制影响哺乳。

泌乳是一种复杂的神经反射活动，受神经-体液调节。婴儿的吮吸反射可引起催产素的分泌，催产素主要作用在乳腺和子宫，催产素与乳腺的肌上皮细胞受体结合，而产生乳腺平滑肌的收缩，挤压乳腺泡射出乳汁。婴儿的吮吸在乳头上产生神经冲动，冲动传到垂体后叶分泌催产素，经血流至乳腺，引起分泌乳汁的肌上皮细胞收缩，使腺泡囊中的乳汁挤到乳腺管，称为泌乳反射。同时冲动还传到分泌催乳素的垂体前叶，经血流至乳腺，作用于腺体引起泌乳，称为催乳素反射。乳母的精神忧虑、紧张可抑制这些反射。吮吸乳头使泌乳素暂时上升，这对下次哺乳的乳汁产量与成分起重要作用。吮吸刺激越强和喂奶次数多、喂奶时间长和婴儿活力大，则乳汁分泌越多，即催产素的分泌与吮吸刺激成比例。催产素只对存乳产生喷射与排空的作用，乳腺若要继续对已排出的乳汁进行补充，必须有一定量的泌乳素才能完成。但泌乳素释放激素的作用必须有雌激素和孕激素的准备、皮质醇和胰岛素的协调、胎盘催乳素的加强作用以及催产素的配合才能完成射乳等。

（3）外界因素 母亲的饮食干预会影响母乳成分及泌乳量。健康且营养状况良好的乳母，其膳食状况并不会明显影响乳汁中所有的营养素，乳汁中蛋白质含量比较恒定，也不受膳食蛋白质偶尔减少的影响。但是如果乳母在孕期和哺乳期的蛋白质与能量均处于不足、边缘或缺乏状态，乳母的营养状况就会影响乳汁中营养素的分泌水平。特别是当母体缺乏脂溶性维生素时更加明显。对营养状况良好的乳母，如果哺乳期采取节制饮食，可使泌乳量迅速减少。

正常情况下，产后3个月，每日泌乳量为750~850mL；当乳母能量摄入很低时，泌乳量可减少到正常的40%~50%；一般营养较差的乳母产后6个月每日泌乳量为500~700mL，后6个月每日为400~600mL；严重营养不良乳母的泌乳量可降低到每天100~200mL。

2. 乳母的营养需要特点

乳母营养状况的优劣不仅对婴儿的正常生长发育非常重要，也会影响到乳母自身近期的生理调整和远期的健康状况。

（1）能量 乳母除要满足自身的能量需要外，还要供给乳汁所含的能量和分泌乳汁过程需要的能量。产后1个月内，泌乳量不大，乳母的膳食能量适当即可，至3个月后泌乳量增加，对能量的需求增高。母乳中能量含量为280~320kJ（67~77kcal）/100mL，平均为285kJ（68kcal）/100mL，并依初乳、过渡乳、晚乳的顺序逐渐升高。乳母合成1L的乳汁需要3760kJ

（877kcal）的能量，因为每 1L 乳汁含能量 2920kJ（698kcal），机体转化乳的效率约为 80%，故约需 3760kJ（899kcal）的能量。虽然妇女在正常怀孕条件下，其脂肪储备可为泌乳提供约 1/3 的能量，但是另外的 2/3 需要由膳食来提供。

中国营养学会 2013 年提出的乳母每日能量推荐摄入量按轻、中、重体力活动水平分别为 9.62MJ/d（2299kcal/d）、10.88MJ/d（2600kcal/d）、12.83MJ/d（3066kcal/d）。衡量乳母摄入能量是否充足，可根据泌乳量和母体的体重来判断，泌乳量应能使婴儿饱足，母体应逐步恢复至孕前体重。如果母亲较孕前消瘦或孕期储存的脂肪不减，说明能量摄入不足或过多。

（2）蛋白质　母乳中初乳的蛋白质含量高于过渡乳，并随泌乳时间延长逐渐降低，晚乳蛋白质含量最低。我国乳母分泌的乳汁中蛋白质含量平均为 11.6g/L，按泌乳量平均为 750mL/d 计，从乳汁中排出的蛋白质约为 8.7g/d。考虑到膳食蛋白质的转换效率及生理价值等因素，中国营养学会建议乳母蛋白质推荐摄入量为 80g，比原来增加 25g，并保证优质蛋白质如鱼、禽、蛋、瘦肉等。乳母每天应比孕前增加 80~100g 的鱼、禽、蛋、瘦肉。如条件限制，可部分采用富含优质蛋白质的大豆及其制品替代。

（3）脂肪　母乳中脂肪含量受婴儿吮吸的影响而变化，每次哺乳过程中后段乳中脂肪含量较前段乳的含量高；婴儿早期胆汁缺乏，胰酶含量少，脂肪的吸收率低，消化功能弱，消化能力随月龄增加逐渐增强，与之适应的母乳脂肪含量也相应增加。母乳中 DHA 的含量与产妇多不饱和脂肪酸的摄入呈显著相关关系。对瑞典产妇的产后膳食进行调查，并与早产产妇母乳的必需脂肪酸进行对照，结果同样表明瑞典早产妇孕期和哺乳期能量、多不饱和脂肪酸摄入与产妇母乳中脂肪酸呈显著正相关。

目前我国还没有关于脂肪的每日推荐摄入量，但其所供给的能量应低于总能量的 1/3。乳母摄入脂肪的量应以总能量的 27% 为宜。中国营养学会建议亚油酸适宜摄入量占总能量的 4.0%，α-亚麻酸适宜摄入量供给能量占总能量的 0.60%，EPA+DHA 适宜摄入量为 250mg/d。

（4）矿物质

① 钙：母乳中钙的含量比较稳定，一般为 34mg/mL，乳汁中排出的钙约为 300mg/d。乳母钙的需求量是指维持母体钙平衡的量和乳汁分泌所需钙量之和。乳母膳食钙摄入不足，母乳中钙含量降低，乳母也易出现骨质软化症。中国营养学会对乳母钙的推荐摄入量为 1000mg/d，可耐受的最高摄入量为 2000mg/d。通常，日常膳食很难达到上述参考摄入量，因此需要增加乳及乳制品的摄入量，食用深绿色蔬菜、豆制品、虾皮、小鱼等含钙较丰富的食物，也可在保健医生的指导下，补充适量的钙剂。此外，还要注意摄入维生素 D（多晒太阳或服用鱼肝油等），以促进钙的吸收和利用。

② 铁：母乳中铁含量低，增加乳母铁的摄入可以补充母体分娩时的消耗，矫正或预防乳母贫血的状态，但对乳汁中铁含量的影响并不明显。乳母铁的推荐摄入量为 24mg/d。细胞造血时需要铁、铜、锌等矿物质的参与，所以产妇的膳食中应添加含较多铁、铜、锌等矿物元素的食物，以预防产后相关并发症的发生。

③ 碘：乳汁含碘为 40~90μg/L，加之乳母的基础代谢率和能量消耗增加，碘的摄入量也应随之增加，乳母摄入的碘可很快出现于母乳中，中国营养学会对乳母碘的推荐摄入量为 240μg/d。

④ 锌：锌与婴儿的生长发育和免疫功能有密切关系，有助于乳母对蛋白质的吸收和利用。乳汁中锌含量受乳母膳食锌摄入量的影响。中国营养学会对乳母锌的推荐摄入量为 12mg/d，

可耐受的最高摄入量为40mg/d。

（5）维生素

① 维生素A：维生素A可少量通过乳腺，受膳食摄入量影响，尤其产后2周内的初乳富含维生素A，随着泌乳期增加，其含量逐渐下降，平均60μg/100mL。膳食中维生素A超过一定限度，乳汁中维生素A含量不再按比例增加。我国膳食中维生素A供应一般不足，因此乳母应注意合理搭配。中国营养学会对维生素A推荐摄入量为1300μg RAE/d。视黄醇当量计算如式（14-2）所示。

$$\begin{aligned}视黄醇当量(RAE, \mu g) =& 膳食或补充剂来源全反式视黄醇(\mu g) + \\& 1/2 \text{ 补充剂纯品全反式} \beta\text{-胡萝卜素}(\mu g) + \\& 1/12 \text{ 膳食全反式} \beta\text{-胡萝卜素}(\mu g) + \\& 1/24 \text{ 其他膳食维生素 A 类胡萝卜素}(\mu g) \quad (14\text{-}2)\end{aligned}$$

② 维生素D：维生素D几乎不能通过乳腺，因此母乳中其含量很低，乳母膳食维生素D的推荐摄入量为10μg/d，可耐受的最高摄入量为50μg/d。我国日常膳食中维生素D含量较低，可通过晒太阳，必要时在医生指导下补充维生素D。

③ 水溶性维生素：多数水溶性维生素均可通过乳腺，乳腺可调节其在乳汁中的含量，达到一定程度后不再增加。

维生素C受膳食影响很大，全球母乳乳汁中的平均含量为5.2mg/100mL，最高可达8mg/100mL，维生素C的推荐摄入量为150mg/d，可耐受的最高摄入量为2000mg/d。只要经常吃新鲜蔬菜和水果，膳食维生素C可满足机体需要。

乳母中维生素B_1和维生素B_2平均含量分别为0.02mg和0.03mg。维生素B_1有促进乳汁分泌及预防婴儿脚气病的作用，母乳中叶酸含量为5~6μg。中国营养学会对乳母维生素B_1、维生素B_2、烟酸、叶酸推荐摄入量分别为1.5mg/d、1.5mg/d、15mg/d、550μg DFE/d。

第四节　老年人生理特点与营养

国际上对老年人的年龄标准一般是60岁或65岁以上，我国规定的老年人年龄起点标准为60周岁。当人体进入到老年期，其身体的衰老在遗传学上已经呈"程序化"，为了安享晚年，老年人应更适度地调整饮食结构，防止营养过剩或不足，以维护身体健康、防止疾病、延缓衰老进程。

一、老年人的生理特点

人体的衰老过程是客观存在的，其生理的主要特点是基础代谢下降，机体呈外表形态、组织结构和各种功能均退化的过程。人到60岁以后，人体的分解代谢过程大于合成代谢过程，随着日常活动逐渐减少，60岁人的代谢率比20岁人下降了16%，而70岁人代谢率比20岁人下降了25%，导致人体的多种器官及功能产生衰退现象。

1. 代谢功能降低

老年人基础代谢下降，合成代谢降低，分解代谢增高，引起细胞功能下降。由于代谢功能改变，使营养素的消化、吸收、利用和排泄均受到不同程度的影响。

2. 体内成分改变

体内脂肪组织随年龄增长而增加，而脂肪以外的组织随年龄增长而减少。老年人肌肉组织的重量减少出现肌肉萎缩；细胞内液减少而使体内水分降低；骨组织矿物质减少，特别是钙减少，因而出现骨密度降低。因此，老年人易发生不同程度的骨质疏松症及骨折。

3. 器官功能改变

（1）感觉器官　感觉功能减退，味觉、嗅觉、触觉等感觉器官会变得不灵敏，影响老年人对食物的喜好，减少摄入量，口味加重，容易摄入过多调味重的食品等。

（2）消化系统　老年人消化液、消化酶及胃酸分泌量减少，致使食物的消化和吸收受影响，加之胃肠蠕动减慢，易造成便秘。由于胆汁分泌量减少及胰腺功能减退，使老年人对脂肪的消化吸收能力下降，并伴有脂溶性维生素吸收不良。有研究表明，与年轻人相比，老年人的饥饿感会降低，同时对食物的渴望也会减少，这是因为胆囊收缩素、瘦素、生长激素释放肽、胰岛素等激素在食物摄入过程中释放，一方面影响关键大脑区域的活动，进而控制食物摄入，另一方面，也会影响老年人的胃肠道。此外，有些老年人牙齿缺损、咀嚼和消化吸收能力下降。

（3）心脏及肾脏功能　人的心血管系统、肾脏等随着增龄出现程度不等的形态学改变。老年人心率减慢，心搏输出量减少，血管逐渐硬化；肾功能下降，导致肾脏排泄即重吸收功能下降，影响血中代谢废物的排泄及电解质的平衡，老年人对酸碱平衡代谢的失调，不能迅速反应并加以修正。与成人相比，老年人的促炎细胞因子 TNF-a 和 IL-6 更高，因此衰老过程中的免疫改变增加了对感染的易感性。

（4）神经系统　神经系统的老化是指随年龄增加大脑萎缩、退化，脑细胞数减少。一般认为，人出生后脑神经细胞即停止分裂，自 20 岁开始，每年丧失 0.8%，且随其种类、存在部位等的不同而选择性减少。有研究表明，25 岁时脑重量是 1400g，60 岁时约减少 165g，80 岁时约减少 240g。脑细胞的减少会引起大脑皮层神经活动过程的灵活性减弱，神经调节能力变差，对外界刺激的反应因潜伏期延长而迟钝。

二、老年人的营养需要特点

老年人群是营养不良的敏感者，每个老年人对营养的需求因所处生活环境、生活习惯以及身体素质的不同而不同。对于人体，基本的营养物质需求为碳水化合物、蛋白质、脂肪；同时维生素、水以及无机盐代谢过程及其调节对机体调控也具有重要的作用。因此老年人的营养补充应当考虑以下几方面。

1. 能量

与年轻人相比，老年人基础代谢率降低，身体活动量减少，从而能量的消耗量下降，为了保持能量平衡，摄入的能量也相应减少。老年人能量摄入过多，容易形成发胖体质，将会增加高血压、心血管疾病以及糖尿病的发病概率。WHO 推荐的能量摄入标准中，60~80 岁男性的推荐摄入量为 7.94MJ/d（1898kcal/d），女性在 60 岁为 7.53MJ/d（1800kcal/d），70 岁后为 7.10MJ/d（1697kcal/d）。

2. 碳水化合物

碳水化合物是老年人能量的主要来源，适宜摄入量同青年时期一样，占总热量的 55%~65%。但是应注意碳水化合物的种类。老年人胰岛素分泌减少，并且组织对胰岛素的敏感性下降，机体糖耐量降低，血糖容易升高。有研究发现，蔗糖摄入过多与老年动脉粥样硬化等心血管疾病及糖尿病发生率增高有关。同时，老年人的膳食中应注意供给一定量的纤维素和果胶，这两种不被吸收的碳水化合物能刺激肠道蠕动，起到预防老年性便秘的作用；膳食纤维还能改善肠道菌群，使食物容易被消化吸收；尤其是可溶性膳食纤维对血糖、血脂代谢都具有改善作用；膳食纤维还有利于非传染性慢性病如心脑血管疾病、糖尿病等疾病的预防。

3. 蛋白质

老年人对蛋白质的合成能力差，摄入的蛋白质利用率降低，因此，蛋白质的摄入应保证量足质优。蛋白质摄入不足易出现负氮平衡，摄入过多易加重肝脏和肾脏的负担。按体重计，老年人对蛋白质的需要量约为 1.27g/(kg·d)。中国营养学会推荐蛋白质摄入量为男性 65g/d，女性 55g/d。其提供的能量占膳食总能量的 15%，优质蛋白质如鱼、瘦肉、蛋、乳类和大豆制品占 1/3~1/2。

4. 脂类

老年人体内脂肪组织含量随着年龄的增大而逐渐增加，脂肪过多会增加心血管疾病的患病风险，也会影响肝脏以及消化器官。有研究发现，摄入多不饱和脂肪酸与老年人骨质疏松性骨折风险增加成正相关，摄入单不饱和脂肪酸则会降低这种风险。一般认为，摄入饱和脂肪酸、单不饱和脂肪酸和多不饱和脂肪酸的比例以 1:1:1 为宜。此外，脂肪摄入太少又会影响脂溶性维生素的吸收。相关数据显示，老年人的脂肪摄入量供能应占总热量的 20%~25%，每天摄入量应低于 1g/kg。

5. 其他物质

对于老年人，维生素在调节和延缓衰老过程中起到至关重要的作用。老年人容易缺乏维生素 A、维生素 D。维生素 A 有助于提高免疫力；维生素 D 调节钙磷代谢和骨质健康；维生素 C 可促进组织胶原蛋白的合成，防止老年血管硬化，并可降低血浆胆固醇，预防老年人机体内的氧化损伤；B 族维生素有助于细胞代谢。对 30 例长期住院老年患者的一项试验结果表明，补充维生素 A、维生素 C 和维生素 E 可以改善老年人的细胞免疫功能。

在无机盐中，由于老年人钙的吸收率低，对钙的利用及贮存能力差，容易出现缺钙，因此，老年人应多食用含钙量高且易吸收的食品（至少摄入 600mg/d 钙），并多接受阳光照射。老年人还应注意补铁，以防止缺铁性贫血。老年人应适量摄入钠盐，摄入最好控制在 5~6g/d。钾主要存在于细胞内液，老年人分解代谢常大于合成代谢，细胞内液减少，体钾含量常减少，应保证膳食中钾的供给量，每日供给 3~5g 即可满足需求。微量元素如锌、铬对维持正常糖代谢有重要作用。

随年龄增长，人体的水量在逐渐减少，老年后肠道中黏液分泌减少，容易形成便秘，故膳食中需补充足够的水。一般认为每天的摄入水量控制在 1500mL 左右。

第五节　泌乳

乳腺（mammary glands）及其泌乳活动是女性最突出的形态生理特征。乳腺是类似皮脂腺和汗腺的一种皮肤腺，所有哺乳动物，不论男女都有乳腺，但只有女性才能充分发育而具备泌乳功能。泌乳的器官为乳房，由皮肤、皮下组织、肌肉和腺体等构成，腺体的导管汇聚于同一区域，称为乳头。乳汁内含有脂肪、蛋白质、糖类等丰富的营养物质及母源抗体成分，是初生婴儿最适合的食物来源。

一、泌乳的概念

泌乳（lactation）包括乳的分泌（milk secretion）和乳的排出（milk ejection）两个独立而相互制约的过程。乳腺在初次妊娠过程中达到完全发育，在分娩后开始分泌乳汁。女性在每次分娩后，乳腺持续分泌乳汁的时期称为泌乳期。在此期间，乳腺分泌细胞从血液中摄取营养物质生成乳汁后分泌入腺泡腔内的生理过程称为乳的分泌。哺乳时，蓄积在腺泡和导管系统内的乳汁迅速流向乳窦的过程称为乳的排出。

乳腺的位置和数量有明显的种间差异。灵长类动物只有1对位于胸部的乳腺，牛、马、绵羊和山羊的乳腺位于腹股沟区；猪、啮齿类动物和食肉类动物的乳腺沿着胸腹部分布。

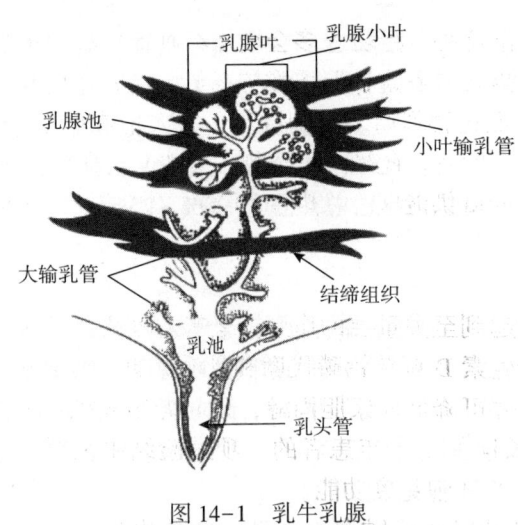

图 14-1　乳牛乳腺

乳房主要有两种组织，一种组织是由乳腺腺泡和导管系统构成的腺体组织或实质；另一种组织是由结缔组织和脂肪组织构成的间质，保护和支持腺体组织。

乳房的外面被覆着柔软的皮肤，皮下有浅筋膜，其下面为深筋膜，深筋膜与结缔组织和脂肪组织包围整个乳腺。结缔组织和脂肪组织延伸至腺体内部将乳腺分为若干小叶，各小叶间的结缔组织中含有丰富的弹性纤维。

乳腺腺泡和导管系统是乳腺的基本结构（图 14-1）。腺泡是分泌乳汁的部分，由一层分泌上皮构成。每一个腺泡类似一个小囊，有一条细小的乳导管与导管系统相通，腺泡的数目决定乳腺的泌乳能力，腺泡越多，泌乳能力越强。

乳导管系统由一系列复杂的管道组成，包括与腺泡腔相通的细小乳导管、中等乳导管和粗大乳导管。乳汁从腺泡分泌出来，流入与之相通的细小乳导管，经过中等乳导管，再汇入到粗大乳导管，最后汇入乳池。位于乳房下部及乳头内贮藏乳汁的较大腔道，分别称为乳腺池（gland cisterns）和乳池（teat cisterns），也称为乳窦或乳槽。不同种属间的乳池有很大区别。

乳腺腺泡和细小乳导管的外层，由一层肌上皮细胞围绕，并相互连接成网状。当这些细胞收缩时，可使腺泡中蓄积的乳汁排出。较大的乳导管和乳池由平滑肌构成，其收缩参与乳的排出过程。乳头管周围的平滑肌纤维在乳头末端排列成环形，构成乳头括约肌，使乳头管在不排乳时保持闭锁状态。

乳腺的血液供应极为丰富，每个腺泡都被稠密的毛细血管网包围着，因此，血液可以充分将营养物质和氧带给腺泡，以供乳腺生成乳汁的需要。

乳腺中的静脉系统比动脉系统发达，静脉的总横断面比动脉大若干倍。因此血液缓慢地流过乳腺，为腺泡生成乳汁提供有利条件，乳腺中的血液主要沿着左右腹壁皮下静脉及阴部外静脉流出（图 14-2）。乳腺也有淋巴循环。

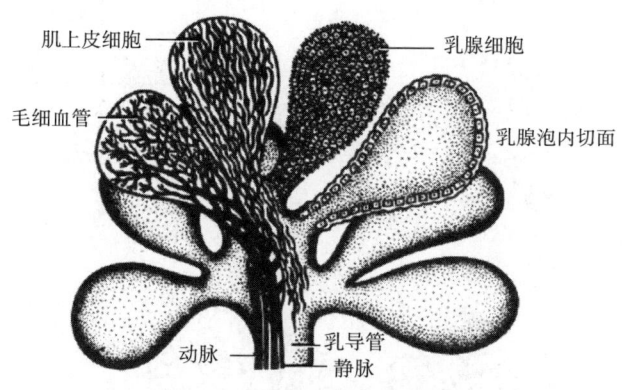

图 14-2 乳腺腺泡丛简图

乳腺中有丰富的传入神经和传出神经。传入神经主要为感觉神经纤维，来自第一腰神经和第二腰神经的腹支神经、腹股沟神经和会阴神经。这些神经的分支进入乳腺，并在各腺泡间形成稠密的神经丛。乳腺的传出神经属于交感神经，其神经纤维支配乳腺内的血管、乳池和粗大乳导管周围的平滑肌，兴奋时引起平滑肌收缩。乳腺内的平滑肌对肾上腺素、去甲肾上腺素极其敏感。刺激交感神经使乳腺内的血液循环量显著减少，泌乳量也相应下降，这是泌乳牛受到惊扰时泌乳量明显下降的主要原因。但是，乳腺的腺泡上皮细胞及其周围的肌上皮细胞不受神经支配。

乳腺各部分有多种内、外感受器。乳房特别是乳头皮肤及乳腺内的腺泡、血管、乳导管等处有着丰富的机械、温度感受器和化学、压力等内感受器，这些感受器对泌乳的反射调节起着重要作用。

泌乳可分为两个阶段。第一阶段在怀孕期，腺体充分分化，分泌出少量的特殊乳汁成分，如乳酪蛋白和乳糖。这一阶段大约在孕中期，可以通过测定血浆乳糖和 α-乳白蛋白浓度检出。在第一阶段完成后，腺体已经充分分化，可以分泌乳汁，但是循环血浆孕酮浓度很高，抑制了乳腺分泌，雌激素也可能抑制乳腺分泌。此阶段分泌的产物常被称为初乳，可以从孕妇的乳房中排出，它含有较高浓度的钠、氯和保护性物质，如免疫球蛋白和乳铁蛋白，不含乳酪蛋白，乳糖浓度偏低。

泌乳的第二阶段与分娩相联系，这一阶段的发生是由于血浆孕酮的急剧减少所致。这一变化伴随着上皮细胞之间旁细胞通路的通透性的改变，保护性物质和复杂碳水化合物的分泌的改变，以及所有乳汁成分分泌速度的加快。通过乳汁成分和乳汁量的变化，可以监测泌乳在这一阶段的变化。产后母乳成分的变化是连续的，缓慢的变化发生在泌乳的整个时期。

1. 乳腺的发育及其调节

（1）乳腺的发育　幼年时的乳腺尚未发育，两性乳腺也没有明显的差别。随着生长发育，乳腺中的结缔组织和脂肪组织逐步增加（图 14-3）。女性乳腺在青春期时开始增生，结缔组织和脂肪组织逐步增加，乳房的体积开始膨大。这时乳腺的导管系统还未发育成熟，腺泡一般还没有形成。之后乳房继续进行生长发育，开始出现明显的盘状物，少数可由单侧开始。月经后，乳腺发育已近成熟。

妊娠后，乳腺组织生长比较迅速，乳腺的分泌部分和导管部分都开始发育，乳腺导管的数量继续增加，并且在每个导管的末端开始形成没有分泌腔的腺泡。在妊娠中期，腺泡渐渐出现

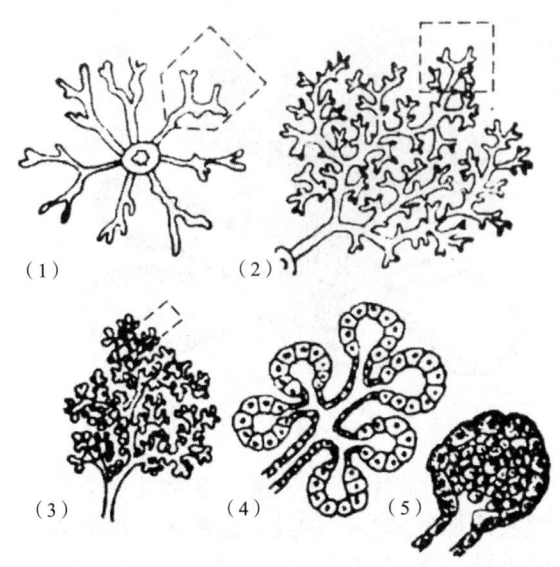

图 14-3 雌性动物不同阶段乳腺生长发育示意图
(1) 未成年时的乳腺,只有简单导管由乳头向四周辐射 (2) 已成年时的乳腺,导管系统逐渐增生和扩大 (3) 妊娠后的乳腺,末端形成腺泡 (4) 腺泡放大
(5) 分娩后腺泡上皮分泌乳汁

分泌腔,腺泡和导管的体积不断增大,逐渐代替脂肪组织和结缔组织,乳房内的神经纤维和血管数量也显著增多。妊娠后期,腺泡的分泌上皮开始具有分泌机能,乳房的结构也达到了活动乳腺的标准形态;乳腺在胎盘激素和促黄体激素影响下发生显著变化而完全成熟,在分娩前,腺体组织开始分泌乳汁;分娩后,乳腺开始正常的泌乳活动。

经过一定时期的泌乳活动后,腺体组织向相反方向发展,即腺泡渐次收缩以后完全停止分泌活动,与腺泡直接相连的细小乳导管重新萎缩,腺体组织被结缔组织和脂肪组织所代替,乳房体积缩小,恢复妊娠前形态,乳房体积缩小。乳腺的这种生理变化过程,称为乳腺回缩(mammary involution)。乳腺回缩通常是在泌乳后期出现的渐进性过程,最终致使乳腺活动停止,进入干乳期。在干乳期内,腺体组织能最大限度地重新形成,体内的脂肪储备也可以较好地得到补充。之后随年龄增大,每次乳腺的发育程度逐渐减退,泌乳量也逐年降低。乳腺的生长发育呈现明显的周期性变化,这些变化与性周期中卵巢的发育和妊娠期内分泌腺的活动密切相关。

(2) 乳腺发育的调节 乳腺发育既受内分泌腺活动的控制,又受中枢神经系统的调节。乳腺的发育和泌乳是多种激素协同作用的结果。卵巢分泌的雌激素和黄体分泌的孕激素对乳腺的发育均有调节作用。

天然的雌激素是一种含 18 个碳原子的固醇类化合物,主要由卵巢的卵泡分泌,胎盘、肾上腺皮质和睾丸亦可分泌少量雌激素。雌激素主要有雌二醇和雌酮,但在血液中也有雌三醇存在。其中生理活性最强的是雌二醇,雌三醇是雌二醇和雌酮的降解产物,活性最弱。

在卵泡开始发育时,雌激素的分泌量很少,随着卵泡渐趋成熟,雌激素的分泌也逐渐增加,于排卵前形成高峰,排卵后分泌稍减少,约在排卵后黄体成熟时,形成又一高峰。黄体萎缩时,雌激素水平也急剧下降,在月经前达到最低。妊娠中后期的雌激素则主要是胎盘的绒毛膜上皮细胞分泌的雌三醇。在血液中约有 2/3 的雌激素和蛋白质相结合，并与游离的雌激素保持平衡，与蛋白质结合的雌激素无活性，只有游离的雌激素才能被组织摄取。在青春发育期，卵巢的卵泡成熟后分泌的大量雌激素，可促进乳导管的上皮增生，乳导管及乳腺小叶周围结缔组织发育，使乳导管延长并分枝，并能使乳腺血管扩张、通透性增加。

孕激素又称为黄体素，是含 21 个碳原子的固醇类化合物。其在排卵前产生较少，主要来自肾上腺皮质。排卵后，孕激素主要由卵巢黄体分泌，在黄体成熟时，分泌量达高峰，之后逐渐下降，到月经来潮时恢复到排卵前的水平。妊娠 3~4 个月后，黄体逐渐萎缩而由胎盘分泌的黄体素代替，直至分娩。具有孕激素活性的类固醇有多种，其中最具生理活性的主要是孕酮，其对乳腺生长发育主要作用是促进乳腺小叶及腺泡的发育，在雌激素刺激乳导管发育的基础上，使乳腺发育得更充分。

催乳素是垂体前叶分泌的一种由 199 个氨基酸残基组成的蛋白质激素，其主要作用为促进乳腺生长发育，发动和维持泌乳。催乳素与乳腺上皮细胞的 PRL 受体结合，可产生一系列反应，包括刺激 α-乳白蛋白的合成、尿嘧啶核苷酸转换、乳腺细胞 Na^+ 的转换及脂肪酸的合成，刺激乳腺腺泡发育和促进乳汁的生成与分泌。

雌激素和孕激素对乳腺发育均有调节作用，起关键作用的是两者在乳腺发育时期的比例。在分娩期间，雌激素与催乳素有协同作用，可促进乳腺发育和乳汁分泌；与孕酮协同作用于乳腺腺泡发育；与皮质类固醇一起可激发和维持发育完成乳腺泌乳。

2. 乳的分泌及其调节

乳腺组织的分泌细胞，从血液中摄取营养物质生成乳汁后，分泌入腺泡腔内，这一过程称为乳的分泌（milk secretion）。母乳中基本成分包括脂肪、乳糖、蛋白质和多种无机物。

乳的生成过程是在乳腺腺泡和细小乳导管的分泌上皮细胞内进行的。生成乳汁的各种原料均来自血液，其中球蛋白、酶、激素、维生素和无机盐等均由血液进入乳中，是乳腺分泌上皮对血浆选择性吸收和浓缩的结果；而乳中的乳蛋白、乳糖和乳脂等是上皮细胞利用血液中的原料，经过复杂的生物合成而来（图 14-4）。

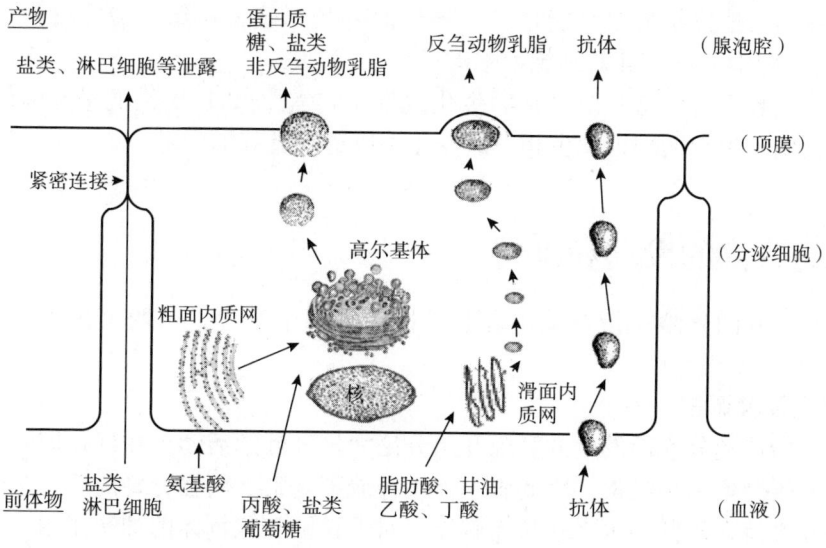

图 14-4 乳的分泌过程

① 乳蛋白的合成：乳中的主要蛋白质（酪蛋白、β-乳球蛋白和α-乳白蛋白）是乳腺分泌上皮的合成产物，其合成原料来自血液中的氨基酸。氨基酸由上皮细胞吸收后，被核糖体聚合成短肽链，移行至高尔基体。在高尔基体内的肽进一步缩合，形成各种不溶性酪蛋白颗粒以及可溶性β-乳球蛋白，然后含有酪蛋白的颗粒由高尔基体移行至细胞表面。少量乳蛋白（占总乳蛋白5%~10%，如免疫球蛋白和血清白蛋白）可从血液中直接摄取。

② 乳糖的合成：乳糖的主要原料来自血液中的葡萄糖。在乳糖合成酶的催化下，一部分葡萄糖在乳腺内先转变成半乳糖，然后再与葡萄糖结合生成乳糖。乳糖合成酶有两种成分，一种是A蛋白（即半乳糖转化酶），存于上皮细胞的高尔基体中；另一种是B蛋白（即α-乳白蛋白），在内质网形成后，移行至高尔基体，再与A蛋白结合形成复合体即乳糖合成酶。

③ 乳脂的合成：乳脂几乎完全呈现甘油三酯状态。它在上皮细胞的颗粒性内质网中形成脂肪小球。脂肪小球从细胞内排出时，由薄质膜包裹。构成甘油三酯的脂肪酸是C_4~C_{18}饱和脂肪酸以及不饱和脂肪酸——油酸。脂肪酸的比例随日粮而不同，牛乳和山羊乳中的C_4~C_{18}脂肪酸的前体物，一般来自甘油三酯和脂蛋白的裂解产物。而瘤胃发酵产生的乙酸和羟丁酸可在一定程度上被乳腺细胞利用，将其转变为C_4~C_{18}脂肪酸，但乳腺细胞不能利用葡萄糖合成脂肪酸。甘油三酯中的甘油，主要是由葡萄糖转变而来，也可来自血液甘油三酯。

3. 免疫球蛋白的合成与分泌

在整个泌乳期中，乳中免疫球蛋白的含量变化幅度大。初乳中的免疫球蛋白含量最高可达120g/L，之后迅速下降，在泌乳高峰期的含量为0.5~1.0g/L。人和家兔初乳中的免疫球蛋白主要是IgA。这类免疫球蛋白并不是来源于血液，而是由淋巴细胞——浆细胞在腺泡附近合成。在干乳期内，乳腺中有大量淋巴细胞和巨噬细胞浸润。其中，B淋巴细胞在受到抗原刺激后，被激活而转为浆细胞，分泌IgA。IgA不能直接进入乳中，必须先与腺上皮合成的一种特殊多肽结合，才能转移至乳中。

免疫球蛋白和其他血浆蛋白可能是以"转运泡"的形式，从组织液穿过腺泡上皮进入乳中。"转运泡"由腺泡上皮基部的细胞内陷形成。

乳腺腺泡合成乳的过程是一个复杂的生化过程。它需要ATP提供能量和酶的催化才能完成。女性在泌乳期的生理活动也发生相应的变化，以适应乳腺的活动。

二、乳的分泌的发动和维持

在泌乳期间，乳的分泌包括发动泌乳和维持泌乳两个过程，这两个过程均受神经-体液调节。

1. 发动泌乳及其调控

发动泌乳是指伴随分娩而发生的乳腺开始分泌大量乳汁的活动。在妊娠期间，由于胎盘和卵巢分泌大量的雌激素和孕激素，因此腺垂体不释放催乳素。而在分娩前后，孕激素和雌激素水平明显下降并维持在较低的水平，从而解除了对下丘脑和腺垂体的抑制作用，引起催乳素迅速释放，催乳素强烈促进乳的生成，起发动泌乳的主要作用（此后血中的催乳素保持一定水平，以维持泌乳），同时肾上腺皮质激素含量增加，与催乳素协同作用发动泌乳。研究表明，单独给予催乳素或肾上腺皮质激素对乳汁生成不起作用,二者共同作用才能产生乳分泌的效应。

2. 维持泌乳及其调控

发动泌乳后,乳腺能在相当长的一段时间内持续进行泌乳活动,这就是维持泌乳。乳汁分泌的维持,必须依靠下丘脑的调控及多种激素的协同作用。一定水平的催乳素、肾上腺皮质激素、生长激素、甲状腺激素是维持泌乳所必需的,此外,乳腺导管系统内压也是重要的影响因素。甲状腺激素能提高机体的新陈代谢,对乳生成有显著的促进作用;肾上腺皮质激素对机体的蛋白质、糖类、无机盐和水代谢均有显著的调节作用,因此对乳生成具有一定影响。

甲状腺和肾上腺皮质对乳生成的调节作用,分别受腺垂体的促甲状腺激素和促肾上腺皮质激素的控制。如果不哺乳或不挤乳,由于缺乏吮乳反射的刺激,腺垂体释放的催乳素、促甲状腺激素、促肾上腺皮质激素、生长激素减少,神经垂体释放的催产素也减少,从而抑制泌乳和排乳。

三、初乳及常乳对婴儿的生理意义

乳汁主要由乳腺腺泡上皮细胞所分泌,高度发育的细小乳导管也能分泌极少量的乳汁。乳汁中含有幼年动物生长发育所必需的营养物质,也是理想的营养物质。乳可分为初乳(colostrum)和常乳(normal milk)。

1. 初乳

在分娩期或分娩后最初3~5d,乳腺产生的乳称为初乳。初乳较黏稠、浅黄,如花生油样,稍有咸味和臭味,煮沸时凝固。

初乳中各种成分(表14-10)的含量和常乳显著不同,其中干物质含量较高,可超出常乳数倍。初乳内含有丰富的球蛋白和白蛋白。初生的婴儿吮吸初乳后,蛋白质能透过肠壁而被吸收,有利于增加初生动物血浆蛋白质的浓度;初乳中含有大量的免疫球蛋白、酶、维生素及溶菌素等,特别是由于胎盘不能转送抗体,新生婴儿主要依赖初乳中的免疫球蛋白形成体内的被动免疫,以增加婴儿抗病力。初乳中的维生素A和维生素C的含量比常乳约多10倍,维生素D比常乳多3倍。初乳中含有较多的无机盐,其中的镁盐有轻泻作用,促进肠道排出胎粪。所以,初乳几乎是初生婴儿不可替代的食物。喂给初生婴儿初乳,对保证初生婴儿的健康成长具有重要意义。

表14-10 几种家畜的初乳成分

成分	含量/(g/L)	成分	含量/(g/L)
水分	870	蛋白质	27
脂肪	29	无机盐	5
乳糖	53		

2. 常乳

初乳期过后,乳腺所分泌的乳汁,称为常乳。常乳中的一些成分与血浆中的成分以同样的形式存在,但乳中的酪蛋白及乳糖是体内其他部位所没有的。人常乳中的化学成分(表14-

11）含水、蛋白质、脂肪、糖、无机盐、酶和维生素等。蛋白质主要是酪蛋白，其次是白蛋白和球蛋白。

表 14-11　人常乳中的化学成分　　　　　　　　单位：%

成分	含量	成分	含量
水	88.0	乳糖	7.1
脂肪	3.8	无机盐	0.2
蛋白质	0.9		

乳中的脂肪是油酸、棕榈酸和其他低分子脂肪酸的甘油三酯。乳中还含有少量磷脂、胆固醇等类脂。

乳中的糖仅有乳糖，它能被乳酸菌分解为乳酸。

乳中的酶类很多，主要有过氧化氢酶、过氧化物酶、脱氢酶、水解酶等。

乳中还含有来自食物的各种维生素（维生素 A、B 族维生素、维生素 C、维生素 D 等）和植物中的色素（如胡萝卜素、叶黄素等）以及血液中的某些物质（抗毒素、药物等）。

乳中的无机盐主要有氯化物、磷酸盐和硫酸盐等，乳中的铁含量很少，所以哺乳的新生儿应补充少量含铁物质，否则易发生贫血。

四、乳的排出

1. 排乳过程

在初生儿吮乳或挤乳之前，女性乳腺腺泡上皮细胞生成的乳汁连续地分泌到腺泡腔内。当腺泡腔和细小乳导管充满乳汁时，腺泡周围的肌上皮细胞和导管系统的平滑肌反射性收缩，将乳汁转移入乳导管和乳池内。乳腺的全部腺泡腔、导管、乳池构成了蓄积乳的容纳系统。

当哺乳或挤乳时，引起乳房容纳系统紧张度改变，使贮积在腺泡和乳导管系统内的乳汁迅速流向乳池，这一过程称为排乳（milk ejection）。

排乳是一种复杂的反射过程。哺乳或挤乳时，刺激女性乳头的感受器，反射性地引起腺泡和细小乳导管周围的肌上皮细胞收缩，腺泡乳流入导管系统；接着大导管和乳池的平滑肌强烈收缩，乳池内压迅速升高，乳头括约肌开放，于是乳汁排出体外。在挤乳期间，乳池内压力保持较高水平，使乳汁不断流出。

最先排出的乳是乳池内的乳，当乳头括约肌开放时，乳池乳借助本身重力作用即可排出，腺泡和乳导管的乳必须依靠乳腺内肌细胞的反射性收缩才能排出。这些乳称为反射乳（reflex milk）。挤乳或哺乳刺激乳房不到 1min，就可以引起排乳反射。

2. 排乳的神经-体液调节

排乳是高级神经中枢、下丘脑和垂体参加的复杂反射活动。

（1）排乳反射的传入途径　挤压或吮吸乳头时对乳房内外感受器的刺激，是引起排乳反射的主要非条件刺激，外界环境的各种刺激经常通过视觉、听觉、嗅觉、触觉等形成大量促进或抑制排乳的条件反射。

排乳反射是非条件反射，部分从乳房感受器开始，传入冲动经肋间神经分支进脊髓后，主要通过脊髓-丘脑束传到丘脑，在丘脑的每一侧分成背、腹两个分支，在下丘脑后部汇合，最后到达下丘脑的室旁核和视上核，由此发出下丘脑-垂体束，进入神经垂体。室旁核和视上核是排乳反射的基本中枢，在大脑皮层中有相应的代表区。丘脑还可发出传入纤维，把冲动传到大脑皮质的相应代表区，再由此发出冲动、控制下丘脑的活动。乳房的传入冲动传进脊髓后，还有一部分神经纤维能与胸腰段脊髓内的植物性神经元联系，并通过交感神经支配乳腺平滑肌的活动（图14-5）。

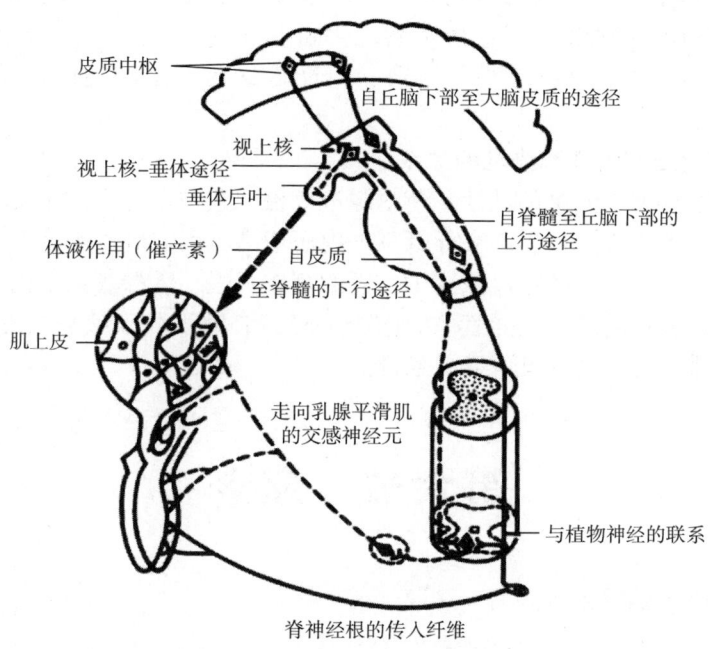

图14-5 排乳反射的神经控制

实验证实，只有乳房与中枢神经系统保持正常联系的情况下，排乳反射才能出现。切断乳腺的神经支配或麻醉都使排乳反射消失。而切断这种神经或破坏下丘脑视上核都使反射消失。吮吸乳头时，不但引起排乳反射，而且引起抗利尿效应。同样，向颈动脉内注射高渗盐水，不但引起抗利尿效应，而且引起排乳。催产素的排乳效应虽然比抗利尿激素强5~6倍，但后者也具有一定的排乳效应。

（2）排乳反射的传出途径　排乳反射的传出途径有两条：一条是单纯的神经途径；另一条是体液途径。神经途径主要是支配乳腺的交感神经进入乳腺，直接支配乳腺大导管周围的平滑肌活动。切断山羊支配乳腺的交感神经，并刺激它的外周端，可引起乳导管平滑肌强烈收缩。体液途径主要是通过神经垂体释放催产素，它在血液中以游离形式运输，到达乳腺后迅速从毛细血管中扩散，作用于腺泡和终末乳导管周围的肌上皮细胞引起收缩。

排乳包括两个先后出现的反射。挤乳或吮吸乳头时，大约经过5s的潜伏期后，就出现第一个反射，表现为乳池和大导管周围的平滑肌强烈收缩，使乳池和大导管的乳汁开始排出。这是单纯的神经性节段反射，冲动经交感神经传出，效应器是乳腺的平滑肌。20~25s后，出现第二个反射，这时腺泡和细小乳导管周围的肌上皮收缩，排出腺泡乳。这是以催产素为媒介的神经-体液反射。催产素在血液中的半衰期是2~3min，由于大多数动物的乳汁主要积聚在腺泡腔中，所以神经-体液途径引起的第二个反射有更重要的作用。事实上单独注射催产素，即使不刺激乳房，甚至切断乳房的神经支配，仍能较好地引起排乳。

在非条件排乳反射基础上，可以形成大量条件反射。挤乳的地点、时间和各种挤乳设备都能成为条件刺激而形成条件性排乳反射。充分利用这些条件反射，常能促进排乳和增加挤乳量。相反，异常的刺激（如喧扰）将抑制排乳，使挤乳量明显下降。

（3）排乳的抑制　疼痛、不安、恐惧和其他情绪性不稳定常抑制排乳。抑制可通过反射中枢或传出环节起作用。中枢的抑制性影响常起源于脑的高级部位，阻止神经垂体释放催产素。外周性抑制效应常由于交感神经系统兴奋和肾上腺髓质释放肾上腺素，导致乳房内外小动脉收缩。结果使乳房循环血量下降，不能输送足够量的催产素到达肌上皮，导致排乳抑制。

3. 乳导管系统内压与泌乳和排乳的关系

由于乳腺腺泡上皮细胞分泌的乳汁不断由腺泡腔流入乳导管系统，构成乳导管系统内压。如果分娩后不哺乳或不挤乳，将引起乳导管系统内压增高，引起乳腺腺泡上皮细胞分泌的乳量减少，同时压迫血管，使乳腺的血流量减少，乳的合成减慢，乳导管系统内压异常时就会引起泌乳停止；经过哺乳或挤乳后，乳导管系统内压下降，有助于乳腺腺泡上皮细胞泌乳。因此，乳从乳腺有规律的排空是维持泌乳的必要条件。

第六节　衰老

一、衰老的基础知识

衰老是一个多层次的概念，通常被描述为生命过程中的渐进性变化，导致生理功能和心理功能的下降。尽管每个人的衰老过程都是独特的，但它们都受到遗传、环境和生活方式等多种因素的影响。衰老可以影响身体各个系统，包括神经系统、内分泌系统、免疫系统、心血管系统和代谢系统等。

随着年龄的增长，机体对内、外环境的适应能力会不断下降，从而使机体对疾病、伤害的抵抗能力下降，患病概率也随之增大。虽然年龄增长往往伴随着消极的健康后果，但是，这也是一种多方面的现象，可以通过多种方式加以干预和管理。

二、衰老的生物学机制

衰老是人类生命周期中不可避免的生理过程，涉及分子、细胞、组织、器官多个层面。近年来，许多研究揭示了衰老是如何发生的，以及它如何在生命的不同阶段受到复杂的细胞和分子机制的调节。已经报道了许多影响衰老过程和寿命的因素，包括基因组不稳定性、端粒损耗、表观遗传改变、蛋白质稳态丧失、自噬功能障碍、营养感应失调、线粒体功能障碍、细胞衰老、干细胞衰竭、细胞间通信改变、慢性炎症以及生态失调。

细胞是器官和生物体的重要组成单位，细胞衰老是器官和生物体衰老的驱动力。人体各器官的老化程度不一，其中，青年（<35岁）与老年（>65岁）的正常人体内，老化细胞的累积速率是正常的2~20倍。随着身体年龄的增长，各种细胞都会老化，即使是有丝分裂或缓慢增殖的组织，如大脑和心脏，也含有衰老的细胞。

除了细胞层面的衰老机制外，衰老也导致了各种组织和器官机能衰退。例如，肺部的衰老可能出现功能减弱，导致呼吸困难和气短。肝脏的衰老会造成体积减小和功能减退，再生能力显著降低，更易发生肝纤维化。肾脏的衰老则降低肾小球滤过率，增加急性肾损伤和慢性肾炎的易感性。皮肤的衰老会导致皮肤弹性下降、色素沉着、厚度减小等。此外，肌肉的衰老导致肌肉质量和力量减少、骨密度降低、易患骨质疏松和肌肉萎缩等问题。这些组织和器官的功能下降直接影响了身体整体的健康和生理功能。

随着年龄的增长，身体各个系统都会经历一系列的变化。免疫系统在维持身体内稳态和对抗外界病原微生物方面起着关键作用。然而，随着年龄的增长，免疫系统也会经历一系列的变化，使其功能下降，这被称为免疫衰老，可能导致老年人更容易受到感染和慢性病的影响。免疫衰老表现为免疫细胞数量和功能的减退，免疫应答和记忆能力的下降，易患感染和肿瘤等问题。此外，免疫调节失衡也是免疫衰老的一个重要特征，即免疫系统对自身组织的免疫应答失调，易患自身免疫性疾病。免疫衰老和免疫调节失衡的发生与多种因素相关，如胸腺和淋巴器官功能退化、免疫细胞功能异常、炎症因子水平升高等。心血管系统的衰老会导致血管壁变得僵硬，血管弹性降低，心脏功能下降，易患高血压、动脉粥样硬化等心血管疾病。神经系统衰老表现为神经元数量减少、突触功能下降，导致认知功能和运动功能减退，易患阿尔茨海默病等神经系统疾病。消化系统的衰老会导致营养吸收减少。

同时，随着年龄的增长，新陈代谢率也会降低，意味着身体消耗的能量减少，同时也增加了体重管理的挑战。此外，代谢过程中的某些产物可能会增加，导致炎症和氧化应激的风险增加。

三、衰老的健康影响

衰老是一个复杂的生物学过程，它不仅会影响身体结构和功能，还会对认知功能产生深远的影响。

1. 身体结构和功能的变化

衰老对身体结构和功能的影响是显而易见的，涉及骨骼肌质量、骨密度、运动能力和灵活性等多个方面。

（1）骨骼肌质量和力量的丧失　随着年龄的增长，骨骼肌质量和力量逐渐减少，被称为肌肉萎缩。这一过程可能导致肌肉无力、肌肉疼痛和平衡问题，增加了跌倒和骨折的风险。

（2）骨质疏松和骨折的风险增加　随着年龄的增长，骨密度逐渐下降，骨质疏松的风险增加。这使得老年人更容易出现骨折，特别是髋部、脊椎和手腕的骨折，可能严重影响生活质量。

（3）运动能力和灵活性的下降　随着年龄的增长，运动能力和灵活性可能会下降，导致日常活动能力的降低。老年人可能会步履蹒跚、动作迟缓，影响他们的生活质量和独立性。

年龄增长也会增加患病的风险，并对社交活动以及每天的生活产生不利影响。随着年龄的增长，心血管系统功能逐渐衰退，导致血管壁变硬、心肌萎缩，从而导致心血管疾病的发生。新陈代谢速率变慢，对胰岛素的敏感度降低，从而使得糖尿病和肥胖的患病率显著提高。免疫功能逐步降低，免疫细胞数量和活性减少，易感染疾病的风险增加，对疫苗的应答能力下降。

2. 认知功能的变化

认知功能是大脑处理信息和执行任务的能力，随着年龄的增长，认知功能可能会出现下降。

（1）记忆和学习能力的衰退　随着年龄的增长，许多人可能会发现记忆力和学习能力下降。老年人更容易忘记事物，特别是短期记忆，面对新的学习挑战时的适应能力会降低。

（2）认知速度和注意力的下降　随着年龄的增长，认知速度会减慢，意味着老年人处理信息的速度会降低。注意力会变得更加分散，老年人更容易分心或集中注意力。

（3）神经系统的退化和神经退行性疾病的风险增加　随着年龄的增长，神经系统会经历退化，包括大脑中的神经元丧失和突触连接的减少。此外，老年人还面临着神经退行性疾病的风险增加，如阿尔茨海默病和帕金森病，这些疾病可能会导致认知功能的严重损害。

四、衰老的营养策略

营养在抗衰老过程中扮演着至关重要的角色。人们的身体是一部精密的生命机器，需要适当的营养输入来维持正常运作和修复。随着年龄的增长，细胞的代谢功能会逐渐减退，自由基的产生增多，可能导致氧化应激和 DNA 损伤，这些都是衰老的主因。而合理的营养摄入可以提供必要的抗氧化物质，如维生素 C、维生素 E 和 β-胡萝卜素，它们能中和自由基，保护细胞免受损害。

1. 饮食模式与抗衰老

抗衰老的饮食模式通常强调均衡和多样化。蔬菜、水果、全谷物、优质蛋白质（如鱼、豆类和坚果）能够提供丰富的抗氧化剂和必需营养素，有助于减少氧化应激，保护细胞免受损伤。同时，低糖、低盐、低饱和脂肪酸的饮食可以预防慢性病，延长健康寿命。

2. 特殊营养素与抗衰老

（1）抗氧化剂　如维生素 C、维生素 E、β-胡萝卜素和硒，它们能中和自由基，防止细胞损伤。

（2）褪黑激素　调节生物钟，可能影响衰老过程。

（3）ω-3 多不饱和脂肪酸　如 DHA 和 EPA，对心脏健康和大脑功能有益。

（4）膳食纤维　促进肠道健康，与长寿有关。

此外，谷胱甘肽、辅酶 Q_{10}（CoQ_{10}）等也是重要的抗衰老营养素。

3. 营养补充剂与抗衰老

尽管均衡饮食是首选，但某些情况下，如维生素 D、钙或 B 族维生素的补充有益。如 CoQ_{10} 是一种强大的抗氧化剂，参与细胞能量产生，有助于维护心血管健康，对抗衰老有益。葡萄籽提取物中富含原花青素，具有强效抗氧化性能，有助于保护皮肤免受紫外线伤害，延缓皮肤衰老。维生素 D 对骨骼健康至关重要，同时也有助于免疫系统功能，缺乏维生素 D 导致加速衰老。不过，过度依赖营养补充剂可能有害，应在医生或营养师指导下使用。

五、衰老的运动干预策略

运动作为一种简单而有效的生活方式干预措施，已被广泛证实可以改善身体结构、提高认知功能、促进心理健康并增强社会支持。结合适当的运动和营养摄入可以提高新陈代谢、增强肌肉力量、改善心肺功能、延缓衰老。例如，运动后补充蛋白质有助于肌肉修复，而充足的水分和电解质可以恢复体液平衡。

1. 有氧运动

有氧运动通过增加心率和呼吸来提高心血管健康。这种运动形式包括快走、跑步、游泳、骑自行车等。有氧运动对衰老的管理有以下几方面的效果。

（1）心血管健康　有氧运动可以增强心脏和肺部功能，降低高血压、心脏病和中风的风险。每周至少进行 150min 的中等强度有氧运动可以显著改善心血管健康。

（2）代谢和体重管理　有氧运动有助于控制体重并提高代谢率，减少脂肪存储。这对于衰老过程中常见的代谢率下降和肥胖问题尤为重要。

（3）认知功能　有氧运动被证实对认知功能有益，可以改善记忆、注意力和思维能力。对于干预衰老过程中认知功能下降尤为重要。

2. 耐力训练

耐力训练主要通过重复性的力量训练来提高肌肉的耐力和力量，包括举重、弹力带练习、体操等。耐力训练对衰老的管理具有以下几方面的效果。

（1）肌肉力量和质量　耐力训练可以增加肌肉的耐力，降低肌肉丧失的风险，减少衰老过程中常见的肌肉萎缩问题。

（2）骨密度　耐力训练有助于促进骨密度的增加，降低骨质疏松和骨折的风险，减少衰老过程中骨质疏松问题。

（3）代谢和血糖控制　耐力训练可以提高代谢率，并有助于血糖控制，减少糖尿病和代谢综合征的风险。

3. 灵活性训练

灵活性训练主要通过拉伸和放松肌肉来增加关节的运动范围和灵活性，包括瑜伽、普拉提、伸展运动等。灵活性训练对衰老的管理具有以下几方面的效果。

（1）关节健康　灵活性训练有助于保持关节的灵活性和稳定性，减少关节疼痛和僵硬的风险。克服衰老过程中关节退化问题。

（2）姿势和平衡　灵活性训练可以改善姿势和平衡，减少跌倒和骨折的风险，解决衰老过程中平衡问题。

（3）心理健康　灵活性训练可以减少压力和焦虑，提高身心健康和幸福感，保持衰老过程中心理健康。

4. 综合运动

综合运动将有氧运动、耐力训练和灵活性训练相结合，以全面提高身体的功能和健康水平。通过综合性的健身课程、综合性游泳训练等不同类型的运动形式的训练，可以全面提升身体的功能和健康水平，减缓衰老的进程，提高生活质量。

运动在改善衰老过程中发挥着重要的作用。对于衰老人群，制订适当的运动计划很重要。根据个体的健康状况和运动水平，建议每周进行至少 150min 的中等强度有氧运动或 75min 的高强度有氧运动，以及两次以上的耐力训练和灵活性训练。每次有氧运动应持续至少 30min，每次耐力训练和灵活性训练应持续 15~30min。根据个体的健康状况和运动水平，可以逐渐增加运动的时长和强度。在进行任何形式的运动前，请务必咨询医生，并根据医生的建议选择适合自己的运动类型和强度。在运动过程中要注意保持适当的姿势和技术，避免运动中出现意外受伤。衰老人群在运动过程中要注意适当的休息和恢复，避免过度疲劳。保证充足的睡眠和合理的饮食，有助于加速身体的恢复。

以下是一些实例和案例研究，展示了运动如何对衰老产生积极影响。

（1）老年人的步行计划　一项研究发现，每天步行 30min 可以显著改善老年人的心血管健康和认知功能。参与者反馈，步行不仅提高了他们的心情，还增强了他们的社交联系。

（2）耐力训练对骨质疏松的影响　一项研究发现，每周两次的耐力训练可以显著提高老年妇女的骨密度，降低骨折的风险。参与者表示，他们在进行耐力训练后感觉更有活力，更能够应对日常生活中的挑战。

（3）瑜伽对心理健康的影响　一项研究发现，每周进行瑜伽练习可以显著减少老年人的抑郁和焦虑症状，提高他们的心理健康和幸福感。参与者表示，瑜伽不仅帮助他们放松身心，还增强了他们的自信心和社交能力。

通过不同类型的运动，老年人可以改善身体结构、认知功能和心理健康，提高生活质量和幸福感。因此，运动是管理衰老的重要策略之一，需要老年人和他们的家庭重视和采纳。

衰老是一个复杂而不可避免的生物学过程，影响着人类的身体结构、功能以及认知能力。然而，通过适当的生活方式干预措施，特别是运动，可以延缓衰老的进程，提高生活质量，促进健康老龄化。

未来，随着科学技术的不断发展，人们有望进一步深入了解衰老的生物学机制，探索更有效的干预措施。可能的研究方向包括基因治疗、干细胞疗法、药物治疗以及生物制剂的开发，这些都有望在未来帮助人们更好地管理和应对衰老。

衰老是一个不可避免的生命过程，但通过深入了解其生物学基础并采取积极的生活方式干预，如科学的营养管理和规律的运动，可以显著地影响衰老的速度和质量，提高生活质量和健康预期。这些策略不仅能够缓解衰老带来的负面影响，还有助于预防和管理与年龄相关的疾病，实现健康老龄化。

思考题

1. "生命早期 1000 天"被认为是一个人生长发育的"机遇窗口期"，不仅能影响婴儿时期的体格发育和脑发育，也关系到孩子成人后的健康。"生命早期 1000 天"的人体有哪些特殊性？
2. 现阶段，我国中小学儿童肥胖问题日益突出，超重率和肥胖率逐年上升。学龄儿童和青少年合理的营养供给应该是怎样的？
3. 女性孕期不同阶段的生理代谢出现哪些变化？
4. 母乳喂养被认为是婴儿最佳的喂养方式，产妇的泌乳行为受到哪些因素影响？
5. 老年人的生理特点有哪些？

延伸阅读

哪些情况不宜母乳喂养

健康中国的建设，是以保障人民的生命健康为根本任务，必须以最严谨的态度和最负责的精神关注每一个生命的健康成长。特别是婴幼儿时期，良好的营养和健康的环境至关重要。对于婴幼儿，母乳是最佳的营养来源。除了维生素 D，母乳能够提供婴儿 6 个月内健康生长所需要的所有营养成分；母乳还能提供免疫因子，保护婴儿不受感染的同时让婴儿的身体适应到外界的环境。然而，有些物质会损害母乳的产出或进入母乳而阻碍婴儿的发育，这时哺乳就不是最佳选择，而且某些医疗状况也不适合哺乳。

（1）酒精　酒精能够进入母乳而给母乳的产出、数量、组分和分泌均带来负面影响，还会给婴儿发育不完全的酒精分解系统带来压力。在消耗中等数量的酒精（大约 240mL 啤酒）后的 1h 内体内酒精的含量最高，能够改变母乳的味道而使婴儿不爱喝此时的母乳，进而减少摄入的母乳量。

（2）烟草和咖啡因　大约有一半在怀孕时戒烟的女性在生产后会重新吸烟。与不吸烟的母亲相比，吸烟的哺乳女性不仅乳量会减少，乳中的脂肪也会较少。所以，婴儿增加的体重也会较少。吸烟的哺乳女性不仅会把尼古丁等其他化学物质通过母乳传给婴儿，还会使婴儿暴露于被动吸烟的环境下。经常接触二手烟的婴儿会有一系列的健康问题——身体不佳、听力受损、呕吐、呼吸困难甚至发生不明原因的死亡。

过量的咖啡因会使得母乳喂养的婴儿紧张和容易惊醒，与怀孕的时候相同，咖啡因的摄入在哺乳期间也应该控制在适量的范围。

（3）药物　很多药物在哺乳期间使用不会带来危险，但是有些药物会抑制乳汁的分泌或能够被分泌到母乳中而给婴儿带来危害。若哺乳的母亲必须服用药物，建议在药物治疗期间停止哺乳。同时为了维持母乳分泌，可以使用乳泵，把泵出的母乳废弃。哺乳的母亲在服用任何药物之前都需要咨询医生，包括中药在内——药物可能对于哺乳中的婴儿会带来不可预测的影响。

（4）产妇的疾病　若母亲患有感冒，通常可以继续哺乳无需过度担忧。婴儿可能最终会被感染，但是因为乳汁中的免疫保护，母乳喂养的婴儿比乳粉喂养的婴儿抵抗力要强。如果母亲患有传染性肺结核，在接受治疗并确定已经不传染的情况下可以哺乳；如果没有经过治疗，不应该进行哺乳。

导致艾滋病的人类免疫缺陷病毒（human immunodeficiency virus，HIV）能够通过被感染的母亲在怀孕、生产和母乳中传染给婴儿，尤其是母乳喂养的前几个月。HIV 呈阳性的母亲不应该选择母乳喂养。然而在发展中国家，每年有 100 多万的婴儿死亡是因为喂养不当和喂食被污染的配方乳粉导致的，WHO 仍然建议感染 HIV 的母亲在婴儿出生的 6 个月内进行母乳喂养，除非有母亲和婴儿有能够接受的、负担得起的、能坚持的和安全的喂养替代品。

参考文献

[1] 桑亚新,李秀婷.食品微生物学[M].北京:中国轻工业出版社,2017.
[2] 崔玉琦.降解黄曲霉毒素 M1 细菌菌株的研究[D].保定:河北农业大学,2014.
[3] 李平兰,贺稚非.食品微生物学实验原理与技术[M].北京:中国农业出版社,2005.
[4] 姚泰,赵志奇,朱大年,等.人体生理学:第 4 版[M].北京:人民卫生出版社,2015.
[5] 王庭槐,罗自强,沈霖霖,等.生理学:第 9 版[M].北京:人民卫生出版社,2018.
[6] 周华,崔慧先.金宏波,等.人体解剖生理学:第 7 版[M].北京:人民卫生出版社,2016.
[7] 陈健,吴国杰,赵谋明.食品化学原理[M].广州:华南理工大学出版社,2015.
[8] 毕殿洲.药剂学[M].北京:中国医药科技出版社,2000.
[9] 陈守良.动物生理学:第 4 版[M].北京:北京大学出版社,2012.
[10] 范少光.人体生理学:第 2 版[M].北京:医科大学出版社,2000.
[11] 黄庆洲,黎德斌,伍莉.动物生理学[M].重庆:西南师范大学出版社,2015.
[12] 侯晓华.消化道运动学[M].北京:科学出版社,1998.
[13] 倪鑫,胡志安,戎伟芳.生理学[M].北京:科学出版社,2010.
[14] 欧阳五庆.动物生理学:第 2 版[M].北京:科学出版社,2012.
[15] 裴建民,朱妙章.大学生理学:第 5 版[M].北京:高等教育出版社,2017.
[16] 裴建明,曾晓荣,张玉顺,等.心血管学生理基础与临床:第 3 版[M].北京:高等教育出版社,2020.
[17] 邱蔚六,刘正.老年口腔医学[M].上海:上海科学技术出版社,2002.
[18] 王庭槐.生理学:第 2 版[M].北京:高等教育出版社,2008.
[19] 王庭槐.生理学:第 3 版[M].北京:人民卫生出版社,2015.
[20] 王庭槐.生理学:第 9 版[M].北京:人民卫生出版社,2018.
[21] 吴肇汉.实用临床营养治疗学[M].上海:上海科学技术出版社,2001.
[22] 姚泰.人体生理学:第 3 版[M].北京:人民卫生出版社,2001.
[23] 姚泰.生理学[M].北京:人民卫生出版社,2005.
[24] 姚泰.生理学:第 2 版[M].北京:人民卫生出版社,2010.
[25] 杨秀平,动物生理学[M].北京:高等教育出版社,2002.
[26] 朱大年.生理学:第 7 版[M].北京:人民卫生出版社,2009.
[27] 朱大年,王庭槐.生理学:第 8 版[M].北京:人民卫生出版社,2013.
[28] 刘毓谷.中国医学百科全书:营养与食品卫生学[M].上海:上海科学技术出版社,1988.
[29] 朱文玉.医学生理学:第 2 版[M].北京:北京大学医学出版社,2009.
[30] Feldman. Sleisenger & Fordtran's Gastrointestinal and Liver Disease:8th edition[M]. Philadelphia:Saunders,2006.
[31] Fox SI. Human physiology:14th edition[M]. New York:McGraw-Hil Higher education,2015.

[32] Guyton AC, Hall JE. Textbook of Medicine Physiology：13th edition［M］. Philadelphia：WB Saunders，2016.

[33] Kumar. Robbins and Cotran Pathologic Basis of Disease：9th edition［M］. Philadelphia：Saunders，2014.

[34] Levy M. N，Stanton B. A，Koeppen B. M. Bere & Levy 生理学原理：第4版［M］. 梅岩艾，王建军，译. 北京：高等教育出版社，2008.

[35] Leonard RJ. 消化系统解剖与生理［M］. 北京：科学出版社，2008.

[36] Libby. Braunwald's Heart Disease：A Textbook of Cardiovascular Medicine：10th edition［M］. Philadelphia：Saunders，2014.

[37] Levick JR. An introduction to Cardiovascular Physiology：5th edition［M］. Florida：CRC Press，2009.

[38] Leonard R. Johnson. Essential Medical Physiology：3th edition［M］. USA：Elsevier，2003.

[39] Valerie C. Scanlon，Tina Sanders. Essentials of Anatomy and Physiology：5th edition［M］. Philadelphia：F. A. Davis Company，2007.

[40] Rhoades RA，Bell DR. Medical Physiology：Principles for Clinical Medicine：4th edition［M］. Philadelphia：LwW，2012.

[41] Costanzo IS. Physiology：5th edition［M］. Philadelphia：Saunders，2014.